Thieme

Checklisten der aktuellen Medizin

Begründet von F. Largiadèr, A. Sturm, O. Wicki

Checkliste Anamnese und klinische Untersuchung

M. Neurath, A. Lohse

unter Mitarbeit von

J. Degreif, I. Haas, D. Hauri, J. Herrero, C. Kuwert,
E. Märker-Hermann, F. Neurath, C. Pedain, N. Pfeiffer, S. Pitz,
A. Queißer-Luft, G. Schürmann, F. Thömke

504 Abbildungen
173 Tabellen

Georg Thieme Verlag
Stuttgart · New York

Umschlaggestaltung: Thieme Verlagsgruppe
Umschlagfoto: Lars Clarfeld, Winsen/Luhe
Zeichnungen: Helmut Holtermann, Dannenberg

Die Deutsche Bibliothek – CIP-Einheitsaufnahme
Ein Titeldatensatz für diese Publikation ist bei Der Deutschen Bibliothek erhältlich.

Wichtiger Hinweis:

Wie jede Wissenschaft ist die Medizin ständigen Entwicklungen unterworfen. Forschung und klinische Erfahrung erweitern unsere Erkenntnisse, insbesondere was Behandlung und medikamentöse Therapie anbelangt. Soweit in diesem Werk eine Dosierung oder eine Applikation erwähnt wird, darf der Leser zwar darauf vertrauen, dass Autoren, Herausgeber und Verlag große Sorgfalt darauf verwandt haben, dass diese Angabe dem **Wissensstand bei Fertigstellung des Werkes** entspricht.

Für Angaben über Dosierungsanweisungen und Applikationsformen kann vom Verlag jedoch keine Gewähr übernommen werden. **Jeder Benutzer ist angehalten,** durch sorgfältige Prüfung der Beipackzettel der verwendeten Präparate und gegebenenfalls nach Konsultation eines Spezialisten festzustellen, ob die dort gegebene Empfehlung für Dosierungen oder die Beachtung von Kontraindikationen gegenüber der Angabe in diesem Buch abweicht. Eine solche Prüfung ist besonders wichtig bei selten verwendeten Präparaten oder solchen, die neu auf den Markt gebracht worden sind. **Jede Dosierung oder Applikation erfolgt auf eigene Gefahr des Benutzers.** Autoren und Verlag appellieren an jeden Benutzer, ihm etwa auffallende Ungenauigkeiten dem Verlag mitzuteilen.

Printed in Germany

Unsere Homepage: http://www.thieme.de

Satz: Hagedorn Kommunikation, D-68519 Viernheim (Gesetzt auf 3B2)

Druck: Kösel GmbH & Co. KG, D-87435 Kempten

ISBN 3-13-127331-3 1 2 3 4 5 6

Vorwort

Die vorliegende Checkliste befasst sich mit Anamnese und Untersuchungstechniken in der klinischen Praxis. Hierbei richtet sich das Buch in erster Linie an Studenten und Ärzte, die an einer strukturierten Darstellung von Untersuchungstechniken, klinischen Befunden und ihrer Interpretation interessiert sind. Es wurde sowohl auf ein Organsystem-orientiertes praktisches Vorgehen bei der klinischen Untersuchung als auch auf fachspezifische Aufnahmeuntersuchungen Wert gelegt. In diesem Zusammenhang gilt unser besonderer Dank den Koautoren der Checkliste, durch deren Hilfe es möglich war, zahlreiche wichtige Fachgebiete in der konservatien und operativen Medizin zu berücksichtigen.
Nach einem Überblick über die Grundlagen der Anamnese und klinischen Untersuchung im grauen Teil der Checkliste, ermöglichen die Organsystem-orientierten Darstellungen von Anamnese- und Untersuchungstechniken im grünen Teil einen raschen Einstieg in Theorie und Praxis der klinischen Untersuchung. Hierbei werden zu jedem Organsystem praktische Vorgehensweisen bei der Untersuchung erläutert, Normalbefunde und pathologische Befunde beschrieben und deren mögliche Ursachen dargelegt. Zahlreiche Tabellen und Bildbeispiele aus der klinischen Praxis dienen hierbei zur Illustration. Zudem werden klinisch wichtige Erkrankungen und Methoden der weiterführenden Diagnostik beschrieben. Im blauen Teil werden dann Aufnahmeuntersuchungen in wichtigen Fachgebieten der konservativen und operativen Medizin vorgestellt. Schließlich fasst der rote Teil das differenzialdiagnostische Vorgehen bei wichtigen klinischen Leitsymptomen zusammen.
Herzlich bedanken möchten wir uns für die sehr freundliche und konstruktive Zusammenarbeit mit Frau Dr. Christiane Brill-Schmid, Frau Dr. Eva-Cathrin Schulz und Frau Dr. Bettina Hansen vom Thieme Verlag, ohne die die Entstehung dieser Checkliste nicht möglich gewesen wäre. Ferner möchten wir allen Studenten und Kollegen danken, die durch Ihre Anregungen sowie das freundliche Überlassen von Bildmaterial zur Gestaltung des Buchs beigetragen haben. Wir hoffen auch im Namen der Koautoren, dass es uns mit diesem Buch gelungen ist, dem Leser einen Teil der Faszination der klinischen Untersuchung und Anamneseerhebung näher zu bringen. Für Anregungen und Kommentare sind wir jederzeit dankbar.

Mainz, im August 2002

Markus Neurath
Ansgar Lohse

Anschriften

Anschriften

(1) Prof. Dr. med. Jürgen Degreif
Städt. Kliniken Esslingen
Hirschlandstr. 97
73730 Esslingen

(2) PD Dr. med. Inge Haas
Klinik für Hals-Nasen-Ohrenheilkunde des Universitätsklinikums Düsseldorf
Moorenstr. 5
40225 Düsseldorf

(3) Prof. Dr. med. Dieter Hauri
Urologische Klinik
Universitätsspital
Frauenklinikstr. 10
8091 Zürich
Schweiz

(4) Dr. med. Julio Herrero
Calle San Jose 45
08340 Vilassar de Mar/Barcelona
Spanien

(5) Dr. med. Christoph Kuwert
Klinik für Dermatologie
des Universitätsklinikums Hamburg-Eppendorf
Martinistr. 52
20246 Hamburg

(6) Prof. Dr. med. Ansgar Lohse
(Herausgeber)
1. Med. Klinik u. Poliklinik der Johannes-Gutenberg-Universität
Langenbeckstr. 1
55131 Mainz

(7) Prof. Dr. med. Elisabeth Märker-Hermann
Innere Medizin IV
Schwerpunkt Rheumatologie der Dr. Horst-Schmidt-Kliniken GmbH
Aukammallee 39
65191 Wiesbaden

(8) Prof. Dr. med. Friedrich Neurath
Wehrdaerweg 45
35037 Marburg

(9) Prof. Dr. med. Markus F. Neurath
(Herausgeber)
1. Med. Klinik und Poliklinik
der Johannes Gutenberg Universität
Langenbeckstr. 1
55131 Mainz

(10) Dr. med. Claudia Pedain
Calle San Jose 45
08340 Vilassar de Mar/ Barcelona
Spanien

(11) Prof. Dr. med. Norbert Pfeiffer
Augenklinik und Poliklinik
der Johannes Gutenberg-Universität
Langenbeckstr. 1
55131 Mainz

(12) Dr. med. Susanne Pitz
Augenklinik und Poliklinik
der Johannes Gutenberg-Universität
Langenbeckstr. 1
55131 Mainz

(13) PD Dr. med. Annette Queißer-Luft
Kinderklinik
der Johannes Gutenberg-Universität
Langenbeckstr. 1
55131 Mainz

(14) Prof. Dr. med. Guido Schürmann
Klinik für Allgemein-, Gefäß- und Viszeralchirurgie
Krankenhaus Itzehoe
Robert-Koch-Str. 2
25524 Itzehoe

(15) PD Dr. med. Frank Thömke
Neurologische Klinik u. Poliklinik
der Johannes Gutenberg-Universität
Langenbeckstr. 1
55131 Mainz

Inhaltsverzeichnis

Grauer Teil: Grundlagen

Grüner Teil: Organ(System)-orientierte Untersuchungen

Roter Teil: Leitsymptome

1 Anamnese

1.1 Anamnese

Definition und Bedeutung der Anamnese

- **Definition:** Anamnese (griech. anamnesis – Erinnerung) ist die Befragung des Patienten und das Gespräch mit dem Patienten.
- **Bedeutung:** Die Anamnese ist ein Kernpunkt in der Arzt-Patient-Beziehung. Die Beziehung des Arztes zu einem Patienten umfasst menschliche und sachliche Aspekte.

Praktisches Vorgehen – allgemeine Aspekte

- **Unterlagen vorbereiten:** Vor der Anamnese kundig machen über Name, Alter, Adresse und sofern möglich Vorstellungsgrund des Patienten. Falls vorhanden alte Krankenunterlagen besorgen (lassen).
- **Für ungestörte Umgebung sorgen:** Die Anamnese ebenso wie die Untersuchung des Patienten nach Möglichkeit in einem Untersuchungsraum oder einem Patientenzimmer vornehmen.
- **Dem Patienten höflich, freundlich und aufgeschlossen begegnen:**
  - Bei vereinbarten Terminen pünktlich erscheinen.
  - Die Befragung des Patienten sollte mit möglichst großem Einfühlungsvermögen für die Situation und Problematik des Patienten erfolgen. Dabei sich die besonderen Probleme des jeweiligen Patienten bewusst machen, z. B. bei Patienten mit infektiösen Erkrankungen wie Lungentuberkulose oder HIV-Infektion oder bei geistig behinderten Patienten.
- **Fragen:**
  - *Art:*
    - Fragen möglichst einfühlend und emotional neutral stellen, keinesfalls aggressiv formulieren.
    - Fragen einfach und möglichst ohne Fachausdrücke formulieren.
  - *Formen:*
    - Eröffnungsfrage zur Eröffnung des Gesprächs, z. B.: Was führt Sie zu mir?
    - Sondierungsfragen geben dem Patienten einen weiten Spielraum für Antworten, z. B.: Welche Beschwerden haben Sie?
    - Gezielte Fragen sollen helfen, die Beschwerden des Patienten zu präzisieren, z. B.: Nach wie vielen Treppenstufen treten die Schmerzen in der Brust auf?
    - Auswahlfragen können manchmal hilfreich sein, v. a. bei Patienten, die die Beschwerden nicht präzise schildern können, z. B.: Ist der Stuhlgang geformt, breiig oder wässrig? *Cave:* Zu viele Alternativen können den Patienten jedoch irritieren.

    Beachte: Suggestivfragen vermeiden. Sie nehmen eine erwartete Antwort bereits vorweg und beeinflussen so den Patienten.
- **Zeitbedarf:**
  - Die Anamnese dauert je nach Möglichkeit und Notwendigkeit individuell unterschiedlich lange.

- Vor allem als weniger Geübter am Anfang ausreichend Zeit für die Anamnese nehmen, wobei sich eine Orientierung an dem folgenden Schema (s. u.) zur Erhebung der einzelnen Anamneseabschnitte empfiehlt.
- Auch als Geübter stets alle wesentlichen Teile der einzelnen Anamneseabschnitte berücksichtigen.

► **Umgang mit Angehörigen/Begleitpersonen:**
- Grundsätzlich darauf achten, dass Angehörige das Zimmer verlassen.
- *Ausnahme:*
  - Neben dem Eigenbericht des Patienten über seine Krankheit (= Eigenanamnese) sind manchmal auch Angaben von Angehörigen oder Begleitpersonen (= Fremdanamnese) für die Anamnese und Untersuchung erforderlich bzw. unter Umständen von entscheidender Bedeutung.
  - Beispiele: Eingeschränkte Kommunikationsmöglichkeit mit alten, desorientierten, psychisch kranken oder bewusstlosen Patienten, Patienten nach Unfall, Patienten ohne Deutschkenntnisse, Kleinkinder/Säuglinge. Hier erfolgt oft die Fremdanamnese vor einer Eigenanamnese.

Ablauf der Anamnese (orientierendes Schema)

Hinweis: Zur Aneignung einer guten Anamnesetechnik ist das ausführliche praktische Training entscheidend. Dabei ist es wichtig, ein eigenes Schema einzuüben, an dem man sich immer wieder orientieren kann.

► Begrüßung (s. u.).
► Jetzige Anamnese (s. S. 3).
► Eigenanamnese (s. S. 8).
► Familienanamnese (s. S. 9).
► Vegetative Anamnese (s. S. 9).
► Medikamentenanamnese (s. S. 10).
► Genussmittelanamnese (s. S. 10).
► Sozialanamnese (s. S. 10).

Begrüßung

► Beim Eintreten des Patienten aufstehen und ihn mit Händedruck willkommen heißen (s. Abb. 1).
► Dem Patienten mit Namen und Funktion (z. B. Student im Praktikum, Student im Jahr der praktischen Ausbildung) vorstellen; evtl. erwähnen, dass je nach Situation der Assistenzarzt bzw. Oberarzt ebenfalls noch Kontakt mit dem Patienten aufnehmen wird.
► Den Patienten nach der Begrüßung auffordern, Platz zu nehmen. Hierbei auf eine günstige Sitzposition von Arzt und Patient zueinander achten (s. Abb. 2).

Hinweis:
- Große Sitzabstände von Arzt und Patient zueinander (z. B. große Schreibtischplatten) vermeiden.
- Nicht akzeptabel ist es, vom Patienten abgewendet geradezu „beiläufig" die Anamnese zu erheben (s. Abb. 2c).

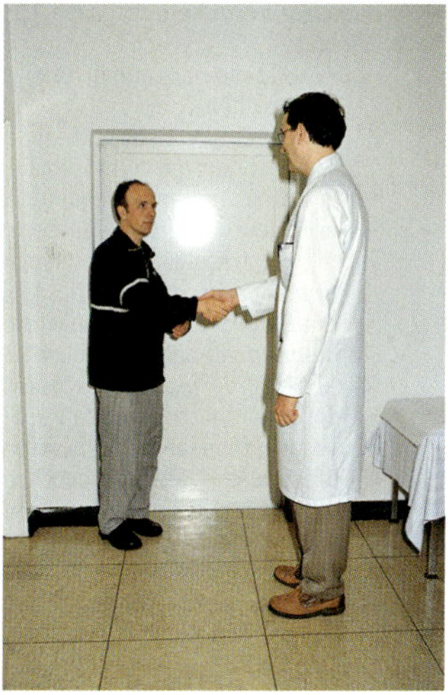

Abb. 1 Begrüßung des Patienten durch den Arzt

a 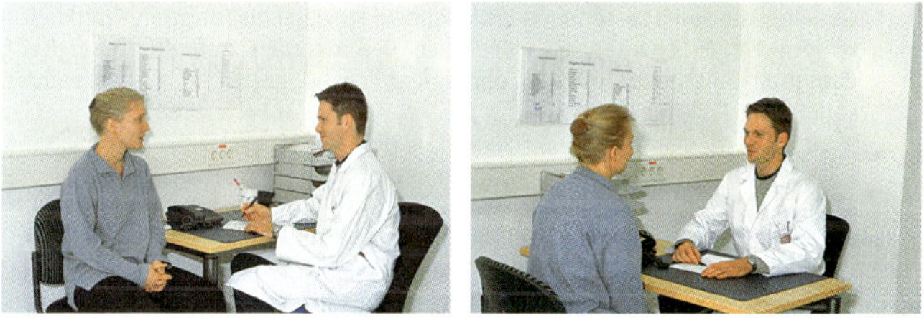 b

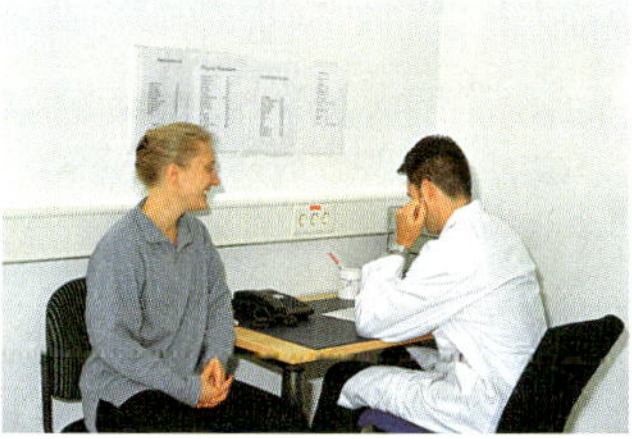 c

Abb. 2**a–c** Unterschiedliche Sitzpositionen von Arzt und Patient zueinander; **a** richtig, **b** möglich, **c** falsch

Jetzige Anamnese

► **Inhalt:** Zur jetzigen Anamnese gehören die aktuellen Beschwerden, die zur Vorstellung des Patienten in der Klinik oder Praxis geführt haben. Neben einer Übersicht über die aktuellen Beschwerden erhält man auch einen Eindruck von der Persönlichkeit des Patienten.

► **Praktisches Vorgehen:**

▶ *Wichtig:*

- Dem Patienten zuhören und ihn nicht unnötig in seinen Ausführungen unterbrechen.
- Bereits bei der Anamnese die Bedeutung (wichtig oder eher unwichtig?) der geschilderten Symptome teilweise interpretieren. Dies ist auch für die auf die Anamnese folgende körperliche Untersuchung (s. S. 13) von großer Bedeutung, z. B. wird bei einem über akute Atemnot klagenden Patienten die nachfolgende Untersuchung von Herz und Lunge von besonderem Interesse sein, während das gleichzeitig angegebene, seit Jahren bekannte vermehrte Schwitzen zunächst von untergeordneter Bedeutung erscheint.

– *Eröffnungsfrage:* z. B. Was führt Sie zu mir?

– *Sondierungsfragen zu den aktuellen Beschwerden:*
  - Worin manifestieren sich die Beschwerden?
  - Seit wann bestehen die Beschwerden?
  - Sind ähnliche Beschwerden bereits früher einmal aufgetreten?

– *Gezielte Fragen, z. B. bei Angabe von Schmerzen:*
  - Wo sind die Schmerzen genau (Lokalisation)?
  - Strahlen die Schmerzen in andere Körperregionen aus (Ausstrahlung)?
  - Wie lange halten die Schmerzen an (Dauer)?
  - Wie würden Sie die Art und die Intensität des Schmerzes beschreiben (Charakter)?
  - Sind die Schmerzen von äußeren Einflussfaktoren abhängig? z. B. linksthorakale Schmerzen nur bei Belastung?

– *Gezielte Fragen bei bestimmten Krankheitsbildern:* Bei bestimmten Krankheitsbildern treten charakteristischerweise Beschwerden auf, die häufig von Patienten angegeben werden und entsprechend gezielt abgefragt werden sollten (vgl. hierzu Tab. 1).

– *Nach möglichen Störungen der Sinnesfunktion fragen:*
  - Bestehen Sehstörungen?
  - Haben Sie Hörstörungen bemerkt?
  - Bestehen Probleme beim Schmecken oder Riechen?
  - Haben Sie Gefühlsstörungen (Störungen des Tastsinns) bemerkt?

► **Charakteristische Beschwerden bestimmter Krankheitsbilder, von betroffenen Patienten häufig angegeben:** s. Tab. 1.

***Tabelle 1* · Charakteristische Beschwerden bestimmter Krankheitsbilder, von betroffenen Patienten häufig angegeben**

Beschwerden	denken an
Herz-Kreislauf-System:	
– linksthorakale oder retrosternale anfallsartige kurzzeitige Schmerzen (bis 5 Min.) mit Engegefühl als Ausdruck einer Minderdurchblutung der Herzkranzgefäße – in der Regel erst nach körperlicher Belastung – Ausstrahlung in den linken Arm, Hals oder Unterkiefer, oft nicht gut lokalisierbar, Besserung in Ruhe	– Angina pectoris (s. auch S. 157)

Fortsetzung →

Tabelle 1 · Fortsetzung von Seite 4

Beschwerden	denken an
– bereits in Ruhe auftretende intensivere Schmerzen als bei Angina pectoris, v.a. links pektoral oder retrosternal, als Ausdruck einer eingetretenen Gewebsschädigung der Herzmuskulatur durch reduzierte Sauerstoffversorgung – bei Infarkten im Bereich der Herzhinterwand evtl. auch epigastrische Schmerzen	– Myokardinfarkt (Herzinfarkt)
– Dyspnoe, evtl. Husten, schaumiger Auswurf, rasselnde Atemgeräusche und Lippenzyanose	– Linksherzinsuffizienz (= reduzierte Leistungsfähigkeit der linken Herzhälfte)
– gestaute Halsvenen + Ödem des Halses (= sog. Stokes-Kragen), gestaute Armvenen durch Stauung des Blutes vor dem rechten Herzen – Ödeme der abhängigen Körperregionen (v.a. an den Beinen) – Nykturie (nächtliches Wasserlassen) – Appetitlosigkeit und Oberbauchschmerzen (durch Stauung des venösen Abflusses im Magen/Leberbereich)	– Rechtsherzinsuffizienz (= reduzierte Leistungsfähigkeit der rechten Herzhälfte)
bronchopulmonales System:	
– Atemnot/Dyspnoe, anfallsartiger Husten, exspiratorischer Stridor (= pfeifende Atemgeräusche bedingt durch Obstruktion der Bronchien)	– Asthma bronchiale (= Erkrankung des Respirationstraktes, assoziiert mit Entzündungsreaktion und Hyperreagibilität des Bronchialsystems gegenüber multiplen exogenen oder endogenen Stimuli)
– Husten, Auswurf und oft Luftnot über Monate und Jahre	– chronische Bronchitis
– hohes Fieber, schweres Krankheitsgefühl, Dyspnoe, eitriger Auswurf, Zyanose, Nasenflügelatmen, Pleuraschmerzen, evtl. Herpes labialis (reaktivierte Virusinfektion) als Ausdruck einer schweren Erkrankung, die das Immunsystem supprimiert	– Lobärpneumonie (typischerweise durch Pneumokokken verursacht)
– weniger akuter Verlauf als bei Lobärpneumonie, Fieber meistens zwischen 38 und 39 °C, Husten, Auswurf	– Bronchopneumonie

Fortsetzung →

Tabelle 1 · Fortsetzung von Seite 5

Beschwerden	denken an
gastrointestinale Erkrankungen:	
– abdominelle Schmerzen oder Druckgefühl im Oberbauch – Übelkeit, evtl. Erbrechen von Blut oder Auftreten von schwarz verfärbtem Blut (durch Salzsäure) im Stuhl („Teerstuhl") bei Geschwür im Magen oder Duodenum	– Gastritis/ Ulkus
– abdominelle Schmerzen, Diarrhöen – evtl. Übelkeit, Erbrechen, Gewichtsabnahme, Blut- oder Schleimbeimengungen zum Stuhlgang – evtl. extraintestinale Symptome wie Arthralgien, Erythema nodosum (s. S. 225)	– chronisch entzündliche Darmerkrankungen (Morbus Crohn, Colitis ulcerosa)
– Änderungen der Stuhlgewohnheiten (Obstipation, Diarrhö – auch im Wechsel) – evtl. abdominelle Schmerzen – okkulte oder sichtbare Darmblutung	– Kolonkarzinom (häufig asymptomatisch)
Urogenitalsystem:	
– schaumiger Urin (Eiweißausscheidung im Urin) und Ödementwicklung durch Eiweißmangel (s. S. 20)	– Glomerulonephritis (= immunologisch vermittelte Entzündung der Glomeruli mit nachfolgender Schädigung der Filterfunktion)
– Schmerzen in der Lumbalgegend – hohes Fieber, evtl. Schüttelfrost bei bakteriellen Entzündungen des Nierenbeckens mit Nierenparenchymbeteiligung	– Pyelonephritis
– oft starke kolikartige Schmerzen in der Lumbalgegend und der Leistenregion, beim Mann evtl. bis ins Skrotum ausstrahlend	– Nierenkolik
endokrines System:	
– Polyurie (= große Harnmenge), Polydipsie (= vermehrter Durst, da der erhöhte Blutzuckerspiegel zu einer osmotischen Diurese führt) – evtl. Schwäche, Infektanfälligkeit, Gewichtsabnahme	– Diabetes mellitus („Zuckerkrankheit" mit erhöhten Blutglukosespiegeln durch relativen oder absoluten Insulinmangel)

Fortsetzung →

Tabelle 1 · **Fortsetzung von Seite 6**

Beschwerden	denken an
– gerötetes Vollmondgesicht – Steroidakne – Stammfettsucht mit verdicktem Hals (Stiernacken), Plethora, Hautstreifen (Striae rubrae) – arterielle Hypertonie – allgemeine Leistungsschwäche – Osteoporose – Diabetes mellitus – Wachstumsstörungen bei Kindern, Eosinopenie	– Morbus Cushing (= Überangebot von Glukokortikoiden, z. B. durch vermehrte Produktion von ACTH, hormonproduzierende Nebennierenrindenadenom e oder Glukokortikoid-Langzeittherapie)
– Unruhe/Nervosität – Tachykardie (Herzrasen) – Wärmeempfindlichkeit – Schlaflosigkeit – evtl. Heißhunger, Gewichtsabnahme, Durchfälle, Tremor, feuchtwarme Haut	– Schilddrüsenüberfunktion (Hyperthyreose) → Aktivierung verschiedener Organsysteme durch erhöhte Spiegel von Schilddrüsenhormonen
– Kälteempfindlichkeit – Neigung zu Obstipation – Adynamie und Depressionen – trockene, raue Haut – Ödembildung (s. S. 20) – langsame Herzfrequenz (Bradykardie) – vermehrtes Schlafbedürfnis	– Schilddrüsenunterfunktion (Hypothyreose)
Bewegungsapparat:	
– lokale Schmerzen (v.a. bei Belastung) – Funktionseinschränkung des Gelenks	– Arthrose = chronische, zur Funktionsbehinderung, evtl. bis zur Gelenkversteifung führende Gelenkveränderung infolge eines Missverhältnisses von Tragfähigkeit und Belastung, oft durch Abnutzung bedingt (= sog. Altersarthrose), v.a. des Hüftgelenks → Coxarthrose und des Kniegelenks → Gonarthrose
– Gelenkschwellungen/-rötungen (v.a. an den Fingergelenken, Knie- und Hüftgelenken) – Morgensteifigkeit der Gelenke – Funktionseinschränkungen bis zur Gelenkversteifung	– rheumatoide Arthritis (= chronische Gelenkerkrankung mit schubweisen Entzündungen der Gelenke und progredienter Gelenkdestruktion)

Fortsetzung →

Tabelle 1 · Fortsetzung von Seite 7

Beschwerden	denken an
neurologische Erkrankungen:	
– oft vorausgehende Prodromalsymptome wie Kopfschmerzen, Unwohlsein, Anfangssymptome – dann heftige Kopfschmerzen oder ausgeprägte Bewusstseinstrübung bis zur Bewusstlosigkeit – meist brachiofazial, d. h. im Arm- u. Gesichtsbereich betonte, sensomotorische Hemiparese bis Hemiplegie, zunächst schlaff (im Gesicht z. B. als hängender Mundwinkel u. Aufblähung der Wange der gelähmten Seite beim Ausatmen = „Tabakblasen"), später spastisch	– apoplektischen Insult (= Apoplexia cerebri = neurologisches Defizit, das perakut bis subakut auftritt und aus einer Hirndurchblutungsstörung [Thrombose, Embolie, Blutung]) resultiert
– ab mittlerem Lebensalter langsam fortschreitende Hypo- u. Akinese, kleinschrittiger Gang, Beugehaltung von Rumpf und Gliedern – charakteristischer Tremor (4–7 × Zittern/Sek.) v.a. an Extremitäten (evtl. als „Pillendrehen") – Hypertonie der Muskulatur (Rigor) – Mimikarmut („Maskengesicht") – monotone Sprache	– Morbus Parkinson (= Degeneration der Substantia nigra mit Verminderung der Transmittersubstanz Dopamin)

Eigenanamnese (Vorgeschichte des Patienten)

- **Inhalt:** Zur Eigenanamnese gehören Angaben zu früheren Erkrankungen, Operationen, chronischen Erkrankungen, Risikofaktoren und Nahrungsmittelunverträglichkeiten. Diese Angaben können wertvolle Hinweise auf die aktuelle Ursache der Beschwerden geben, z. B. Patient mit aktueller Angina-pectoris-Symptomatik (s. S. 157) bei bereits seit mehreren Jahren bekannter koronarer Herzerkrankung oder Atemnot bei einem Patienten mit bekanntem allergisch bedingten Asthma bronchiale z. B. durch Hausstaub.
- **Praktisches Vorgehen:**
  - Sind Sie schon einmal operiert worden? Wenn ja, woran, wann und wo?
  - Waren Sie in der Vergangenheit schon einmal ernsthaft erkrankt gewesen, evtl. mit Krankenhausaufenthalt? Wenn ja, woran, wann und wo war der stationäre Aufenthalt?
  - Bestehen chronische Erkrankungen wie z. B. Allergien, Zuckerkrankheit (Diabetes mellitus), Bluthochdruck (arterielle Hypertonie), koronare Herzerkrankung, Herzinsuffizienz?
  - Nach krankheitsspezifischen Risikofaktoren fragen, z. B. bei V.a. koronare Herzerkrankung: Rauchen Sie? Haben Sie erhöhte Blutfettwerte?
  - Gibt es Nahrungsmittel, die Sie nicht vertragen? (Z.B. Kaffee bei Ulkuspatienten, fettreiche Produkte bei Pankreasinsuffizienz.)
  - Bei Frauen: Frage nach Schwangerschaften:
    - Waren Sie schwanger? Wenn ja, wie oft?

  - Wie war der Verlauf von Schwangerschaften und Geburten?
  - Wie haben sich die Kinder entwickelt?
- Gynäkologische Anamnese (z. B. Häufigkeit und Intensität der Periodenblutung; vgl. S. 250) und Sexualanamnese bei V.a. Störungen der Sexualität.

► **Impfanamnese:**
- Vor allem bei Kindern nach vorausgegangenen Impfungen fragen. Impfpass zeigen lassen.
- Im Zusammenhang mit Fernreisen nach entsprechenden Impfungen fragen.
- Bei älteren Patienten nach Grippeimpfung fragen.

Familienanamnese

► **Inhalt:** Die Familienanamnese beinhaltet Angaben über Erkrankungen bzw. Todesursachen von Familienangehörigen (Eltern, Geschwistern, Verwandten, Kindern).

► **Praktisches Vorgehen:**
- Sind in der Familie Erkrankungen bekannt? Hierbei auch nach Familienstand und ggf. Gesundheitszustand der Kinder des Patienten fragen.
- Todesursache bereits verstorbener Familienangehöriger? In welchem Alter verstorben?

Hinweis: Auf bekannte Erbkrankheiten (z. B. Hämophilie/„Bluter") und familiäre Häufungen von Erkrankungen in der Familie (z. B. Asthma bronchiale, kolorektales Karzinom, Mammakarzinom) achten.

Vegetative Anamnese

► **Inhalt:** Die vegetative Anamnese beinhaltet Fragen über die verschiedenen vegetativen Funktionen.

► **Praktisches Vorgehen:**
- *Nahrungsaufnahme und Gewichtsverlauf:*
  - Wie ist der Appetit? Normal? Verstärkt? Verringert?
  - Wieviel Durst haben Sie? Normal? Verstärkt? Verringert? Trinkmenge pro Tag?
  - Wie war der Gewichtsverlauf? Zu- oder Abnahme von wie viel Gewicht in welchem Zeitraum? Gewollt? Ungewollt?
- *Körpertemperatur:*
  - Haben oder hatten Sie Fieber? Häufigkeit, Höhe, Periodik?
  - Leiden Sie unter Nachtschweiß? Wenn ja, seit wann?
- *Atemwegssymptome:*
  - Haben Sie Husten? Seit wann? Wie häufig? Unterschiedlich ausgeprägt je nach Tageszeit?
  - Haben Sie Auswurf? Wie viel? Welche Farbe hat der Auswurf?
- *Ausscheidungsfunktionen:*
  - Stuhlgang: 1. Wie häufig? 2. Welche Konsistenz: Geformt, breiig, wässrig, Durchfall? 3. Welche Menge?; 4. Welche Farbe? 5. Blut-/ Schleim- oder Eiterbeimengungen?
  - Miktion: 1. Wie häufig? 2. Brennen beim Wasserlassen (= Dysurie: Hinweis auf Harnwegsinfekt)? 3. Nächtliches Wasserlassen (= Nykturie: z. B. bei Prostatavergrößerung)? 4. Inkontinenz?
- *Schlaf:* Wie viele Stunden Schlaf brauchen Sie? Haben Sie Probleme beim Einschlafen oder Durchschlafen?
- *Andere vegetative Symptome* (ggf. mit Häufigkeit und auslösenden Faktoren):
  - Leiden Sie unter Kopfschmerzen und/oder Schwindel?
  - Bestehen Übelkeit und/oder Erbrechen?

Medikamentenanamnese

- ***Hinweis:*** Die Medikamentenanamnese ist wichtig, um einen Überblick über die aktuelle Therapie bekannter Erkrankungen des Patienten zu bekommen. Darüber hinaus kann man u.U. aus den Medikamenten auf bestehende Erkrankungen des Patienten schließen, die der Patient nicht angegeben hat. Viele Patienten nehmen z.B. Präparate zur Hemmung der Cholesterinproduktion ein, die bekannte Hypercholesterinämie wird jedoch im Gespräch nur von einigen Patienten angegeben.
- Welche Medikamente nehmen Sie in welcher Dosierung ein? Kontrazeptiva? Kopfschmerzmittel?
- Sind Medikamentenallergien bekannt (z.B. gegen Antibiotika)?

Genussmittelanamnese (Alkohol, Nikotin, Drogen)

- ***Hinweis:*** Die Genussmittelanamnese ist wichtig zur Abschätzung von Risikofaktoren für bestimmte Erkrankungen, z.B. ist ein erhöhter Alkoholkonsum ein Risikofaktor für die Entwicklung zahlreicher Erkrankungen wie Leberzirrhose und chronische Pankreatitis. Darüber hinaus können Genussmittel auch bestehende Erkrankungen verschlechtern, z.B. kann Rauchen eine koronare Herzerkrankung oder ein Asthma bronchiale verschlechtern. Schließlich kann Drogenkonsum zur Entstehung von Krankheiten führen oder ihre Entstehung zumindest begünstigen (z.B. Drogenabhängigkeit, Hepatitisinfektionen und HIV-Infektionen durch gemeinsamen Gebrauch gleicher Injektionsnadeln = *needle sharing*).
- Rauchen Sie, wenn ja, wie viel? Die Anzahl der konsumierten Zigaretten kann in sog. pack years (py) angegeben werden. py = Anzahl der Raucherjahre × Anzahl der täglich gerauchten Zigarettenschachteln.
- Trinken Sie Alkohol, wenn ja, welche Art alkoholischer Getränke und wieviel pro Tag? Vermehrt z.B. an Wochenenden? Hieraus kann die konsumierte Menge Alkohol (in g) pro Tag kalkuliert werden.

Tabelle 2 **· Faustregeln für die Alkoholmenge (aus Payk T. Checkliste Psychiatrie und Psychotherapie. 3. Aufl. Stuttgart: Thieme; 1998)**

Stoffklasse	Vol.% (ca.)	Menge (l)	Gramm Alkohol (ca.)
Bier	4	0,5	20
Wein	10–14	0,2	20–28
Sekt	10	0,1	10
Cognac, Whisky	40–50	0,02	8–10
Likör	30–35	0,02	6–7

- Bei Verdacht: Nehmen Sie Drogen? Wenn ja, welche und wie viel?

Soziale Anamnese

- **Inhalt:** Die soziale Anamnese beinhaltet Fragen zur sozialen Situation und Rolle des Patienten. Sie kann Hinweise auf Risikofaktoren für die Entstehung von Krankheiten geben und liefert ferner wichtige Informationen über das soziale Umfeld des Patienten (z.B. häusliche Versorgungssituation).

- **Praktisches Vorgehen:**
  - *Beruf:*
    - **Hinweis:** Die Berufsanamnese ist wichtig, um festzustellen, ob Risikofaktoren am Arbeitsplatz für die Entwicklung von Erkrankungen vorliegen. Beispiele: Arbeiter in der Asbestindustrie haben ein erhöhtes Risiko für die Entstehung von Lungen-/Pleuratumoren, bestimmte Berufsgruppen können ein allergisches Asthma durch Exposition zu Allergenen am Arbeitsplatz entwickeln, z. B. Bäcker gegen Mehl („Bäckerasthma"), Farmer gegen Staub von schimmelndem Heu oder Getreide, Vogelzüchter gegen Allergene aus Vogelfedern oder Vogelmist.
    - Welchen Beruf üben Sie zurzeit aus? Welchen Beruf haben Sie früher ausgeübt?
    - Sind Sie berentet? Wenn ja, welchen Beruf haben Sie früher ausgeübt?
    - Besteht eine hohe körperliche und psychische Belastung im Beruf?
    - Gibt es Risikofaktoren für Erkrankungen am Arbeitsplatz?
  - *Freizeit:* Welche Hobbies haben Sie, welchen sozialen Aktivitäten gehen Sie nach? Was machen Sie in Ihrer Freizeit?
  - *Versorgungssituation:*
    - Versorgen Sie sich selbstständig?
    - Haben Sie Haushaltshilfen?
    - Bekommen Sie das Essen nach Hause gebracht?
    - Besteht eine tägliche Betreuung bzw. leben Sie in einem Heim?
    - Gibt es Treppen in der Wohnung, die Sie hochgehen müssen?
    - **Hinweis:** Diese Informationen sind auch wichtig für die weitere Betreuung eines Patienten nach einem stationären Aufenthalt: Kann der Patient nach Hause entlassen werden oder muss eine häusliche Betreuung bzw. ein Platz in einem Pflege- oder Altenheim organisiert werden?

Dokumentation

- **Bedeutung:** Eine sorgfältige Dokumentation der erhobenen Anamnese ist wichtig.
- **Art und Zeitpunkt der Dokumentation:**
  - *Standardisierte Dokumentationsbögen:* Die Dokumentation erfolgt in der Regel anhand standardisierter Bögen für die Anamnese und die körperliche Untersuchung. So besteht eine gewisse Vergleichbarkeit der Dokumentation, und es ist sichergestellt, dass kein wesentlicher Aspekt der Anamnese vergessen wurde. Exemplarisch ist in Abb. 3 ein möglicher, kurzer Anamnese- und Untersuchungsbogen für den klinischen Einsatz dargestellt.
  - *Freie Dokumentation:* Eine freie Dokumentation ist möglich, man sollte sich aber an einer festen nachvollziehbaren Struktur orientieren.
  - *Zeitpunkt der Dokumentation:* Bereits direkt bei der Durchführung der Anamnese zumindest stichwortartig dokumentieren, um keine Angaben des Patienten zu verlieren.
- **Vertraulichkeit der Daten:** Bei der Dokumentation und dem Umgang mit den Befunden auf ein vertrauensvolles Verhältnis zu dem Patienten achten; keinesfalls Patientenangaben ohne die Erlaubnis des Patienten an außenstehende Personen (auch nicht an nahe stehende Angehörige) weitergeben.

Poliklinische Untersuchung

Überweisungs-Grund:

Patientenetikett

Jetzige Anamnese:

Datum

Eigenanamnese:

Familien-Anamnese: **BSG:**

Temperatur	Puls	RR	Atmung	Größe	Gewicht	adipös ☐ normal ☐ kachektisch ☐

Befund:
Allgemeinzustand, Sensorium, Psyche:

Kopf, Hals:

Augen:

Mundhöhle:

Thorax :

Lungen:

Herz:

Abdomen :

Leber:

Milz:

Nierenlager:

Wirbelsäule/
Extremitäten:

ZNS:

Lymphknoten:

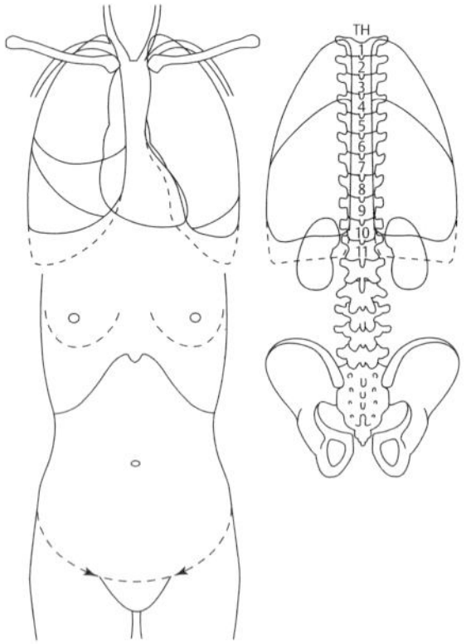

Vorläufige Diagnose:
Geplante Diagnostik:

Therapievorschlag:

Bericht am: Unterschrift Aufnahme-Arzt:

Abb. 3 Dokumentationsbogen für die Anamnese und körperliche Untersuchung

2 Allgemeine körperliche Untersuchung

2.1 Einführung

Bedeutung und allgemeine Grundlagen der körperlichen Untersuchung

- Die körperliche Untersuchung ist für die Stellung einer Diagnose oder zumindest einer Verdachtsdiagnose von entscheidender Bedeutung.
- Sie kann ferner Hinweise auf die differenzialdiagnostische Beurteilung der erhobenen Befunde geben. Hierbei daran denken, dass häufige Erkrankungen am wahrscheinlichsten sind.
- Die aufgrund der körperlichen Untersuchung und weiteren Analysen gestellten Diagnosen können sowohl ätiologische Krankheitsbegriffe (z. B. Lungentuberkulose), morphologische Begriffe (z. B. Herzinfarkt), funktionelle Krankheitsbegriffe (z. B. Herzinsuffizienz) als auch psychiatrische Krankheitsbilder (z. B. Psychose) umfassen.

Beachte: Eine gute körperliche Untersuchung ist wichtig und kann im Krankheitsverlauf zu unterschiedlichen Ergebnissen führen. Viele klinische Fehldiagnosen beruhen auf einer unvollständigen körperlichen Untersuchung. Bei stationärer Aufnahme eines Patienten sollte die körperliche Untersuchung daher auch beim Vorliegen von Voruntersuchungsbefunden unbedingt wiederholt werden.

Praktisches Vorgehen – allgemeine Aspekte

- **Zeitpunkt:** Die genaue körperliche Untersuchung sollte nach der Anamnese erfolgen.
- **Instrumente für die körperliche Untersuchung:**
  - *Stethoskop* zur Untersuchung der Schallphänomene von Organtätigkeiten (z. B. Herz, Lunge, Darm, Aufbau und Funktionsweise s. S. 29.
  - *Reflexhammer* zur Testung der Muskeleigenreflexe (s. S. 359).
  - *Blutdruckapparat* s. S. 35.
  - *Taschenlampe und Holzspatel* zur Inspektion der Mundhöhle.
  - *Einmalhandschuhe:*
    - In Kombination mit Fingerling, Gleitmittel und Zellstoff erforderlich für die rektale Untersuchung (s. S. 220) und die Untersuchung der Genitalregion (s. S. 256 und S. 295).
    - Bei Untersuchungen mit Infektionsgefahr für Arzt oder Patient (z. B. offene Verletzungen), bei Intoxikation mit Kontaktgiften (z. B. Pflanzenschutzmitteln).
  - *Bandmaß:* Zur Umfangsmessung bestimmter Körperregionen wie z. B. Unterschenkel bei V.a. tiefe Beinvenenthrombose, Hals bei vergrößerter Schilddrüse (= Struma), aber auch zur Bestimmung einer Lebervergrößerung oder pathologischer Resistenzen.
  - *Winkelmesser*: Zur Durchführung orthopädischer Untersuchungen.
- **Schematik und Reihenfolge:**
  - Es empfiehlt sich, bei der körperlichen Untersuchung eine gewisse Schematik im Untersuchungsvorgang beizubehalten, um alle Körperregionen zu berücksichtigen und um wichtige Befunde nicht zu übersehen.

- Hierbei bestimmte Reihenfolge der Untersuchungsmethoden einhalten:
  - Inspektion (s. u.).
  - Palpation (s. S. 22).
  - Perkussion (s. S. 27).
  - Auskultation (s. S. 29).

► **Position des Patienten:** Der Patient kann in verschiedenen Positionen untersucht werden (je nach Untersuchungsmethode z. B. sitzend, in Rückenlage, Seitenlage, stehend, s. Position des Patienten bei den jeweiligen Untersuchungsmethoden). s. hintere Umschlaginnenseite.

► **Untersuchungsgang:** *Hand, Puls* → *Arm, Kopf, Mund, Hals* von vorne → *Thorax von vorne:* Herz, Lunge → *Thorax von hinten:* Lunge, Schilddrüse, Wirbelsäule, Nierenklopfschmerz → *Abdomen* → *untere Extremitäten* → *Reflexe* (obere und untere Extremität) → *RR-Messung* → *rektale Untersuchung* (vgl. auch hintere Buchumschlagseite).

2.2 Inspektion

Bedeutung der Inspektion

► **Wortbedeutung:** inspicium (lat.) – Besichtigung/Betrachtung.

► **Bedeutung für die Diagnosestellung:** Die Bedeutung der Inspektion liegt in der Erfassung von außen sichtbarer, pathologischer Veränderungen, die in vielen Fällen eine Verdachtsdiagnose oder manchmal sogar eine definitive Diagnose (= Prima-vista-Diagnose/Blickdiagnose) erlauben.

Praktisches Vorgehen bei der Inspektion

► **Zeitpunkt:** Erster Eindruck bereits während Begrüßung und Anamneseerhebung, sowie zu Beginn der körperlichen Untersuchung.

► **Bekleidung und Position des Patienten:**
- Der Patient sollte bis auf die Unterhose entkleidet sein.
- Die Inspektion am stehenden und am liegenden Patienten durchführen, hierbei insbesondere auf den Vergleich der beiden Körperhälften achten.

► **Zu beachtende Punkte** s. Tab. 3.

Tabelle 3 · Auflistung der bei der Inspektion zu beachtenden Punkte

1. *allgemeine Inspektion* (bereits während Begrüßung und Anamneseerhebung)	– Bewusstseinszustand – Mimik und psychischer Affektzustand – Gestik, Motorik – Lage und Bewegung – Körperhaltung und Gang – Ernährungszustand
2. *zusammenfassende Beurteilung der allgemeinen Inspektion*	– Allgemeinzustand; Beschreibung s. S. 16
3. *Inspektion spezieller Körperregionen*	– Haut – Kopf/Hals – Thorax – Abdomen – Extremitäten
4. *weitere Auffälligkeiten*	– Sprache – Geruchsphänomene

Allgemeine Inspektion

- **Bewusstseinszustand – Beispiele für Veränderungen der Bewusstseinslage** (vgl. auch Untersuchung des Nervensystems S. 344):
  - *Bewusstseinstrübung:*
    - Somnolenz: Schläfrig, leicht erweckbar, adäquate Auskunft.
    - Sopor: Eingetrübt, eingeschränkte Reaktion auf Ansprache.
    - Koma: Bewusstseinsverlust, der Patient ist nicht mehr erweckbar.
  - *Erregungszustände:*
    - Unruhe.
    - Agitiertheit.
    - Delirium.
- **Mimik und psychischer Affektzustand, z. B.:**
  - *Hängende Mundwinkel* → Niedergeschlagenheit, Depression.
  - *Gequälte Gesichtszüge* → Schmerzen.
  - *„Vollmondgesicht* → Morbus Cushing.
  - *„Amimie"* (mimische Starre) → Morbus Parkinson.
- **Motorik, Gestik, z. B.:**
  - *Tremor (= Zittern) der Hände in Ruhe (Ruhetremor)* → Morbus Parkinson oder Alkoholismus.
  - *Tremor (= Zittern) der Hände bei gezielten Bewegungen (Intentionstremor)* → Kleinhirnerkrankungen.
- **Körperhaltung und Gang, z. B.:**
  - *Unsicherer Gang* → Morbus Parkinson.
  - *„Zirkumduktionsgang"* mit im Halbkreis schlenkerndem Bein → Zustand nach Schlaganfall.
- **Lage und Bewegung, z. B.:**
  - *Patient ist unruhig* → Kolikschmerzen.
  - *Patient vermeidet Bewegungen* → Entzündungen des Bauchfells (Peritonitis).
- **Ernährungszustand (EZ):**
  - *Normalbefund:*
    - Das Normalgewicht eines Patienten kann anhand des sog. Broca-Index (= Körpergröße in cm minus 100 minus 10 %) abgeschätzt werden.
      $$\text{BMI}\left[\frac{\text{kg}}{\text{m}^2}\right] = \frac{\text{Körpergewicht IST (kg)}}{(\text{Körpergröße in [m]})^2}$$
    - Eine weitere Analyse ist mit dem Body-Mass-Index (= BMI) möglich.
      $$\text{BMI} = \frac{\text{Körpergewicht IST (kg)}}{(\text{Körpergröße in m}^2)}$$
    - Nach WHO 1998: Normalgewicht 18,5–24,9; Übergewicht 25,0–29,9; Adipositas 30,0–39,0; Adipositas per magna 40 oder mehr.
  - *Befundbeispiele und mögliche Ursachen:*
    - Übergewichtig (20 % über Normalgewicht) → Im Vergleich zum Energiebedarf zu hohe Kalorienzufuhr, M. Cushing.
    - Reduziert (15 % unter Normalgewicht) → Unter- und Mangelernährung, Schilddrüsenüberfunktion.
    - Kachektisch (30 % unter Normalgewicht), vgl. Abb. 4 und Abb. 5: Kachexie („Auszehrung") ist eine allgemeine Atrophie des Organismus mit ausgeprägter Abmagerung, Kräfteverfall und Appetitlosigkeit → Tumorleiden („Tumorkachexie"), chronische Infektionskrankheiten (z. B. Tuberkulose = Infektion mit Mycobacterium tuberculosis mit Erregernachweis in Lunge und Darm), Stoffwechselstörungen (v.a. Leber- und Nierenerkrankungen), Unter- und Mangelernährung, Anorexia nervosa.

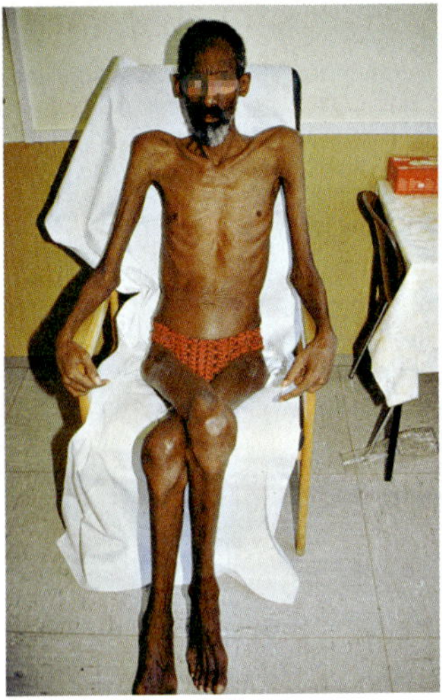

Abb. 4 Kachexie bei einem Patienten mit Tuberkulose

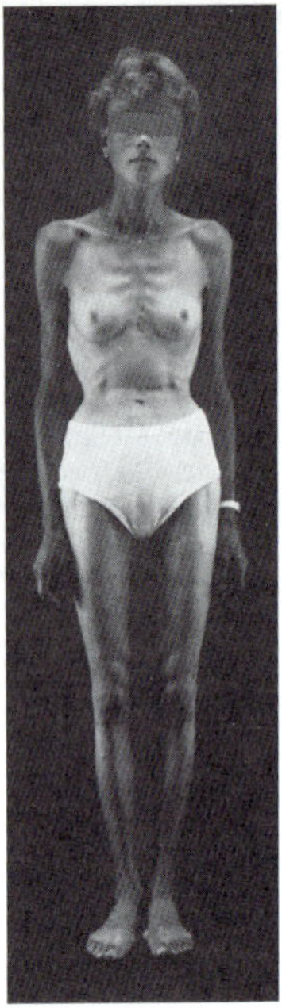

Abb. 5 Patientin mit Anorexia nervosa

- **Sprache bzw. Sprechen, z. B.:**
  - *Sprachstörungen, z. B. Wortfindungsstörungen oder Sprechstörungen, Artikulationsstörungen* → Erkrankungen des Zentralnervensystems.
  - *Heiserkeit* → virale Infektionen oder Lähmung des Nervus recurrens (z. B. durch einen Schilddrüsentumor).
- **Geruchsphänomene, z. B.:**
  - *Urinartiger Geruch* → Harninkontinenz, Urämie.
  - *Süßlicher Azetongeruch („nach faulen Äpfeln")* → Hyperglykämie.

Beschreibung des Allgemeinzustands als zusammenfassende Beurteilung der allgemeinen Inspektion

- **Guter Allgemeinzustand – Beispiele:**
  - Allseits orientierter, kooperativ wirkender, freundlich zugewandter Patient mit wenig einschränkender Schmerzsymptomatik im rechten Oberbauch.
  - Orientierter, aufgeschlossener, etwas verunsichert wirkender Patient mit geringen, ihn unwesentlich belastenden Beschwerden im Bereich des rechten Hüftgelenks.
- **Leicht reduzierter Allgemeinzustand – Beispiele:**
  - Orientierter, blass aussehender und bei Bewegung deutlich angestrengt wirkender Patient, der sich in den vergangenen 2 Tagen nach jeder Nahrungsaufnahme übergeben musste.
  - Zum Ort nur nach vermehrtem Nachfragen orientierter, niedergeschlagen wirkender Patient.

- **Stark reduzierter Allgemeinzustand – Beispiele:**
  - Unruhig, mit schmerzverzerrtem Gesicht, sich die rechte Flanke haltender umherlaufender Patient, Schweißperlen auf der Stirn.
  - Nach Atem ringender, aufrecht sitzender Patient mit eingefallenen Wangen und ängstlich verzerrtem Gesichtsausdruck.

Inspektion der Haut

- **Hautfarbe:**
  - *Ikterus* = Gelbfärbung von Haut und Skleren durch Erhöhung des Bilirubins. Initial besteht oft nur ein Sklerenikterus (Bilirubin ab 2 mg/dl). Verschiedene Ikterusformen und ihre Ursachen s. Tab. 4.

Tabelle 4 · Verschiedene Ikterusformen und ihre möglichen Ursache

Ikterusform	denken an
– strohgelber Ikterus	– „prähepatischen" Flavinikterus bei Hämolyse mit Anämie
– rötlicher Ikterus	– „hepatischen" Rubinikterus bei Lebererkrankungen wie z. B. Hepatits
– grünlicher Ikterus	– „posthepatischen" Verdinikterus bei Gallenabflussbehinderung

  - *Zyanose* = Blaufärbung von Haut und Schleimhäuten, sichtbar v.a. an den sog. Akren (Nase, Lippen, Ohren, Fingern, Zehen).
    - Eine Zyanose entsteht durch vermehrten Anteil reduzierten Hämoglobins in den Kapillaren. Wichtig sind dabei Sauerstoffgehalt und Hämoglobingehalt des Blutes.
    - *Beachte*: Eine Anämie kann eine Zyanose maskieren, da bei einem Patienten mit Anämie prozentual weniger reduziertes Hämoglobin vorliegt als bei einem Patienten ohne Anämie. Bei Polyglobulie kann eine Zyanose früher auftreten, da prozentual bei einem Patienten mit Polyglobulie mehr reduziertes Hämoglobin vorliegt als bei einem Patienten ohne Polyglobulie.
    - Formen und Ursachen der Zyanose s. Tab. 5.

Tabelle 5 · Zyanoseformen und ihre möglichen Ursachen

Zyanoseform	denken an
– zentrale Zyanose	– unzureichende Oxygenierung des Blutes, z. B. bei Lungenerkrankungen mit Störungen des Gasaustauschs oder Herzfehlern mit Kurzschlüssen (sog. Shunts) zwischen arteriellem und venösem System (venöses Blut wird in das arterielle System zugemischt)
– periphere Zyanose	– Strömungsverlangsamung im Kapillargebiet bei reduzierter Herzleistung oder Schock mit vermehrter Sauerstoffausschöpfung des Blutes in der Peripherie

Beachte: Klinisch ist die Differenzierung zwischen zentraler und peripherer Zyanose möglich durch Erhöhung der peripheren Blutströmungsgeschwindigkeit (z. B. durch Reiben am Ohrläppchen). Hierbei verschwindet die periphere, nicht jedoch die zentrale Zyanose.

- *Rötliche Hautfarbe:* Mögliche Ursachen sind arterielle Hypertonie, Fieber, Morbus Cushing, Hyperthyreose, Diabetes mellitus, Alkoholismus, Leberzirrhose, Zustand nach vermehrter Sonnenlichtexposition, Polyglobulie und Mitralklappenfehler (Facies mitralis, s. Abb. 6).

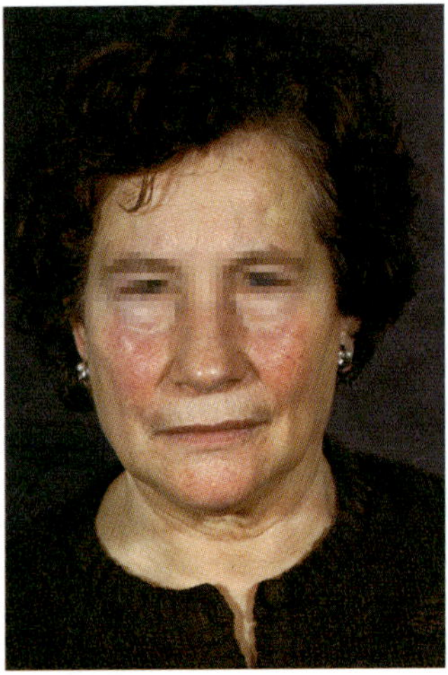

Abb. 6 Patientin mit Facies mitralis und leichter Lippenzyanose bei Mitralklappenfehler

- *Blasse Hautfarbe:* Mögliche Ursachen sind Anämie (dann auch oft blasse Schleimhäute), Nierenerkrankungen (u. a. durch reduzierte Erythropoetinbildung), Schock, Herzinsuffizienz.
- *Braune Hautfarbe:* Mögliche Ursachen sind Morbus Addison (v.a. an lichtexponierten Stellen und Hautfalten), Schwangerschaft (v.a. an der Stirn), Hämochromatose.

► **Hautausschlag (Exanthem):** Mögliche Ursachen sind oft allergische Erkrankungen, z. B. Überempfindlichkeitsreaktion auf die Einnahme von Medikamenten (z. B. Antibiotika).

► **Tumorverdächtige Veränderungen der Haut:** z. B. malignes Melanom (s. S. 64).

a 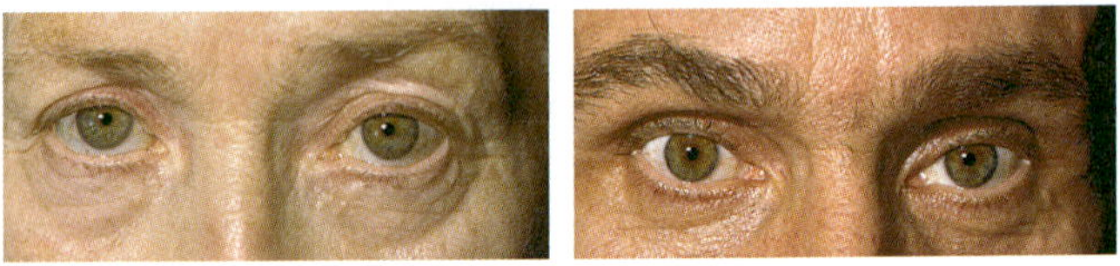 b

Abb. 7 Haut- und Schleimhautkolorit eines Patienten mit Anämie **a** im Vergleich mit einem nicht anämischen Patienten **b**

► **Hauteinblutungen:** s. Tab. 6.

Tabelle 6 · Verschiedene Formen von Hauteinblutungen und ihre möglichen Ursachen

Form der Hauteinblutung	pathophysiologisches Korrelat	denken an
– großflächige Blutungen	– reduzierte Aktivität von Gerinnungsfaktoren	– z. B. Hämophilie
– kleine, punktförmige Blutungen (= petechialer Blutungstyp) s. Abb. 8	– Störungen der Thrombozytenfunktion	– z. B. idiopathische thrombozytopenische Purpura

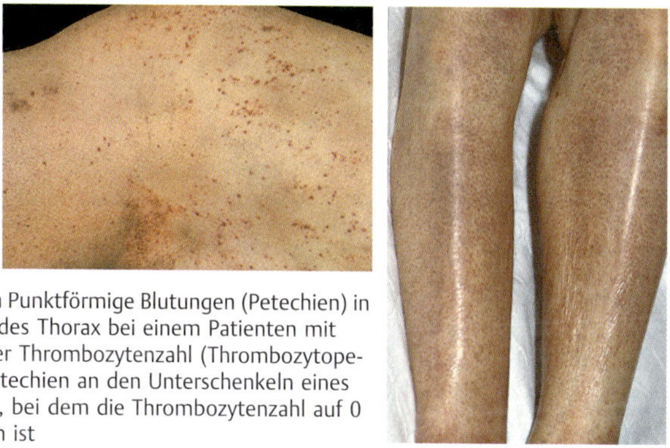

a

b

Abb. 8 **a** Punktförmige Blutungen (Petechien) in die Haut des Thorax bei einem Patienten mit reduzierter Thrombozytenzahl (Thrombozytopenie); **b** Petechien an den Unterschenkeln eines Patienten, bei dem die Thrombozytenzahl auf 0 abgefallen ist

Suche nach Ödemen

► **Definition:** Unter Ödemen versteht man eine pathologische Ansammlung von Flüssigkeit im interstitiellen Raum (s. Abb. 9).

► **Pathophysiologie:** Erhöhter venöser oder kapillärer Druck, gesteigerte Permeabilität der Kapillarwand oder reduzierte Drainagekapazität des lymphatischen Systems führen zu einer Störung des Gleichgewichts zwischen An- bzw. Abtransport von Flüssigkeit, Salzen und Eiweißen und somit zu Ödemen. Bei ungestörtem Gleichgewicht erreichen diese Stoffe aus dem Kapillargebiet das Gewebe und werden über das venöse und lymphatische System aus dem Gewebe wieder abtransportiert (kleine Moleküle vor allem venös, große Moleküle lymphatisch).

► **Ödemformen** und ihre möglichen Ursachen: s. Tab. 7.

Tabelle 7 · Ödemformen und ihre möglichen Ursachen (in Klammern Entstehungsmechanismus)

Ödemformen/ Charakteristika/ Lokalisation	denken an (Pathogenese)
generalisierte Ödeme:	
	– Hypoproteinämie aufgrund vermehrter Eiweißausscheidung durch geschädigte Nieren (reduzierter onkotischer Druck) – Herzinsuffizienz (venöse Drucksteigerung durch reduzierte Herzleistung) – Myxödem (Einlagerung von Mukopolysacchariden im Bindegewebe bei Hypothyreose (Unterfunktion der Schilddrüse))
lokale Ödeme:	
– lageabhängig in den abhängigen Körperpartien	– Herzinsuffizienz, (venöse Drucksteigerung durch reduzierte Herzleistung), nicht bei Hypoproteinämie
– im Bereich des Beines, v.a. Unterschenkel (Phlebödem)	– tiefe Venenthrombose (venöse Abflussstörung) – Herzinsuffizienz (venöse Drucksteigerung durch reduzierte Herzleistung); ▶ ***Beachte:*** Der prätibiale Fingerdruck hinterlässt tiefe Dellen – Myxödem bei Schilddrüsenerkrankungen (hier bei Hypo- **oder** Hyperthyreose); ▶ ***Beachte:*** Der prätibiale Fingerdruck hinterlässt meist keine Dellen – Lymphstau bei lokaler Verlegung von Lymphgefäßen und/oder Reduktion der Lymphdrainage bei Tumoren oder postoperativ; Ödem zunächst teigig, später relativ derb; z. B. kissenartige Fußrückenschwellung mit nachfolgender Beinschwellung, die Zehenhaut am Fuß ist nur schwer abhebbar
– im Bereich des Arms	– Lymphstau bei lokaler Verlegung von Lymphgefäßen und/oder Reduktion der Lymphdrainage bei Tumoren oder postoperativ; Ödem zunächst teigig, später relativ derb; z. B. nach Entfernung eines Brusttumors und der axillären Lymphknoten (Mammakarzinom) oder bei Armvenenthrombose
– Extremitäten, Gesicht, Rachen	– Allergie – C1-Esterase-Inhibitor Mangel, meist erblich bedingt (sog. Quincke-Ödem, angio-neurotisches Ödem, Angioödem)
– Lidödeme; Ödeme im Gesicht (v.a. am Morgen)	– Glomerulonephritis

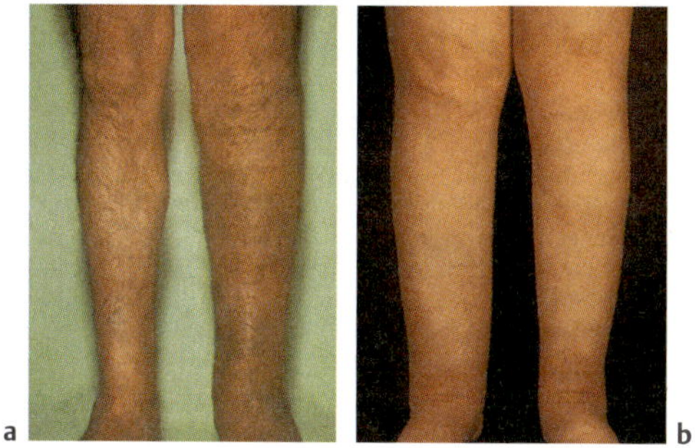

Abb. 9 **a** Beispiel eines linksseitigen Phlebödems, **b** Beispiel eines beidseitigen Lymphödems

Inspektion spezieller Körperregionen

- **Hände:** z. B. Trommelschlägelfinger mit Uhrglasnagel (s. Abb. 10 **a**), Nikotinspuren (s. Abb. 10 **b**) bei chronischer Herz- und Lungenerkrankung, Palmarerythem bei Leberzirrhose, Tremor bei Alkoholismus, Morbus Parkinson.

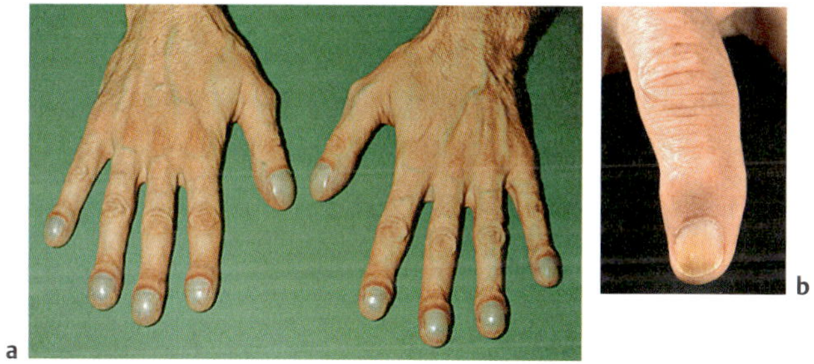

Abb. 10 **a** Trommelschlägelfinger mit Uhrglasnägeln und Zyanose bei einem Patienten mit zyanotischem Herzfehler. **b** Nikotinspuren am Fingernagel des Zeigefingers; seit ca. 2 Wochen Nikotinabstinenz (bei Verschlechterung des Allgemeinbefindens), deswegen unterer Anteil des Nagels nicht verfärbt; zudem kleine Heberden-Knötchen am Fingerendgelenk.

- **Kopf-Halsbereich** (s. S. 68):
  - *Form/Aussehen*, z. B. Schwellungen bei Struma (Vergrößerung der Schilddrüse) oder Tumoren.
  - *Spontanatmung*, z. B. Atemnot (Dyspnoe) bei Raumforderung im Bereich der oberen Luftwege.
  - *Mimik*, z. B. Lähmungen der mimischen Muskulatur bei Fazialisparese.
  - *Beweglichkeit des Kopfes*, z. B. eingeschränkte Beweglichkeit des Kopfes bei Meningitis.
  - *Augen* (s. S. 113), insbesondere Inspektion der Konjunktiven, z. B. Rötung bei lokaler Infektion.
  - *Mundhöhle* (s. S. 100).

- **Thorax:**
  - *Form/Aussehen*, z. B. Schwellungen bei Tumoren, Fassthorax, Hühnerbrust.
  - *Beweglichkeit bei der Atmung*, z. B. eingeschränkt bei Lungenemphysem.
  - *Hautveränderungen* (s. S. 17).
- **Abdomen:**
  - *Form/Aussehen*, z. B. Schwellungen bei Hernien (s. S. 213) oder Tumoren.
  - *Hautveränderungen* (s. S. 17).
- **Untere Extremitäten:**
  - *Hautveränderungen*, z. B. Nekrosen, Ulcera crurum, Gangrän bei trophischen Störungen; Einblutungen bei Verletzung, Störung der Blutgerinnung; Ödeme s. S. 20.
  - *Schwellungen* bei Verletzungen oder Tumoren.
  - *Umfangsdifferenz* der Beine bei tiefer Beinvenenthrombose oder Verletzung.

2.3 Palpation

Bedeutung der Palpation

- **Wortbedeutung:** palpatio (lat.) – Betasten.
- **Bedeutung der Palpation für die Diagnosestellung:** Die Palpation ergänzt das Ergebnis der Inspektion, kann aber auch neue Befunde ergeben, die aufgrund der Inspektion nicht erwartet werden (z. B. Leberpalpation).

Praktisches Vorgehen bei der Palpation allgemein

- **Zeitpunkt:** Die manuelle Palpation erfolgt nach der Inspektion.
- **Position von Untersucher und Patient:** Die Palpation erfolgt in der Regel in sitzender Position des Untersuchers am rechten Bettrand neben dem Patienten und nicht „von oben herab“ in stehender Position.

Hinweis:
  - Den Patienten vor der Palpation nach lokaler Schmerzempfindlichkeit fragen, während der Palpation erneut nachfragen und mit Blick in das Gesicht des Patienten überprüfen.
  - Bei der Palpation sind kurze, gut verständliche Anweisungen an den Patienten hilfreich (z. B. „Bitte atmen Sie jetzt tief ein“ bei der Leberpalpation, s. S. 235).

- **Zu beachtende Punkte:**
  - Größe, Form, Konsistenz und Verschieblichkeit von Organen (z. B. Leber s. S. 236) und wichtigen Körperstrukturen (z. B. Lymphknoten, s. S. 213).
  - Pulsationen von Gefäßen (s. S. 200).
  - Körpertemperatur und lokale Erwärmungen der Haut (z. B. bei Gelenkentzündung/Arthritis).
  - Evtl. Druckschmerz (z. B. im rechten Oberbauch bei gespannter Leberkapsel).

Palpation des Pulses

- **Praktisches Vorgehen:**
  - *Ort:* Der Puls ist an verschiedenen Stellen des Körpers tastbar (s. Abb. 11). Meistens wird er an der Hand im Bereich der Arteria radialis lateral der Sehne des M. flexor carpi radialis gefühlt. Alternativen zur Pulsbeurteilung sind die großen Gefäße, z. B. A. carotis, v.a. bei Schockzuständen mit Zentralisation des Kreislaufs.

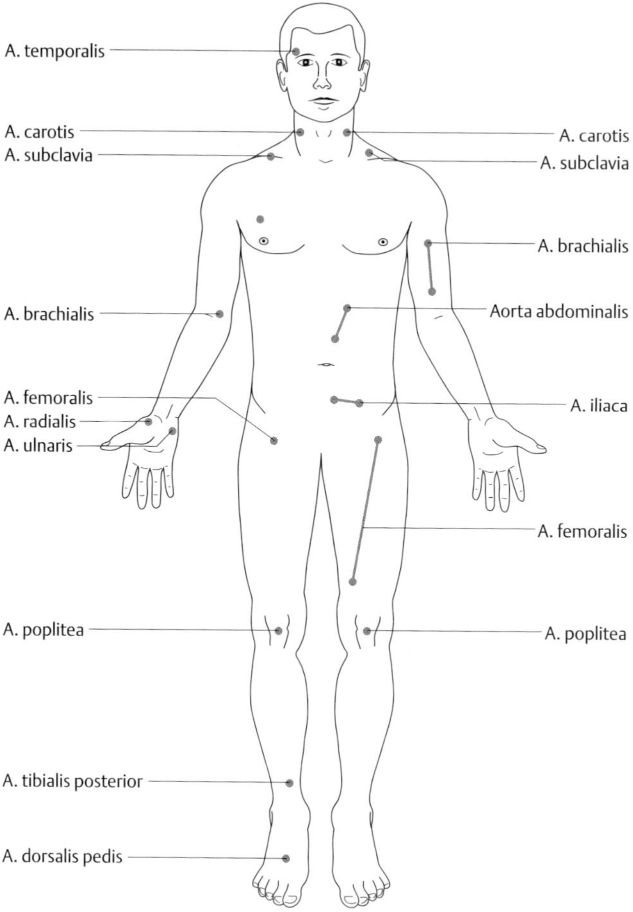

Abb. 11 Typische Palpationsstellen (links) und Auskultationsstellen (rechts)

- *Dauer:* Messung der Frequenz über 15–30 Sek. *Cave:* Bei Arrhythmie länger messen.
- *Zeitpunkt:* Der günstigste Zeitpunkt ist das Ende der klinischen Untersuchung, da der Patient am Anfang der Untersuchung oft aufgeregt ist und eine höhere Pulsfrequenz hat.

- *Ermittlung eines Pulsdefizits:*
  - Bei der Pulsmessung wird gleichzeitig das Herz auskultiert. So kann ein ggf. vorhandenes Pulsdefizit (= Differenz zwischen Puls- und Herzfrequenz) ermittelt werden.
  - Ein Pulsdefizit tritt bei Herzerkrankungen auf und ist durch eine fehlende periphere Pulswelle bei frustraner Ventrikelkontraktion (ohne Öffnen der Aortenklappe oder mit zu geringem Schlagvolumen) charakterisiert.

Palpation von Lymphknoten

► **Praktisches Vorgehen:**
- Die Haut über den jeweils darunter liegenden Lymphknoten mit den Beeren von Zeige- und Mittelfinger bewegen.
- Beurteilung nach Größe, Konsistenz, Oberfläche, Abgrenzbarkeit, Verschieblichkeit, Druckschmerzhaftigkeit.

► **Lymphknotenstationen:** s. Tab. 8.

Tabelle 8 **· Lymphknotenstationen und ihre Drainagegebiete**

Bezeichnung	Ort der Palpation	Drainagegebiet
Lymphknoten im Bereich von Kopf und Hals (s. Abb. 12 auf Seite 26):		
– präaurikuläre Lymphknoten	– vor dem Ohr	– Lymphe von Kopf, Hals, Gl. parotis, Tonsillen, Trachea, Ösophagus, Zunge
– retroaurikuläre Lymphknoten	– über dem Processus mastoideus	
– okzipitale Lymphknoten	– hinten an der Schädelbasis	
– tonsilläre Lymphknoten	– im Bereich des Kieferwinkels	
– submandibuläre Lymphknoten	– in der Mitte zwischen Kinn und Kieferwinkel unter der Mandibula	
– submentale Lymphknoten	– unter dem Kinn	
– zervikal superfiziale Lymphknoten	– über dem M. sternocleidomastoideus	
– zervikal posteriore Lymphknoten	– tief zwischen M. sternocleidomastoideus und M. trapezius	
– tiefer Halsstrang	– unter dem M. sternocleidomastoideus (mit beiden Händen von beiden Seiten unter dem M. sternocleidomastoideus palpieren; oft nicht tastbar)	

Fortsetzung →

Tabelle 8 **· Fortsetzung von Seite 24**

Bezeichnung	Ort der Palpation	Drainagegebiet
Lymphknoten im Bereich der oberen Extremitäten:		
– infraklavikuläre Lymphknoten	– unter der Klavikula	– Lymphe von Hand und Arm
– axilläre Lymphknoten	– in der Achselhöhle (s. Abb. 12)	– Lymphe von Hand, Arm, Brust und Mamma
– kubitale Lymphknoten	– medial in der Ellenbeuge	– Lymphe von Hand und (Unter-) Arm
Lymphknoten im Bereich der Leiste:		
– vertikale Gruppe		– Lymphe der unteren Extremität
– horizontale Gruppe		– Lymphe aus Penis, Skrotalhaut, Vulva, unterer Vagina, des unteren Stamms und Rückens
nicht zu tastende Lymphknoten:		
– retroperitoneale Lymphknoten		– Lymphe des Hodens

- **Normalbefunde:**
  - Kleine (< 1 cm), verschiebliche, nicht druckschmerzhafte Lymphknoten oder nicht palpable Lymphknoten.

  Hinweis: Einen normalen Lymphknoten sollte man in 2 Richtungen , d. h. auf und ab sowie von rechts nach links, „rollen" können. Hierdurch kann man einen Lymphknoten von einem Gefäß oder einem Muskel unterscheiden. Kleine Lymphknoten können jedoch auch oft nicht palpiert werden.

  Die Untersuchung der Lymphknoten gehört zu jeder internistischen Aufnahmeuntersuchung. Besondere Bedeutung hat sie jedoch bei v.a. Lymphomen oder Karzinomen. Lymphknotenmetastasen von Karzinomen sind oft regional begrenzt und können zu Seitenunterschieden führen (z. B. rechtsseitige LK-Vergrößerung axillar bei Mammakarzinom rechts); Lymphome können zu generalisierten Lymphknotenvergrößerungen führen.
- **Pathologische Befunde und mögliche Ursachen:** s. Tab. 9.

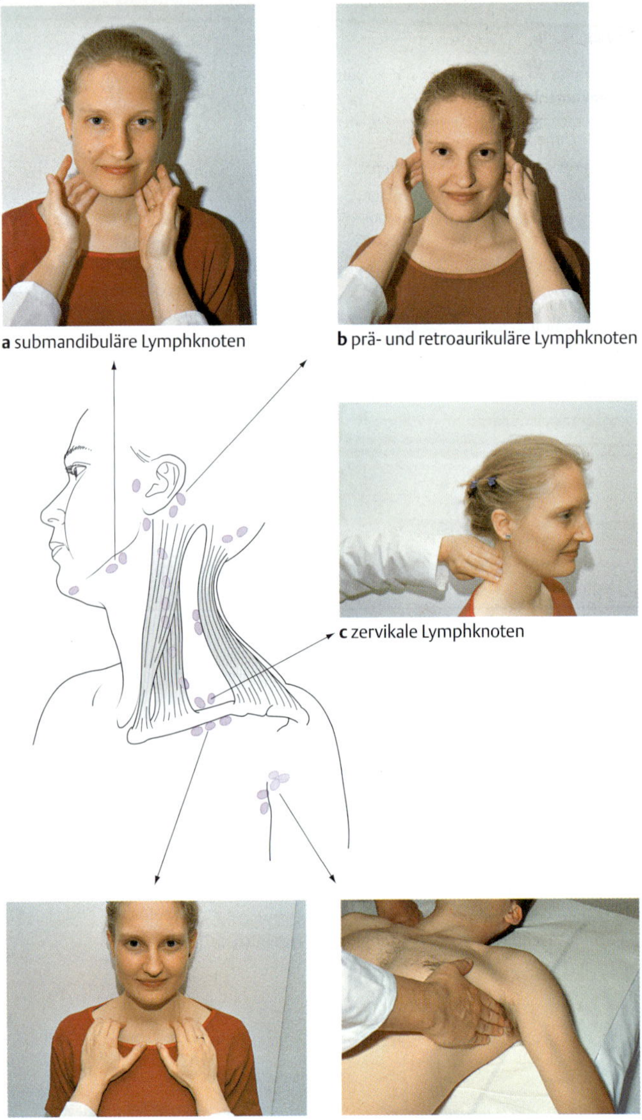

a submandibuläre Lymphknoten

b prä- und retroaurikuläre Lymphknoten

c zervikale Lymphknoten

d supraklavikuläre Lymphknoten

e axilläre Lymphknoten

Abb. 12 Palpation der Lymphknoten im Kopf-Hals-Bereich und im Bereich der Axilla

Tabelle 9 · Pathologische Befunde bei der Palpation von Lymphknoten und mögliche Ursachen

Lymphknotenbefund	denken an
– druckschmerzhaft	– Entzündung
– verhärtet	– Lymphom, Tumormetastasen
– vergrößert	– Entzündung – Tumor – (unspezifisch vergrößerte Lymphknoten nach Infektionen im Genitalbereich findet man oft in der Leistenregion)
– Lymphknoten gegen die darunter liegenden Strukturen nicht verschieblich	– Tumor
– Lymphknoten nicht eindeutig abgrenzbar	– Adipositas – Tumor – Entzündung

2.4 Perkussion und Auskultation

Bedeutung der Perkussion

- **Wortbedeutung:** percussio (lat.) – Beklopfen.
- **Bedeutung der Perkussion für die Diagnosestellung:** Bei der Perkussion werden die Gewebe des Patienten durch Beklopfen der Körperoberfläche mit der Hand in Schwingungen versetzt, wobei der hervorgerufene Klopfschall beurteilt wird. Er ist vor allem vom Luftgehalt der Organe abhängig und gibt Hinweise auf die Ausdehnung und Beschaffenheit darunter liegender Gewebe und Strukturen.

Praktisches Vorgehen bei der Perkussion

- **Zeitpunkt:** Die Perkussion erfolgt nach der Palpation.
- **Position von Untersucher und Patient:**
- **Hinweis:** Wichtig ist das lockere Schwingen der Hand aus dem Handgelenk, um einen möglichst optimalen Klopfschall zu erreichen.
- **Zu beachtende Punkte:**
  - *Technik der Perkussion* s. Tab. 10 und Abb. 13.

Tabelle 10 · Perkussionstechnik

Technik	praktisches Vorgehen	Bedeutung
– vergleichende direkte Perkussion	– Perkussion korrespondierender Körperregionen auf beiden Seiten (z. B. am Thorax) mit den Fingerspitzen (locker, aus dem Handgelenk; s. Abb. 13)	– wichtig zur orientierenden Bestimmung der Grenze zwischen lufthaltigem und nicht lufthaltigem Gewebe
– vergleichende indirekte Perkussion	– Perkussion des Mittelgliedes des linken, fest an der Körperoberfläche aufliegenden Mittelfingers (= sog. Plessimeterfinger) mit dem Mittelfinger der rechten Hand (= sog. Perkussionsfinger) (s. Abb. 13)	– wichtig zur Bestimmung der Grenze zwischen lufthaltigem und nicht lufthaltigem Gewebe
– abgrenzende indirekte Perkussion	– Perkussion des Grundgelenks des Endgliedes des linken, fest an der Körperoberfläche aufliegenden Plessimeterfinger mit dem Mittelfinger der rechten Hand (s. Abb. 13)	– wichtig zur genauen Erfassung einer Schallgrenze

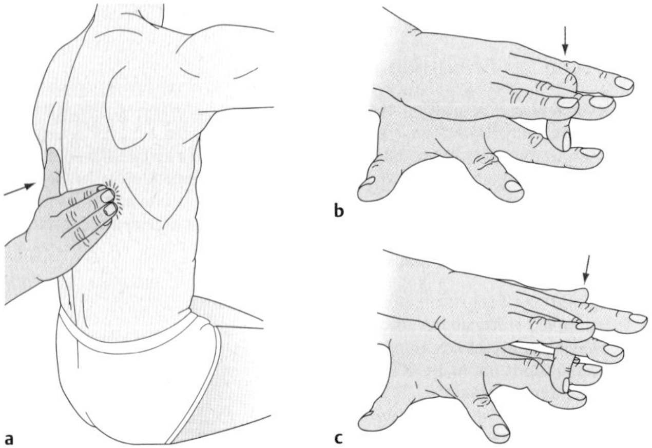

Abb. 13 Technik der Perkussion; a) vergleichende direkte Perkussion, b) vergleichende indirekte Perkussion, c) abgrenzende indirekte Perkussion

- **Beachte:** Auch bei korrekter Untersuchung dringt der erzeugte Klopfschall am Thorax nicht tiefer als 5–6 cm in das Gewebe ein. Der Nachweis tiefer liegender Veränderungen bleibt somit bildgebenden Verfahren vorbehalten.
- *Klangqualitäten:* Man unterscheidet 4 allgemeine Klangqualitäten des Schalls:
  - Lautstärke: Laut – leise.
  - Frequenz: Tief – hoch.
  - Schalldauer: Kürzer (gedämpft) – länger (ungedämpft).
  - Tympanie: Tympanitisch – nicht tympanitisch.
- *Befundbeispiele:*
  - Tympanitischer Klopfschall (klingend, hohl) = Klopfschall über luftgefüllten Organen (z. B. Abdomen).
  - Schenkelschall = Klopfschall über nicht luftgefüllten Strukturen (z. B. Oberschenkel).
  - Sonorer Klopfschall („normal" laut, tief, ungedämpft) = Klopfschall über einer gesunden Lunge.
  - Hypersonorer Klopfschall (tiefer, lauter und länger als sonor) = Klopfschall über der Lunge bei vermehrtem Luftgehalt, z. B. Lungenemphysem.
  - Dämpfung des Klopfschalls (kürzeres Schallgeräusch als erwartet im Bereich luftgefüllter Organe, z. B. Lunge) = Hinweis auf eine Infiltration des Gewebes durch Entzündungszellen (z. B. Pneumonie), auf einen Tumor (z. B. Bronchialkarzinom) oder auf einen lokalen Erguss (z. B. Pleuraerguss).

Bedeutung der Auskultation

- **Wortbedeutung:** auscultatio (lat.) Horchen.
- **Bedeutung für die Diagnosestellung:** Die Auskultation erfasst Geräusche, die bei der Atmung, der Herz- oder Darmtätigkeit entstehen.

Praktisches Vorgehen bei der Auskultation

- **Zeitpunkt:** Die Auskultation erfolgt am Ende der körperlichen Untersuchung.
- **Position von Untersucher und Patient:**
- ***Hinweis:*** Auskultation des Herzens im Liegen und im Sitzen, Auskultation der Lunge im Sitzen oder Stehen, Auskultation des Abdomens im Liegen.
- **Instrument:** In der Regel mithilfe eines Stethoskops:
  - *Funktionsweise verschiedener Stethoskoparten:*
    - Stethoskop mit membranhaltigem Trichter → Verstärkung hochfrequenter Geräusche.
    - Stethoskop ohne Membran → Verstärkung niederfrequenter Geräusche.
    - Verstellbares Stethoskop mit und ohne Membran.
  - *Optimale Ausstattung eines Stethoskops:*
    - Weiche Ohroliven.
    - Eigenschaften der Schläuche: Kleinlumig (4–5 mm Innendurchmesser), dickwandig, miteinander verschweißt, möglichst starr (steife Schläuche leiten den Schall besser als weiche Schläuche), Länge ca. 40–50 cm.

Tipps:

1. Gerade der Anfänger sollte sich ein gutes Stethoskop leisten. Es kann die klinische Untersuchung deutlich erleichtern und muss nicht teuer sein.
2. Da Stethoskope unterschiedlich gebaut sind und unterschiedlich leiten, am besten verschiedene Formen testen und im Alltag dann stets dasselbe Instrument verwenden.
3. Die Länge der Schläuche bei Bedarf selber kürzen. Den Abstand zwischen Stethoskopmembran und Ohr so kurz wie möglich halten, da der Schall proportional zur Entfernung verloren geht.
4. Das Stethoskop nicht allzu sehr in Kittel und Taschen zusammenrollen.

► **Zu beachtende Punkte:**

- *Im Thoraxbereich*: Herztöne und Atmungsgeräusche, (s. S. 169 und S. 148).
- *Im Abdomen*: Darmtätigkeit (s. S. 204).
- *Bei Gefäßen*: Pulsationen (regelmäßig/unregelmäßig), evtl. Geräusche wie hörbare Stenosegeräusche, die bei verengten Gefäßen, z. B. bei Arteriosklerose, durch die turbulente Blutströmung entstehen können. In der Regel treten Strömungsgeräusche erst ab Gefäßstenosen > 70 % auf.

3 Ergänzende Untersuchungen

3.1 Biophysikalische Messgrößen

Ermittlung des Körpergewichts

- **Praktisches Vorgehen:** Das Körpergewicht wird beim nüchternen Patienten morgens nach dem Wasserlassen (Miktion) bestimmt. Das Normalgewicht eines Patienten kann anhand des sog. Body-Mass-Index abgeschätzt werden (s. S. 15).
- **Bedeutung:**
  - *Mögliche Hinweise auf pathologische Veränderungen:*
    - Bestehen einer katabolen Stoffwechsellage, z. B. bei Tumorpatienten.
    - Bestehen einer anabolen Stoffwechsellage, z. B. bei Patienten mit Morbus Cushing.
  - *Überwachung bestimmter Therapien durch tägliche Verlaufskontrollen, z. B.:*
    - Kontrolle der Gewichtsreduktion bei Ausschwemmung von Ödemen bei Patienten mit Herzinsuffizienz.
    - Kontrolle des Gewichtsverlaufs bei Anorexiepatienten (Anorexia nervosa, s. Abb. 5).

Temperaturmessung

- **Praktisches Vorgehen:**
  - *Messinstrument:* Quecksilberthermometer oder Digitalthermometer. Quecksilberthermometer sind auch heutzutage die zuverlässigste Messmethode.
  - *Messmethoden:*
    - Axillär, sublingual oder rektal. Die rektale Methode (Messung der Kerntemperatur) ist die genaueste und daher zu bevorzugen.

    Beachte: Die wegen ihrer Bequemlichkeit beliebte Temperaturmessung im Ohr hat sich relativ bisher als unzuverlässig erwiesen.
  - *Dauer:*
    - Rektal: 1–2 Min.
    - Sublingual/axillär: > 5 Min.

  Beachte: Manche Patienten (z. B. mit psychischen Erkrankungen) simulieren Fieber oder manipulieren Fieberwerte. Besteht ein solcher Verdacht, Fieber an 3 Messpunkten gleichzeitig (axillar, sublingual und rektal) unter Aufsicht messen.
- **Normwerte und ihre Schwankungen:**
  - *Rektal*: Tagesrhythmische Schwankungen von 0,5–1 °C um den Wert von 37 °C. Max. 37,3 °C morgens und 37,8 °C abends.
  - *Axillär:* Max. bis 36,8 °C.
  - *Sublingual:* Max. bis 37,0 °C.
  - *Schwankungen der Körpertemperatur bei der Frau:*
    - Bei Frauen ist die Körpertemperatur vom Progesteron/ Östrogenverhältnis bzw. dem Menstruationszyklus abhängig.
    - Die aus den Tageswerten resultierende Monatskurve ist normalerweise zweiphasig. Der 1. Teil (1. Zyklushälfte) verläuft flach, gefolgt von einem angehobenen 2. Teil (zweite Zyklushälfte). Dieser beginnt ca. 48 Std. bevor das luteinisierende Hormon seinen höchsten Wert erreicht, was ca. 24 Std. nach dem Eisprung der Fall ist, (s. Abb. 14).

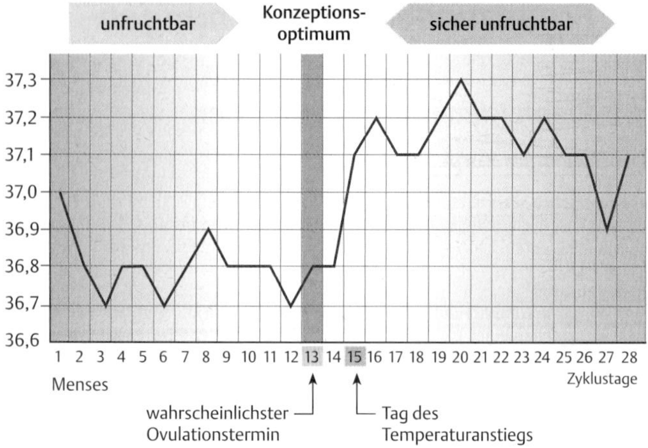

Abb. 14 Temperaturverlauf/Basaltemperatur während des Menstruationszyklus

► **Pathologische Werte:**
- *Subfebrile Temperaturen:* Erhöhte, rektal gemessene Werte bis zu 38,2 °C.
- *Fieber (Febris):* Rektal gemessene Werte > 38,2 °C. Fieber ist zu verstehen als eine Verstellung des Sollwerts im Wärmeregulationszentrum (Hypothalamus).

  ◘ ***Beachte:*** Vom Fieber zu unterscheiden ist die Hyperthermie. Sie ist eine dem Körper aufgezwungene Überwärmung bei normalem Sollwert, z. B. bei zu hoher Umgebungstemperatur.
  - Pathophysiologie des Fiebers vgl. Tab. 11.
  - Temperaturverlauf bei Fieber: Das Fieber ist abends meistens höher als morgens und zeigt oft einen krankheitsspezifischen Verlauf (vgl. Tab. 12 und Abb. 15).

Tabelle 11 · Pathophysiologie des Fiebers

Ursachen für Fieber	– *störende Einflüsse* auf das Wärmeregulationszentrum: • indirekt: An das Wärmeregulationszentrum herangeführte Fieber erzeugende Substanzen (sog. Pyrogene) wie z. B. von Bakterien und deren Zerfallsprodukten oder auch körpereigene Produkte (z. B. von Tumoren produzierte pyrogene Substanzen) • direkt: Krankheitsprozesse im Gehirn (= zentrales Fieber) wie z. B. bei Hirntumoren – *normale Einflüsse* auf das Wärmeregulationszentrum: z. B. schwere körperliche Arbeit
Pathomechanismen bei Fieber	– *Verminderung der Wärmeabgabe* (Verengung der Hautgefäße und dadurch Verminderung der Hautdurchblutung) – *Steigerung der Wärmebildung* mit „Schüttelfrost“ durch gesteigerte Muskelaktivität bei starkem Fieberanstieg

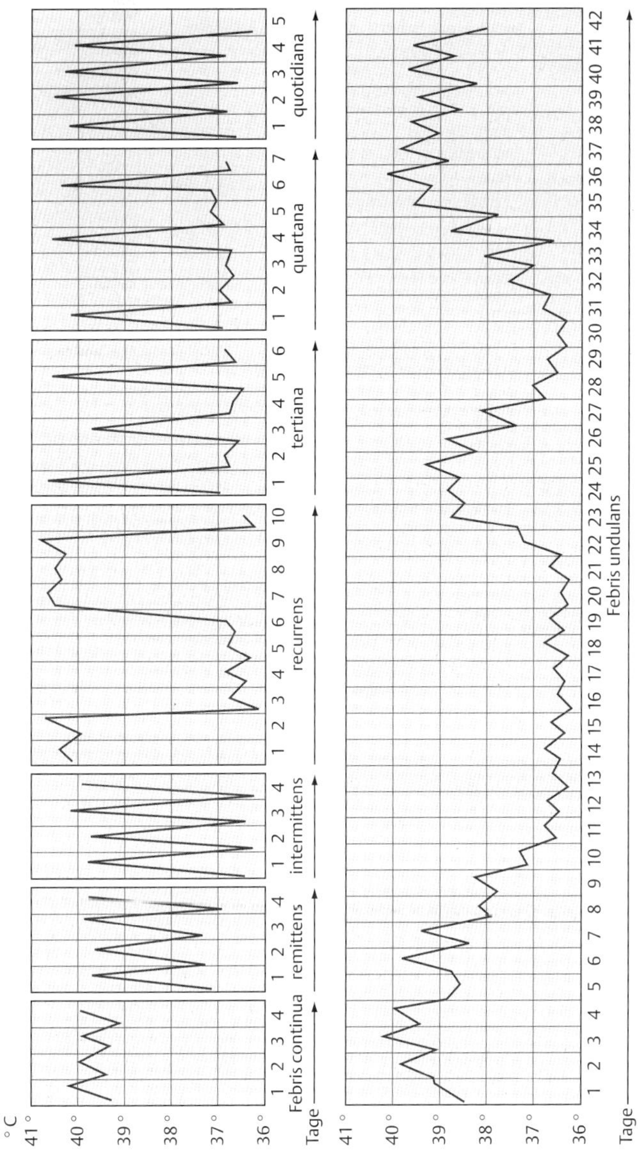

Abb. 15 Charakteristische Fieberverlaufskurven

Tabelle 12 · Verschiedene Fiebertypen

Fiebertyp	Temperaturverlauf	Beispiel
– *Febris continua*	– Fieber von oft längerer Dauer (4 Tage bis Wochen) mit ungefähr gleich bleibender Temperaturerhöhung über 39 °C und mit Tagesschwankungen von weniger als 1 °C	– bakterielle Infektionen, z. B. Lungenentzündung
– *Febris remittens*	– Minimaltemperatur > Normalwert, Temperaturschwankungen > 1 °C	– z. B. bei Cholangitis
– *Febris intermittens*	– Minimaltemperatur ≤ Normalwert, Tagesschwankungen ≥ 1 °C	– Tumorerkrankung
– *Febris recurrens*	– periodische Fieberverläufe mit fieberfreien Intervallen	– Tumorerkrankungen, z. B. Lymphome
– *Febris undulans*	– Fieber mit längeren, evtl. Wochen dauernden Temperaturerhöhungen in Form eines allmählichen Anstiegs und Abfalls bei intermittierenden fieberfreien Perioden	– bei bestimmten bakteriellen Infektionen (z. B. Bruzelleninfektion) oder bei Tumoren bzw. Lymphomen
– *anfallsartige Fieberschübe*		– bei Malaria (= Infektionserkrankung durch Plasmodien): periodische Erregerfreisetzungen ins Blut führen zu periodischen Fieberanfällen; je nach Plasmodienart unterschiedliche Fieberverläufe
Febris quartana	– Fieberschub jeden 4. Tag	– Malaria quartana
Febris tertiana	– Fieberschub jeden 3. Tag	– Malaria tertiana
Febris quotidiana	– täglicher Fieberschub	– Malaria tropica

Blutdruckmessung

- **Messmethoden:**
  - *Indirekte Blutdruckmessung nach Riva-Rocci* (= RR) mittels eines Blutdruckapparats: Messgerät mit aufblasbarer Gummimanschette (12 cm Breite [–18 cm bei adipösen Patienten], 30 cm Länge [–45 cm bei adipösen Patienten]). *Beachte:* Die Manschette muss breit und lang genug sein, damit sie fest um den Oberarm gewickelt werden kann. Zu kleine Manschetten messen bei adipösen oder muskulösen Patienten mit großem Oberarmumfang zu hohe Blutdruckwerte (s. Tab. 13).
  - Direkte (blutige) Blutdruckmessung in den Gefäßen.

Tabelle 13 · Empfehlungen zu Manschettenmaßen im Verhältnis zum Oberarmumfang (Deutsche Liga zur Bekämpfung des hohen Blutdrucks)

Patient	Oberarmumfang (cm)	Gummiteil der Manschette: Breite × Mindestlänge (cm)
Kleinkind		5 × 8
Kind		8 × 13
Erwachsener	< 33	12–13 × 24
	33–41	15 × 30
	> 41	18 × 36

- **Zeitpunkt der Blutdruckmessung:**
  - Evtl. erst nach Beendigung der klinischen Untersuchung, wenn sich der Patient an die Untersuchungssituation gewöhnt hat, da Blutdruck durch Angst oder Aufregung erhöht sein kann.
  - Bei wenig beweglichen, insbesondere älteren Patienten kann die körperliche Untersuchung allerdings so anstrengend sein, dass eine Messung vor der Untersuchung zuverlässigere Werte liefert.
  - Ggf. nach einem Intervall erneut messen.
- **Prinzip der nicht invasiven Blutdruckmessung:** Das Prinzip beruht auf einer differenzierten Kompression der Arterie, die in 5 Phasen eingeteilt wird (s. Tab. 14).

Tabelle 14 · 5 Phasen der Blutdruckmessung

Phase	Geräuschphänomen	
1. Manschettendruck > systolischer Druck, die Arterie ist komplett komprimiert	kein Geräusch hörbar	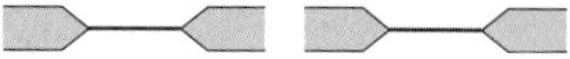
2. Manschettendruck ↓ bis zum systolischen Druck → etwas Blut kann sich durch das noch eng komprimierte Gefäß hindurchzwängen	hörbares leises Geräusch durch Wirbelbildung	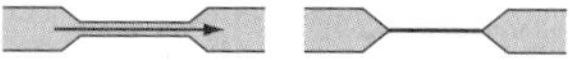
3. Manschettendruck zwischen systolischem und diastolischem Druck → nur zeitweise kann Blut durch das komprimierte Gefäß fließen	deutlich hörbare Geräusche	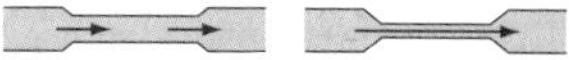
4. Manschettendruck erreicht den diastolischen Druck	ganz leise aber noch hörbare Geräusche, da Druckgleichheit während der Diastole noch zu einer gewissen Resteinengung der Arterie führt	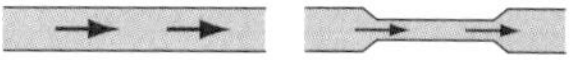
5. Manschettendruck direkt unterhalb des diastolischen Drucks	Geräusche verschwinden	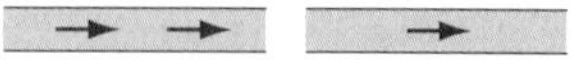

Hinweis: Die Geräusche werden nach ihrem Erstbeschreiber Korotkow-Geräusche/Töne genannt. Auch wenn das Leiserwerden (Phase 4) exakter dem diastolischen Druck entspricht, den man mit einer intraarteriellen Druckmessung erhält, ist das Verschwinden des Geräuschs (Phase 5) der internationale Standard für die Festlegung des diastolischen Druckes, da das Verschwinden sehr viel zuverlässiger festgestellt werden kann und damit die Messung besser reproduzierbar ist

► **Praktisches Vorgehen:**
- Die luftleere Manschette relativ straff ca. 2–3 cm oberhalb der Ellenbeuge (in Herzhöhe) um den leicht gebeugten Oberarm wickeln und fixieren (Abb. 16).
- Die Manschette dann bis auf einen um 30 mmHg oberhalb des erwarteten systolischen Druckes liegenden Wert aufblasen (Abb. 16).
- Das Stethoskop nun locker über die Arteria brachialis aufsetzen und den Druck ablassen (ca. 5 mmHg/Sek.) bis pulssynchrone Arterientöne (Korotkow-Töne) hörbar werden (*systolischer Druck*) (Abb. 16). Bei weiterem Ablas-

sen des Druckes verschwinden diese Töne normalerweise bei einem bestimmten Druckwert (*diastolischer Druck*).

- Der auskultatorisch ermittelte Wert ist ein Mittelwert aus dem Staudruck und dem gegen die Gefäßwand wirkenden Lateraldruck. Die Angabe der Werte erfolgt in mmHg (1 mmHg = 133 Pa).
- Ein Abrunden oder Aufrunden auf den nächstliegenden 5er-Wert ist allgemein üblich und in der klinischen Praxis ausreichend genau.
- Bei niedrigem Druck oder großer Blutdruckamplitude würde obiges Vorgehen eine Messzeit über 2 Min. bedeuten. Da dies für den Patienten unangenehm ist, folgendes Vorgehen wählen:
  - Zunächst den systolischen Druck abschätzen, entweder durch Tasten der A. radialis beim Aufblasen der Druckmanschette (Verschwinden des tastbaren Pulses) oder durch ein zunächst zügiges Ablassen des Druckes.
  - Danach genauere Nachmessung. Hierbei die Manschette dann etwa 20 mmHg über dem erwarteten Druck aufblasen und jetzt sehr langsam (1–2 mmHg/Sek.) desufflieren. Nach Feststellung des systolischen Druckes relativ zügig (ca. 5 mmHg/Sek.) den Druck weiter ablassen bis die Korotkow-Töne leiser werden. Jetzt wieder sehr langsam desufflieren, um den diastolischen Druck beim Verschwinden der Korotkow-Töne genau festzulegen.
- *Wichtige Hinweise:*
  - Eine ruhige und entspannte Atmosphäre ist für eine zuverlässige Blutdruckmessung wichtig. Deshalb die Erstdiagnose eines Hypertonus (Blutdruckwerte bei Hypertonus s. S. 38) nie aufgrund einer einzelnen Blutdruckmessung stellen. Der Hochdruck kann situativ bedingt sein. Wiederholungsmessungen zeigen fast immer niedrigere Werte an.
  - Wiederholte Blutdruckmessungen zu Hause, besser sogar 24-Std.-Blutdruckmessung, ergeben ein noch genaueres Bild und sind in der genauen Beurteilung eines Hypertonus vor und während der Therapie unverzichtbar.
  - Zu langsames Messen und häufig direkt hintereinander wiederholte Messungen können eine reflektorische Druckerhöhung bewirken.
  - Bei Orthostasesymptomatik (Blutdruckabfall nach plötzlichem Aufstehen) bei entsprechender Anamnese (Schwindel, Synkopen) Blutdruck gezielt testen mittels Schellong-Test (s. S. 178).

▶ ***Beachte:*** Die erste Blutdruckmessung sollte im Seitenvergleich erfolgen, um die gemessenen Werte am anderen Arm zu verifizieren. Zudem gibt es Erkrankungen, die zu Seitenunterschieden führen können (z. B. Gefäßverengung vor dem Abgang der Arteria subclavia links, Herzrhythmusstörungen).

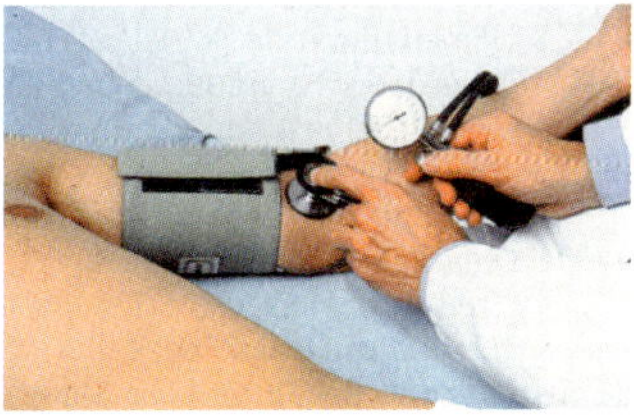

Abb. 16 Durchführung der Blutdruckmessung

► **Normwerte und pathologische Werte:** s. Tab. 15.

Tabelle 15 **· Normale und pathologische Blutdruckwerte**

	Normwerte	Grenzwerte	Werte bei labiler Hypertonie	Werte bei arterieller Hypertonie nach WHO	Werte bei Hochdruckkrise
systolisch (mmHG)	< 140	140–160	nicht ständig > 160	> 160	> 200 (→ Gefahr von intrazerebralen Blutungen, Herzversagen)
diastolisch (mmHg)	< 90	90–95	nicht ständig > 95	> 95	

3.2 Laboruntersuchungen

Blutabnahme

► **Praktisches Vorgehen:**
- *Typische Punktionsstellen für die venöse Blutabnahme:*
  - Ellenbeuge ggf. auch Unterarm, Handrücken.
  - Größere Venen (z. B. Vena jugularis externa) werden bei Schockzuständen mit Zentralisierung des Kreislaufes bevorzugt punktiert.
- *Durchführung der Punktion am Arm:*
  - Anlegen der Staubinde: Arm nach unten absenken und Staubinde so fest am Oberarm anlegen, dass die peripheren Pulse gerade noch gut tastbar sind.
  - Patienten auffordern, wiederholt die Faust zu schließen.
  - Aufsuchen der Vene: Die für die Punktion geeignetste Vene durch Palpieren aufsuchen. *Hinweis:* Die geeignetste Vene ist die, die sich bei der Palpation wie ein Gummischlauch mit komprimierbarem Lumen anfühlt (nicht die, die man am besten sieht). *Tipps bei schwacher Venenfüllung:* 1. Haut mehrfach lokal beklopfen, 2. Vene reiben, 3. Desinfektionsmittel oder Nitrate aufsprayen.
  - Vorgehen bei Rollvenen: Vor der Punktion die Haut anspannen, um ein Wegrollen der Vene zu verhindern.
  - Punktion mit der Kanülenöffnung nach oben.
  - Blut durch Aspiration entnehmen, hierbei beachten:

  → Die Nadel soll am Arm nicht verrutschen (ggf. durch Hand oder Pflaster fixieren).

  → Das Blut nicht mit zu hohem Druck abnehmen (Gefahr der Hämolyse mit falschen Messergebnissen, z. B. falsch hohe Kaliumwerte durch Kaliumfreisetzung aus zerstörten Erythrozyten).
  - Kanüle entfernen, lokalen Druck durch Kompresse, Pflaster.

► **Bestimmung des Blutbildes:** Unter den zahlreichen Untersuchungen, die mit dem entnommenen Blut durchgeführt werden können, ist die Untersuchung des Blutbildes von besonderer Bedeutung. Die Mehrzahl der entzündlichen und tumorösen Erkrankungen zeigen Veränderungen des Blutbildes.

Oraler Glukosetoleranztest (OGT)

- **Methode:** Der orale Glukosetoleranztest (OGT) testet die Reaktion des Körpers auf die Zufuhr von definierten Traubenzuckermengen.
- **Bedeutung:** Der Test dient zur Prüfung der Glukosetoleranz bei Verdacht auf eine noch symptomlose Zuckerkrankheit (Diabetes mellitus).
- **Praktisches Vorgehen:** Der Patient trinkt 75 g Glukose in 400 ml Wasser → Bestimmung der Blutzuckerwerte vorher und nach 2 Std. (s. Tab. 16).

Tabelle 16 · **Blutzuckerwerte beim OGT**

	Normwerte		**gestörte Glukosetoleranz (= latenter Diabetes mellitus)**		**manifester Diabetes mellitus**	
	mg/dl	mmol/l	mg/dl	mmol/l	mg/dl	mmol/l
nüchtern	< 110	< 6,1	110–125	6,1–6,9	≥ 126	≥ 7,0
nach 2 Std.	< 140	< 7,8	140–199	7,8–11,0	≥ 200	≥ 11,1

Haemoccult-Test

- **Methode:**
  - Test auf okkultes, nicht sichtbares Blut im Stuhl, der Hinweise auf eine gastrointestinale Blutung (z. B. Blutabgang bei Kolonkarzinom) geben kann (s. S. 208).
  - Hierbei macht man sich die reduzierenden Eigenschaften des Hämaglobins zu Nutze, das bei Kontakt mit alkoholischer Guajakharz-Lösung zu einer Verfärbung des Indikatorpapiers führt.
- **Praktisches Vorgehen:**
  - Grundsätzlich darauf achten, dass 3 Stuhlproben an 3 aufeinander folgenden Tagen abgenommen werden.
  - Mit Hilfe eines Spatels den Stuhl auf die Testfelder aufbringen. Die Guajakharz-Lösung wird auf der Rückseite des Testfeldes aufgebracht. Eine Blaufärbung weist auf okkultes Blut hin.
  - ***Beachte:*** Die Durchführung der Untersuchung während der Menstruationsblutung bzw. der Verzehr von reichlich rohem Fleisch oder Gemüse können zu falsch positiven Ergebnissen führen.

3.3 Apparative Diagnostik

EKG

- **Methode:**
  - Das Elektrokardiogramm (EKG) erfasst die Herzstromkurve.
  - Das Kurvenbild entsteht durch die bioelektrischen Potenziale bzw. Potenzialdifferenzen, die bei der Erregungsausbreitung und -rückbildung im Herzen entstehen.
- **Praktisches Vorgehen:**
  - *Art der Ableitung:*
    - Man unterscheidet mono- und bipolare EKG-Ableitungen.

- Die Ableitungen erfolgen von der Körperoberfläche der Extremitäten bzw. der Brustwand mithilfe dort angebrachter Elektroden und Kabel.
- Standardableitungen:

→ Extremitätenableitungen: I, II, III, aVR, aVL und aVF.
→ Brustwandableitungen: V1–V6.

– *Anlegen der Elektroden bzw. Kabel:*

- Extremitätenableitungen: Rechter Arm rot, linker Arm gelb, linkes Bein grün, rechtes Bein schwarz (= Erdung).
- Brustwandableitungen: V1 = rot, V2 = gelb, V3 = grün, V4 = braun, V5 = schwarz, V6 = blau. Position der Elektroden an der Brustwand s. Abb. 17.

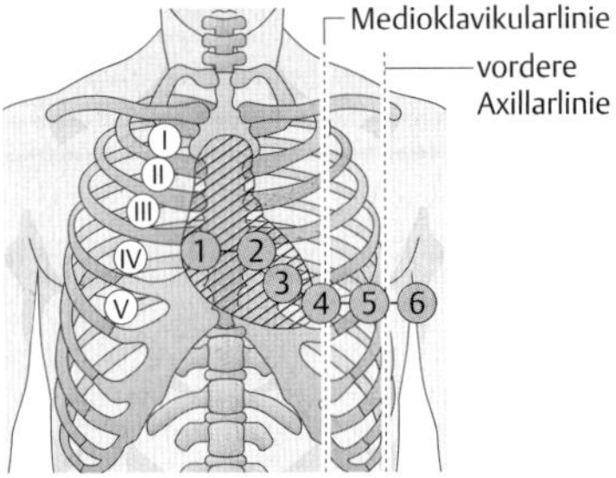

Abb. 17 Lage der Ableitungspunkte für die Brustwand beim EKG (1–6) in Projektion auf die Interkostalräume (I–V): *V1*: IV. ICR am rechten Sternalrand, *V2*: IV. ICR am linken Sternalrand, *V3*: 5. Rippe zwischen V2 und V4, *V4*: V. ICR linke Medioklavikularlinie, *V5*: V. ICR vordere linke Axillarlinie, *V6*: V. ICR mittlere linke Axillarlinie

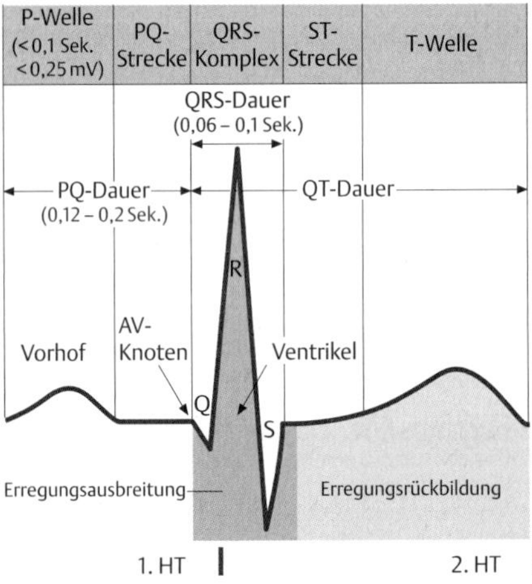

Abb. 18 Normales EKG

Hinweis: Bestimmung der Interkostalräume: Die 2. Rippe endet am manubriosternalen Winkel, der sich auch bei adipösen Patienten gut tasten lässt. Indem man direkt am Sternumrand langsam mit dem Finger nach kaudal rutscht, identifiziert man zunächst den 2. ICR und zählt dann nach kaudal weiter.

- **Elektrophysiologisches Korrelat der EKG-Kurvenbestandteile:**
  - *Erregungsausbreitung:*
    - Sinusknoten = Ausgangspunkt der Herzerregung mit einer Frequenz von 60–100 Schlägen/Min. = P-Welle im EKG.
    - Atrioventrikulärer Knoten (AV-Knoten): Die Erregung wird vom Sinusknoten auf den AV-Knoten übergeleitet = PQ-Strecke im EKG.
    - Tawara-Schenkel und Ventrikelmuskulatur: Die Erregung greift über die Tawara-Schenkel auf die Ventrikelmuskulatur über = QRS-Komplex im EKG.
  - *Erregungsrückbildung:* Nach der Austreibungsphase des Herzens erfolgt die Erregungsrückbildung = ST-Strecke und T-Welle im EKG (s. Abb. 18).
- **Zunächst immer die folgenden 3 Punkte beurteilen:**
  1. *Herzfrequenz:* s. S. 162.
  2. *Herzrhythmus*: Regelmäßiger Sinusrhythmus, Arythmie, Extrasystolen?
  3. *Lagetyp der elektrischen Herzachse* (s. Abb. 19):
     - Der Lagetyp der Herzachse kann anhand der Ausschläge der sog. R-Zacke mithilfe des Cabrera-Kreises (s. Abb. 19) bestimmt werden.
     - *Physiologische Lagetypen:* Bei jungen Patienten liegt meistens ein Steiltyp oder ein Indifferenztyp vor, bei Erwachsenen ein Indifferenztyp oder Linkstyp (> 50 Jahre).
     - Ein Rechtstyp kann auf eine Belastung des rechten Herzens hinweisen (z. B. bei Herzklappenfehlern oder Lungenembolie).
  4. *Hinweise auf Vorliegen einer koronaren Herzerkrankung* (s. Abb. 20):
     - Koronare Herzkrankheit: Typischerweise deszendierende ST-Streckensenkung.
     - Herzinfarkt: Konvexbogige ST-Streckenhebung.

Extremitäten-ableitung	Rechtstyp	Steiltyp	Indifferenztyp	Linkstyp
I				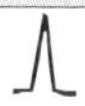
II				
III	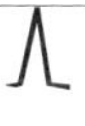	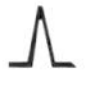		
aVR		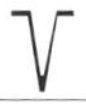		
aVL				
aVF				
Lage der Herzachse	+ 90° bis + 120°	+ 60° bis + 90°	+ 30° bis + 60°	– 30° bis + 30°

a

Abb. 19 Elektische Herzachse; **a** Lagetyp der elektrischen Herzachse

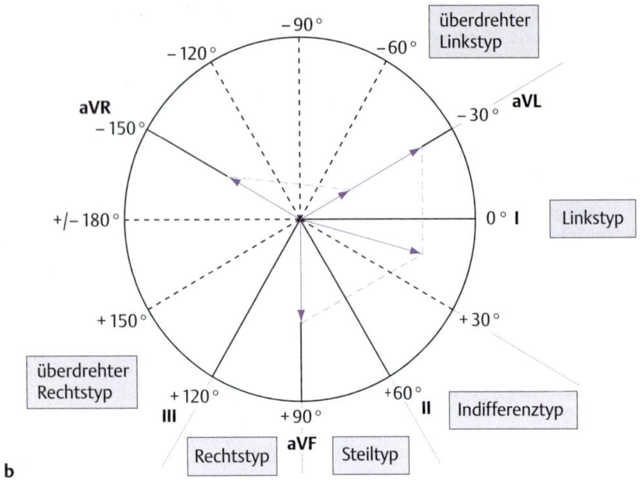

Abb. 19 Elektische Herzachse; **b** Cabrera-Kreis

Abb. 20 Pathologische ST-Streckenveränderungen im EKG bei Herzinfarkt (links) und koronarer Herzkrankheit (rechts)

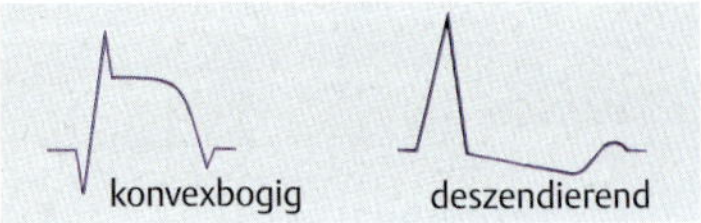

Sonographie

- **Bedeutung:** Der Ultraschall hat als nicht invasives Verfahren zu einer erheblichen Verbesserung der klinischen Diagnostik geführt und wird in vielen medizinischen Disziplinen als Standarduntersuchung eingesetzt.
- **Methode:**
  - *Aussenden der Wellen:* Gebündelte oder fokussierte Wellen (1–10 MHz) werden im Generator des Schallkopfes erzeugt und über eine „Kontaktankoppelung" (= Kontaktgel als Wasservorlaufstrecke zur Ausschaltung einer „toten" Zone im Hautbereich) als kurze Impulse durch die Haut „eingestrahlt".
  - *Empfang der Wellen:* Die Wellen werden an Haut- und Gewebs- bzw. Organschichtgrenzen reflektiert und dann vom piezoelektrischen Empfänger im Schallkopf als Echos aufgenommen und verarbeitet.
  - *Ort der Aussendung und des Empfangs der Wellen:*
    - Perkutane Ultraschalluntersuchung: Aussenden der Wellen durch die Haut (z. B. bei Sonographie der Gallenblase, s. Abb. 21).
    - Endosonographie: Aussenden und Empfangen der Wellen im Körperinneren (z. B. im Ösophagus, s. Abb. 22).
  - *B-Scan:*
    - Der Ultraschall wird meistens im sog. B-Scan (B = „brightness") durchgeführt.

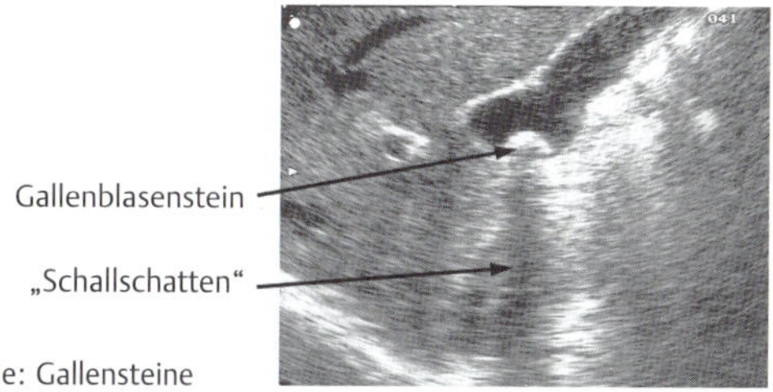

Abb. 21 Sonographie: Gallensteine

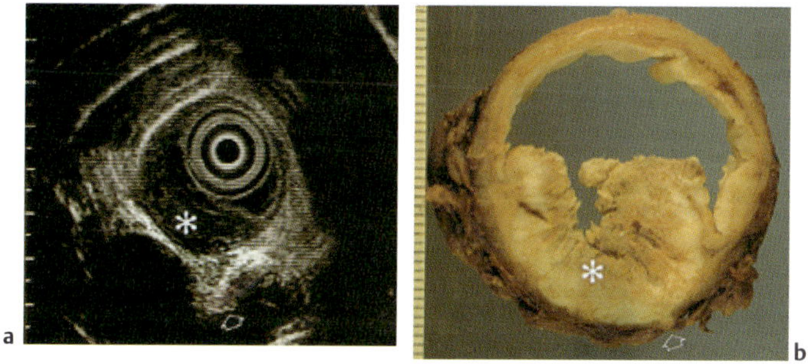

Abb. 22 Endosonographie des Ösophagus bei einem Ösophaguskarzinom (Sterne); **a** sonographisches Bild, **b** korrespondierendes Operationspräparat; der Tumor hat die Wandschichten des Ösophagus bereits durchbrochen (Pfeile)

  - Er ermöglicht eine zweidimensionale Darstellung der Echos in Form von Lichtpunkten.
  - Die entsprechend der Echointensität in Grautönen wiedergegebenen Punkte fließen zu Flächen und Linien zusammen und geben bei apparativer Verschiebung in schneller Folge sofort ein sichtbares Bild (Echtzeit-Verfahren = Real-time-Technik).
- *Ultraschall-Doppler-Technik:*
  - Bei dieser Technik wird die Strömungsgeschwindigkeitsmessung in Gefäßen und im Herzen bestimmt (s. Abb. 23). Hierzu dienen die von den Erythrozyten reflektierten Echos. Diese Echos haben in Abhängigkeit von der Strömungsgeschwindigkeit eine höhere oder niedrigere Frequenz als die ausgesandten Signale.
  - Die Frequenzunterschiede werden elektronisch hörbar gemacht oder in Kurven umgesetzt. Hierdurch können Aussagen zur Durchblutung von Gefäßen gemacht werden.

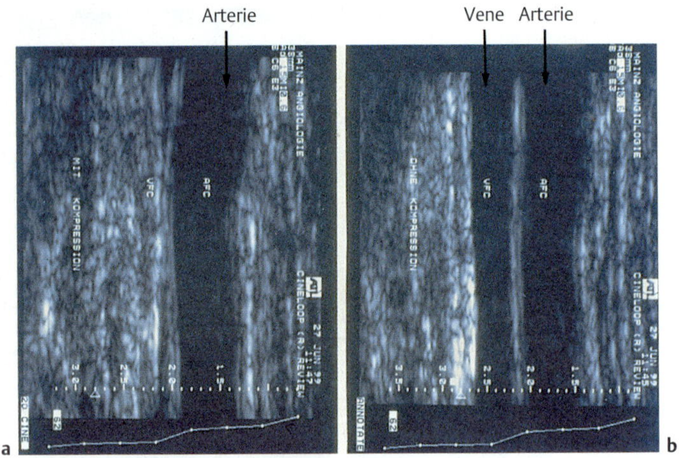

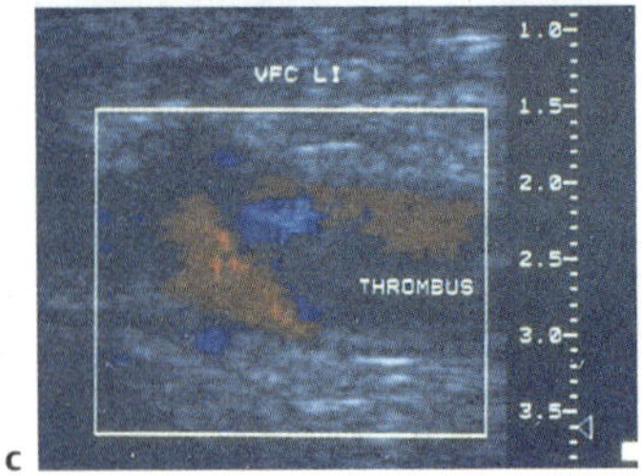

Abb. 23 Beispiel für die sonographische Untersuchung von Gefäßen; **a** Kompressionstest mit deutlicher Komprimierbarkeit der Vene bei einem gesunden Patienten, **b** Darstellung eines Gefäßes mit Thrombus bei einem Patienten mit Beinvenenthrombose (Phlebothrombose)

Endoskopie

- **Methode:**
  - Bei der Endoskopie erfolgt eine diagnostische Betrachtung („Spiegelung") von Körperhöhlen und Hohlorganen mit einem Endoskop.
  - Die Methode ist z. T. kombiniert mit endoskopischen/operativen Eingriffen (z. B. Appendektomie, Cholezystektomie, Meniskusentfernung, Gewebsentnahme/Biopsie) oder Röntgendiagnostik (z. B. endoskopische retrograde Cholangiopankreatikographie = ERCP).
- **Bedeutung:** In der Inneren Medizin sind vor allem die Ösophago-Gastro-Duodenoskopie (s. Abb. 24) zur Darstellung von Ösophagus, Magen und Duodenum (Befundbeispiel eines Magengeschwürs s. Abb. 25) und die Koloskopie (s. Abb. 26) zur Darstellung des Dickdarmes und des terminalen Ileums von Bedeutung (Befundbeispiel eines Sigmapolypen s. Abb. 27).

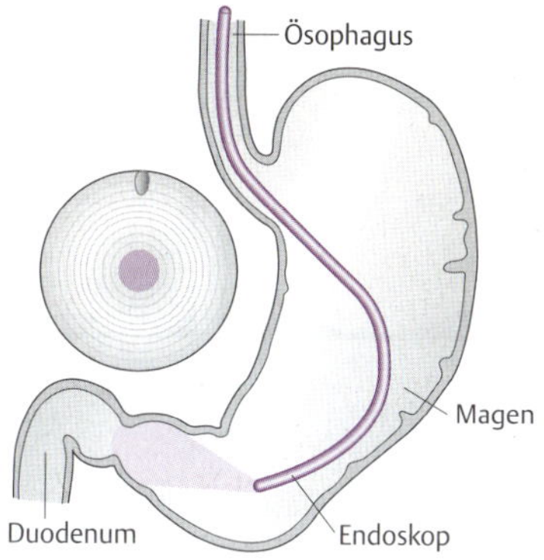

Abb. 24 Schematische Darstellung der Endoskopie des Ösophagus, des Magens und des Duodenums; das Endoskop wird über den Ösophagus in den Magen und das Duodenum vorgeschoben, wodurch eine genaue Beurteilung der Gewebeoberfläche möglich ist

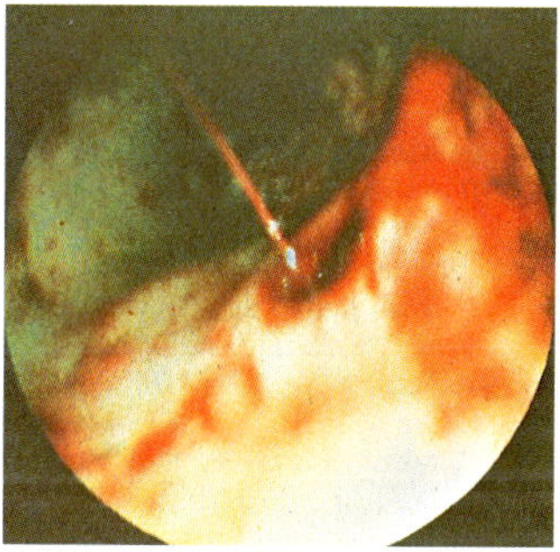

Abb. 25 Beispiel für einen Befund in der Gastroskopie: Aktiv blutendes Ulcus ventriculi (arterielle Blutung)

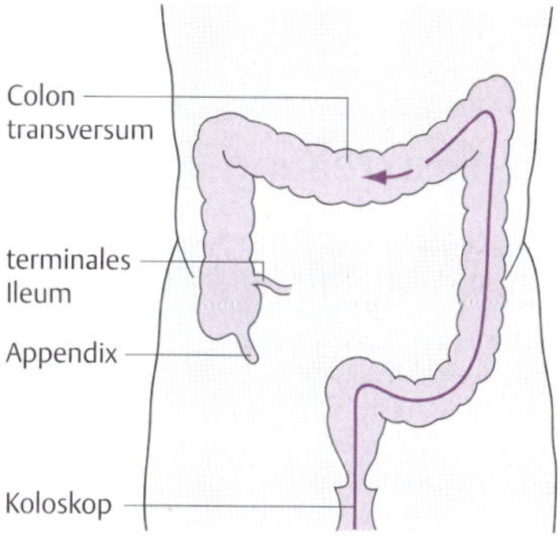

Abb. 26 Schematische Darstellung einer Koloskopie; das Endoskop wird über den Enddarm bis in das Zökum oder das terminale Ileum vorgeschoben; beim Zurückziehen des Gerätes ist dann eine genaue Schleimhautbeurteilung möglich

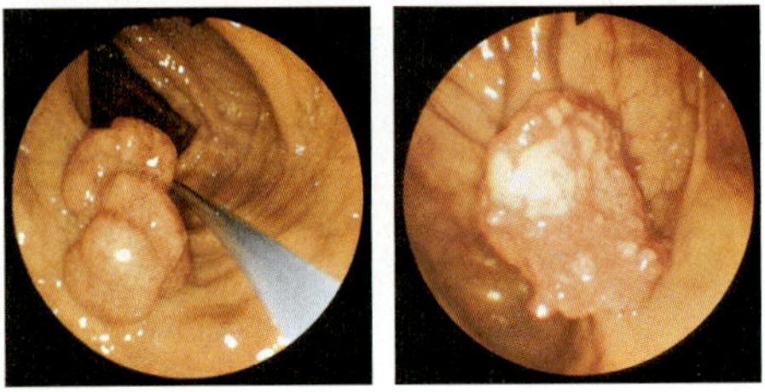

a b

Abb. 27 Beispiel für einen Befund bei der Endoskopie: **a** großer Polyp unter Kolon, **b** Adenokarzinom Zökum.

Herzkatheter

- **Methode:**
  - Zur Untersuchung des Herzen und der Herzkranzgefäße wird ein Herzkatheter unter Röntgen-Durchleuchtungskontrolle in die Herzhöhlen bzw. die herznahen großen Gefäße eingeführt bzw. eingeschwemmt.
  - Das Verfahren erlaubt eine sehr genaue Beurteilung, ist jedoch „invasiv".
  - Der Zugang erfolgt bei der Katheterisierung des rechten Herzens über eine Vene (z. B. V. brachialis), beim linken Herzen retrograd und zur Untersuchung der Herzkranzgefäße über eine Arterie (meist A. femoralis oder brachialis).
- **Bedeutung:**
  - *Diagnostik:*
    - Selektive Kontrastdarstellung des Herzens, der herznahen Gefäße und der Herzkranzgefäße (Koronarangiographie).
    - Quantitative Bestimmung von Kreislaufgrößen wie Strömungswiderständen, Kreislauf- und Shuntvolumina.
    - Analyse der Klappenöffnungsflächen.
  - *Therapie:* Mittlerweile können auch therapeutische Maßnahmen bei der Herzkatheteruntersuchung durchgeführt werden.
    - Aufdehnung verengter Koronararterien (sog. perkutane transluminäre Koronarangioplastie = PTCA).
    - Einlage eines Stents (Überbrückung einer Gefäßstenose mittels einer selbst expandierenden, scherengitterartigen Prothese).
    - Sprengung stenosierter Herzklappen.

3.4 Feststellung des Todes

Feststellung des Todes eines Patienten im Rahmen einer körperlichen Untersuchung

- **Unsichere Todeszeichen:**
  - Atemstillstand.
  - Kreislaufstillstand (Pulslosigkeit, kein messbarer Blutdruck).
  - Weite lichtstarre Pupillen.
- **Sichere Todeszeichen:**
  - Totenflecke = rotviolette Flecken, die durch Absinken des Blutes in die abhängigen Körperabschnitte entstehen (0,5–1 Std. post mortem).
  - Totenstarre = Starre der Muskulatur, beginnend an Unterkiefer, Hals und Nacken, Auftreten ca. 4–12 Std. post mortem, Verschwinden nach 2–6 Tagen.
  - Fäulnis und Verwesung.

4 Patientenvorstellung

4.1 Patientenvorstellung

Vorbereitung

- **Ausführliche Anamnese und körperliche Untersuchung** mit genauer schriftlicher Dokumentation.
- **Kurvenvisite,** wenn möglich am Vortag:
  - Überblick verschaffen über die bei dem Patienten erhobenen Befunde und Medikation.
  - Planen des weiteren diagnostischen und therapeutischen Prozedere.
- **Veranlassung bzw. Planung weiterer Maßnahmen:** Evtl. versäumte diagnostische oder therapeutische Maßnahmen planen und/oder einleiten.
- **Befunde besorgen:** Evtl. fehlende Befunde organisieren, nach Möglichkeit wichtige Röntgenbilder für die Visite bzw. Vorstellung des Patienten besorgen.
- **Besprechung eventueller Probleme und Fragen** mit Kollegen.
- **Fragen notieren**, die im Rahmen der Visite besprochen werden sollten.
- ***Hinweise für die Patientenvorstellung im Rahmen des Examens:***
  - Genaue schriftliche Dokumentation von Anamnese und körperlicher Untersuchung, die den Prüfern in Kopie ausgehändigt werden kann. Dies ist insbesondere dann sinnvoll, wenn keine Prüfung bzw. Patientenvorstellung am Krankenbett erfolgt.
  - Im Examen EKG und Röntgen-Thorax des Patienten kennen und griffbereit haben, anhand dieser Untersuchungen werden gerne Prüfungsfragen gestellt. Bei pathologischen Befunden in EKG oder Röntgenthorax über mögliche Differenzialdiagnosen (z. B. Ursachen für eine Senkung der ST-Strecke im EKG) und über das wahrscheinlich zugrundeliegende Krankheitsbild (z. B. koronare Herzkrankheit) nachdenken und sich informieren.
  - Offene Fragen können ggf. mit dem Stationsarzt oder Studienkollegen besprochen werden.

Ablauf

- **Ort:**
  - Grundsätzlich je nach den Wünschen der Beteiligten zunächst vor dem Krankenzimmer oder ausschließlich im Krankenzimmer. *Beachte:* Informationen, die nicht für andere Patienten im Zimmer bestimmt sind oder mit denen der Patient selbst nicht konfrontiert werden sollte, zunächst vor dem Krankenzimmer mitteilen (z. B. eine besondere familiäre Problematik des Patienten wie der kürzliche Tod eines Angehörigen).
  - Medizinische Streitgespräche am Krankenbett nach Möglichkeit vermeiden und außerhalb des Krankenzimmers besprechen.
- **Praktisches Vorgehen/Reihenfolge:**
  1. Name und Alter des Patienten.
  2. Grund für die stationäre Aufnahme.
  3. Wichtigste aktuelle Befunde.
  4. Hauptdiagnose bzw. Verdachtsdiagnose.
  5. Weitere wichtige Befunde aus der Vorgeschichte (z. B. Begleiterkrankungen).
  6. Verlaufsbeurteilung und geplantes Prozedere.

7. Am Ende der Visite Klärung ggf. noch offener Fragen (z. B. Entlassungszeitpunkt).

Beachte: Einer der häufigsten Fehler bei der Patientenvorstellung ist das Voranstellen von Nebenbefunden oder Begleiterkrankungen, ohne auf den eigentlichen Grund der Aufnahme bzw. die aktuelle Problematik einzugehen. Bei Chef- und Oberarztvisiten zunächst mit wenigen Sätzen die wichtigsten Probleme und Befunde darstellen (vor allem, wenn 20–30 Patienten vorzustellen sind).

► **Beispiel:** Herr XY ist ein 63-jähriger Patient, der mit instabiler Angina pectoris vor 3 Tagen zur Aufnahme kam. In der Koronarangiographie vorgestern zeigte sich eine 2-Gefäß-Erkrankung (KHK), die mit 2 Stents versorgt werden konnte. Als Risikofaktoren bestehen eine Hypercholesterinämie, eine arterielle Hypertonie und eine Adipositas, die Mutter ist an einem Herzinfarkt verstorben. Der Patient erhält jetzt ein Statin und einen β-Blocker und soll morgen entlassen werden.

5 Untersuchung von Haut, Haaren und Nägeln

5.1 Grundlagen, Anamnese

Grundlagen

- **Anatomie:**
  - Die Haut ist das größte Organ des Menschen. Sie umfasst bei einem Körpergewicht von 70 kg eine Körperoberfläche von etwa 1,8 m^2 und wiegt 4–5 kg.
  - Die Dicke der Haut variiert abhängig von der Lokalisation zwischen 1,5 und 4 mm. Sie besteht von außen nach innen aus der Epidermis, der Dermis und der Subkutis. Hinzu kommen die Hautanhangsgebilde Haare, Nägel, Talgdrüsen, apokrine und ekkrine Schweißdrüsen.

  Beachte:
    - Die Innervation der Haut spielt eine Rolle in der Beurteilung des Hautbefundes, z. B. segmentale Hautveränderungen bei Herpes zoster (s. Abb. 40).
    - Zusätzlich sind so genannte Blaschko-Linien als Mosaikmuster bekannt. Diese scheinbar durch klonales Wachstum embryonaler Zellpopulationen bedingte Verteilung spiegelt sich bei einigen genetisch determinierten Erkrankungen, z. B. bei der Incontinentia pigmenti (Bloch-Sulzberger-Syndrom), wider.
  - *Aufbau der Epidermis:*
    - Die Epidermis setzt sich hauptsächlich aus Keratinozyten zusammen. Diese teilen sich in der Basalzellschicht, differenzieren langsam in Richtung der Oberfläche und bilden schließlich das Stratum corneum, die Hornhaut.
    - Weitere wichtige Zellpopulationen innerhalb der Epidermis sind: Melanozyten (geben das von ihnen gebildete Pigment an die Keratinozyten ab), Langerhans-Zellen (wichtige immunologische Funktion für Antigenpräsentation), Merkel-Zellen (wahrscheinlich an der sensorischen Wahrnehmung beteiligt).
  - *Aufbau der Dermis:*
    - Zelluläre Komponenten: Hauptsächlich Fibroblasten, Mastzellen und Histiozyten.
    - Die Dermis besitzt ein dichtes Netz aus Kapillaren und ist dementsprechend gut durchblutet.
  - *Aufbau der Subkutis:* Hier findet sich das so genannte subkutane Fettgewebe, hier verlaufen auch die größeren Gefäße und Nerven.
  - *Aufbau der Haarfollikel:*
    - Sie durchlaufen im Laufe des Lebens verschiedene Aktivitätsstufen. Erwachsene besitzen normalerweise 2 verschiedene Arten von Haarfollikeln:

      → 1. Vellushaarfollikel (Körperbehaarung): Kurzes, sehr feines, unpigmentiertes Haar.

      → 2. Terminalhaarfollikel (Kopfbehaarung): Dickeres, pigmentiertes Haar.
    - In den Haarfollikeln münden die Talgdrüsen und die apokrinen Schweißdrüsen ein.
    - Die apokrinen Schweißdrüsen sitzen in der Axillar- und Genitalregion.

- Die ekkrinen Schweißdrüsen besitzen einen separaten Ausführungsgang. Sie kommen am gesamten Integument in einer Dichte von ca. 100–600/cm^2 vor.
- Der Nagel wird von der Nagelmatrix gebildet , die hauptsächlich unter dem proximalen Nagelwall liegt.
- Ein kleiner Teil der Matrix, die halbmondförmig nach distal reichende Lunula, ist gut von außen zu sehen.
- Der exponierte Anteil des Nagels wird Nagelplatte genannt. Dieser Teil ist seitlich vom lateralen Nagelfalz begrenzt.
- Die Nagelplatte liegt dem Nagelbett auf und ist mit ihm verbacken.

► **Physiologie:**
- *Funktion der Haut als gesamtes Organ:* Schutzorgan, Sinnesorgan, Kontaktorgan, Kommunikationsorgan mit der Umwelt. Schutzfunktionen sind:
  - Barrierefunktion: Erschwerter Austausch zwischen außen und innen.
  - UV-Schutz: Pigmentbildung zum Schutz vor DNA-Schäden.
  - Mechanischer Schutz.
  - Schutz gegen Mikroorganismen (pH-Wert und Hautflora verhindern das Ansiedeln pathogener Keime).
  - Immunologischer Schutz (über IgA, Langerhans-Zellen).
  - Schutz gegen Hitze und Kälte.
- *Funktion der apokrinen Drüsen der Axillar- und Genitalregion:* Sie produzieren Duftstoffe und sind somit auch in der Kommunikation mit unserer Umwelt von Bedeutung.
- *Funktion der ekkrinen Schweißdrüsen:* Sie können bis zu 10 l Flüssigkeit pro Tag abgeben und haben eine wichtige Funktion in der Thermoregulation des Körpers und als exkretorisches Organ, z. B. bei der Ausscheidung von harnpflichtigen Substanzen und Medikamenten.

Anamnese

Hinweise:
- Die Anamnese steht in der dermatologischen Diagnostik nicht im Vordergrund.
- Es sollten jedoch bestehende oder in der Vorgeschichte bekannte systemische Erkrankungen wie z. B. Diabetes mellitus, immunsuppressive Erkrankungen und/oder Tumorerkrankungen sowie gastrointestinale Störungen und selbstverständlich Infekte erfragt werden.
- Die Familienanamnese ist bezüglich vieler Erkrankungen von besonderer Bedeutung, z. B. beim dysplastischen Naevuszellsyndrom, bei Atopie und Psoriasis sowie bei Ichthyosen als Beispiel für Genodermatosen.
- Gezielt nachfragen bei Erkrankungen im allergologischen Bereich, infektiologischen Erkrankungen, durch physikalische und chemische Noxen ausgelösten Dermatosen. Häufig kommt man erst durch gezielte Fragen auf den auslösenden Mechanismus bzw. das Allergen.
- Beispiel für eine Blickdiagnose in der Dermatologie s. Abb. 28.

► **Immer folgende Fragen stellen:**
- Wann genau haben die Hautveränderungen begonnen? *Beachte:* Oft erfolgt eine falsche zeitliche Zuordnung, da bei dem Patienten ein Erklärungsbedürfnis besteht und er etwas zu erklären versucht, was er nicht erklären kann. Beispiel: Schwarzer Tumor durch und nach Trauma entstanden?
- Wo genau haben die Hautveränderungen angefangen?
- Welche Beschwerden bereiten die Hautveränderungen (Schmerz, Juckreiz, Irritation, Hitze- oder Kältegefühl)?

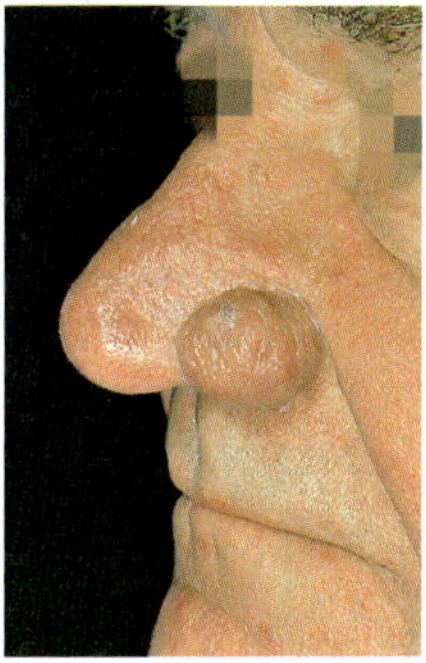

Abb. 28 Rhinophym als klinisches Beispiel für eine eindeutige Diagnose, bei der die Anamnese keine diagnostischen Hinweise mehr liefern braucht, sondern als Kontaktaufnahme und zur Einschätzung der Begleitumstände und der subjektiven Symptomatik dient

- Wie haben sich die Hautveränderungen entwickelt, wie im Verlauf verändert? *Beachte:* Die Nomenklatur der Patienten entspricht nicht der Effloreszenzenlehre, z. B. Pickel nicht gleich Pustel
- Haben Sie einen Auslösefaktor oder Provokationsfaktor bemerkt? Kommt es zu Verschlechterung unter Stress, im Sommer oder Winter?
- Welche Therapie wurde bisher durchgeführt, hat sie geholfen?

► **Bei Infektionen nach der Umgebung fragen.** Beispiel: Scabies (Krätze), gibt es erkrankte Kontaktpersonen in der Umgebung?

► **Exposition gegenüber bestimmten Stoffen oder Erregern (Tropenaufenthalt) oder definierte berufliche/private Tätigkeiten erfragen.** Sie können zu bestimmten Erkrankungen prädisponieren, z. B. allergologische Erkrankungen wie das allergische Kontaktekzem (Handekzem bei Friseuren) oder so genannte Lichtdermatosen (Bademeister mit „Sonnenallergie").

► **Medikamente erfragen:**
- An vielfältige Neben- und/oder Wechselwirkungen mit Erkrankungen und/oder Expositionen (UV-Licht) denken und erfragen.
- Die Nebenwirkungen von Arzneimitteln an der Haut sind im klinischen Erscheinungsbild vielfältiger Natur. Sie können bis zur toxisch epidermalen Nekrolyse (TEN) und damit zu einer potenziell lebensbedrohlichen Erkrankung führen (Sterblichkeit von 30 %). Ein klassisches Beispiel ist die Auslösung einer Psoriasis vulgaris durch die Einnahme von β-Blockern.

Tipp:
- Die Medikamentenanamnese ist oft sehr mühsam, aber wichtig.
- Wiederholung am besten durch erfahrenen Kollegen. *Beachte:* Auch nach 5-maliger Anamnese durch den Assistenten erfährt der Chef bei einmaliger Nachfrage ein zusätzliches Allergen (z. B. Medikament).

► **Hilfreiche Zusatzfragen:**
- Haben Sie früher schon mal an einer ähnlichen Hauterkrankung gelitten?
- Ist der Hautkrankheit ein Infekt eines anderen Organsystems vorausgegangen, z. B. Infekt der oberen Atemwege, Diarrhöen?
- Welche Allergien sind bei Ihnen bekannt?
- Sind dem Auftreten von Hautveränderungen andere Symptome vorausgegangen?
- Wie sehr belasten Sie die Hauterscheinungen?
- Haben Sie selbst eine Erklärung für die Hauterkrankung?
- Machen Sie zurzeit eine bestimmte Diät?
- Haben Sie Haustiere?

- Gibt es zusätzlich Symptome aus dem gynäkologischen oder andrologischen Bereich wie z. B. Mastodynie, Fluor, Impotenz?
- Haben Sie bestimmte Kosmetikgewohnheiten?
- Nehmen Sie „Naturprodukte“ ein?
- Verspüren Sie in letzter Zeit Stimmungsveränderungen?
- Welche Hobbys haben Sie?
- Halten Sie sich viel im Garten, Wald oder Wasser auf?

5.2 Untersuchung

Inspektion

► **Zeitpunkt:** Im Gegensatz zu anderen medizinischen Fachdisziplinen kann in der Dermatologie die Inspektion oft vor der ausführlichen Anamnese erfolgen.

► **Inspektion des Allgemeinzustands:**
- Der Allgemeinzustand des Patienten, seine Kleidung, sein Auftreten und eventuell auch seine Begleitung können erste Hinweise auf den sozialen Hintergrund geben. *Cave:* Von diesen Hinweisen nicht leiten lassen, sie können lediglich Hilfestellung sein.
- Gangbild (z. B. Phlebothrombose mit schmerzhafter Schwellung eines Beines), Händedruck zur Begrüßung (z. B. Handekzem), Körperhaltung (z. B. Fuß ausgestreckt bei Ulcus cruris) und eventuelle Sprachstörungen (z. B. bei Mundschleimhautveränderungen bei Lichen ruber oder Erythema multiforme) liefern weitere wichtige Informationen für das Gesamtbild des Patienten.
- Wichtig ist auch die Mimik des Patienten (z. B. depressiver Ausdruck bei Dermatomyositis oder schmerzverzerrter Ausdruck bei Zoster).

► **Inspektion der Haut:**

Beachte: Hautveränderungen können zum Teil auch schon bei der oberflächlichen ersten Inspektion ins Auge schießen. So fallen dem Untersucher die entzündlichen Akneknoten im Gesichtsbereich des Patienten sofort auf. Eine Acne conglobata im Gesichtsbereich ist vereinzelt sicher aus einigen Metern erkennbar. Die genaue Inspektion der einzelnen Effloreszenzen ist jedoch unabdingbar und zur weiteren Diagnostik und Therapieentscheidung notwendig. Keine Blickdiagnose ist so gut, wie sie scheint!

- *Grundsätzlich bei der Erstkonsultation die gesamte Haut untersuchen.*
- *Dabei folgende Strukturen nicht vergessen:*
  - Hand- und Fußsohlen, Submammär-, Interdigital-, Inguinal-, Genital-, Perianal- und Axillarregion.
  - Angrenzende Schleimhäute (Lippen, Mundhöhle, Anus, Konjunktiven und Nase).
  - Hautanhangsgebilde (Haare, Nägel).
- *Während der Inspektion auch Pigmentmalstatus kontrollieren:* Klinisch atypische Naevi? Lichtschäden? Benigne Hautveränderungen wie seborrhoische Keratosen?

Palpation

Beachte: Die Palpation eines Hautbefunds dient nicht nur der Befunderhebung und der Differenzialdiagnostik, sondern auch der Kontaktaufnahme. Patienten mit Hauterkrankungen empfinden diese oft als „eklig“ und sind sehr dankbar für den professionellen Umgang (Beispiel: Psoriasis ist nicht ansteckend!)

- **Jeden Hautbefund palpatorisch überprüfen.** Den Befund zu tasten erleichtert die anatomische Zuordnung. Ist der Befund:
  - Hart oder weich?
  - Verschieblich oder verbacken?
  - Druckdolent?
  - Überwärmt oder kalt?
  - Trocken oder feucht?

Effloreszenzenlehre

- Man unterscheidet Primär- und Sekundäreffloreszenzen, wobei Primäreffloreszenzen de novo entstehen und Sekundäreffloreszenzen sich aus den ersteren entwickeln.

Beachte: Eine Effloreszenz ist keine Diagnose!

- **Primäreffloreszenzen:**
  - *Makula:* Umschriebene, nicht tastbare Farbveränderung (s. Abb. 29).
  - *Nodus (Knoten)*: Tastbare Erhabenheit > 5 mm (s. Abb. 29).
  - *Papula (Knötchen):* Kleines (< 5 mm) tastbares Knötchen (s. Abb. 30).
  - *Urtika (Quaddel):* Beetartige Erhabenheit, dermales Ödem (s. Abb. 31).
  - *Vesikula (Bläschen):* Kleiner flüssigkeitsgefüllter Hohlraum < 5 mm (s. Abb. 32).
  - *Bulla (Blase):* Großer flüssigkeitsgefüllter Hohlraum > 5 mm (s. Abb. 32).
  - *Pustula (Pustel)*: Mit Eiter gefüllter oberflächlicher Hohlraum (s. Abb. 33).
- **Sekundäreffloreszenzen:**
  - *Squama (Schuppe):* In Ablösung begriffene Hornschichtlamellen (s. Abb. 34). Je nach Größe unterscheidet man in fein-, mittel- und großlamellöse Schuppung.
  - *Crusta (Kruste):* Eingetrocknetes Sekret oder Exsudat (Eiter, Blut oder Serum) (s. Abb. 35)
  - *Erosion:* Substanzdefekt bis zur papillären Dermis, heilt definitionsgemäß narbenlos ab (s. Abb. 36).
  - *Ulkus:* Defekt über die papilläre Dermis hinausgehend, mit Narbenbildung abheilend (s. Abb. 36).
  - *Atrophie (Gewebsschwund):* Gewebsschwund ohne vorausgegangenen Substanzdefekt (s. Abb. 37).
  - *Cicatrix (Narbe):* Gewebsersatz (minderwertig) nach Substanzdefekt (s. Abb. 38).

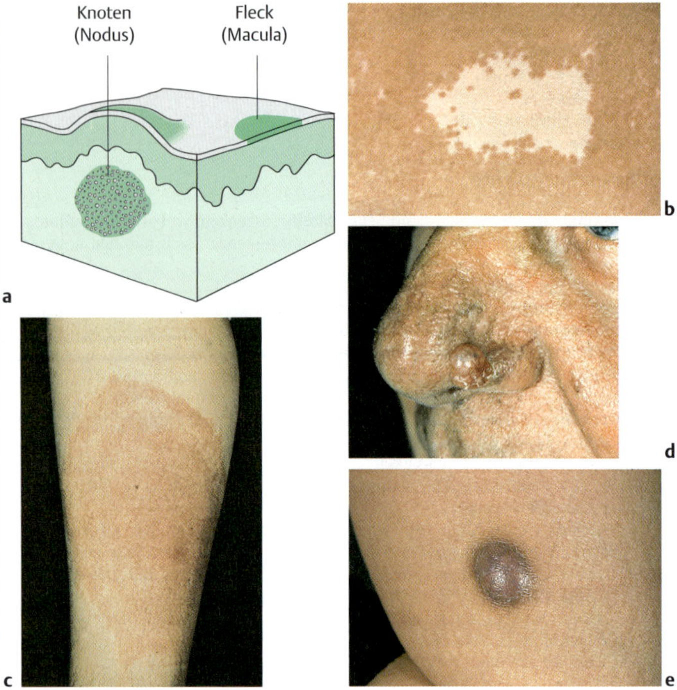

Abb. 29 **a** Schematische Darstellung Fleck (Makula) und Knoten (Nodus); **b** klinisches Beispiel für Makula: Vitiligo; **c** klinisches Beispiel für Makula: Erythema migrans bei Borelliose; **d** klinisches Beispiel für Nodus: Basaliom; **e** klinisches Beispiel für Nodus: Histiozytom oder Dermatofibrom

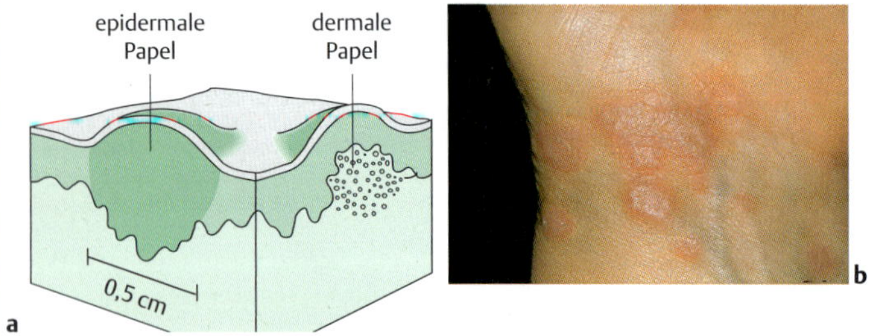

Abb. 30 **a** Schematische Darstellung für Papel (Papula); **b** klinisches Beispiel: Lichen ruber

Untersuchung von Haut, Haaren und Nägeln

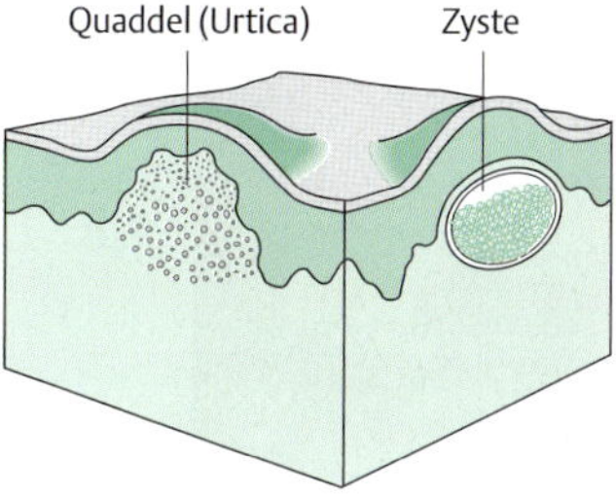

a

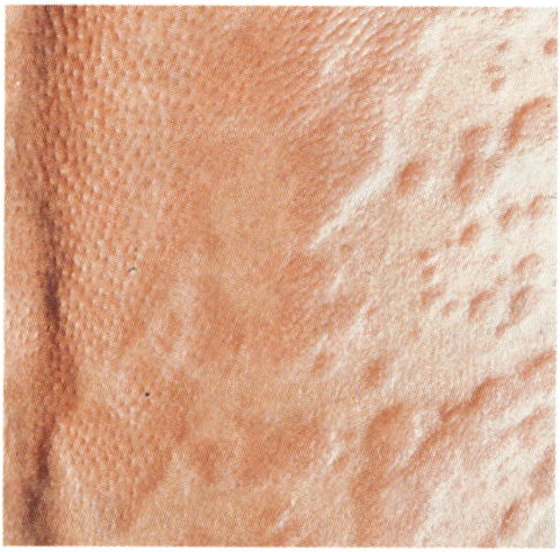

b

Abb. 31 **a** Schematische Darstellung Quaddel (Urtika); **b** klinisches Beispiel: Akute Urtikaria

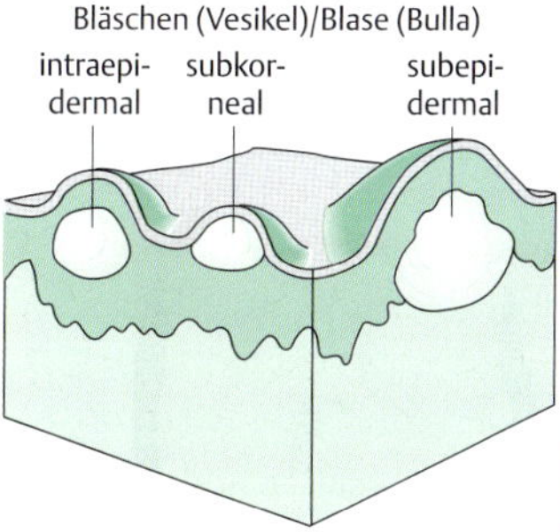

a

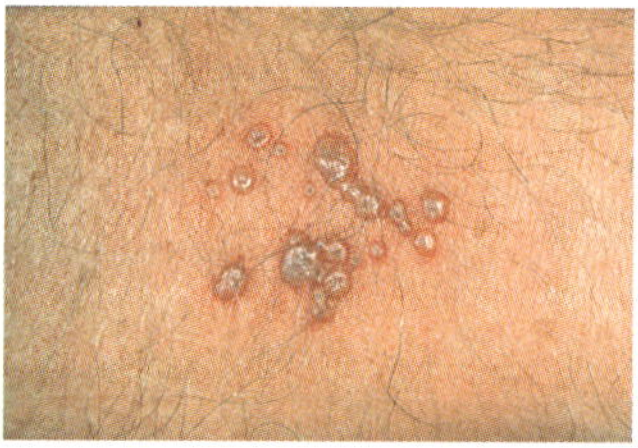

b

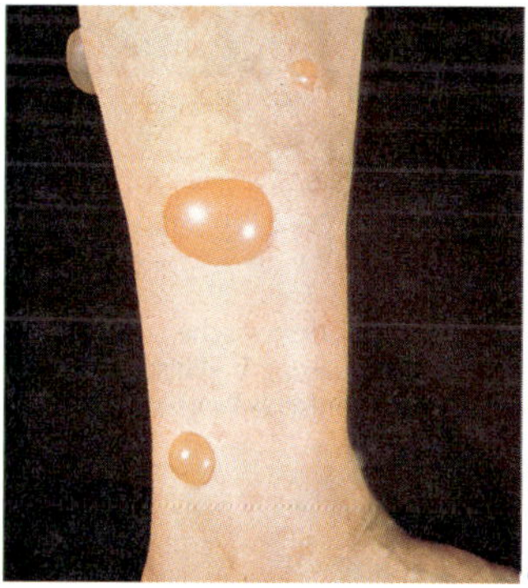

c

Abb. 32 **a** Schematische Darstellung Bläschen (Vesikula), Blase (Bulla); **b** klinisches Beispiel für Vesikula: Herpes simplex; **c** klinisches Beispiel für Bulla: Bullöses Pemphigoid

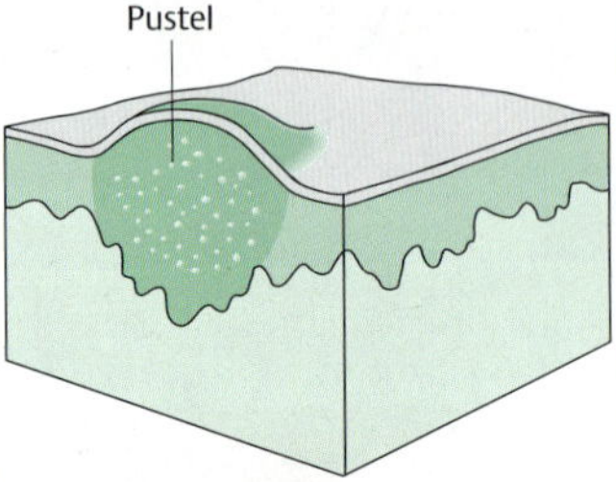

a

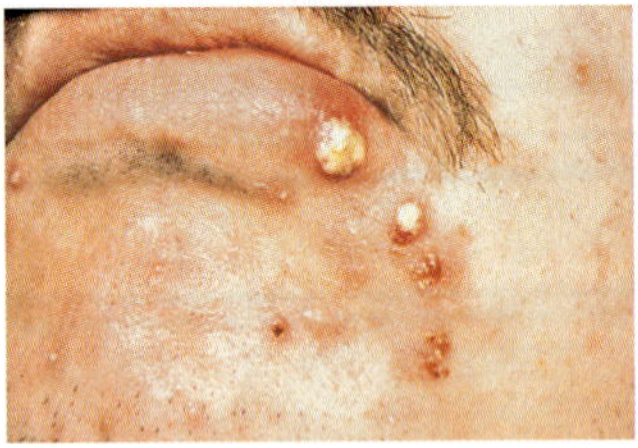

b

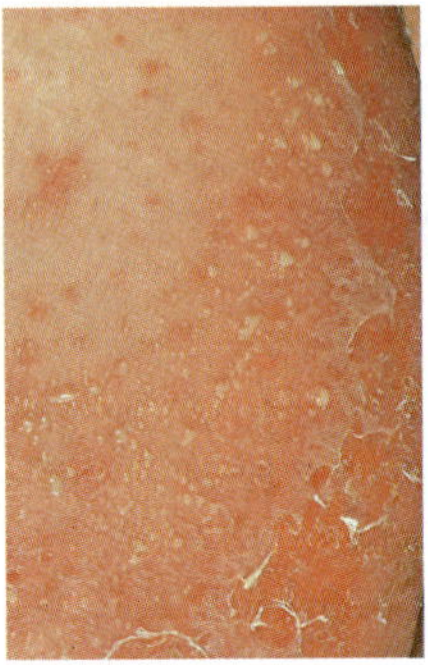

c

Abb. 33 **a** Schematische Darstellung Pustel; **b** klinisches Beispiel für Pustel: Akne papulopustulosa;
c klinisches Beispiel: Psoriasis pustulosa

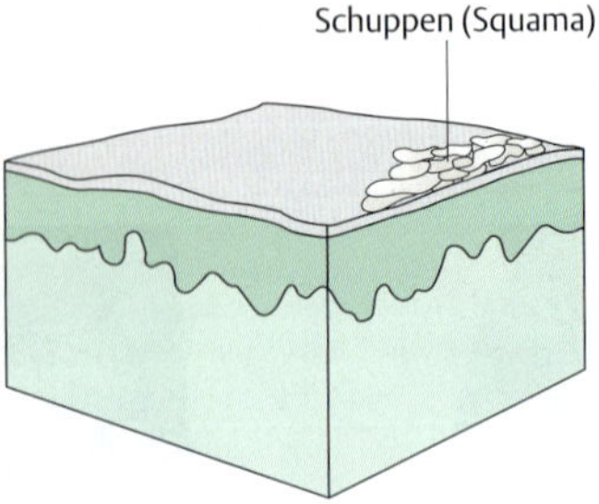

a

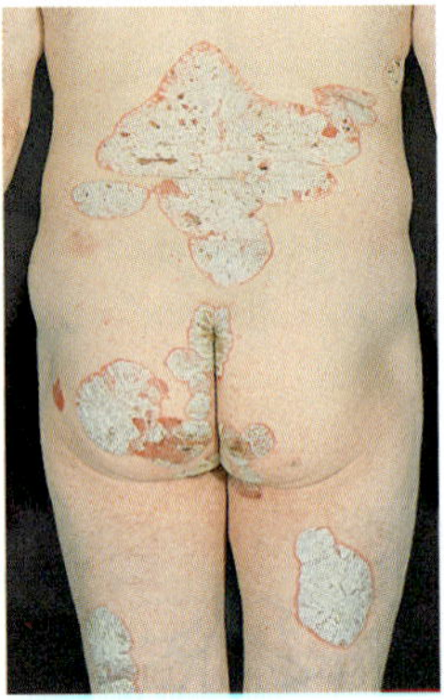

b

Abb. 34 **a** Schematische Darstellung Schuppe (Squama); **b** klinisches Beispiel: Chronische Psoriasis vulgaris

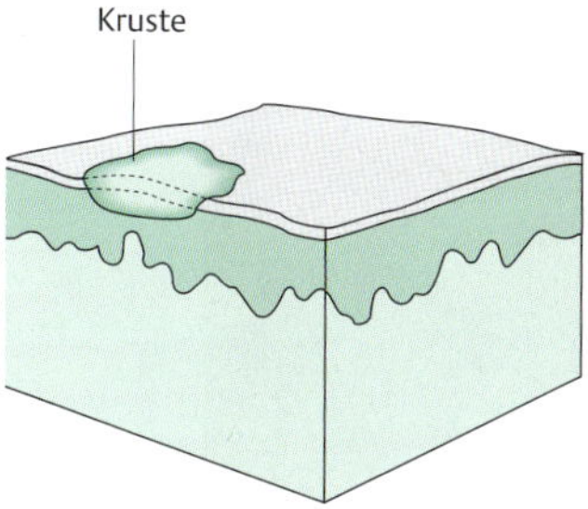

a

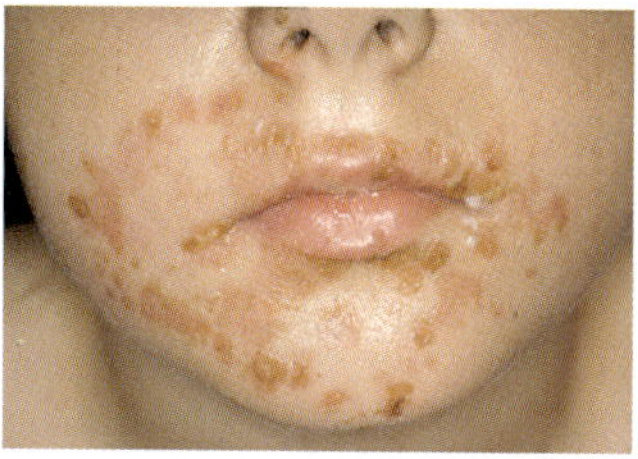

b

Abb. 35 **a** Schematische Darstellung Kruste (Crusta); **c** klinisches Beispiel: Impetigo contagiosa mit honiggelben Krusten

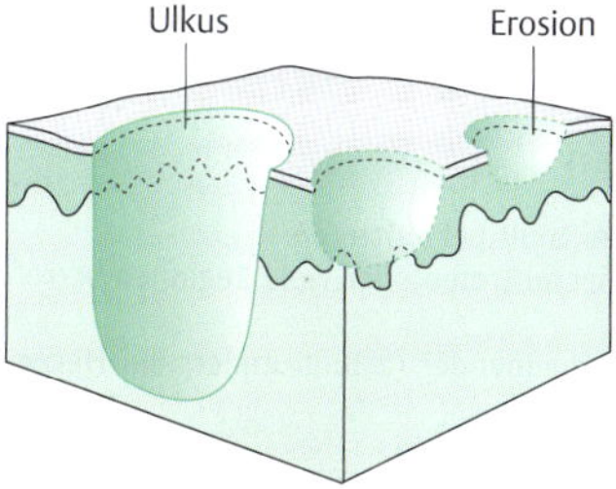

a

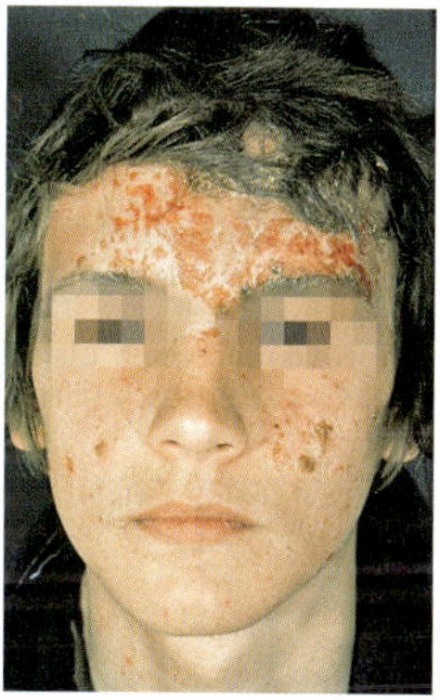

b

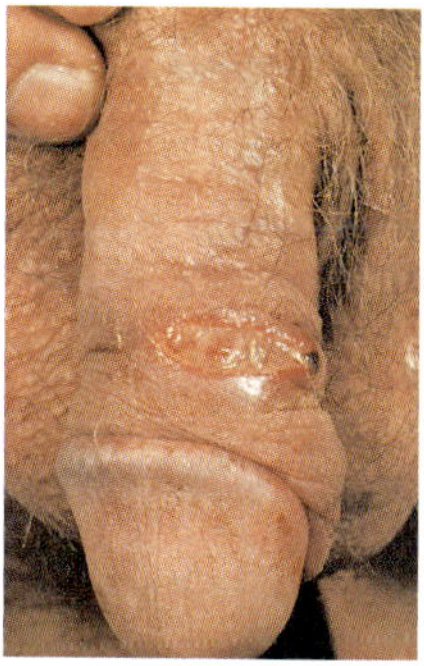

c

Abb. 36 **a** Schematische Darstellung Erosion, Ulkus; **b** klinisches Beispiel Erosion: Traumatische Erosion; **c** klinisches Beispiel Ulkus: Syphillis-Primäraffekt am Penis

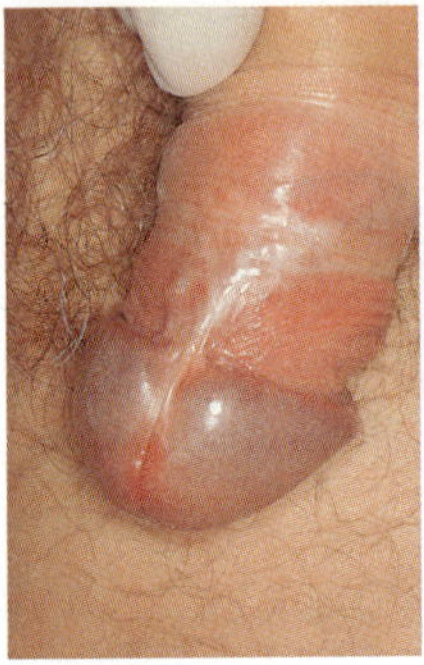

Abb. 37 Atrophie, klinisches Beispiel: Lichen sclerosus et atrophicus

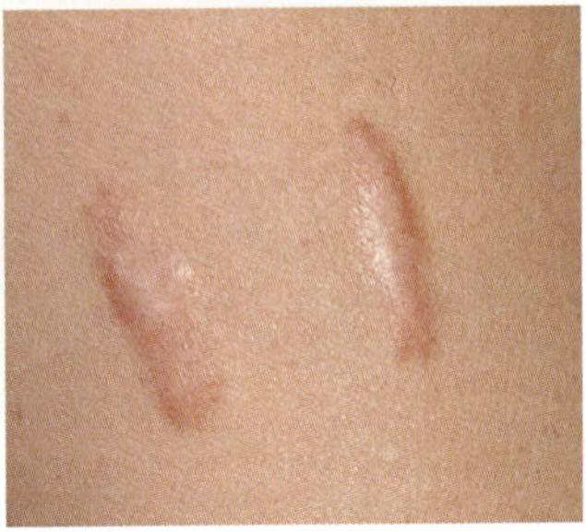

Abb. 38 Cicatrix (Narbe), klinisches Beispiel: Hypertrophe Narbe/Narbenkeloid

Verteilung von Hautveränderungen

- Hautveränderungen können einzeln oder multipel auftreten.
- Sie können an einer Lokalisation begrenzt auftreten oder viele Regionen betreffen (exanthematisch).
- Das Verhältnis von mehreren Läsionen zueinander (z. B. gruppiert bei Herpes labialis) kann charakteristisch sein.

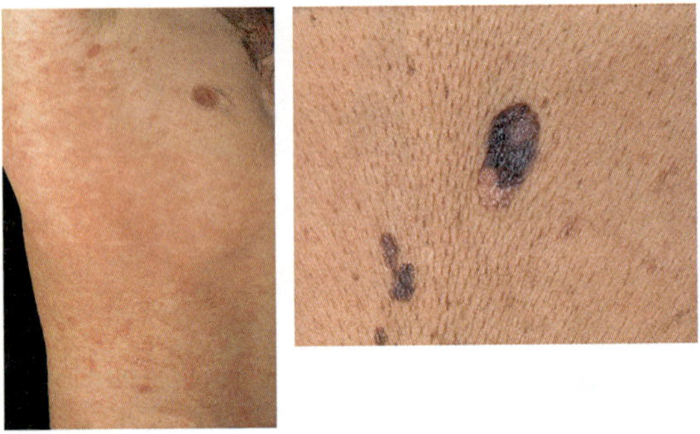

a b

Abb. 39 Verteilung von Hautveränderungen. **a** Beispiel für exanthemische Verteilung (Arzneimittelexanthem auf Ampicillin); **b** Beispiel für lokalisierte Läsion: Melanom

Beschreibung des Hautbefundes

- **Reihenfolge:** 1. Lokalisation, 2. Anzahl, 3. Verteilung und regionale Betonung, 4. Größe, 5. Figuration, 6. Begrenzung, 7. Farbe, 8. Konsistenz.
- **Beachte:** Bei der Beschreibung des Hautbefundes werden häufig Begriffe verwechselt, ausgetauscht oder bereits Diagnosen in den Hautbefund eingebaut. Im Folgenden werden die häufig vertauschten Begriffe erläutert:
  - *Exanthem:*
    - Bedeutung: Hautveränderungen treten an vielen Regionen gleichzeitig auf.
    - Begriff kann bei der Beschreibung des Hautbefundes und bei der Beschreibung der Verteilung eingesetzt werden.
    - Beispiel: Virusexanthem, Arzneimittelexanthem.
  - *Enanthem:*
    - Bedeutung: Im Bereich der Schleimhäute auftretendes Exanthem.
    - Begriff kann bei der Beschreibung des Hautbefundes eingesetzt werden.
  - *Erythem:*
    - Bedeutung: Rote Läsionen.
    - Begriff kann bei der Beschreibung des Hautzustandes nur ergänzend eingesetzt werden, ansonsten nichts sagend.
    - Beispiel: Erythematöse Makula oder Papel etc.
  - *Erythrodermie:*
    - Bedeutung: Der ganze Körper muss definitionsgemäß rot sein.
    - Bei der Beschreibung des Hautbefundes nur einsetzbar, wenn tatsächlich der ganze Körper rot ist.
  - *Erysipel*:
    - Bedeutung: Streptokokkeninfekt (Wundrose) = Diagnose.
    - Da es sich um eine Diagnose handelt, kann dieser Begriff bei der Beschreibung des Hautbefundes nicht verwendet werden.
  - *Ekzem:*
    - Hautreaktion auf verschiedenste Reize, z. B. allergisches Kontaktekzem/Austrocknung.
    - Der Begriff kann bei der Beschreibung des Hautbefundes nicht verwendet werden.

(Pathologische) Hautbefunde und mögliche Ursachen

- **Veränderungen der Hautfarbe:** s. S. 17.
- **Hauteinblutungen:** s. S. 19.
- **Andere Hautbefunde (müssen nicht pathologisch sein) und mögliche Ursachen:** s. Tab. 17.

Tabelle 17 · Hautbefunde (müssen nicht pathologisch sein) und mögliche ursächliche Diagnosen

Befund	denken an
– Blasen	– Herpes simplex – Zoster – dyshidroformes Ekzem
– Knoten	– Atherome (Trichilemmalzyste) – Erythema nodosum (s. Abb. 164) – Dermatofibrom – Basaliom (s. S. 64) – Naevus – Melanom (s. S. 64) – Angiom
– Maculae	– Erysipel (s. Abb. 41 und S. 59) – Lentigines senilis (Altersflecken) – Hämangiom – Naevus – Melanom
– Papeln	– Fibrom – Milien – Naevus – Melanom – Lichen ruber (= häufige entzündliche Erkrankung der Haut und Schleimhaut mit unklarer Ätiologie, s. Abb. 30) – Skabies
– Pusteln	– Follikulitis – Tinea (= durch Dermatophyten verursachte oberflächliche Dermatomykose) – Akne vulgaris – Rosacea (= chron. verlaufende Hauterkrankung im Gesicht unklarer Ätiologie) – Impetigo contagiosa (= Bezeichnung für Blasen bildende Pyodermien)
– Schuppen	– Psoriasis (s. S. 65) – Tinea – atopisches Ekzem (s. Abb. 51)
– Urtika	– Insektenstich – akute Urtikaria – Kontakturtikaria (Latexallergie)
– Bläschen und Pusteln	– Herpes simplex – Zoster (s. Abb. 40) – Impetigo contagiosa
– Blasen und Erosionen	– bullöses Pemphigoid (mit großen festen Blasen einhergehende Dermatose bei älteren Menschen, durch Antikörper ausgelöst, s. Abb. 32) – Pemphigus vulgaris (schwere, durch Autoantikörper bedingte, unbehandelt tödlich verlaufende, intraepidermale Bläschenbildung an Haut und Schleimhäuten)

Fortsetzung →

Tabelle 17 · **Fortsetzung von Seite 60**

Befund	denken an
– Knoten und Ulzeration	– Basaliom – Spinaliom – Melanom
– Maculae und Papeln	– Arzneimittlexanthem (s. Abb. 39) – Virusexanthem
– Maculae, Papeln und Schuppen	– atopisches Ekzem – allerg. Kontaktekzem (s. Abb. 42) – irritativ toxisches Kontaktekzem – Stauungsdermatitis
– Pusteln und Papeln	– Akne vulgaris – Rosacea
– Schuppen und erythematöse Maculae	– Tinea – atopisches Ekzem – Pityriasis rosea (= erythematosquamöse Hauterkrankung unklarer Ätiologie, möglicherweise Virusinfektion) – Psoriasis vulgaris – Candida – Intertrigo (rote, erosive, juckende und brennende Hautveränderungen in den Körperfalten)
– Knoten und Papillomatose	– Verrucae vulgaris – Condylomata acuminata (s. S. 260, Abb. 183) – seborrhoische Keratosen
– weiße Schleimhautveränderungen (im Zweifel immer Probeentnahme)	– Lichen ruber – Leukoplakie – Kauleisten
– pigmentierte Schleimhautveränderungen (im Zweifel immer Probeentnahme)	– Amalgamtätowierung – Melanom
– Nagelveränderungen	– Onchymykose – Psoriasis vulgaris (s. Abb. 52)
– Haarausfall	– Alopecia areata – androgenetische Alopezie
– Ulcus cruris	– chronische venöse Insuffizienz – arterielle Verschlusskrankheit – Pyoderma gangraenosum

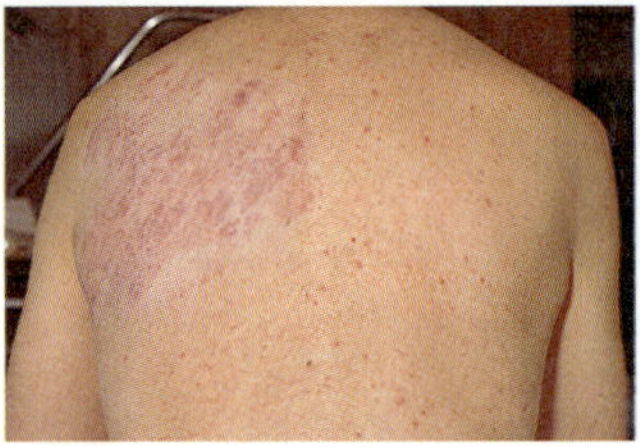

Abb. 40 Segmentale Hautveränderung bei Herpes zoster

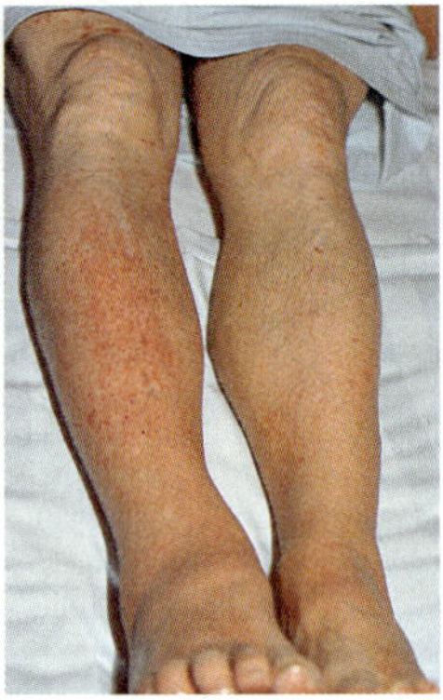

Abb. 41 Erysipel (Maculae)

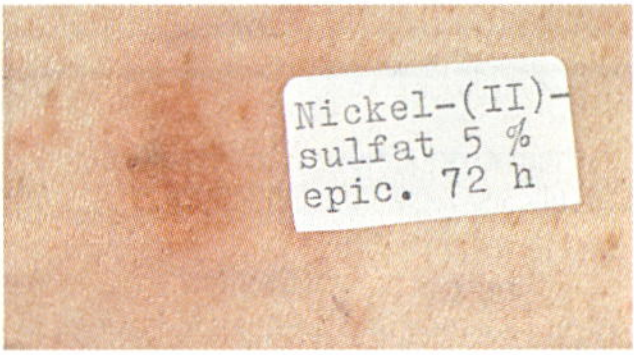

Abb. 42 Nickelallergie (Maculae und Papeln)

Spezielle Untersuchungen/Provokationstests

- **Hämorrhagische Krusten entfernen:**
  - *Praktisches Vorgehen:* Mechanische Entfernung der Krusten, z. B. mit dem scharfen Löffel oder mit einer Pinzette.
  - *Achten auf:* Blutung? Wundgrund? Ulkus oder Erosion? Tumorausdehnung?
- **Sekret exprimierbar?** Art? Farbe? Geruch? Menge?
- **Haare einfach ausziehbar?** Telogenhaar? Brüchige Haare?
- **Läsionen sondieren:** Tiefe und Verlauf der Läsionen? Knopfsondeneinbruch?
- **Provokationstests:** Hautveränderungen auslösbar durch Kälte, Wärme, Druck, Anstrengung oder Exposition gegenüber bestimmten Stoffen?

Klinische Zeichen, zum Teil pathognomonisch für spezifische Erkrankungen

- **Psoriasis-Phänomen:** Durch kontinuierliches, nicht zu starkes Kratzen bei V.a. Psoriasisplaques folgende Phänomene auszulösen versuchen:
  - Kerzenwachs (Schuppung erinnert an Wachs).
  - Sichtbare letzte Schuppe oder letztes Häutchen.
  - Blutiger Tau oder Auspitz-Phänomen durch punktförmigen Austritt von Blut aus den Papillarspitzen.
  - Köbner-Effekt (= isomorpher Reizeffekt): Nach exogenen Reizen wie Kratzen, Sonnenbrand, Tätowierungen etc. kommt es zu typischen Effloreszenzen (s. Abb. 43).
- **Pathergie-Phänomen:** Intrakutane Injektion von 0,1 ml NaCl an der Unterarmbeugeseite, nach 24–48 Std. ablesen. Entsteht eine sterile Pustel, ist dies als Hinweis für einen Morbus Behçet oder auch ein Pyoderma gangraenosum zu werten (Histologie der Pustel: leukozytoklastische Vaskulitis) (s. Abb. 44).

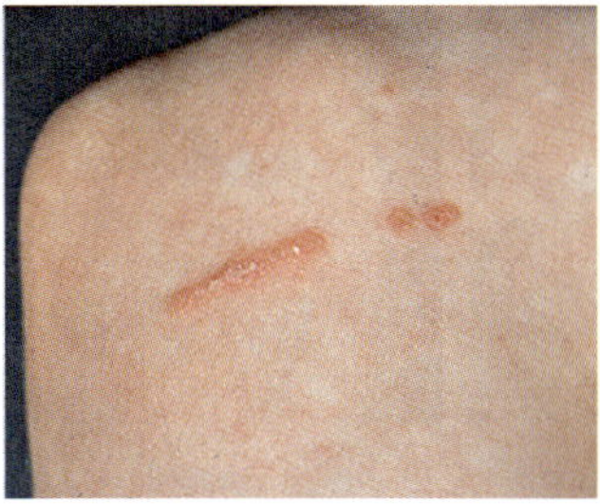

Abb. 43 Köbner-Effekt

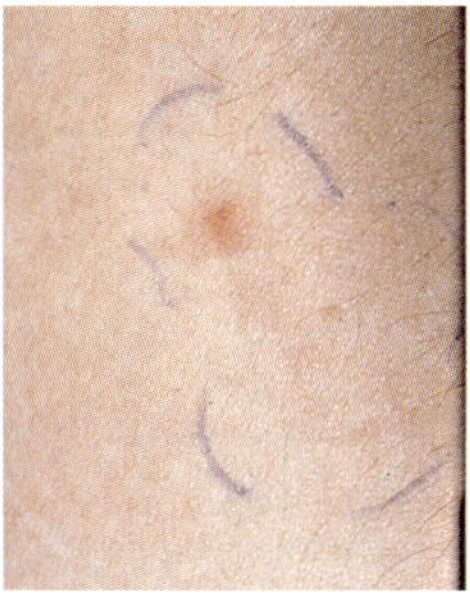

Abb. 44 Pathergie-Phänomen bei Morbus Behçet

- **Nikolski-Phänomen:** In klinisch nicht befallener Epidermis lässt sich beim Reiben mit dem Finger die oberer Hautschicht von der unteren lösen (s. Abb. 45). Spezifisch für Pemphigus-Erkrankungen.
- **Pseudo-Nikolski-Phänomen:** Druck auf den Randbereich einer Blase ausüben. Bei positivem Phänomen lässt sich die Blase im Randbereich durch Druck erweitern. Relativ unspezifisches Phänomen, ist bei verschiedenen Blasen bildenden Erkrankungen auslösbar.
- **Darier-Zeichen:** Nach kräftigem Reiben einer Hautveränderung lässt sich eine urtikarielle Schwellung auslösen. Hinweisend auf eine Urticaria pigmentosa oder auch ein solitäres Mastozytom (s. Abb. 46)
- **Dermographismus:** Mit einem Holzspatel 2 längs gerichtete und 2 quer gerichtete Streifen auf die Haut zeichnen (s. Abb. 47 und Abb. 48).

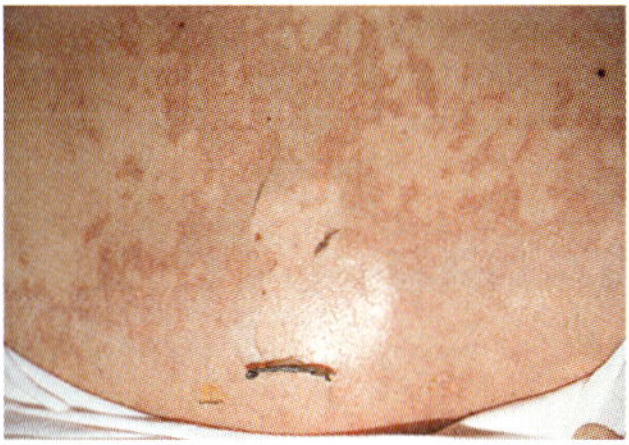

Abb. 45 Nikolski-Phänomen: Die Epidermis wird tangential mit zartem Fingerdruck abgeschoben; Aufnahme bei toxisch epidermaler Nekrolyse (Lyell-Syndrom)

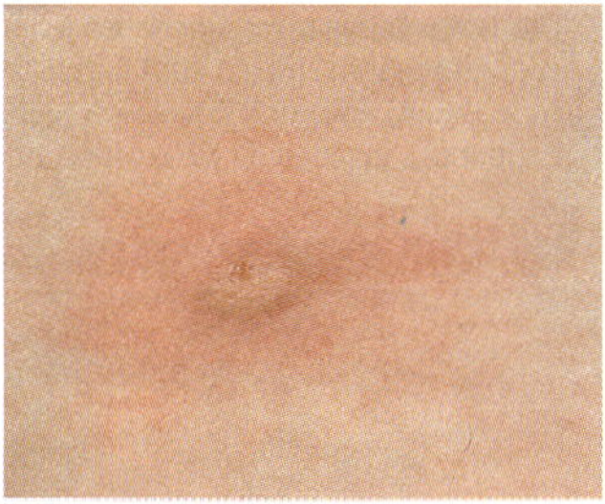

Abb. 46 Darier-Zeichen: Durch das Reiben von Läsionen (in diesem Fall ein Mastozytom) wird Histamin freigesetzt und die Hautveränderungen werden dann urtikariell

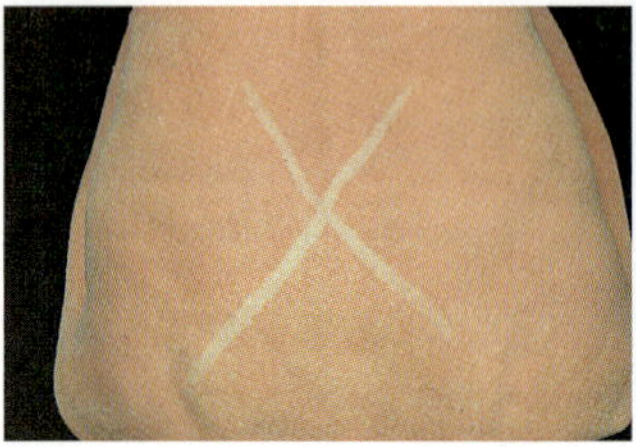

Abb. 47 Weißer Dermographismus bei atopischem Ekzem

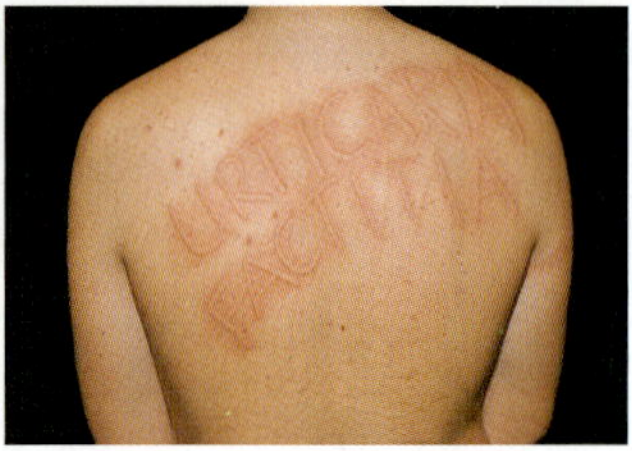

Abb. 48 Urtikarieller Dermographismus (Urticaria factitia)

5.3 Beispiele klinisch wichtiger Hauterkrankungen

Tumoren der Haut

- **Malignes Melanom:** Das maligne Melanom (s. Abb. 49) („schwarzer Hautkrebs") ist der bösartige Tumor der pigmentproduzierenden Zellen, der Melanozyten. Weltweit enorme Zunahme bei Hellhäutigen (Lebenszeitrisiko 1935 1:1500, 2000 1:75). Ätiologisch sind v.a. exzessive Lichtexposition in der Kindheit, genetische Disposition, die Anzahl der bestehenden Naevi (> 50) von Bedeutung. Melanome kann man sehen, und es gibt Sonnenschutzmöglichkeiten. Aus diesem Grunde sind Früherkennung und Prävention beim Melanom gut umsetzbar, wenn entsprechende Aufklärung und Schulung der Bevölkerung und auch der Ärzte erfolgen.
- **Basalzellkarzinom**, s. Abb. 50: Semimaligner, epithelialer Tumor in chronisch lichtexponierter Haut. Dieser Tumor besitzt lokal destruierende Eigenschaften. Die Metastasierungstendenz ist jedoch als außerordentlich gering einzuschätzen. Ätiologisch spielen kumulative UV-Lichtexposition, chemische Kanzerogene (u. a. Arsen), Immunsuppression (gehäuftes Auftreten bei organtransplantierten Patienten), genetische Disposition und ionisierende Strahlen die Hauptrolle.

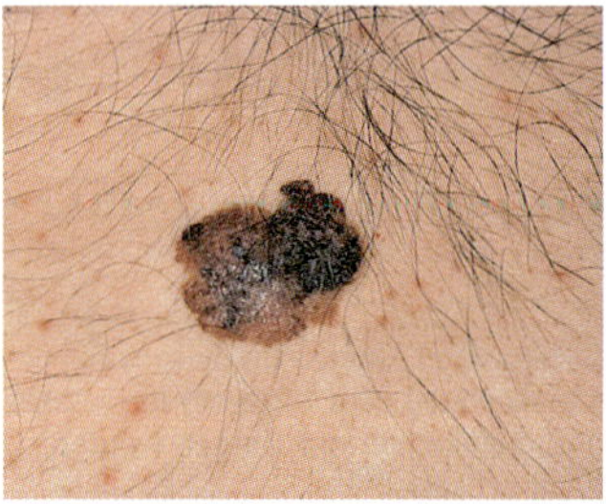

Abb. 49 Malignes Melanom vom superfiziell spreitenden Typ

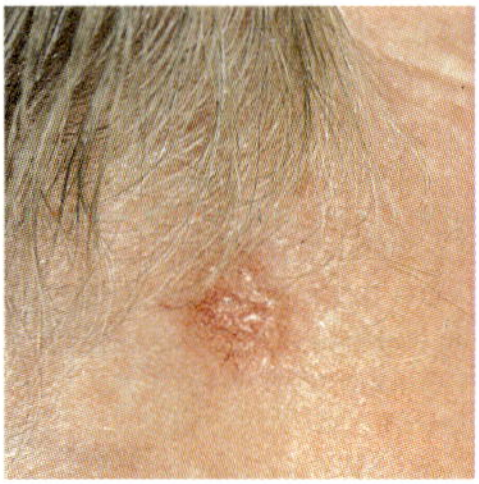

Abb. 50 Basaliom

Atopische Dermatits (Neurodermitis)

- **Definition:** Stark juckende Hauterkrankung aus dem atopischen Formenkreis.
- **Atopie** ist ein Begriff für Erkrankungen, bei denen Haut und Schleimhäute mit erhöhter Empfindlichkeit auf Umweltreize und Einflüsse reagieren (allergische Rhinokonjunktivitis, allergisches Asthma bronchiale, atopische Dermatitis).
- Bei Patienten mit atopischer Dermatitis kann die Exposition gegenüber Typ-I-Allergenen wie z. B. Hausstaubmilben, Tierhaaren, Pollen und Nahrungsmitteln direkt ein Ekzem auslösen.
- **Hautbefund** (s. Abb. 51): Häufig finden sich sog. Minimalmanifestationen wie weißer Dermographismus (= veränderte Reaktivität der Haut auf β-adrenerge oder cholinerge Reize), Hertoghe-Zeichen (= seitliche Lichtung der Augenbrauen), Ichthychosis an Händen und Füßen (= Vertiefung und Verstärkung der Hand- und Fußlinien), Dennie-Morgan-Falte (= infraorbitale doppelte Lidfalte), Pityriasis alba (= nicht entzündliche, nummuläre, verwaschen hypopigmentierte und zart schuppende Hautveränderungen) u. a., welche im Rahmen der hautärztlichen Untersuchung mit erfasst werden.

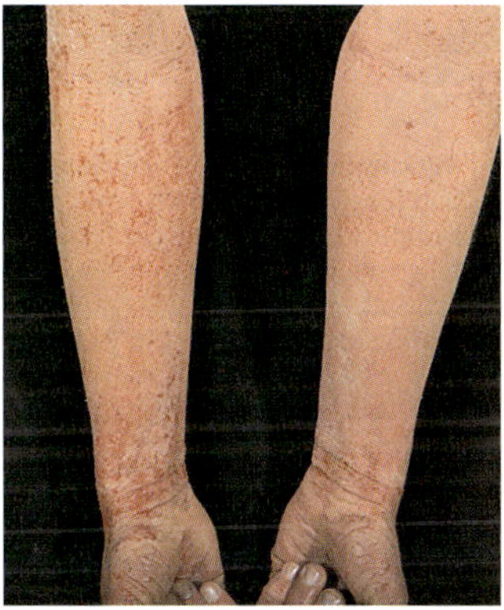

Abb. 51 Atopische Dermatitis. Im Bereich der Ellenbeuge unscharf begrenztes infiltriertes Erythem mit deutlicher Lichenifikation, durchsetzt von punktförmigen Kratzexkoriationen

Psoriasis vulgaris

- **Häufigkeit:** Eine der häufigsten Hauterkrankungen, ca. 2 % der Gesamtbevölkerung leiden unter dieser Erkrankung.
- **Hauptsymptom:** Charakteristische schuppende Herde (s. Abb. 52).
- **Pathogenese:** Die genetische Disposition spielt in der Pathogenese eine entscheidende Rolle. Zusätzlich sind die Entzündungsprozesse und die Hyperproliferation von Bedeutung.
- **Verlauf:** Chronisch und/oder schubartig. Wann es zum Ausbruch der Erkrankung kommt, ist ungeklärt. Bekannte Provokationsfaktoren sind z. B. Infektionserkrankungen (Zahnfokus), psychischer Stress, exzessiver Alkoholgenuss.

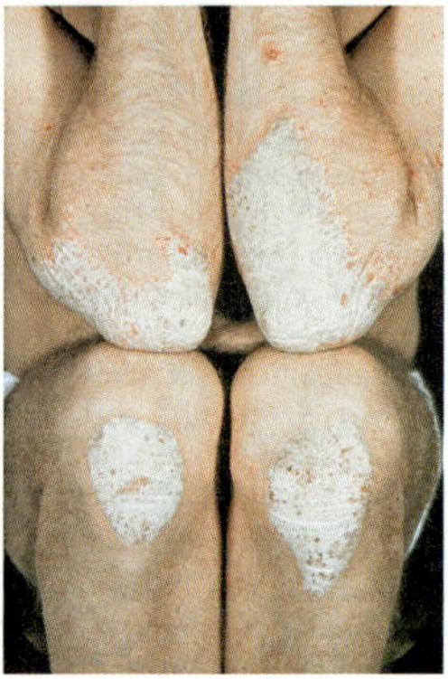

Abb. 52 Im Bereich der Streckseiten scharf begrenzte erythrosquamöse Plaques mit einer mittel- bis großlamellösen, silbrig weißlichen Schuppung

CVI und Ulcus cruris (s. S. 189)

Acne vulgaris

- **Vorkommen:** In der Pubertät auftretende „Volkskrankheit" bei Jugendlichen und jungen Erwachsenen.
- **Symptome:** Verhornungsstörung des Haarfollikels mit konsekutiver Entwicklung von „Mitessern" (Komedonen) und sekundären entzündlichen Veränderungen steht im Vordergrund (s. Abb. 53).
- **Pathogenese:** Hormonelle Umstellungen, daraus resultierende Retention von Talg, bakterielle Besiedlung der Follikel, Freisetzung freier Fettsäuren durch die Bakterien (Propionibacterium acnes), Medikamente (z. B. Doping!, Kortisontherapie).

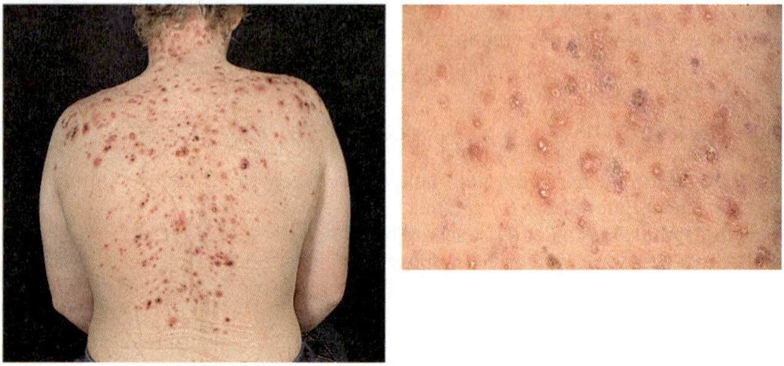

a b

Abb. 53 **a** + **b** Acne vulgaris; in disseminierter Verteilung einzeln stehende weißliche Papeln, teils mit einem zentralen schwarzen Punkt; zudem multiple erythematöse Knötchen und Knoten, vereinzelt mit einer zentralen Pustel

5.4 Ergänzende klinische und apparative Diagnostik

Hilfsmittel bei der Inspektion

- **Inspektion mit der Handlupe** zur detaillierteren Darstellung von Hauteffloreszenzen.
- **Dermatoskop** (Auflichtmikroskopie): Nicht invasives diagnostisches Verfahren zur Beurteilung der Haut in 10–100facher Vergrößerung u. a. zur Beurteilung von pigmentierten Tumoren.
- **Wood-Licht:** Hilfsmittel bei der Diagnostik zahlreicher Dermatosen, z. B. Mikrosporie. Fluoreszenz bestimmter Pilze u. a. Stoffe wird durch das Wood-Licht offenbar und damit kann dieses Licht ein differenzialdiagnostisches Hilfsmittel sein.

Infektiologische Diagnostik

- **Bakteriologische Abstriche, Kultur und Serologie.**
- **Mykologische Hautschuppen bzw. Nagelmaterial** zur Nativdiagnostik und Kultur möglich.
- **Virologische Abstriche zu Direktnachweis und Serologie** möglich. Beachte: Serologische Diagnostik gezielt einsetzen! Kostspielige häufig unnütze Diagnostik vermeiden.
- **Virusdiagnostik:** Essigsäuretest zum Nachweis von subklinischen HPV-befallenen Arealen bei Condylomata-acuminata-Infektion (s. auch S. 274).

Labor- und Allergiediagnostik

- **Labordiagnostik:** Autoimmunerkrankungen (antinukleäre Antikörper u. a.), Systemkrankheiten.
- **Allergologische Diagnostik**
  - *Prick-Test:* Zum Nachweis von Typ-I-Sensibilisierungen (Soforttyp-Reaktionen).
  - *Epikutantest:* Zum Nachweis von Typ-IV-Sensibilisierungen (Kontaktallergien).

Probebiopsie und Trichogramm

- **Probebiopsie:** Gewinnung von Gewebe zur histopathologischen und immunhistologischen Untersuchung, in der Differenzialdiagnostik häufig eingesetztes Hilfsmittel. *Beachte:* Vorher die Differenzialdiagnosen reflektieren.
- **Trichogramm:** Beurteilung von Effluvium. Standardisiert werden in einem bestimmten Bereich der behaarten Kopfhaut Haare gezogen und lichtmikroskopisch den verschiedenen Zyklen (Anagen, Telogen und Katagen) zugeordnet. Das Verteilungsmuster liefert Hinweise auf unterschiedliche Haarerkrankungen.

Apparative Diagnostik

- **Sonographie:** Zur Beurteilung der Ausdehnung bestimmter Hauttumoren. Das Verfahren ist hervorragend zur Beurteilung der Tiefenausdehnung geeignet. Eine Unterscheidung zwischen benignen und malignen Tumoren ist in der Hautsonographie leider nicht möglich.
- **Duplexsonographie:** Zur Beurteilung der Gefäßversorgung bestimmter vaskulärer Fehlbildungen der Haut, zur Einschätzung der chronisch venösen Insuffizienz und der Stammvarikosis. Dieses nicht invasive Verfahren hat die invasive Phlebographie inzwischen in vielen phlebologischen Zentren abgelöst. Wird zur präoperativen Diagnostik eingesetzt.

6 Untersuchung von Kopf, Hals, Nase, Ohren

6.1 Kopf

Grundlagen

- **Anatomie:**
  - *Blutversorgung des Kopfes:* Für die arterielle Blutversorgung sind insbesondere die Arteriae carotides beidseits mit ihren Ästen sowie die Arteriae vertebrales verantwortlich, die über den Circulus arteriosus Willisii verbunden sind. Ein wichtiger Ast der Arteria carotis externa ist die Arteria temporalis für die Versorgung der Temporalregion (s. Arteriitis temporalis S. 73).
  - *Austrittsstellen der Äste des N. trigeminus:* s. Tab. 18.

Tabelle 18 · Austrittsstellen der Äste des Nervus trigeminus (vgl. Abb. 55)

Ast	Austrittsstelle
Ramus ophthalmicus	*Foramen supraorbitale:* Oberrand der Orbita, etwa 1 cm lateral vom medialen Ende der Augenbraue
Ramus maxillaris	*Foramen infraorbitale:* Unterrand der Orbita
Ramus mandibularis	*Foramen mentale:* 1–2 cm von der Mittellinie entfernt, in der Mitte zwischen Zahnhals und Unterrand der Mandibula

- **Pathophysiologie des Kopfschmerzes:** Sensibel innervierte intrakranielle Strukturen oder sensible Nerven selbst werden gereizt. Die Ursachen sind vielfältig. Beim vasomotorischen Kopfschmerz (z. B. Migräne) kommt es zu einer pathologischen Erweiterung der Gefäße, erhöhten Gefäßpermeabilität sowie zu Austritt von Mediatorsubstanzen und perivaskulären Ödemen. Mechanisch bedingter Kopfschmerz entsteht z. B. bei Schlaganfall mit intrazerebraler Blutung oder bei Störungen der Liquorzirkulation.

Anamnese

- **Bestehen Schmerzen im Kopfbereich?** (*Hinweis:* Kopfschmerzen sind ein häufiger Grund für einen Arztbesuch und möglicher Ausdruck organischer und funktioneller Störungen.)
  - *Fragen nach:* 1. Lokalisation (Punctum maximum), 2. Dauer und Intensität, 3. Häufigkeit und Periodik, 4. Charakter, 5. möglichen Auslösern.
  - *Schmerzcharakter und mögliche Ursachen:* s. Tab. 19.

Tabelle 19 · Kopfschmerzcharakter und mögliche Ursachen

Erscheinungsbild	denken an
– anfallsartig rezidivierende Schmerzen	– Migräne oder Trigeminusneuralgie
– schlagartige starke Schmerzen	– intrakranielle Blutungen
– chronische, diffuse Kopfschmerzen	– arterielle Hypertonie (v.a. morgendlicher Kopfschmerz im Hinterkopfbereich)
– chronische, lokalisierte Kopfschmerzen	– Sinusitis – posttraumatisch

- Gibt es Hinweise auf einen Unfall als mögliche Ursache der Beschwerden?
- Bestehen Übelkeit und/oder Erbrechen? (*Beachte:* Übelkeit und Erbrechen sind häufige Symptome bei zahlreichen Erkrankungen im Kopfbereich, z. B. bei Migräne.)
- Besteht Fieber? Evtl. Hinweis auf Infektion, Tumor.
- Wurden Schwellungen bemerkt? Evtl. Hinweis auf Abszess, Tumor.
- Haben sich Haut und/oder Behaarung verändert? Evtl. Hinweis auf hormonelle Störungen, veränderten Hydratationszustand oder andere Erkrankung.
- Gibt es Vorerkrankungen/Voroperationen, die möglicherweise die jetzigen Beschwerden des Patienten erklären können (z. B. Kopfschmerzen bei bekannter arterieller Hypertonie, Weichteilödeme bei bekannter Nierenerkrankung)?
- Werden regelmäßig Medikamente eingenommen? Evtl. Hinweis auf bestehende Erkrankungen oder Maskierung von Beschwerden (z. B. Einnahme von Schmerzmitteln).

Inspektion des Kopfes

- **Praktisches Vorgehen:**
  - ***Beachte:*** Die Betrachtung des Gesichts ist wichtig, da sie Hinweise auf die körperliche und seelische Verfassung des Patienten ermöglicht.
  - *Achten auf:*
    - Form und Größe von Gesicht, Augen, Ohren, Nase.
    - Mögliche Diskrepanz zwischen geschätztem und biologischem Alter.
    - Kopfhaltung und Beweglichkeit des Kopfes.
    - Hydratationszustand des Patienten: Achten auf trockene Lippen und weißlich belegte trockene Zunge.
    - Lähmungszeichen (z. B. Fazialisparese mit hängendem Mundwinkel nach Apoplex, herabhängendes Oberlid bei Augenmuskelparese).
    - Ödeme.
    - Behaarung im Kopfbereich (Haarfülle, Beschaffenheit, ggf. Haarausfallsmuster), Schuppungen der Kopfhaut (z. B. bei Psoriasis)
    - Rötungen, Schwellungen.
    - Inspektion der Augen:
    1. Bindehaut und Skleren: s. S. 120.
    2. Inspektion der Pupillen bzgl. Größe, Form, Symmetrie (Isokorie), Licht- und Konvergenzreaktion: s. S. 348.
    3. Prüfen der Augenmotilität: s. S. 348.
- **Normalbefunde:** Weitgehend symmetrische Kopfform, keine Rötungen, Verfärbungen oder Schwellungen. Keine Lähmungs- oder Frakturzeichen.
- **Pathologische Befunde und mögliche Ursachen:** s. Tab. 20.

Tabelle 20 · Pathologische Befunde und mögliche Ursachen bei Inspektion des Kopfes

Befund	denken an
Aussehen:	
– Abmagerung/Kachexie	– Tuberkulose – Karzinom – schwere systemische Erkrankungen
– Facies hippocratica mit tief liegenden Augen, vorspringender Nase, trockenen Lippen und trockener Zunge	– akutes Abdomen – Essstörungen
Mimik:	
– Hinweise auf Euphorie oder Dysphorie	
– reduzierte Beweglichkeit und Mimik des Gesichts (Maskengesicht) bei fettiger Haut (Salbengesicht) und gleichförmiger Sprache	– Morbus Parkinson
Schädel- und Gesichtsdeformierungen:	
– Turmschädel (Turrizephalos)	– vorzeitige Verknöcherung der Koronarnaht und der vorderen Teile der Pfeilnaht
– ballonartig vergrößerter Kopfumfang, dünne und durchscheinende Kopfhaut	– Hydrozephalus
– kleiner Schädelumfang (Mikrozephalus)	– Unterentwicklung des Gehirns
– starke Wucherungen der Stirnhöcker	– Morbus Paget
Frakturzeichen (s. S. 315)	
Schwellungen/Raumforderungen:	
– Ödeme im lockeren Bindegewebe um das Auge	– oft bei Nierenerkrankungen
– aufgedunsenes Gesicht	– obere Einflussstauung (z. B. bei Rechtsherzinsuffizienz)
Haarveränderungen:	
– fettreiche Haare	– Seborrhö, mangelhafte Pflege, Morbus Parkinson
– weiche Haare	– Feminisierung, z. B. bei Leberzirrhose
– brüchige Haare	– Eisenmangel
– trockene und spröde Haare	– Hypothyreose
– dünne Haare	– Hyperthyreose
– Haarausfall (Alopezie)	– nach schweren Infektionen oder Chemotherapie, lokalisiert als sog. Alopecia areata

Fortsetzung →

Tabelle 20 · **Fortsetzung von Seite 70**

Befund	denken an
Hautveränderungen:	
– hervortretende Hautfalten	– Exsikkose
– teigige Haut (sog. Myxödem)	– Hypothyreose
– Gelbfärbung (Ikterus) von Haut und Skleren	– Anstieg des Bilirubins (s. S. 17)
– bläuliche Hautverfärbung	– Zyanose (s. S. 17)
– blasse Haut	– Anämie (s. Abb. 7).
– blaurote Haut	– Polyglobulie (Vermehrung der roten Blutkörperchen)
– bräunliche Haut	– Morbus Addison (Unterfunktion der Nebennierenrinde)
– blaurote Wangen	– bei Mitralstenose (Facies mitralis, s. Abb. 6).
– blaurotes, schmetterlingsförmiges Erythem des Gesichts im Bereich von Nase und Wangen	– bei Lupus erythematodes
– großflächige oft schmetterlingsartige, scharf begrenzte schmerzhafte Rötung der Haut	– Erysipel
sonstige Befunde:	
– Monokel- oder Brillenhämatom	– Schädelbasisfraktur mit Blutaustritt in das Weichteilgewebe
– Diskrepanz geschätztes Alter/ biologisches Alter	– vorgealtert (z. B. nach Apoplex) – jugendliches Aussehen bei hormonellen Störungen und manchen Diabetikern
– Ptosis (herabhängendes Oberlid)	– s. S. 119
– Exophthalmus	– Morbus Basedow
– Xanthelasmen (s. auch S. 118)	– Fettstoffwechselstörungen
– Bläschenbildung im Mund und/oder Ohrbereich (s. Abb. 61, S. 83)	– Herpes zoster
– Bewusstseinsstörung (Formen der Bewusstseinsstörung s. S. 15)	– Hämatome bei intrakranieller Blutung – Hirnödem – epileptische Anfälle

Palpation und Perkussion des Kopfes

- **Prinzip:** Auffällige Stellen sowie schmerzhafte Areale weiter untersuchen.
- **Praktisches Vorgehen:**
  - ***Wichtig:*** Vergleich mit der kontralateralen Seite vornehmen.
  - Beide Hände symmetrisch auf die Schädeldecke legen und durch die Haare palpieren, ob die Kopfhaut glatt ist oder der Schädel Vorwölbungen und schmerzhafte Stellen aufweist.
  - Vorsichtiges Abtasten bei der Inspektion auffälliger Stellen. Hierbei untersuchen, ob ein Druck- oder Klopfschmerz im Bereich der untersuchten Stelle besteht. Bei letzterer Fragestellung erfolgt ein lockeres Klopfen aus dem

Handgelenk mit den Fingerspitzen auf die betreffenden Stellen (s. Abb. 54). Perkussion der Schädelmitte bei V. a. Sphenoiditis (Keilbeinhöhlenentzündung).
- Palpation des Mastoids beidseits bei V. a. Ohrerkrankung.
- Palpation der Nervenaustrittspunkte des N. trigeminus: s. Tab. 18 und Abb. 55.
- Palpation der A. temporalis beidseits.

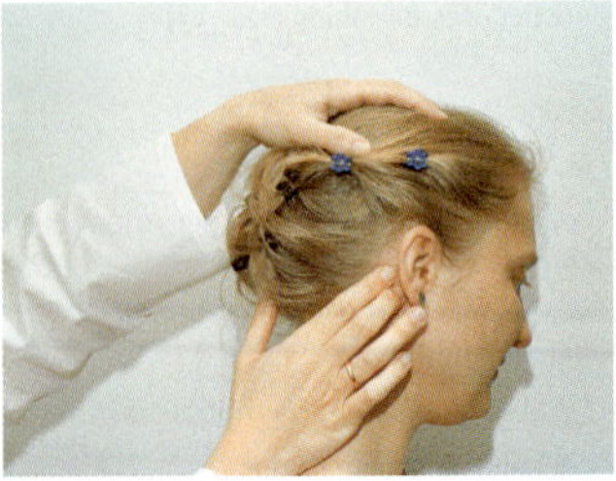

Abb. 54 Beklopfen des Mastoids bei V.a. Mastoiditis

- **Normalbefund:** Kein Druck- oder Klopfschmerz. Tastbarer seitengleicher Puls der Arteria temporalis.
- **Pathologische Befunde und mögliche Ursachen:** s. Tab. 21.

Tabelle 21 · **Pathologische Befunde und mögliche Ursachen bei Palpation und Perkussion des Kopfes**

Befund	denken an
– Vorwölbungen, schmerzhafte Stellen	– Metastasen von Karzinomen – Hämatome – Abszesse – Trauma
– Druck- und Klopfschmerz im Mastoidbereich	– Mastoiditis
– Druck- und Klopfschmerz im Bereich der Austrittsstellen der Äste des Nervus trigeminus (s. Abb. 55)	– Sinusitis (s. S. 97) – Trigeminusneuralgien
– Druckschmerz der Arteria temporalis	– Arteriitis temporalis

a

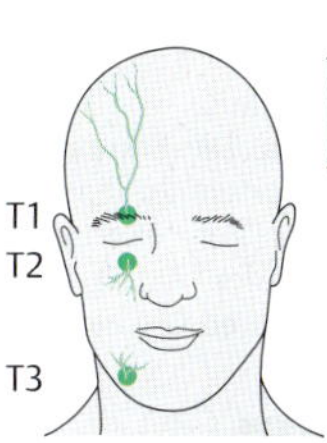

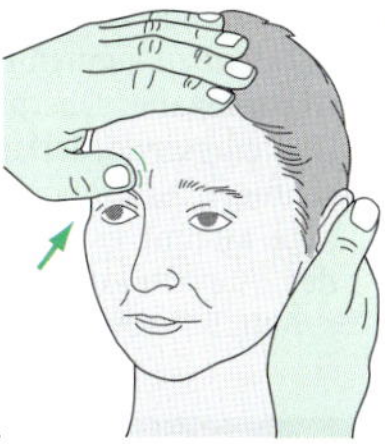

b

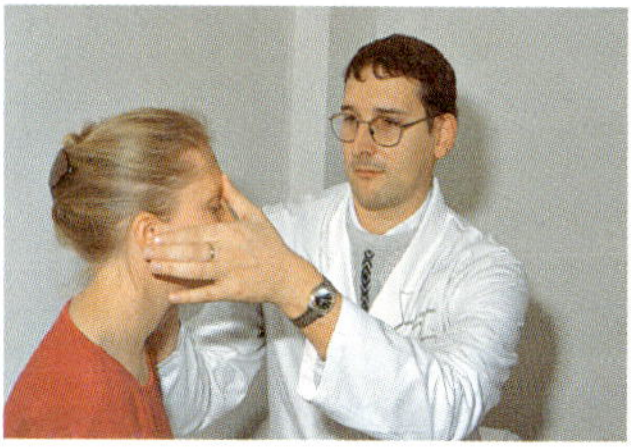

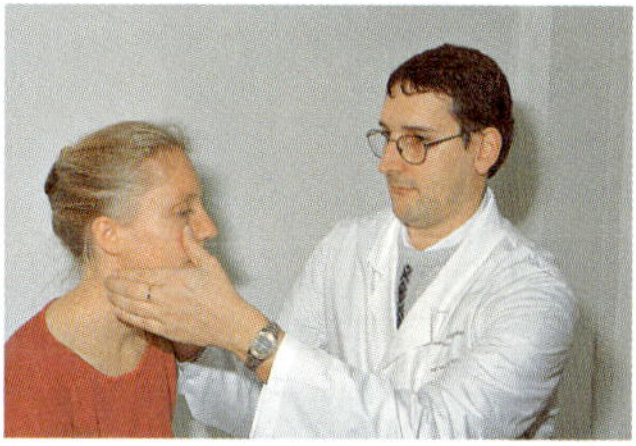

c

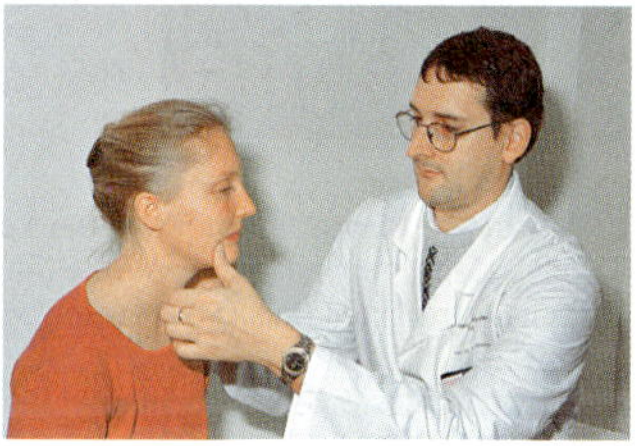

d

Abb. 55 **a** Austrittspunkte des Nervus trigeminus. T1 = N. supraorbitalis (N. frontalis), T2 = N. infraorbitalis, T3 = N. mentalis; **b** Palpation der Austrittspunkte der Nn. supraorbitales; **c** Palpation der Austrittspunkte der Nn. infraorbitales; **d** Palpation der Austrittspunkte der Nn. mentales

Meningismusprüfung (s. S. 345)

Beispiele klinisch wichtiger Erkrankungen

- **Schädelfrakturen:** Man unterscheidet Brüche des Schädeldaches und der Schädelbasis. Offene Schädel-Hirn-Verletzungen entstehen durch Verletzung der Dura mater im Moment der Gewalteinwirkung. Nachfolgend kann eine Liquorfistel entstehen (z. B. bei frontobasaler Fraktur Liquorfistel im Bereich der Stirnhöhlenhinterwand mit Liquoraustritt über die Nase).
- **Apoplex:** s. S. 384.
- **Arteriitis temporalis (Synonym: Riesenzellarteriitis, Horton-Syndrom):** Ätiologisch weitgehend unklare Entzündung der Temporalarterie (wahrscheinlich Autoimmungenese), gelegentlich Arteriitis auch im Bereich der äußeren Kopfarterien oder der Arteria centralis retinae mit Erblindungsgefahr. Müdigkeit, migräneartige Kopfschmerzen, muskuläre Schmerzen, subfebrile Temperaturen, Gefäße tastbar verhärtet und druckempfindlich, evtl. pulslos.
- **Mastoiditis:** Entzündung des Mastoids, Komplikation der akuten Mittelohrentzündung (s. S. 89).
- **Morbus Paget (Ostitis deformans):** Ätiologisch unklare Erkrankung mit Knochenumbau (gleichzeitig Knochenabbau und -neubildung). Knöcherne Ver-

dickung der Wangenknochen (Löwengesicht) und der Stirnhöcker („der Mann mit dem zu kleinen Hut“).

- **Akromegalie:** Überproduktion von Wachstumshormon durch ein Adenom im Hypophysenvorderlappen. Die Erkrankung führt vor dem Schluss der Epiphysenfugen zu proportioniertem Riesenwuchs. Nach dem Schluss der Epiphysenfuge kommt es zu einer Vergrößerung der Zunge (→ evtl. Sprachprobleme), der Augenbrauen und der Akren (Kinn, Ohren, Nase, Finger und Füße, s. Abb. 56) sowie der inneren Organe (Viszeromegalie).

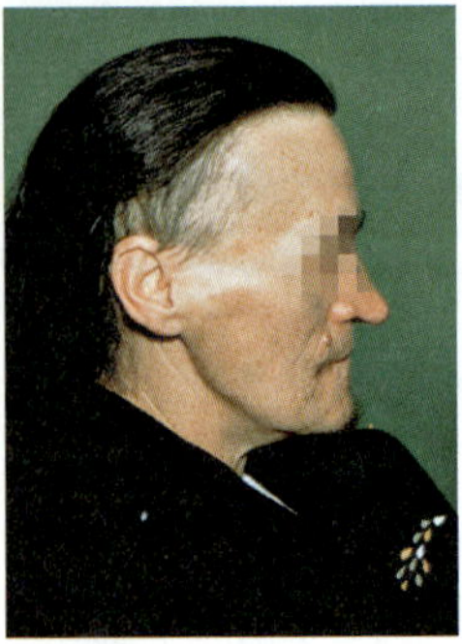

Abb. 56 Erscheinungsbild einer Patientin mit Akromegalie

- **Morbus Cushing:** Erkrankung bei kortisonproduzierendem Nebennierentumor oder Gabe von kortikosteroidhaltigen Medikamenten. Rötliches Vollmondgesicht, verdickter Hals (Stiernacken), Striae distensae an der Haut und evtl. verstärkter Haarwuchs.
- **Rachitis:** Gestörte Knochenmineralisation durch Vitamin-D-Mangel; in schweren Fällen Vorwölbung der Stirn (Olympierstirn), heute sehr selten.

Ergänzende klinische und apparative Diagnostik

- **Röntgen Schädel und Computertomographie des Schädels (CCT):** Hinweis auf Raumforderungen, Blutungen oder Frakturen.
- **Duplexsonographie:** Kann Hinweise auf die Durchblutung Flussverhältnisse im Bereich der Arteria temporalis, Arteria carotis und Arteria vertebralis geben.
- **Elektroenzephalogramm (EEG):** Hinweise auf Anfallsleiden (Epilepsie) und Hirnaktivität (z. B. Diagnose des Hirntodes).
- **Spezielle Untersuchungen der Augen:** s. S. 113.

6.2 Äußerer Hals inkl. Schilddrüse/ große Kopfspeicheldrüsen

Grundlagen

- **Anatomie:**
  - *Große Kopfspeicheldrüsen:* Die Gl. parotis liegt in der Fossa retromandibularis sowie zwischen Mastoidspitze und Kieferwinkel. Die Gl. submandibularis liegt medial des horizontalen Unterkieferastes. Der Ausführungsgang der Gl. parotis mündet gegenüber dem 2. Molaren, der der Gl. submandibularis direkt neben dem Frenulum.
  - *Hals:* Äußere Begrenzung sind Mandibula und Klavikulae. Die Mm. sternocleidomastoidei und die Mm. trapezii grenzen die beiden Regioni colli laterales von der Regio colli mediana ab. In der Regio colli lateralis trennt der M. omohyoideus das obere vom unteren seitlichen Halsdreieck. In der Regio colli mediana trennt der M. biventer das Trigonum supra- vom Trigonum infrahyoidale mit Schild- und Ringknorpel.
- **Untersuchungsposition:** Die bimanuelle Palpation der Schilddrüse erfolgt von dorsal (s. S. 76).

Anamnese

- **Speicheldrüsen:**
  - Konsistenz, Schwellung (rezidivierend, einseitig, beidseitig, diffus, abgegrenzt, langsam zunehmend, plötzlich – z. B. beim Essen – auftretend, schmerzhaft)?
  - Trockener Mund, Eitergeschmack, Fieber?
  - Rötung der Wange?
  - Grundkrankheiten: Stoffwechselerkrankungen, hormonelle Störungen, Rheumatismus, Mumps, übermäßiger Alkoholgenuss, Medikamenteneinnahme (Psychopharmaka, Blutdruckregler), Bulimie, Autoimmunerkrankung, AIDS.
- **Hals:**
  - *Schmerzen:*
    - Konstant, beim Schlucken, bei Berührung, ins Ohr strahlend, bei Bewegung. Lokale Entzündung, Hautrötung, Nackensteife (Meningismus)?
  - Bewegungseinschränkung der Halswirbelsäule?
  - Fremdkörpergefühl, Druckgefühl, störendes Pulsieren?
  - Schwellung (Zyste, Lymphknoten, Fistel, Hautinduration, Muskelverhärtung)?

Inspektion und Palpation des äußeren Halses

- **Ziel:**
  - Beurteilung von Kontur, Haltung (Schiefhals, Schonhaltung), Hautkolorit und Venenzeichnung.
  - Ausschluss bzw. Feststellung von Fistelgängen, Entzündungszeichen und Resistenzen (Zahl, Größe, Konsistenz, Verschieblichkeit gegenüber der Umgebung und der Haut oder beim Schlucken, Fluktuation, Pulsation).
  - Beurteilung des atlantookzipitalen Übergangs, Einschränkung der Bewegungsfähigkeit (z. B. bei Bandscheibenprolaps oder Morbus Bechterew, s. S. 340).
  - Achten auf Lymphknotenvergrößerungen, z. B. bei Lymphomen (s. S. 79).
  - Achten auf venöse Stauung mit evtl. ödematöser Auftreibung des Halses (sog. Stokes-Kragen, z. B. bei Rechtsherzinsuffizienz).

- Beurteilung der Schilddrüse hinsichtlich Größe, Symmetrie, evtl. Knoten und Vorliegen von lokalen Kompressionszeichen durch eine evtl. Struma (z. B. Stridor, Einflussstauung).
- Beurteilung des Kehlkopfes hinsichtlich Form, Festigkeit, Motilität, Krepitation, Druckschmerz, prälaryngealer Lymphknoten.

► **Praktisches Vorgehen:**

- *Lymphknoten und nuchale Muskulatur:*
  - Der Patient sitzt oder steht mit leicht nach vorn gebeugtem Kopf.
  - Schrittweise und bimanuell alle Lymphknotenstationen (präaurikulär, submandibulär, submental, jugulär, supraklavikulär, prälaryngeal, okzipital; [s. S. 26]) und die nuchale Muskulatur (Myogelosen?) abtasten.
- *Schilddrüse:*
  - Zunächst Inspektion der Schilddrüse bei zurückgeneigtem Kopf.
  - Anschließend bimanuelle Palpation von dorsal (s. Abb. 57). Der Patient sitzt hierbei vor dem stehenden Untersucher, ohne den Kopf zurückzuneigen. Die Daumen in den Nacken des Patienten legen, mit den übrigen Finger, ausgehend von der Mittellinie, über dem Ringknorpel der Trachea nach lateral palpieren. Am Ende der Palpation den Patienten zum Schlucken auffordern. Hierbei kommt es zu einer Kranialbewegung der Schilddrüse.

  Beachte:

  1. Bei Schilddrüsenvergrößerung kann die Schilddrüse bis in das vordere Mediastinum ragen. Dies kann durch Palpation oberhalb des Sternums überprüft werden.
  2. Eine Struma ist schluckverschieblich, eine nicht schluckverschiebliche derbe Schilddrüse kann auf ein Schilddrüsenkarzinom hinweisen.
- *Palpation der großen Kopfspeicheldrüsen* (Glandulae parotideae und Glandulae submandibulares).
- *N. laryngeus superior:* Druck auf die Schildknorpeloberkante.
- *A. carotis:* Am Vorderrand des M. sternocleidomastoideus kann die Arteria carotis externa beidseits palpiert werden, wichtig vor allem bei Patienten im Schock.

  Cave: Im Bereich der A. carotis nicht beidseits gleichzeitig palpieren, da evtl. Gefahr der Vagusreizung.

► **Normalbefund:**

- Symmetrische Halsform ohne Schwellungen, Rötungen und Verfärbungen. Keine Schwellungen, keine Tumoren, keine Resistenz, kein Druckschmerz, keine Vergrößerung von Halslymphknoten oder Schilddrüse. Die normale Schilddrüse kann außer bei sehr dünnen Patienten weder gesehen noch palpiert werden.
- Tastbarer seitengleicher Puls der A. carotis, keine Gefäßgeräusche.
- Glandulae parotideae und Glandulae submandibulares seitengleich groß und weich.

► **Pathologische Befunde und mögliche Ursachen:** s. Tab. 22.

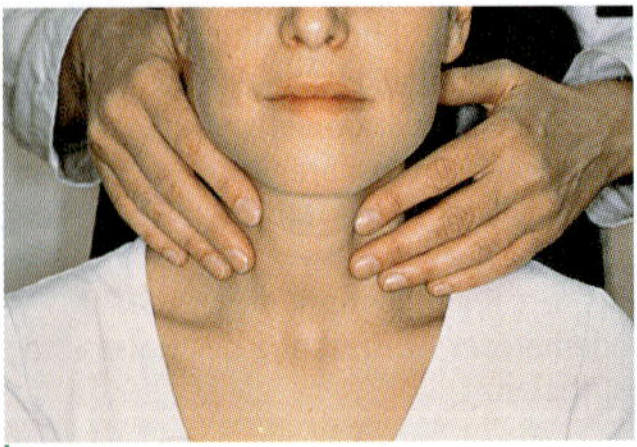

Abb. 57 Bimanuelle Halspalpation

Tabelle 22 · Pathologische Befunde und mögliche Ursachen bei Palpation des äußeren Halses

Befund	denken an
äußerer Hals:	
– schmerzhafte Halsweichteilschwellungen	– Abszess – Phlegmone – Aktinomykose (Infektion mit Actinomyces)
– schmerzlose Raumforderungen	– Halszyste – Hämangiom – Lymphangiom – Glomus-caroticum-Tumor (vom Glomus caroticum ausgehender benigner Tumor) – neurogene Tumoren – Lipom – branchiogene Malignome
– vergrößerte Halslymphknoten	– Lymphadenopathie – Lymphadenitis – Hals-Lymphknoten-Tbc – maligne Lymphome – Lymphknotenmetastasen
– vergrößerte Schilddrüse	– entzündliche oder tumoröse Schilddrüsenerkrankungen – Struma (s. Abb. 58)
– Fistel	– branchiogen – Lymphknotenabszess, Tbc – Aktinomykose – Tularämie – Katzenkratzkrankheit – eingeschmolzene Lymphknotenmetastase
– Druckschmerz am Schildknorpeloberrand	– Neuralgie des N. laryngeus superior
Speicheldrüsen, M. masseter:	
– beidseitig vergrößerte Speicheldrüsen	– meist akute oder chronische Sialadenitis der Gl. parotis – Sialadenose (keine Entzündungszeichen) – Bulimie
– einseitig vergrößerte Speicheldrüse	– Sialolithiasis – pleomorphes Adenom (gut abgrenzbar, verschieblich) – Zystadenolymphom (Warthin-Tumor) – Hämangiom/Lymphangiom (weich, schlecht abgrenzbar, Größenzunahme in Kopftieflage) – Karzinom (schlecht abgrenzbar, nicht verschieblich, Hautrötung, oft Fazialisparese und Halslymphknotenmetastasen)
– beidseitige schmerzlose Schwellung mit Verhärtung beim Zubeißen	– Masseterhypertrophie

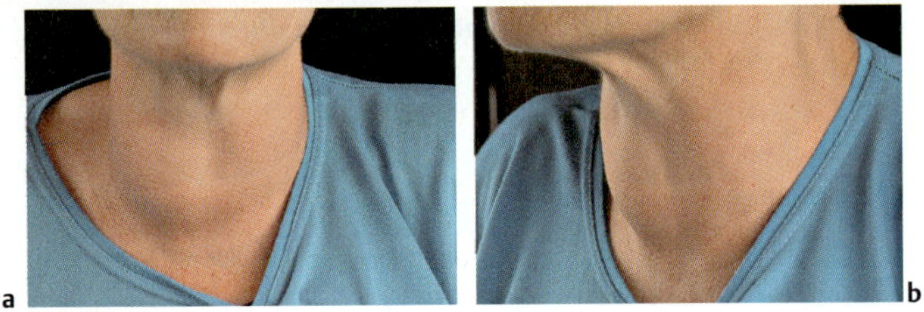

Abb. 58 Struma nodosa; **a** von vorne; **b** von der Seite

Auskultation des Halses

- **Auskultation der A. carotis:** Die Auskultation der A. carotis ist wichtig bei Aortenklappenfehlern, da Geräusche bei diesen Klappenfehlern oft in die A. carotis weitergeleitet werden.
- **Evtl. Auskultation einer Struma:** Hierbei kann ein hörbares Schwirren (durch die stark vermehrte Durchblutung des Gewebes) auf das Vorliegen einer Hyperthyreose hinweisen.

Sekretgewinnung aus Gl. parotis und Gl. submandibularis

- **Ziel:** Beurteilung von exprimiertem Sekret (Art und Menge), ggf. Abstrich.
- **Praktisches Vorgehen:** Mit senkrechtem Mundspatel die Wange von der Zahnreihe abheben und mit der freien Hand die Gl. parotis vom Ohr in Richtung Mundwinkel fest ausstreichen. Mit senkrechtem Mundspatel die Zungenspitze von der Zahnreihe abdrängen und mit der freien flachen Hand den seitlichen Mundboden von hinten nach vorn ausstreichen.

Beispiele klinisch wichtiger Erkrankungen

- **Struma:**
  - *Definition:* Vergrößerung der Schilddrüse, häufigster Befund an der Schilddrüse. Ursache ist meistens Jodmangel.
  - *3 Schweregrade:* Grad 1a: Tastbarer Knoten; Grad 1b: Bei deflektiertem Hals sichtbare Struma; Grad 2: Sichtbare Struma bei normaler Kopfhaltung; Grad 3: Große Struma mit lokalen Stauungs- und Kompressionszeichen.
  - *Komplikationen:* Lokale Verdrängung und Einengung der Trachea mit Stridor, Luftnot; lokale Verdrängung und Einengung des Ösophagus mit Schluckstörungen; Einflussstauung mit gestauten Halsvenen; Änderungen der Schilddrüsenfunktion (s. u.).
- **Änderungen der Schilddrüsenfunktion:**
  - *Schilddrüsenunterfunktionen* (Hypothyreose): Stumpfer Blick, struppiges Haar, raue Stimme (Wolfsstimme), blasse Haut bei Anämie (s. Abb. 59), weitere Symptome s. S. 7.
  - *Schilddrüsenüberfunktionen* (Hyperthyreose): Evtl. auskultierbares Schwirren über der Schilddrüse, s. auch S. 7 und Tab. 23. Oft in einer diffus (Struma diffusa) oder knotig (Struma nodosa) vergrößerten Schilddrüse durch Bildung sog. autonomer Schilddrüsenareale, die nicht mehr dem normalen Regelkreis über TSH unterliegen.

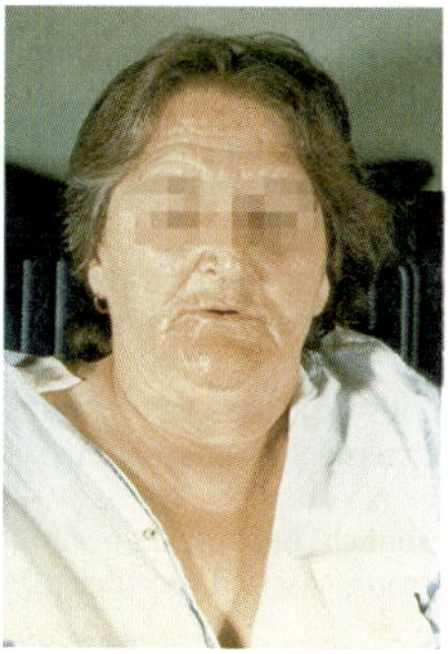

Abb. 59 Blasse teigige Haut bei Hypothyreose und Struma

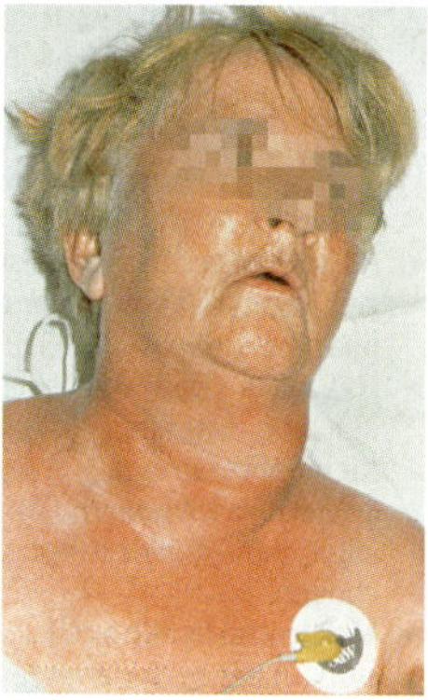

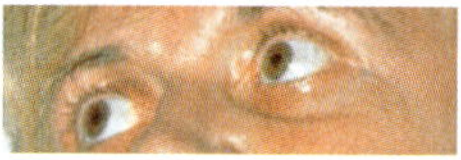

Abb. 60
a Gerötete Halsregion bei Thyreotoxikose bei großer Struma nodosa.
b Exophthalmus bei Hyperthyreose

Tabelle 23 · Besondere Formen der Hyperthyreose und Hinweiszeichen darauf bei der Untersuchung des Kopfes

Form der Hyperthyreose	Erklärung	Befunde im Bereich von Kopf und Hals (weitere Befunde)
Thyreotoxikose	manifeste schwere Überfunktion	– weite Augen – (warme glatte Haut, Angst, Unruhe, Tachykardie)
Morbus Basedow	immunologisch vermittelte Sonderform der Hyperthyreose (die Schilddrüse stimulierende Antikörper können zu nebenstehender Symptomatik führen)	– Exophthalmus als Teil der sog. Merseburger Trias (Struma, Tachykardie, Exophthalmus) s. Abb. 60

- **Erkrankungen der Speicheldrüsen:**
  - *Sialadenitis:* Entzündung (meist Gl. parotis), oft viral, selten bakteriell eitrig, „marantische Parotitis" bei dehydrierten Schwerkranken, bei Sjögren-Syndrom und Sarkoidose (s. S. 153).
  - *Sialolithiasis:* Steinbildung (meist Gl. submandibularis), rezidivierende Schwellung und Schmerzen in zeitlichem Zusammenhang mit der Nahrungsaufnahme.
  - *Speicheldrüsentumoren:*
    - Benigne: Oft pleomorphes Adenom oder Zystadenolymphom.
    - Maligne: Meist lymphogen metastasiertes Karzinom. Oft rasches Wachstum.
- **Erkrankungen der Lymphknoten:**
  - *Lymphknotenhyperplasie:* Beidseitige reaktive Lymphknotenschwellung auf verschiedene Antigene und Allergene, häufig bei Kindern.

- *Lymphadenitis:* Akut bei Tonsillitis, Stomatitis, Dentitio difficilis, EBV, Tbc, AIDS, Borreliose, Toxoplasmose oder chronisch bei älteren Erwachsenen, DD Malignom.
- *Halslymphknoten-Tbc:* Einseitige, oft einschmelzende oder fistelnde Schwellung mit Hautrötung. Meist postprimär oder lymphogen. *Beachte:* Kalkschatten im Röntgen Hals a.-p. und seitlich.

► **Halsabszess:** Gewebseinschmelzung mit Ausbreitung innerhalb der Faszienlogen, submandibulär oder parapharyngeal. Komplikationen: Mediastinitis, Hypopharynx-Larynxödem, Thrombose der V. jugularis.

► **Halszyste (-fistel):** Mediane Halszyste infrahyoidal als Rest des Ductus thyreoglossus. Laterale Halszyste am Vorderrand des M. sternocleidomastoideus als Kiemenbogenrest.

► **Schiefhals** (Synonym: Torticollis): Angeboren, entzündlich (bei Abszess peritonsillar, para- oder retropharyngeal, akuter Lymphadenitis, Mastoiditis) oder psychogen.

► **Mediastinitis:** Komplikation absteigender Entzündung aus Oro- oder Hypopharynx, nach perforierenden Verletzungen der oberen Schluck- und Atemwege; selten auch nach HNO- oder Herzoperationen. Fieber, Schüttelfrost, Schmerzen zwischen den Schulterblättern und retrosternal. Atemnot, Schluckbeschwerden, Luftemphysem der Haut („Knistern").

Ergänzende klinische und apparative Diagnostik

► **Bestimmung der Schilddrüsenhormone oder Entzündungsparameter** (Blutbild, C-reaktives Protein [CRP], Blutsenkungsgeschwindigkeit).

► **Serologie:** Lymphknoten- (Toxoplasmose, Katzenkratzkrankheit, Ebstein-Barr-Virus, Mumpsviren, TPHA) und Speicheldrüsenschwellungen (Mumps, Zytomegalie, Coxsackie-Viren).

► **Röntgen Hals a.-p. und seitlich:** V.a. Prozesse der Wirbelsäule oder der prävertebralen Weichteile, Fremdkörper, Kalkeinlagerungen (Tbc-Lymphknoten), Kalkschatten (Speichelsteine), hier auch Mundboden- oder seitlich schräge Unterkieferaufnahme.

► **Sonographie:** Abklärung pathologischer Palpationsbefunde; Nachweis nicht palpabler Lymphknoten (z. B. bei Kehlkopf- oder Hypopharynxtumor) oder von Speichelsteinen möglich, Ausschluss eines Abszesses.

► **Sialographie:** Beurteilung des Gangsystems nach retrograder Injektion von Kontrastmittel (Konkremente, chronische Entzündung, Tumoren oder Verletzungen).

► **Punktion und Nadelbiopsie:** Diagnostik und Entlastung fluktuierender und solider Hals- und Speicheldrüsenschwellungen. *Beachte:* Bei unklarem Resultat immer offene Biopsie.

6.3 Ohren

Grundlagen

- **Anatomie:**
  - *Äußeres Ohr (Ohrmuschel und äußerer Gehörgang):*
    - Der äußere Gehörgang hat einen äußeren knorpeligen und einen inneren knöchernen Anteil und ist S-förmig gekrümmt. Er kann bei Otoskopie und Ohrspülung durch Zug an der Ohrmuschel nach hinten oben gestreckt werden.
    - Die knöcherne Gehörgangswand grenzt hinten oben an das Antrum mastoideum (kann sich bei Mastoiditis absenken!), hinten unten verläuft in der Gehörgangswand der Nervus facialis (VII. Hirnnerv).
    - Vorn grenzt die Gehörgangswand an Kiefergelenk und Gl. parotis.
    - Der Lymphabfluss erfolgt über die retro- und präaurikulären sowie die Halslymphknoten.
    - Das äußere Ohr wird sensibel versorgt durch Äste der Hirnnerven N. trigeminus (V3), N. facialis (VII) und N. vagus (X) (→ Hustenreiz durch Ohrtrichter!) sowie des Zervikalplexus.
  - *Mittelohr:*
    - Das Trommelfell ist oberhalb des Hammers nur 2- (Pars flaccida), unterhalb 3-schichtig (Pars tensa) und schließt den Gehörgang schräg zur Paukenhöhle ab. Der untere Teil des Trommelfells liegt mehr medial, der obere mehr lateral.
    - Die Paukenhöhle besteht aus Hypotympanon (unten), Mesotympanon (Mitte) und Epitympanon (oben). Die Paukenhöhle enthält die Gehörknöchelchen Hammer, Amboss und Steigbügel. Der Hammer hängt mit seinem Griff am Trommelfell und steht in Verbindung mit dem Amboss, der Amboss ist mit dem Steigbügel verbunden, der wiederum im ovalen Fenster des Innenohrvorhofs mündet. Die Paukenhöhle enthält Luft und ist über die Tuba auditiva (Eustachi-Röhre) mit dem Nasopharynx verbunden. Postnatal entwickeln sich in Abhängigkeit von der Funktionstüchtigkeit der Tuba auditiva zusätzliche pneumatische Räume im Felsenbein (Mastoid etc.).
    - ▫ ***Beachte:*** Hammerkopf und Ambosskörper liegen im Epitympanon und engen die Belüftungswege ein. Die engen Beziehungen des Mittelohres zum Innenohr, zur Schädelbasis, zum Sinus sigmoideus und zum N. VII prädestinieren zu Komplikationen bei Mittelohrentzündungen.
  - *Innenohr (Labyrinth aus Schnecke, Vorhof und Bogengängen)*: Das knöcherne umgibt das häutige Labyrinth, zwischen beiden befindet sich der Perilymphraum, der mit dem Subarachnoidalraum kommuniziert. Mit dem Mittelohr ist das Innenohr über das ovale Fenster des Vorhofes verbunden. Nach vorn geht der Vorhof in die Schnecke über, an der Rückwand münden die Bogengänge.
- **Physiologie:**
  - Das äußere Ohr dient dem Heranführen des Schalls, das Mittelohr der Verstärkung des Schalles, das Innenohr der Umwandlung der Schallwellen in Nervenimpulse. Binnenohrmuskeln dämpfen die Schwingungen der Gehörknöchelchenkette (Stapediusreflex).
  - Tubenfunktion: Belüftung des Mittelohres. Das Tubenostium öffnet sich beim Schlucken oder Gähnen oder wenn Luft in die Ohren geblasen wird.
- **Technische Voraussetzungen:** Geeignete Lichtquelle (z. B. mattierte 60-Watt-Birne und Stirnspiegel), Ohrtrichter oder Otoskop (Ohrtrichter günstiger, z. B. bei Zerumenentfernung!), Stimmgabel (440 oder 512 Hz), Hörschlauch (dünner

Silikonschlauch mit 2 Gehörgangsoliven), Leuchtbrille nach Frenzel (15 Dioptrien verhindern Fixation!).

- **Untersuchungsposition:** Der Arzt sitzt dem Patienten mit geschlossenen Beinen aufrecht gegenüber und hält die Beine **links** vom Patienten. Lichtquelle auf der **linken** Seite des Untersuchers etwa in Höhe der Schläfen. Blick mit dem **linken** Auge durch den Stirnspiegel („3L-Regel"). Das Licht wird mit dem Stirnspiegel eingefangen und fokussiert.

Anamnese

- **Ohr (inkl. Gleichgewichtsorgan):**
  - Schmerzen?
  - Ausfluss? Wässrig, fadenziehend, eitrig, blutig, fötide (= übelriechend)?
  - Schwerhörigkeit? Seit wann? Plötzlich oder langsam aufgetreten?
  - Schwindel? Gleichgewichtsstörungen? Gangunsicherheit?
    - Anfallsweise oder dauernd? Erstes Auftreten? Dauer? Häufigkeit? Abhängig von Tageszeit, Tätigkeit, Kopfbewegungen, Lagen?
    - Dreh-, Schwank- oder Liftschwindel? Schwarzwerden vor Augen? Übelkeit, Erbrechen, Kopfschmerz, Schweißausbruch, Herzrasen, Sehstörungen?
    - Schlaf- oder Beruhigungsmittel, Alkohol, Nikotin, Drogen, berufliche Noxen?
    - Kopfverletzungen, Erkrankungen der HWS?
    - Neurologische Erkrankungen? Bluthochdruck? Allergie? Stoffwechselerkrankungen? Venerische Erkrankungen?
  - Ohrdruck, Ohrensausen (im Schwindelanfall verstärkt?)?
  - Autophonie (= Widerhall der eigenen Stimme)?
  - Bekannte Ohrerkrankungen? Familiäre Schwerhörigkeit?
- **N. facialis:**
  - Plötzliches oder langsames Einsetzen von Lähmungen?
  - Ohrenschmerzen, Mittelohrentzündung?
  - Geschmacksstörungen? Tränenträufeln?
  - Schwerhörigkeit? Hypakusis? Ohrensausen? Schwindel?
  - Mittelohr- oder neurochirurgische Operationen?
  - Schädeltrauma (Lähmung sofort oder verzögert aufgetreten)?
  - Virale (Herpes, FSME) oder bakterielle Infekte (Borrelien)?
  - Neurologische Grunderkrankungen? Apoplex?

Inspektion und Palpation

- **Ziel:** Beurteilung der Oberfläche und Form von Ohrmuschel und Mastoid, Feststellung von Zug-, Klopf- oder Druckschmerz, Schwellung oder Fluktuation.
- **Praktisches Vorgehen:** Zug an der Ohrmuschel, Druck auf den Tragus, Klopfen auf das Mastoid (s. Abb. 54), Palpation von Jochbogen, Kiefergelenk und Parotis.
- **Normalbefunde:**
  - *Ohrmuschel:* Reizlos, nicht abstehend, kein Tragusdruckschmerz/Ohrmuschelzugschmerz.
  - *Planum mastoideum (retroaurikulär):* Keine Schwellung oder Rötung, kein Druck- oder Klopfschmerz.
- **Pathologische Befunde und mögliche Ursachen:** s. Tab. 24.

Tabelle 24 · Pathologische Befunde bei Inspektion und Palpation des Ohres und mögliche Ursachen

Befund	denken an
Ohrmuschel:	
– abstehende Ohrmuschel	– Fehlstellung – mangelnde Ausbildung der Anthelix/Missbildungen – Mastoiditis
– Tragusdruckschmerz	– Otitis externa; *Beachte:* Nicht bei Otitis media!
– Rötung und Schwellung	– Ohrmuschelerysipel, Perichondritis (Ohrmuschel nicht befallen) – Othämatom, Otserom
– schuppende Haut, wässrige Sekretion, Bläschen	– Ohrmuschelekzem – Zoster oticus (s. Abb. 61)
– Granulationen und Tumoren	– Basaliom – Plattenepithelkarzinom – malignes Melanom – Atherom (= Zyste der Epidermis im Bereich der Haarfollikel mit unterschiedlicher Ätiologie) – Chondrodermatitis nodularis helicis chronica (= schmerzhafte Knötchen am Helixrand!) – Gichttophi
Planum mastoideum (retroaurikulär):	
– Schwellung, Rötung, Druckschmerz	– Mastoiditis (Beklopfen des Mastoids, s. Abb. 54)

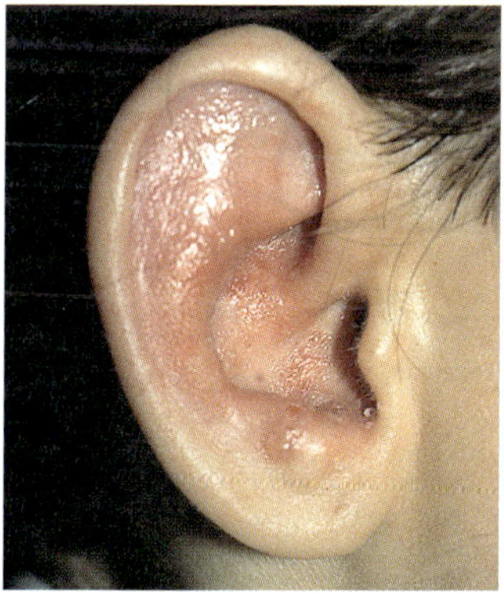

a

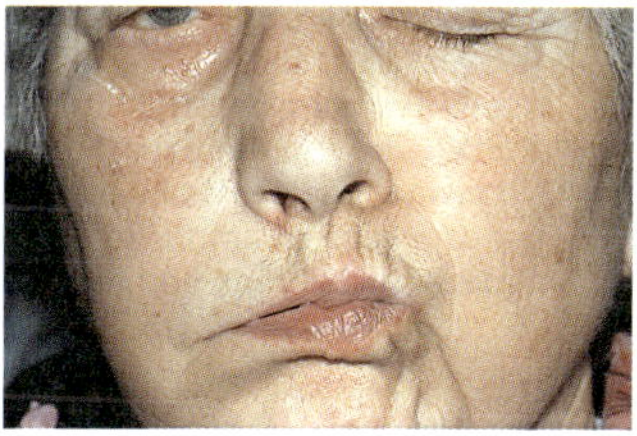

b

Abb. 61 Zoster Oticus **a** mit peripherer Fazialisparese (Komplikation) **b**

Otoskopie

- **Ziel:** Beurteilung von Gehörgang und Trommelfell.
- **Praktisches Vorgehen:** Bei Untersuchung des rechten Ohres mit Mittel- und Ringfinger der linken Hand die Ohrmuschel nach hinten oben ziehen, mit Daumen und Zeigefinger den Ohrtrichter in den Gehörgang einführen und dort halten (s. Abb. 62a). Anschließend mit dem Mittelfinger der linken Hand die Ohrmuschel nach oben halten und mit der rechten Hand den Kopf des Patienten vom Scheitel her so drehen, dass das Trommelfell gut überblickt werden kann. Bei Untersuchung des linken Ohres (s. Abb. 62b) mit Daumen und Zeigefinger der rechten Hand die Ohrmuschel nach hinten oben ziehen, Daumen und Zeigefinger der linken Hand führen den Ohrtrichter ein.

a 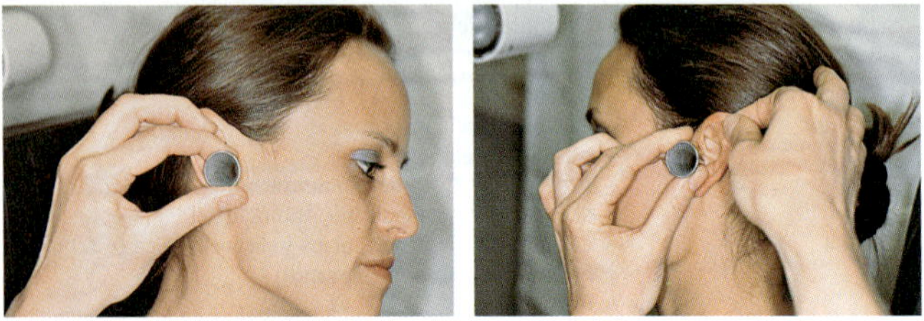 b

Abb. 62 Otoskopie; **a** Untersuchungstechnik des rechten Ohres; **b** Untersuchungstechnik des linken Ohres

- **Normalbefunde:**
  - *Gehörgang:* Weit, frei, reizlos, keine Sekretion.
  - *Trommelfell* (s. Abb. 63) *und Mittelohr*: Intakt, angedeutet konkav (aber nicht retrahiert), transparent, perlmuttgrau, Lichtreflex im vorderen unteren Quadranten (dreieckförmig zum Trommelfellrand ziehend), hinter dem Trommelfell etwa mittig der Umbo und nach oben ziehend scheint der Hammergriff mit dem kurzen Hammerfortsatz durch, Pauke lufthaltig.
- **Pathologische Befunde und mögliche Ursachen:** s. Tab. 25.

Tabelle 25 · Pathologische Befunde und mögliche Ursachen bei der Otoskopie

Befunde	denken an
Gehörgang:	
– Einengungen	– Zerumen – Fremdkörper – Exostosen – chronische Otitis (Polypen) – Malignom – Otitis externa – Mastoiditis (Senkung der hinteren Gehörgangswand) – Frakturen (Stufenbildung)

Fortsetzung →

Tabelle 25 · Fortsetzung von Seite 84

Befunde	denken an
– Hautschuppen, wässrige Sekretion, Bläschen, Rötung	– Gehörgangsekzem – Zoster oticus
– Rötung oder Pilzrasen	– Otitis externa
– Sekretion:	
• schleimig	– chronische Otitis media – Tumor
• eitrig	– akute Otitis media
• blutig	– Grippeotitis – Felsenbeinfraktur – Tumor
• fötide (= übel riechend)	– Cholesteatom (s. Abb. 64) – Otitis externa
Trommelfell:	
– Retraktion, aufgehobener Lichtreflex	– Belüftungsstörungen
– Verfärbungen, Luftbläschen/Flüssigkeitsspiegel:	
• gelblich oder milchig	– Paukenerguss
• bläulich	– Hämatotympanum/ Felsenbeinfraktur
• rötlich, pulsierend	– Glomustumor
– Verdickung, Rötung, Bläschen oder Pilzrasen	– Myringitis (= Trommelfellentzündung) – Grippeotitis (viral)
– Narben oder Kalkeinlagerungen	– nach Entzündungen und Trommelfelldefekten
– Trommelfelldefekt:	
• zentral (Limbus des Trommelfells erhalten)	– Schleimhauteiterung oder nach Traumata
• randständig (Limbus einbezogen)	– Cholesteatom (s. Abb. 64)

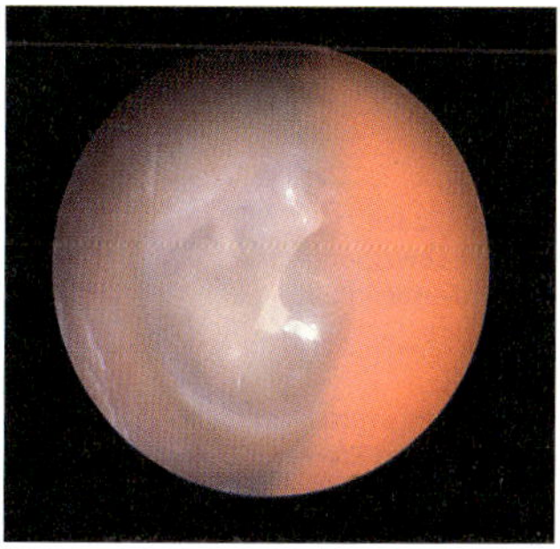

Abb. 63 Normales Trommelfell

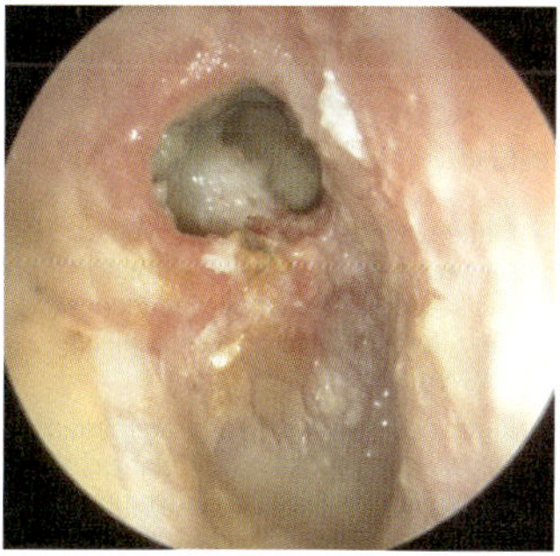

Abb. 64 Cholesteatom

Tubenfunktionsprüfung (Valsalva-Versuch)

- **Ziel:** Prüfung der Tubendurchgängigkeit durch Drucksteigerung im Mittelohr.
- **Praktisches Vorgehen:** Nase zuhalten und Luft in die Ohren blasen, bis es knackt. Bei freier Tubendurchgängigkeit kann die Drucksteigerung im Mittelohr entweder otoskopisch anhand einer Vorwölbung des Trommelfells erkannt oder – sicherer – mit einem Hörschlauch akustisch registriert werden. Hierzu eine Olive des Hörschlauches in den Gehörgang des Prüfohrs, die andere in den Gehörgang des Untersuchers stecken.

Orientierende Audiometrie

- **Ziel:** Beurteilung einer Hörstörung hinsichtlich des Entstehungsortes (Mittelohr/ Innenohr) und des Ausmaßes.
- **Praktisches Vorgehen:**
  - *Versuch nach Weber (binauraler Vergleich der Knochenleitung):* Stimmgabel auf dem Handballen oder dem Knie anschlagen und auf Scheitel, Stirnmitte oder Nase aufsetzen und fragen, wo der Patient den Ton hört: In der Mitte oder im ganzen Kopf → normales Hörvermögen oder symmetrische Schwerhörigkeit, lateralisiert → einseitige oder einseitig stärker ausgeprägte Schwerhörigkeit.
  - *Versuch nach Rinne (monauraler Vergleich von Luft- und Knochenleitung):* Stimmgabel anschlagen, abwechselnd vor den Gehörgangseingang und auf das Mastoid halten und fragen, wo der Ton lauter ist: Gleich stark oder vor dem Gehörgangseingang lauter → Rinne positiv, auf dem Mastoid lauter → Rinne negativ. Alternativ: Klingende Stimmgabel auf das Mastoid aufsetzen, bis der Ton vom Patienten nicht mehr gehört wird, anschließend Stimmgabel vor den Gehörgang halten und fragen, ob der Ton wieder gehört wird → Rinne positiv.
  - *Hörweitenprüfung im störschallarmen Raum:* Der Patient wendet sein Prüfohr dem Untersucher zu (Ausschalten der Ablesemöglichkeiten) und vertäubt dieses durch Schütteln des Zeigefingers im Gehörgang, währenddessen in definiertem Abstand (6 m und weniger) 4-silbige Zahlworte in Umgangs- und Flüstersprachenlautstärke vorgesprochen werden.
- **Normalbefunde:** Weber mittig, Rinne positiv (Luftleitung > Knochenleitung), Hörweite 6 m.
- **Pathologische Befunde und mögliche Ursachen:** s. Tab. 26.

Tabelle 26 · Pathologische Befunde und mögliche Ursachen bei der orientierenden Audiometrie (US = Umgangssprache, FS = Flüstersprache)

Befund	denken an
– Rinne beidseits positiv und Weber lateralisiert = einseitige oder einseitig stärker ausgeprägte Schallempfindungsstörung (Innenohr- oder retrocochleäre Schwerhörigkeit)	– Lärmschaden – Altersschwerhörigkeit – Akustikusneurinom – Hörsturz
– Rinne negativ (und Weber lateralisiert) = Schallleitungsstörung (Mittelohrschwerhörigkeit) auf Rinne negativem(n) Ohr(en)	– Gehörgangsverschluss – Schaden am Trommelfell-Gehörknöchelchen-Apparat – Paukenerguss – Otitis media

Fortsetzung →

Tabelle 26 · Fortsetzung von Seite 86

Befund	denken an
– Hörweite US = 1–4 m und FS = 0,5 m	– mittelgradige Schwerhörigkeit
– Hörweite US = < 0,25m	– an Taubheit grenzend
– subjektive Ohrgeräusche (nur vom Patienten wahrnehmbar)	– Gehörgangsverschluss – Paukenerguss – Otitis media – Otosklerose – Tumoren in Gehörgang und Mittelohr – Innenohrschwerhörigkeit – Akustikusneurinom – Hypertonie – Anämie – vom Kiefergelenk ausgehend – vertebragen
– objektivierbare Ohrgeräusche	– Glomustumor – klaffende Tube – Muskelkloni (Gaumen-, Tuben-, Binnenohrmuskeln) – Aneurysma der großen Hals- und Hirngefäße – Karotisstenose

Beachte: Eine kombinierte Schwerhörigkeit (Schallleitungs- und Schallempfindungsstörung) ist z. B. möglich bei Otitis media mit Innenohrbeteiligung und bei Otosklerose

Orientierende Gleichgewichtsprüfungen im abgedunkelten Raum

- **Ziel:** Ausschluss oder Beurteilung einer peripher vestibulären Störung durch Nachweis pathologischer Nystagmen und durch Richtungsabweichen bei den Koordinationsprüfungen. Nystagmen sind unfreiwillige Augenbewegungen mit langsamer und schneller Komponente und werden nach der schnellen Rückstellphase bezeichnet.
- **Praktisches Vorgehen:**
  - *Untersuchung auf Spontannystagmus ohne und mit Leuchtbrille:* Prüfung der 5 Hauptblickrichtungen, indem man den Patienten auffordert, mit den Augen dem Finger des Untersuchers zu folgen. Da ein Nystagmus manchmal durch Fixation unterdrückt werden kann, anschließend Ausschluss von Nystagmen unter der Leuchtbrille (= Frenzelbrille).

  Beachte: Bei > 30° Blickwendung tritt der physiologische Endstellnystagmus auf.
  - *Untersuchung auf Provokationsnystagmus:* Jeweils beobachten, ob unter der Leuchtbrille Nystagmen nachweisbar sind:
    - Kopfschüttelnystagmus: Der Patient soll den Kopf völlig entspannt halten. Der Untersucher schüttelt den Kopf mindestens 5-mal in horizontaler Richtung.
    - Lagerungsprüfung (reizt Vestibularorgane, HWS, Blut- und Liquorzirkulation): Der Patient sitzt auf der Untersuchungsliege. Den Kopf des Patienten mit Leuchtbrille vor den Augen halten. Den Oberkörper abrupt wechselnd in eine Rückenlage und eine sitzende Position lagern. In jeder neuen Position beobachten, ob nach der Lagerung Nystagmus auftritt. Positionen: 1.

Patient sitzt; 2. Patient liegt auf dem Rücken, Kopfhängelage; 3. Patient sitzt, Kopf gerade; 4. Patient sitzt, Kopf rechts gedreht; 5. Patient liegt, Kopf rechts gedreht; 6. Patient sitzt wieder, Kopf rechts gedreht; 7. Patient sitzt, Kopf links gedreht; 8. Patient liegt, Kopf links gedreht; 9. Patient sitzt wieder, Kopf links gedreht.

- Lageprüfung (beeinflusst Liquordruck, Hirndurchblutung und Otolithenapparat): Patient liegt in Rückenlage und nimmt **langsam wechselnd** (mindestens 60 Sek./Lage) die rechte Seitenlage, die Ausgangsposition, die linke Seitenlage und eine Kopfhängelage ein. Typische Lagerungsnystagmen halten mindestens 30 Sek. an.

– *Koordinationsprüfungen* (vestibulospinale Reflexe): Feststellung von Instabilität beim Romberg-Versuch, Unterberger-Tretversuch, Blindgang, etc. (s. Neurologie S. 366).

► **Normalbefunde:** Keine Spontan-, keine Provokationsnystagmen, kein Schwindel. Koordinationsprüfungen unauffällig.

► **Pathologische Befunde und mögliche Ursachen:** s. Tab. 27.

Tabelle 27 · Pathologische Befunde und mögliche Ursachen bei der Gleichgewichtsprüfung

Befund	denken an
– Spontannystagmus	– vestibulärer Schaden – Alkoholgenuss – toxischer Schaden
Schwindel mit Spontan- oder Kopfschüttelnystagmus:	
– bei gerichteter Instabilität, Horizontalnystagmus mit Verstärkung durch Kopfschütteln und gleichzeitiger thermischer Unter- oder Nichterregbarkeit eines Vestibularorgans	– peripher vestibulärer Schaden wahrscheinlich: Neuropathia vestibularis, M. Ménière, Hörsturz mit Labyrinthbeteiligung oder Felsenbeinfraktur
– bei ungerichteter Instabilität und rotatorischen oder vertikalen Nystagmen	– zentrale Beteiligung
Schwindel mit Lagenystagmus:	
– richtungsbestimmte Nystagmen	– periphere und/oder zentrale vestibuläre Störung
– richtungswechselnde Nystagmen	– zentrale Störung

Orientierende Funktionsprüfung des N. facialis (s. auch S. 354)

► **Praktisches Vorgehen:** Beurteilung von Gesichtssymmetrie, Stirnrunzeln, Augenschluss (Lidschlussdefizit in mm, Bell-Phänomen), Öffnen und Schließen der Augen gegen Widerstand, Nase rümpfen, Pfeifen, Zähne zeigen (Anzahl der am Oberkiefer sichtbaren Zähne).

► **Normalbefund:** Seitengleich gute Motorik der mimischen Muskulatur.

► **Pathologische Befunde und mögliche Ursachen:**
- *Befund:* Periphere Fazialisparese.
- Mögliche Ursachen: Idiopathisch, Otitis media, Zoster oticus, Tumor in der Glandula parotis oder im Kleinhirnbrückenwinkel, Felsenbeinfraktur, selten

postoperativ nach Mittelohr- oder Parotis-OP, angeboren, Melkersson-Rosenthal-Syndrom (rezidivierend, Cheilitis, Faltenzunge, Lippenödem).

Beachte: Bei zentraler Parese Stirnmotilität auf gelähmter Seite erhalten.

Beispiele klinisch wichtiger Erkrankungen

- **Otitis externa:**
  - *Definition:* Bakterielle (häufig Pseudomonas), mykotische oder allergische Entzündung des äußeren Gehörganges, evtl. Trommelfellbeteiligung (Myringitis). Gehörgangsfurunkel: Staphylokokkeninfektion der Haarbälge.
  - *Ursachen:* Nach Mikrotraumen (Wattestäbchen), durch Haarwaschmittel, bei Gehörgangsexostosen, nach Schwimmbadbesuch, bei chronisch eitriger Mittelohrentzündung, Gehörgangsekzem.
  - *Symptome:* Juckreiz, starke Schmerzen, Zuschwellen des Gehörganges, Tragusdruckschmerz, Ohrmuschelzugschmerz, evtl. Schallleitungsstörung, fötide Sekretion.
- **Gehörgangsexostosen:** Knöcherne Neubildung, gehäuft bei Wassersportlern. Gefahr einer rezidivierenden Otitis externa infolge gestörten Selbstreinigungsmechanismus.
- **Tubenfunktionsstörung:**
  - Trommelfellretraktion bei Unterdruck in der Pauke und Schleimhautschwellungen sowie -sekretion (Seromukotympanon) durch Tubenverlegung bei Rhinosinusitis, Polyposis nasi, Adenoiden, Tumor im Nasopharynx oder in der Nase.
  - Ständig offene Tube nach Gewichtsreduktion, Adenotomie, Tonsillektomie oder hormonellen Veränderungen (Kontrazeptiva). Druckgefühl im Ohr und lästiges Hören der eigenen Sprache über die Tube (Autophonie).
- **Seromukotympanum (Paukenerguss):** Sekretbildung im Mittelohr bei Tubenfunktionsstörung. Bei Kindern ist meist eine große Rachenmandel die Ursache, bei Erwachsenen evtl. ein Tumor; auch bei Allergie, Rhinosinusitis, M. Wegener etc.
- **Otitis media:**
  - *Akute:* Meist über den Nasopharynx fortgeleitete eitrige Entzündung der oberen Atemwege. Bei Kindern häufig große Adenoide und chronische Infekte als Ursache. Reduzierter Allgemeinzustand, stechende Ohrschmerzen, Hörverlust, bei Kleinkindern häufig uncharakteristische Begleitsymptome. Rotes Trommelfell. Grippeotitis: Viral bedingt.
  - *Chronische:* Schubweise verlaufende Schleimhauteiterung bei persistierender Trommelfellperforation. Häufig bei Tubenfunktionsstörungen oder chronischer Sinusitis.
  - *Cholesteatom:* Knochendestruktion als Folge des Einwachsens von Plattenepithel über einen randständigen Trommelfelldefekt oder durch eine Trommelfellretraktion in die Mittelohrräume.
  - *Akute Mastoiditis:* Komplikation jeder Form der Otitis media, teigige hochschmerzhafte retroaurikuläre Schwellung mit abstehender Ohrmuschel, Müdigkeit, Leukozytose, Schwerhörigkeit, Absenkung der hinteren Gehörgangswand, später Eiterdurchbruch unter das Periost des Planum mastoideum (Subperiostalabszess) mit fluktuierender retroaurikulärer Schwellung und Hautrötung.

  Beachte: Komplikationen wie Labyrinthitis, Hirnabszess, Fazialisparese sind durch die engen Beziehungen des Mittelohrs zum Innenohr, zur Schädelbasis, zum Sinus sigmoideus und zum N. VII möglich.
- **Otosklerose:** Entzündungsähnlicher Sklerosierungsprozess im Bereich von Steigbügelfußplatte, rundem Fenster, Promontorium, Cochlea. Sich langsam ent-

wickelnde Schallleitungsstörung oder kombinierte Schwerhörigkeit, manchmal Ohrgeräusche.

- **Hörsturz:** Meist einseitige plötzlich auftretende Schallempfindungsstörung ohne erkennbare Ursache, häufig begleitet von Ohrgeräuschen und/oder Druckgefühl im Ohr, seltener mit subjektivem Schwindel. *Cave:* Ausschlussdiagnose!
- **Akute peripher vestibuläre Funktionsstörung (Neuropathia vestibularis):** Fraglich durch Mikrozirkulationsstörungen, eher durch neurotrope Viren, selten Borrelien. Heftiger gerichteter Drehschwindel, Übelkeit und Erbrechen ohne cochleäre Symptomatik.
- **Benigner paroxysmaler Lagerungsschwindel:** Otolithenstörung. Durch Lagerung provozierbarer reproduzierbarer Drehschwindelanfall mit horizontal-rotatorischen, meist nach unten schlagenden Nystagmen über max. 60 Sek. und Crescendo-Decrescendo-Charakter. Thermische Erregbarkeit der Vestibularorgane und neurologisch unauffällig.
- **M. Menière:** Rezidivierender Endolymphhydrops durch Resorptionsstörung der Endolymphe. Drehschwindelattacken, fluktuierendes Gehör, Tinnitus, Druckgefühl im Ohr.
- **Idiopathische Fazialisparese:** Meist einseitig, peripher inkomplett oder komplett, oft bei Abwehrschwäche. Falls Otoskopie, orientierende Audiometrie (s. S. 86), Schirmer-Test (s. S. 122) und Schmeckprüfung (s. S. 96) unauffällig, an extratympanale Ursachen denken (Parotis, Mastoid). Weiteres s. Neurologie S. 355.

Ergänzende klinische und apparative Diagnostik

- **Bildgebende Verfahren:**
  - *Röntgen:* Beurteilung der Belüftung des Mastoids, Nachweis von Felsenbein- und Kiefergelenksfrakturen.
  - *Computertomographie:* Diagnostik von Felsenbeinfrakturen und Tumoren, obligat vor Cochleaimplantationen und bei Mittelohrmissbildungen.
  - *Magnetresonanztomographie:* Goldstandard zur Diagnose von Kleinhirnbrückenwinkeltumoren und Erkrankungen der Innenohrräume.
- **Subjektive Hörprüfungsmethoden:**
  - *Tonschwellenaudiometrie (Reintonaudiometrie):* Bestimmung des relativen Hörverlusts für Sinustöne in dB im Vergleich zu Normalhörenden; getrennte Prüfung der Hörschwelle für Luft- und Knochenleitung.
  - *Sprachaudiometrie:* Prüfung der Diskriminationsfähigkeit von Zahlen und Einsilbern zur Bestimmung des sozialen Hörvermögens. Zusammen mit der Hörweitenprüfung Bestimmung des Hörverlustes in Prozent und der Minderung der Erwerbsfähigkeit möglich.
- **Objektive Hörprüfungsmethoden** (unabhängig von der Mitarbeit des Patienten):
  - *Impedanzmessungen:* Tympanometrie und Stapediusreflexprüfung. Prüfung der Mittelohrfunktion, Eingrenzung der Hörschwelle und Topodiagnostik der Fazialisparese.
  - *Otoakustische Emissionen:* Messung akustischer Signale, die von den äußeren Haarzellen abgegeben werden, sofern der Hörverlust höchstens 30 dB ist. Screening zur Früherkennung kindlicher Hörstörungen, Verlaufskontrolle bei cochleärer Schwerhörigkeit (unter ototoxischen Medikamenten) und bei V.a. Simulation.
  - *Elektrische Reaktionsaudiometrie (ERA):* Filterung akustisch evozierter Potenziale aus dem EEG. Hörschwellenobjektivierung und Ausschluss retrocochleärer Schwerhörigkeit.

- **Gleichgewichtsprüfungen:**
  - Im abgedunkelten Raum mit der Frenzel-Leuchtbrille, falls möglich elektronystagmographisch (ENG) objektivieren.
  - Seitengetrennte thermische Erregbarkeitsprüfung der Innenohrvestibularorgane durch Spülung der Gehörgänge mit Wasser: Spülung heiß (44° C) → Nystagmus zum Testohr, Spülung kalt (30° C) → Nystagmus zum Gegenohr; Auszählen der Nystagmen/Min.
- **Topodiagnostik bei Fazialisparese:** Schmeckprüfung (s. S. 96) und Schirmer-Test (s. S. 122). Inspektion und Palpation des Ohres (Zoster oticus, Otitis media, Felsenbeinfraktur/-tumor), Tonaudiometrie, Impedanzmessungen und ERA. Virusserologie. Neurologische und internistische Untersuchung. Ausschluss eines Parotistumors durch bimanuelle Palpation, B-Sonographie und ggf. MRT.

6.4 Nase und Nasennebenhöhlen

Grundlagen

- **Anatomie:**
  - Nasengerüst und Nasenboden/Hartgaumen umgeben den Nasenvorhof und die Nasenhaupthöhle. Der Nasenvorhof ist von Haut und Haaren ausgekleidet, die Nasenhaupthöhle von Schleimhaut.
  - Das Nasenloch liegt tiefer als der Nasenboden.
  - Im vorderen Septumabschnitt liegt der Locus Kiesselbachi, ein oberflächliches Gefäßgeflecht und die häufigste Quelle von Nasenbluten.
  - Die laterale Nasenwand trägt die Nasenmuscheln, unter denen die Ausführungsgänge der Nasennebenhöhlen und der Tränennasenkanal münden: Unten der Ductus nasolacrimalis, in der Mitte Stirnhöhle, vordere Siebbeinzellen und Kieferhöhle, oben die hinteren Siebbeinzellen.
  - Das Ostium der Keilbeinhöhle liegt am Hinterrand der oberen Muschel neben dem Nasenseptum.
  - Alle Nasennebenhöhlen grenzen an die Orbita bzw. den N. opticus und alle außer der Kieferhöhle auch an die Schädelbasis. Die Wände der Keilbeinhöhle liegen in sehr enger Beziehung zur A. carotis interna.
  - Das Nasennebenhöhlensystem ist erst im 12.–14. Lebensjahr ausgereift, vor dem 4. Lebensjahr sind die Sinus frontales und sphenoidales wenig entwickelt, lediglich das Siebbeinzellsystem ist ausreichend pneumatisiert (bei Kleinkindern meist Sinusitis ethmoidalis!).
- **Physiologie:**
  - *Ventilation:* Die Nase reinigt, erwärmt und feuchtet die Atemluft an. Bei behinderter Nasenluftpassage kommt es zur Austrocknung, Reizung und Entzündung der Schleimhaut der übrigen Atemwege! Die Regulation der Luftpassage erfolgt reflektorisch, durch Entzündung, hormonell, durch mechanische, thermische und chemische Reize.
  - *Riech- (und Schmeck-)Vermögen:* Abhängig von der Funktionstüchtigkeit und der Erreichbarkeit der Riechsinneszellen am Dach jeder Nasenhaupthöhle für Geruchsmoleküle. Ungeübte können etwa 20 verschiedene Gerüche unterscheiden. Um die Qualität der meisten Speisen wahrzunehmen, ist der Mensch auf sein Riechvermögen angewiesen, da mit Zunge und Weichgaumen nur 4 Geschmacksqualitäten unterschieden werden!
  - *Lautbildung:* Nase und Nasennebenhöhlen sind Resonanzraum.

- **Technische Voraussetzungen:** Geeignete Lichtquelle (mattierte 60-Watt-Birne und Stirnspiegel oder Kaltlichtquelle), Nasenspekulum, abschwellendes Nasenspray (Naphazolin oder Xylometazolin).
- **Untersuchungsposition:** s. Untersuchung der Ohren S. 82.

Anamnese

- **Nase:**
  - Nasenatmungsbehinderung, ein- oder beidseitig, morgendliche Mundtrockenheit, „rauer Hals"?
  - Schmerzen? Niesreiz?
  - Sekretion (wässrig, schleimig, eitrig)? Blutung?
  - Riechstörung?
  - Trockenheitsgefühl? Krustenbildung? Foetor?
  - Allergie?
  - Tränen der Augen?
  - Nächtliches Schnarchen, nächtliche Atemaussetzer?
- **Nasennebenhöhlen:**
  - Halbseitengesichtsschmerz? Schmerzen in der Schädelmitte (Keilbeinhöhle) Stirn- oder Schläfenschmerz?
  - Kopf- oder Gesichtsschmerz beim Vornüberbeugen, bei Lagewechsel?
  - Rötungen der Augen, Schwellung der Unterlider (v.a. morgens) und/oder einer Wange?
  - Druckgefühl hinter den Augen?
  - Eitriger Abfluss in den Rachen, v.a. im Liegen?
  - Eitriger oder blutiger Ausfluss aus der Nase, behinderte Nasenatmung?
  - Rötung und/oder Schwellung Oberkiefer?
  - Oberkieferzahnschmerzen? Druckgefühl über der Kieferhöhlenregion?
  - Resonanzarme Stimme?

Inspektion und Palpation

- **Ziel:**
  - Beurteilung von Nasenumgebung, äußerer Nase und Naseneingang (Entzündungszeichen, Deformitäten, Hämatome, Tumoren).
  - Feststellung von schmerzhaften und schmerzlosen Schwellungen, Fluktuationen, Klopfempfindlichkeit über Stirn- oder Kieferhöhle, Druckempfindlichkeit über Nervenaustrittspunkten V1 und V2 oder Druckschmerz über der V. angularis.
  - Nach Trauma Beurteilung von Lidemphysemen, Hämatomen, Dislokation und/oder Krepitation im Bereich von Nasengerüst, Orbitarand, Jochbein/-bogen und Oberkiefer.
- **Praktisches Vorgehen:**
  - Inspektion von Lidern (Ödeme, Hämatome), Bulbusstellung und -motilität, Tränensekretion, äußerer Nase, Naseneingang, Kieferokklusion, Mundöffnungsfähigkeit.
  - Palpation von Lidern (Emphysem), Orbitarändern und Jochbögen, Nasengerüst, V. angularis, Nervenaustrittspunkten V1 und V2, Klopfen über Stirn- und Kieferhöhlen.
- **Normalbefunde:** Reizlose Nasenumgebung, keine Druck- oder Klopfempfindlichkeit über Stirn- und Kieferhöhlen, Nervenaustrittspunkte V1/V2 und V. angularis indolent.
- **Pathologische Befunde und mögliche Ursachen:** s. Tab. 28.

Tabelle 28 · Pathologische Befunde und mögliche Ursachen bei Inspektion und Palpation der Nase

Befund	denken an
Nasenumgebung:	
– Schwellung oder Rötung der Wange(n)	– Nasennebenhöhlentumor – Erysipel – Phlegmone
– Schwellung oder Rötung der Lider	– Komplikation einer Sinusitis (s. Abb. 65)
– Klopfempfindlichkeit und Druckschmerz über Stirn- und Kieferhöhlen, über Nervenaustrittspunkten V1 und V2	– Sinusitis
– Druckschmerz über V. angularis	– fortgeleiteter Nasenfurunkel
– Stufenbildung des Orbitarandes und/oder Jochbeines/-bogens, Luftemphysem, Schubladenphänomen (mobiler Oberkiefer), Sensibilitätsstörungen Nervus V	– Trauma
Nasengerüst:	
– Höcker- oder Sattelbildung, Spaltbildung	– angeboren – posttraumatisch – Lippen- Kiefer-Gaumenspalte
– Dislokation des Nasengerüsts und/oder Krepitation	– Nasengerüstfraktur

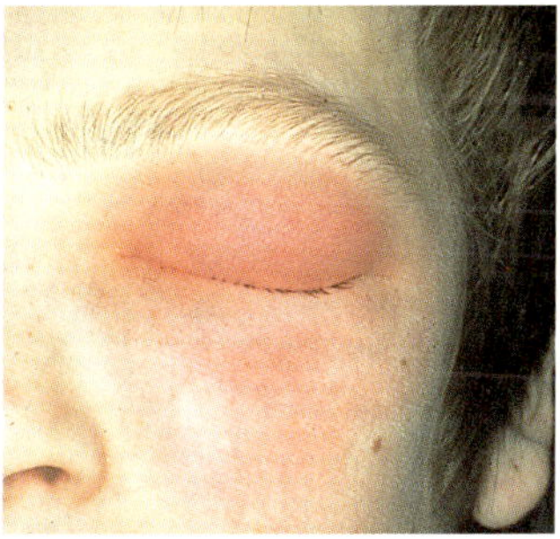

Abb. 65 Komplikation bei Sinusitis ethuoidalis: Lidphlegmone

Rhinoskopie (Rhinoscopia anterior)

- **Ziel:** Beurteilung von Schleimhaut (Farbe, Feuchtigkeit, Schwellungszustand, Gefäßzeichnung), Muscheln (Größe, Schwellung, Synechien), Septum (Deviation, Luxation, Leisten-/Spornbildung, Perforation), Sekret (Menge/Beschaffenheit) und ggf. Raumforderungen (Fremdkörper, Polypen, Tumor).
- **Praktisches Vorgehen:**
  - Stirnreflektor vor dem linken Auge, Lichtquelle fokussieren.
  - Daumen, Mittel- und Ringfinger der rechten Hand führen den Scheitel des Patienten.
  - Geschlossenes Nasenspekulum zwischen Daumen und Mittelfinger der linken Hand nehmen. Hierbei liegt der Daumen auf der Schraube, und der Zeigefinger stützt sich am rechten Oberkiefer oder Nasenflügel ab. Das Spekulum senkrecht bis zum Ende des Nasenvorhofs einführen, den Nasenvorhof aufspreizen, das Spekulum leicht in Richtung des unteren Nasengangs kippen, nicht auf das Nasenseptum drücken. Ist eine stabile Position erreicht, rechte Hand ggf. zum Sekret absaugen und zur Abstrichentnahme einsetzen.
  - *Untersuchungsposition 1* (s. Abb. 66a): Leicht gesenkter Kopf des Patienten. Lateral oben ist der scharfe Unterrand des Seitenknorpels erkennbar, nach unten ziehend die Haut-Schleimhaut-Grenze und der Nasenboden, lateral untere Muschel und unterer Nasengang medial der untere Anteil des Septums.
  - *Untersuchungsposition 2* (s. Abb. 66b): Leicht zurückgebeugter Kopf des Patienten. Lateral sind der Kopf der mittleren Muschel und der mittlere Nasengang sichtbar (besser einzusehen, wenn der Kopf leicht nach links und rechts gedreht wird).
  - *Untersuchungsposition 3* (s. Abb. 66c): Maximal rückwärts geneigter Kopf des Patienten. Der Spalt zwischen medialer Siebbeinwand und oberem Septum ist sichtbar, selten auch die Riechregion.
  - Der Blick in den Vorhof und auf den vordersten Anteil des Septums ist nur bei langsamem Herausziehen des Spekulums möglich.

a b c

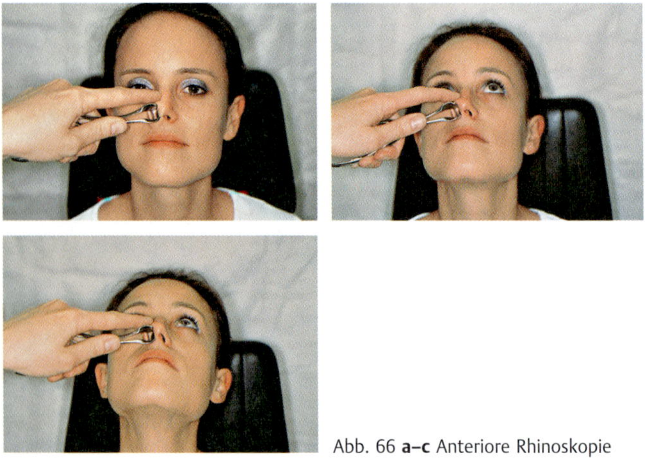

Abb. 66 **a–c** Anteriore Rhinoskopie

- **Normalbefunde:**
  - *Nasenpyramide, Nasenseptum:* Pyramide symmetrisch und fest, Septum intakt und annähernd median, Nasengänge frei.
  - *Nasenschleimhaut:* Rosig, feucht, nicht geschwollen.
  - *Nasenmuscheln:* Keine Schwellungen oder Hyperplasien.
  - *Sekret:* Wenig und klar, kein Schleim, Eiter, Blut, Liquor.
- **Pathologische Befunde und mögliche Ursachen:** s. Tab. 29.

Tabelle 29 · Pathologische Befunde und mögliche Ursachen bei der anterioren Rhinoskopie

Befund	denken an
Nasenseptum:	
– Subluxation der vorderen Kante, Deviation oder Leistenbildung	– angeboren – posttraumatisch – postoperativ
– Septumperforation	– postoperativ – Kokainabusus – Rhinitis sicca anterior – M. Wegener
Nasenschleimhaut:	
– Rötung – Trockenheit – Schwellung	– Rhinitis
– Gefäßektasien – Borkenbildung	– Rhinitis sicca – M. Wegener – M. Osler (= hereditäre Teleangiektasie)
Nasenmuscheln:	
– Schwellung	– Rhinitis
– Hyperplasie (meist untere Muschel)	– Rhinitis – Allergie – nasale Hyperreaktivität – Nasentropfenabusus – Schwangerschaft
– pathologisches Sekret:	
• beidseitig wässrig	– alte Menschen – allergische Rhinitis – nasale Hyperreaktivität – Nasenpolypen – chronische Sinusitis
• einseitig wässrig	– Verletzung der Rhinobasis – spontane Entleerung einer Kieferhöhlenzyste
• beidseitig schleimig und/oder eitrig oder blutig-serös	– Rhinitis – vergrößerte Rachenmandel – Sinusitis

Fortsetzung →

Tabelle 29 · Fortsetzung von Seite 95

Befund	denken an
• einseitig schleimig oder eitrig oder blutig-serös	– Nasenfremdkörper (oft monatelang) – Choanalatresie – Malignom
• Sekretabfluss nach hinten in den Rachenraum	– chronische Nasopharyngitis – Sinusitis

Ventilationsprüfung

- **Ziel:** Überprüfung der Nasenatmung vor und nach Abschwellen.
- **Praktisches Vorgehen:** Wechselseitig ein Nasenloch zuhalten und dabei durch die Nase ein- und ausatmen lassen. Spiegel vor die Nase halten: Größe des Atemniederschlags auf dem Spiegel vergleichen. Auch auf Ansaugen der Nasenflügel bei forcierter Inspiration und Luftschnappen beim Sprechen achten.
- **Normalbefund:** Ventilation beidseits nicht eingeschränkt.
- **Mögliche Ursachen für Nasenatmungsbehinderung:** Formveränderungen der äußeren Nase oder des Septums, Schleimhautschwellung, Sekret, Nasenpolypen, Fremdkörper, Adenoide, Nasenhaupthöhlen-, Nasennebenhöhlen- oder Nasopharynxtumor, Synechien, Choanalatresie oder Z.n. Laryngektomie.

Orientierende Riech- und Schmeckprüfung, Beurteilung der Lautbildung

- **Riechprüfung:**
  - *Praktisches Vorgehen:*
    - Mit Rosenwasser getränkten Wattebausch vor ein Nasenloch halten, andere Seite mit dem Finger verschließen.
    - Gustatorische Riechprüfung nach Güttich (bei V.a. Simulation) mit einem reinen Riechstoff wie Pfefferminz oder Zimt testen: Bei Anosmie wird süß und kühl angegeben, bei Anosmie und Ageusie nur kühl, bei Simulation wird Pfefferminz oder Zimt erkannt, da der Patient denkt, es handle sich um eine Schmeckprüfung.
  - *Normalbefund:* Riechvermögen intakt, bei Simulation s. o.
  - *Mögliche Ursachen für Riechstörung (Dysosmie):*
    - Respiratorische Dysosmie bei Behinderung der nasalen Ventilation.
    - Primäre Dysosmie bei Schädigung des Riechepithels (atrophische Rhinitis/ Virusinfektion) oder Läsionen der intrakraniellen Riechzentren (Schädel-Hirn-Trauma, Virusinfekt, Hirnabszess, Lues, Schädelbasis-/Frontalhirntumor, Zerebralsklerose).
- **Schmeckprüfung:**
  - *Praktisches Vorgehen:* Frühestens 30 Min. nach Essen, Rauchen oder Zähneputzen orientierend mit Zucker, Salz, Zitronensaft und Chininlösung (bitter) prüfen.
  - *Normalbefund:* Alle Teststoffe werden erkannt.
- **Beurteilung der Lautbildung:** Ausschluss bzw. Beurteilung einer zu geringen nasalen (Rhinophonia clausa, geschlossenes Näseln) oder zu starken nasalen Resonanz bei der Lautbildung (Rhinophonia aperta, offenes Näseln). Geschlossenes Näseln kommt vor bei Verengung bzw. Obstruktion von Nasenhaupthöhlen oder Nasenrachenraum durch Rhinitis, Adenoide oder Tumor. Offenes Näseln

kommt vor bei Gaumensegellähmung, Lippen-Kiefer-Gaumenspalte, submuköser Gaumenspalte, nach Tonsillektomie oder Adenotomie.

Beispiele klinisch wichtiger Erkrankungen

- **Epistaxis:** Nasenbluten. In 70 % liegen systemische Ursachen vor wie Hypertonie, Antikoagulanzientherapie, Blutgerinnungsstörungen, M. Osler (s. S. 95). Bei 30 % handelt es sich um lokale Ursachen wie Rhinitis sicca, grippaler Infekt, Sinusitis, Trauma, Neoplasie.
- **Lippen-Kiefer-Gaumenspalte:** Variabel ausgeprägte kongenitale Malformation mit Nasendeformität, Tubenfunktionsstörung und Rhinophonia aperta.
- **Nasenfurunkel:** Entzündung der Haarfollikel im Nasenvorhof durch Staphylokokken mit phlegmonöser Ausbreitung. *Cave:* Druckschmerz über der V. angularis mit Gefahr einer Sinus-cavernosus-Thrombose.
- **Rhinitis:**
  - *Akute Rhinitis (Schnupfen, Koryza):* Katarrhalischer viraler Infekt mit erhöhter Nasensekretion, Niesreiz, Nasenatmungsbehinderung.
  - *Chronische Rhinitis:* Chronisch unspezifische oder spezifische Schleimhauterkrankung, viral, bakteriell, hormonell, exogen durch chemische oder physikalische Noxen oder als Stauungsrhinitis bei Adenoiden, Muschelhyperplasie, Septumdeviation.
  - *Allergische Rhinitis:* Bei Heuschnupfen saisonale, sonst ganzjährige wässrige Rhinitis bei Kontakt mit der Noxe. Begleitend kommen Konjunktivitis oder Asthma bronchiale vor.
  - *Rhinitis sicca anterior:* Zu trockene und gereizte Schleimhaut (= Krusten/Ulzeration am vorderen Septum) oft im Alter, Nasenbluten ist häufig.
- **Nasale Hyperreaktivität**: Rezidivierende wässrige Rhinorrhö, Nasenatmungsbehinderung, Niesanfälle, auf äußere Reize (Temperatur- oder Lagewechsel, Alkohol).
- **(Rhino)Sinusitis:**
  - *Akute (Rhino)Sinusitis:* Typischerweise Schmerzen im Wangen-, Zahnbereich, periorbital, im Bereich der Nasenwurzel und/oder über der Stirn, besonders beim schnellen Vornüberbeugen des Kopfes. Anteriore oder posteriore schleimig-eitrige Rhinorrhö, evtl. Konjunktivitis, Hyposmie. *Cave:* Gefahr orbitaler, intrakranieller und septischer Komplikationen, besonders bei Sinusitis ethmoidalis im Kindesalter und therapieresistenter Sinusitis frontalis sowie Sinusitis sphenoidalis.
  - *Chronische Sinusitis:* Therapieresistente Befunde und Beschwerden über 2–3 Monate, oft mit Polyposis nasi, begleitend bei chronischen Erkrankungen der unteren Atemwege. Häufig bei Allergie, Asthma, Analgetikaintoleranz, seltener Mukoviszidose.
  - *Rezidivierende akute Sinusitis:* Periodische Episoden akuter Sinusitis mit vollständiger Ausheilung im Intervall.
- **Mukozelen und Pyomukozelen:** Verdrängend wachsende zystische, nicht neoplastische Raumforderung nach Nasennebenhöhlenoperation, Trauma, Entzündung oder spontan. Oft im Bereich von Wange oder medialem Augenwinkel (Bulbusverdrängung), schmerzlos.
- **Neoplasien:** Verruca, Fibromatose, fibroossäre Läsion, Osteom, Papillom, Basaliom, Spinaliom, malignes Melanom, Sarkom und dentogene Malignome (auch bei Kindern).
- **Trauma:**
  - *Nasengerüstfraktur:* Geschlossene oder offene Fraktur der Nasenpyramide mit/ohne Septumfraktur. Schwellung, Nasenbluten, Dislokation, Krepitation.

- *Orbitabodenfraktur (Blow-out-Fraktur):* Anfänglich oft keine Symptome, später Enophthalmus, Doppelbilder, Sensibilitätsstörungen N. V_2.
- *Jochbein- Jochbogenfraktur:* Konturabflachung im Bereich von Jochbogen/ Wange, Stufenbildung am Orbitarand unten außen, Doppelbilder, Sensibilitätsstörungen N. V_2, Schmerzen beim Kauen und Mundöffnen.
- *Zentrale Mittelgesichtsfrakturen:* Meist bei Polytrauma. Blutung aus Nase/Nasopharynx, Kieferklemme, Brillenhämatom, Doppelbilder, Riechverlust.
- *Frontobasale Frakturen (Rhinobasis):* Brillen- oder Monokelhämatom, Lidemphysem, Blut- oder Liquorabfluss aus Nase/Nasenrachen.

Ergänzende klinische und apparative Diagnostik

- **Nasenendoskopie:** Ergänzend oder als Alternative zur Rhinoskopie mit starrer Winkeloptik (z. B. 30°), flexiblem Nasopharyngoskop oder Mikroskop.
- **Rhinomanometrie:** Quantifizierung des Atemwegswiderstands/der Nasenatmungsbehinderung durch seitengetrennte Messung des durchströmenden Luftvolumens pro Zeiteinheit.
- **Allergiediagnostik:**
  - *Prick-Test oder Intrakutantest (höhere Sensitivität, aber niedrigere Spezifität als Prick-Test):* Orientierend bei Sensibilisierung (Milben, Pollen u. a.).
  - *Scratch-Test:* Suchtest auf untypische Allergene, Nahrungsmittelsensibilisierung.
  - *RAST (Radio-Allergo-Sorbent-Test):* EAST (Enzym-Allergo-Sorbent-Test) Beurteilung der klinischen Relevanz einer Sensibilisierung durch radioaktive bzw. enzymatische in-vitro-Bestimmung von allergenspezifischem IgE.
  - *Nasaler Provokationstest (NPT):* Beurteilung der klinischen Relevanz einer kutanen Sensibilisierung für die Nase mittels Rhinomanomatrie nach Allergenprovokation.
- **Qualitative Riechprüfung:** Seitengetrenntes Angebot von reinen Riechstoffen (z. B. Vanille, Zimt), Riechstoffen mit Trigeminuskomponente (z. B. Menthol, Salmiak) und Riechstoffen mit Geschmackskomponente (z. B. Chloroform, Pyridin).
- **Bildgebende Verfahren:**
  - *Sonographie:* Orientierende Beurteilung von Kiefer- und Stirnhöhlen.
  - *Röntgen:*
    - Nase seitlich: Nachweis von Frakturen.
    - NNH okzipitomental: Orientierende Beurteilung von Kieferhöhlen, Keilbeinhöhle.
    - NNH okzipitofrontal: Beurteilung von Stirnhöhle und Siebbeinzellen.
  - *Computertomographie (möglichst 2 Ebenen: koronar, axial):* Bestimmung der Ausdehnung von Entzündungen, Tumoren und Frakturen der Nasenhaupt- und Nasennebenhöhlen, der Rhinobasis, der Orbita und des retromaxillären Raumes. Obligat vor Nasennebenhöhlen-OP.
  - *Magnetresonanztomographie (MRT):* Bei Neubildungen der Weichteile mit Riechstörung. Bei V.a. Gefäßtumor (z. B. juveniles Angiofibrom) oder *schwersten* posttraumatischen Blutungen aus Nase, Nasennebenhöhlen oder Nasopharynx Angio-MRT.

6.5 Mund, Naso- und Oropharynx

Grundlagen

- **Anatomie:**
  - *Mundhöhle und Oropharynx:* Zur Mundhöhle gehören Mundschleimhaut, Alveolarfortsätze und Gingiva, Hartgaumen, Zunge und Mundboden. Sie geht am Isthmus faucium in den Oropharynx über. Zum Oropharynx gehören Zungengrund, Vallekel (Vallecula epiglottica = 2 Vertiefungen zwischen von der Zungenwurzel zum Kehldeckel ziehenden Schleimhautfalten), Gaumenmandeln (Tonsillae palatinae), Gaumenbögen, vordere Oberfläche des Gaumens, weicher Gaumen und Uvula. Im Parapharyngealraum rechts und links neben dem Pharynxschlauch verlaufen A. carotis interna, V. jugularis interna und die kaudalen Hirnnerven IX, X und XII. Der Lymphabfluss von den Gaumenmandeln erfolgt über die Kieferwinkellymphknoten im jugulofazialen Venenwinkel zu den tiefen jugulären Lymphknoten.
  - *Nasopharynx:* Er wird vorn von der Rückseite des Weichgaumens und den Choanen, seitlich von den lateralen Pharynxwänden, hinten von der Rachenhinterwand und oben von der Schädelbasis und dem Keilbein begrenzt. Am Pharynxdach liegt die Tonsilla pharyngea (Rachenmandel).
- **Physiologie:**
  - *Schluckakt:* Gelangt Nahrung auf den Zungengrund, so werden sowohl der Nasopharynx als auch der Larynx reflektorisch vom Speiseweg getrennt.
  - *Sprachbildung:* Das Gaumensegel schließt den Nasopharynx beim Sprechen (außer bei den Konsonanten m, n und g). Die Gaumensegelbeweglichkeit ist deshalb entscheidend für den Sprachklang.
- **Technische Voraussetzungen:** Lichtquelle (mattierte 60-Watt-Birne und Stirnspiegel oder Kaltlichtquelle), 2 Mundspatel, kleiner und großer Spiegel, Spiritusflamme, Mullkompressen, Gummihandschuhe, abschwellendes Nasenspray (Naphazolin oder Xylometazolin), Xylocain 1 %-Spray.
- **Untersuchungsposition:** s. Untersuchung der Ohren S. 82.

Anamnese

- **Mundhöhle:**
  - Trockenheitsgefühl, Brennen im Rachen, ständig, nur morgens?
  - Schmerzen (konstant, bei Nahrungsaufnahme, beim Leerschlucken, lokalisierbar, ins Ohr ausstrahlend)?
  - Fremdkörpergefühl? Globusgefühl: Beim Leerschlucken, bei Flüssigkeitsaufnahme, ständig?
  - Blutiger oder eitriger Geschmack? Mundgeruch (= Foetor ex ore)?
  - Hypersalivation (= gesteigerter Speichelfluss), Verschleimung, Mundtrockenheit?
  - Kieferklemme? Geschmacksstörung? Zungenbrennen? Rezidivierende Herpesbläschen?
- **Nasopharynx:**
  - Behinderte Nasenatmung, Schnarchen?
  - Schleimige oder eitrige Sekretion in den Rachen?
  - Blutung aus Mund und/oder Nase?
  - Druckgefühl in den Ohren mit wechselnder Schwerhörigkeit? Autophonie?
  - Veränderte Stimmresonanz, Näseln?

Inspektion und Palpation von Mundhöhle und Oropharynx

- **Ziel:** Beurteilung der Oberfläche, Konsistenz und Schmerzempfindlichkeit von perioraler Zone, Mundvorhof, Mundboden, Zungenunterfläche, Zunge, Tonsillen, Gaumen und Rachenhinterwand.
- **Praktisches Vorgehen** (s. Abb. 67):
  - Vor der Untersuchung Zahnersatz herausnehmen lassen. Jeden Untersuchungsschritt vorher genau erklären und den Patienten bitten, die Zunge zunächst im Mund zu belassen und ruhig, aber bewusst durch den *leicht* offenen Mund zu atmen.

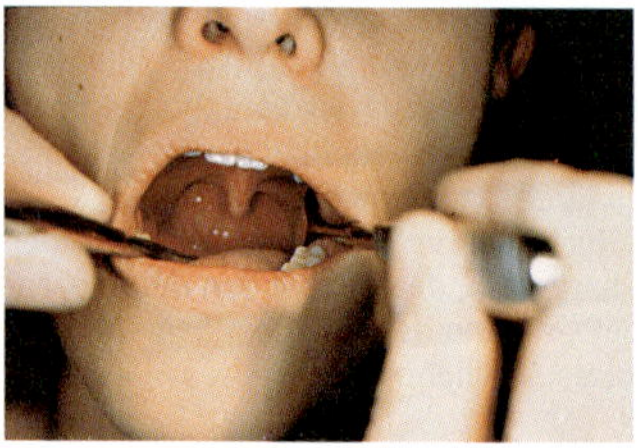

Abb. 67 Inspektion der Mundhöhle

Beachte: Reihenfolge der Schritte beachten! Untersuchungen mit Spateldruck nicht zuerst durchführen, um den Patienten langsam an die Untersuchungssituation zu gewöhnen. Spateldruck gleichmäßig und konstant ausüben.

  - *Perioral:* Inspektion von Lippen und Mundwinkeln, Beurteilung der Symmetrie des Mundes spontan, beim Zähnezeigen und Mundspitzen. Mimik beim Sprechen und Schlucken inspizieren. Artikulation, Mundöffnungsfähigkeit und Okklusion prüfen.
  - *Mundvorhof:* Mit dem Mundspatel Lippen und Wangen von den Zahnreihen abheben. Mundvorhof, Gebiss und Parotisausführungsgänge (s. Abb. 68) inspizieren.
  - *Mundboden und Zungenunterfläche inklusive Submandibularesausführungsgänge* (s. Abb. 69): Zur Inspektion Zungenspitze anheben lassen.

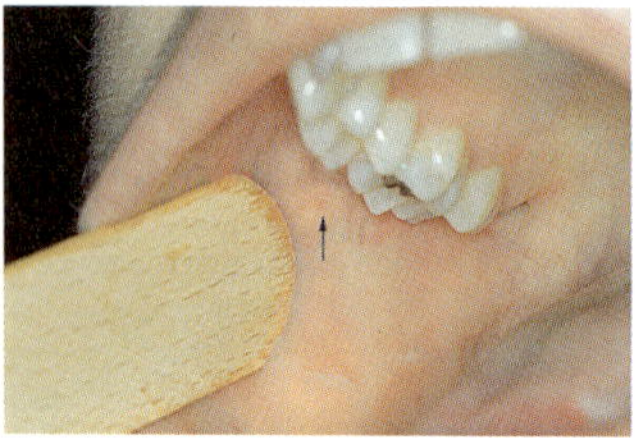

Abb. 68 Mündung des Ausführungsganges der Gl. parotis gegenüber dem 2. Molaren

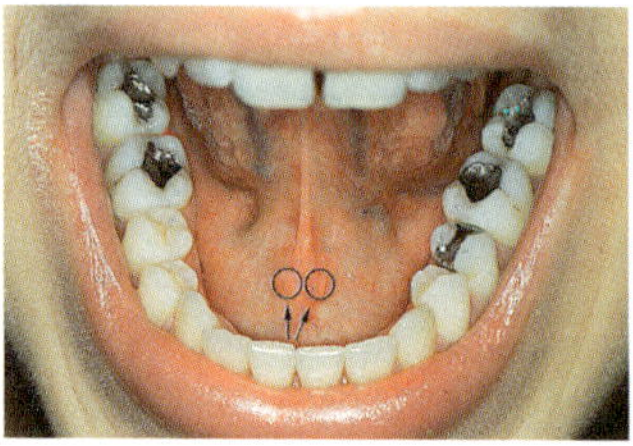

Abb. 69 Mündung der Ausführungsgänge der Gl. sublinguales auf kleinen Schleimhauthöckern des Mundbodens

- *Zunge, Tonsillen, Gaumen und Rachenhinterwand:*
  - Zungenbeweglichkeit prüfen.
  - Mundspatel wie einen Bleistift in der linken Hand halten und die Zunge herunterdrücken, um Zungenoberfläche, Isthmus faucium, Schleimhaut der Rachenhinterwand (Sekret, Granulationen?) und Seitenstränge, Tonsillen (Größe und Symmetrie, Oberfläche) und Weichgaumen zu beurteilen. Den Mundspatel zwischen Zahnreihe und Zungenrand einführen und die Zunge kräftig nach medial drücken, um den Sulcus glosso-alveolaris und glosso-tonsillaris (Prädilektionsort für Mundbodenkarzinom) einzusehen.
  - Sofern keine akute Entzündung vorliegt, mit einem Mundspatel in der linken Hand die Zunge herunterdrücken und mit einem zweiten Mundspatel in der rechten Hand kräftig lateral auf den vorderen Gaumenbogen und die Tonsillen drücken. Hiermit Druckschmerzhaftigkeit, Luxierbarkeit und Exprimat der Tonsillen prüfen.
  - Mundhöhle und Oropharynx austasten (s. Abb. 70), Gebiss mit Mundspatel abklopfen und bimanuell vorsichtig auf Verschieblichkeit abtasten.

Beachte: Die Inspektion von Zungengrund und Vallekeln erfolgt laryngoskopisch.

a 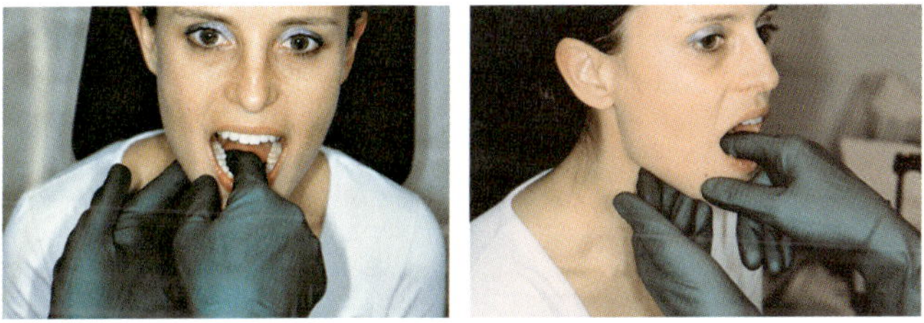 b

Abb. 70 Bimanuelle Palpation im Bereich des Mundbodens und der Wange; **a** von vorne; **b** von der Seite

- **Normalbefunde:**
  - *Perioral:* Lippen intakt und nicht geschwollen, keine Behinderung der Mundöffnung/Okklusion, Mimik und Artikulation unauffällig.
  - *Mundvorhof und Gebiss:* Schleimhäute glatt, feucht, rosig, intakt, Gebiss saniert und nicht klopfschmerzhaft, Ausführungsgänge der Gll. parotideae nicht geschwollen oder gerötet.
  - *Mundboden, Zungenunterfläche:* Inspektorisch und palpatorisch weich und ohne Resistenzen, Ausführungsgänge der Gll. submandibulares nicht geschwollen oder gerötet.
  - *Zunge, Tonsillen, Gaumen und Rachenhinterwand:* Mund-/Rachenschleimhaut und Zunge feucht, rosig, intakt, glatt, keine Sekretstraßen; Tonsillen nicht wesentlich gerötet, keine Schwellung, keine Asymmetrie, Beläge, Stippchen oder eitriges Exprimat (Detritus an der Oberfläche der Tonsillenkrypten ist normal), kein Druckschmerz; keine Vorwölbung der Gaumenbögen; Sensibilität, Motorik und Sensorik von Zunge und Gaumensegel unauffällig.
- **Pathologische Befunde und mögliche Ursachen:** s. Tab. 30.

Tabelle 30 · Pathologische Befunde und mögliche Ursachen bei Inspektion und Palpation der Mundhöhle

Befunde	denken an
perioral:	
– Lippenschwellung	– Cheilitis (= Lippenentzündung), angioneurotisches Ödem (= C1-Esterase-Mangel), Unterlippenzyste, Melkersson-Rosenthal-Syndrom (= Symptomenkomplex unklarer Ätiologie mit peripherer Fazialisparese, Schmerzen im Bereich des äußeren Ohres, Faltenzunge und ödematöser, anfangs rezidivierende Gesichts- und Mundschleimhautschwellungen)
– Rhagaden (= Hauteinrisse am Mundwinkel)	– Eisenmangel
– Schmerzmimik beim Sprechen und Schlucken	– Pharyngitis – Tonsillitis, Peritonsillarabszess
– kloßige Sprache (Artikulationsstörung) und/oder Mundöffnungsbehinderung oder Kieferklemme	– oropharyngeale Raumforderung – eingeschränkte Beweglichkeit der Zunge (Peritonsillarabszess, Epiglottitis, Zungenödem oder -tumor) – Tumor retromaxillär oder im Kiefergelenk – Jochbogen- oder Unterkiefertrauma
– Kiefersperre, Okklusionsstörung	– Kiefergelenksluxation oder Jochbogenfraktur
– Fazies adenoidea (= dümmlicher Gesichtsausdruck mit offenem Mund, hohem Gaumen, Zahnfehlstellung; oft auch Tonsillenhyperplasie und „Ringe" unter den Augen)	– adenoide Vegetationen (sog. Polypen; meist im Kindesalter auftretende Hyperplasie der Rachenmandel)
Mundvorhof und Gebiss	
– Schleimhautfarbveränderungen:	
• blass	– Anämie
• livide	– Zyanose
• gerötet	– Entzündungen
– Ulzerationen:	
• schmerzhaft, chronisch rezidivierend	– habituelle Aphthen (an Lippen- und Wangenschleimhaut, selten Gingiva und Gaumenschleimhaut) – Morbus Behçet (gesamte Schleimhaut von Mundhöhle, Pharynx und Larynx)
• schmerzlos, erhaben mit schmerzloser Lymphknotenschwell ung	– Primäraffekt bei Lues (= Syphilis) (an Lippenrot, Gingiva, Zunge)

Fortsetzung →

Tabelle 30 · Fortsetzung von Seite 102

Befunde	denken an
– Leukoplakie (weiße, nicht abwischbare Schleimhautveränderungen)	– Wangenbiss (flach) – schlecht sitzende Zahnprothesen – häufiger Genuss heißer Getränke – verruköse Leukoplakie (Präkanzerose) bei Rauchern
– exophytische Veränderungen	– Karzinom
– Klopfempfindlichkeit von Zähnen	– Karies – Gingivitis
– Rötung und Schwellung der Gingiva	– Parodontitis
Mundboden, Zungenunterfläche	
– palpierbares Konkrement im Ausführungsgang der Gl. submandibularis	– Sialolithiasis
– glasig-zystische Schwellung	– Ranula (aufgetriebener Gang) der Gl. sublingualis
– infiltrierende bis exulzerierende Induration	– Karzinom
Zunge, Tonsillen, Gaumen und Rachenhinterwand	
– Rötung und Schwellung	– Glossitis – Tonsillitis – Pharyngitis
– Xerostomie (Trockenheit der Mundhöhle)	– behinderte Nasenatmung – obstruktives Schlaf-Apnoe-Syndrom – endokrin-metabolische Sialadenose – Radiatio – Soor – Sjögren-Syndrom – Diabetes mellitus – HIV-Infektion – Sarkoidose – Parasympathikolytika, Neuroleptika
– Trockenheit der Rachenhinterwand, evtl. mit zäher Sekretstraße und Schwellung	– Pharyngitis chronica
– Tonsillenbeläge:	
• einseitig	– Plaut-Vincent-Angina (meist einseitige ulzeröse Tonsillitis)
• flächenhaft grau-weißlich	Mononukleose (hier oft in den Nasopharynx reichend) (s. Abb. 72)
• weißlich abwischbar	– Mykose
• vernarbt mit Exprimat, Tonsillen schlecht luxierbar	– chronisch rezidivierende Tonsillitis
• Tonsillenstippchen	– akute Entzündung s. Abb. 73
– Druckschmerz der Tonsillenregion, evtl. mit Vorwölbung des Gaumenbogens	– Peritonsillitis – Peritonsillarabszess

Fortsetzung →

Tabelle 30 · Fortsetzung von Seite 103

Befunde	denken an
– Aphthe(n)	– habituell (s. Abb. 71) – Stomatitis herpetica – M. Behçet – Erythema exsudativa multiforme – M. Crohn
– Ulkus:	
• Zungenulkus	– Prothesendruck – scharfkantiger Zahn – Karzinom – Lues (schmerzlos)
• Tonsillenulkus	– flach erhaben → Lues (schmerzlos), Plaut-Vincent-Angina und Tbc – tief → nekrotisierendes Karzinom, Agranulozytose, Leukämie
– Exophyt	– Karzinom – malignes Lymphom (im Bereich von Tonsilla palatina oder Zungengrundtonsille) – Hyperplasie der Zungengrundtonsille – Zungengrundstruma
– hoher („gotischer") Gaumen	– Adenoide, submuköse Gaumenspalte
– Kulissenphänomen des Gaumensegels bei „a"-Sagen	– einseitige N. IX-Parese
– Abweichen der Zunge beim Herausstrecken zur gelähmten Seite	– N. XII-Parese
– Ageusie (= keine Geschmacksempfindung)	– an den vorderen 2/3 der Zunge bei Schädigung der Chorda tympani (Mittelohr-OP), am Zungengrund bei N. IX-Parese

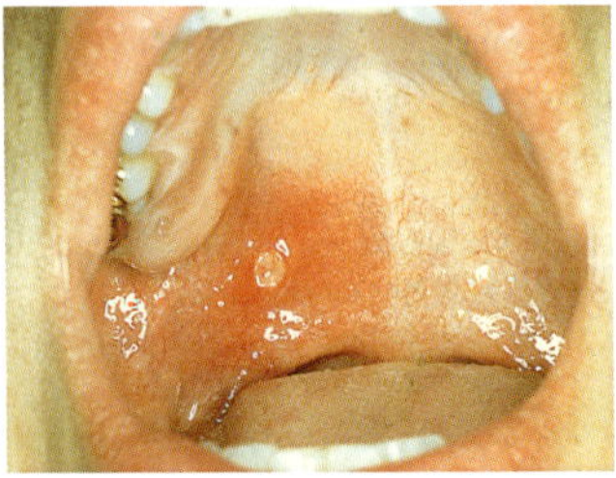

Abb. 71 Habituelle Aphthen

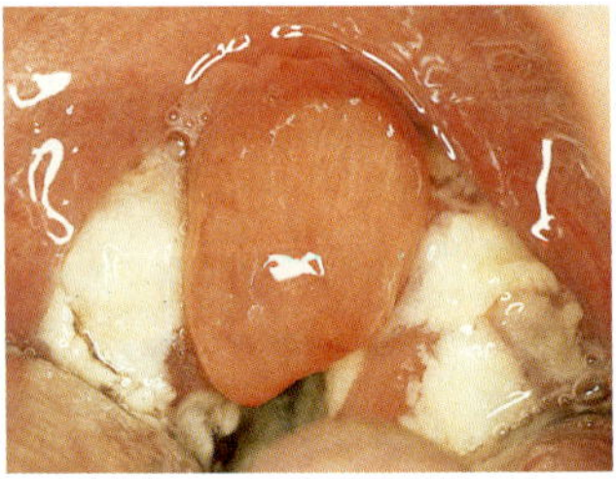

Abb. 72 Tonsillenbefund bei Mononukleose

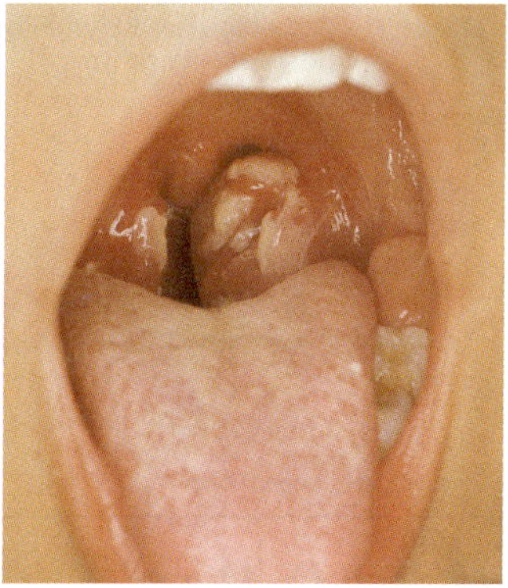

Abb. 73 Tonsillitis (Eiterstippchen)

Orientierende neurologische Prüfung zur Beurteilung von Sensibilität, Motorik und Sensorik von Zunge und Gaumensegel (s. S. 355)

Nasopharyngoskopie (Rhinoscopia posterior) und Palpation des Nasopharynx

- **Ziel:** Beurteilung von Vomerhinterkante, Choanen, hinteren Muschelenden, Rachendach und Tubenwülsten.
- **Praktisches Vorgehen**:
  - Patienten bitten, bei offenem Mund durch die Nase zu atmen, damit das Gaumensegel nicht den Nasopharynx verlegt. Bei Bedarf Sprühanästhesie von Zungengrund und Rachenring.
  - Licht auf den Mund fokussieren, mit der linken Hand den Mundspatel steil auf die Zungenmitte aufsetzen (Druck auf den Zungengrund löst Würgereiz aus) und die Zunge nach unten drücken.
  - Spiegelvorderseite des Nasopharynxspiegels an der Spiritusflamme erwärmen, Temperatur der Spiegelrückseite am Handrücken prüfen, erst dann Spiegel mit der rechten Hand in den Mund ein- und an der Uvula vorbeiführen (ggf. an oberem Frontzahn oder am Mundwinkel abstützen). Durch leichte Kippbewegungen des Spiegels kann der gesamte Nasopharynx beurteilt werden.
  - Bei inspektorischem V.a. Raumforderungen im Nasen-Rachen-Raum nach Sprühanästhesie der Rachenschleimhaut und Überstreifen eines Gummifingerlings Zeigefinger um den weichen Gaumen herum in den Nasopharynx einführen und Konsistenz des Befunds ertasten. Um Bissverletzungen vorzubeugen, dabei mit dem Daumen der linken Hand die Wange des Patienten zwischen seine Zahnreihen drücken.
- **Normalbefund:** Scharfe Hinterkante des Vomers in der Mitte, beidseits des Vomers Choanen mit hinteren Enden der unteren und mittleren (selten auch der oberen) Muscheln erkennbar, seitlich Tubenwulst mit Tubenostium (bei Kindern ist auch noch die Rachenmandel erkennbar).
- **Pathologische Befunde und mögliche Ursachen:** s. Tab. 31.

Tabelle 31 · Pathologische Befunde bei der Nasopharyngoskopie (Rhinoscopia posterior)

Befund	denken an
– verdickte hintere Muschelenden	– Nasenmuschelhyperplasie
– pathologisches Sekret	– Adenoiditis – (Rhino)-Sinusitis – Fremdkörper
– Granulationen oder glattes Gewebeplus	– adenoide Vegetationen (gelappt) – juveniles Nasenrachenfibrom – Karzinom oder Lymphom (derbe Konsistenz)
– einseitiger glasiger Polyp	– Choanalpolyp

Beispiele klinisch wichtiger Erkrankungen

- **Akute Tonsillitis:** Entzündung der Gaumenmandeln mit Krankheitsgefühl, Fieber, Schluckschmerzen, Schmerzmimik beim Sprechen und Schlucken, geschwollenen hochroten Gaumenmandeln mit Stippchen (Angina follicularis) oder Belägen (Angina lacunaris), Foetor ex ore, Kieferwinkellymphknotenschwellung. Häufigste DD: Mononukleose. Komplikationen: Peritonsillitis, Peritonsillarabszess, septische Streuung, Jugularisthrombose.
- **Akute Pharyngitis:** Rachenentzündung mit Krankheitsgefühl, Fieber, Schluckschmerzen, Reizhusten. Gesamte Pharynxschleimhaut gerötet, Seitenstränge verdickt.
- **Chronische Pharyngitis:** Meist Räusperzwang, Reizhusten, brennende Schmerzen, Dysphagie bei diskretem Befund (Schleimhaut trocken, evtl. geschwollen, Sekretstraße).
- **Habituelle Aphthen:** Einzelne, oft schmierig belegte flache Ulzera mit rotem Randsaum. Sehr schmerzhaft, kein Fieber, laborchemisch keine Entzündungszeichen.
- **Zungen-, Mundboden-, Tonsillenkarzinom:** Derbe exophytische oder exulzerierende Tumoren. Vorwiegend bei Risikofaktoren (Rauchen, Alkohol, schlechte Mundhygiene). Selten bestehen Frühsymptome, später lokale und ins Ohr ausstrahlende Schmerzen (Neuralgie N. IX), schmerzlose Halslymphknotenschwellung.
- **Adenoide Vegetationen („Polypen"):** Vergrößerte Rachenmandel, behinderte Nasenatmung, chronische Mundatmung, eitrige Rhinorrhö mit Rhinopharyngitis oder Stauungssinusitis, Tubenfunktionsstörung mit Folgeerkrankungen und Malokklusion. Mögliche Ursachen eines obstruktiven Schlaf-Apnoe-Syndroms (OSAS).
- **Choanalpolyp:** Einseitiger, in der Choane sichtbarer glasiger Polyp, meist der Kieferhöhle entspringend.

Ergänzende klinische und apparative Diagnostik

- **Nasopharynxendoskopie:** Ergänzend oder als Alternative zur Nasopharyngoskopie (s. S. 105). Transnasal mit 0°- oder 30°-Winkeloptik oder flexiblem Nasopharyngoskop, transoral mit 70°-Winkeloptik oder Lupenlaryngoskop.
- **Nasopharyngoskopie mit Velotraktio:** Erschlafft das Gaumensegel bei der Nasopharyngoskopie nicht, so kann diese in Lokalanästhesie der Nase wieder-

holt werden, indem durch jedes Nasenloch ein Gummizügel oder ein flexibler Absaugkatheter eingeführt wird und diese wieder zum Mund herausgeführt werden, damit das Gaumensegel nach vorn gezogen werden kann.

- **Bildgebende Verfahren:**
  - *Sonographie:* Zum Abszessausschluss bei Sialolithiasis und Sialadenitis.
  - *Röntgen:*
    - Schädel seitlich: Raumforderungen und Fremdkörper.
    - Hals seitlich: Weichteilschwellungen, Fremdkörper, Luftansammlungen, Abszess.
    - Mundboden: Speichelsteine.
    - Panoramaaufnahmen der Kiefer: Verlängerter Processus styloideus, Osteolysen, Knochenzysten, Tumorarrosion.
- **Computertomographie (transversal und koronar):** Bei Raumforderungen zur Beurteilung von Knochenarrosion oder Beteiligung von Nasennebenhöhlen, Schädelbasis und Orbita.
- **Magnetresonanztomographie (MRT):** Zur Abgrenzung von Weichteiltumoren, bei Gefäßtumorverdacht mit Angiographie.

6.6 Hypopharynx, Larynx

Grundlagen

- **Anatomie:**
  - *Hypopharynx:* Umfasst die Sinus piriformes (lateral der aryepiglottischen Falten) und den in Ruhe spaltförmigen retrokrikoidalen Raum.
  - *Larynx:*
    - Drei Etagen (Kehlkopfinneres): Der supraglottische Raum wird begrenzt von der laryngealen Oberfläche der Epiglottis, den aryepiglottischen Falten, der Arytaenoidregion, den Taschenfalten und den Sinus Morgagni (Raum zwischen Taschen- und Stimmfalte). Der glottische Raum reicht von den Stimmlippen bis ca. 1 cm nach kaudal. Der subglottische Raum entspricht dem Ringknorpelbereich.
    - Muskulatur: Stimmlippenspanner (M. cricothyroideus, M. vocalis), Stimmritzenöffner (M. cricoarytaenoideus posterior „M. posticus"), Stimmritzenschließer (M. cricoarytaenoideus lateralis, M. arytaenoideus transversus, M. thyreoarytaenoideus).
    - Innervation: N. laryngeus sup. (aus N. X), motorisch (M. cricothyroideus) und sensibel (Schleimhaut oberhalb der Stimmlippen). N. laryngeus inf. (N. recurrens aus N. X), motorisch (alle anderen = inneren Kehlkopfmuskeln) und sensibel (Kehlkopfschleimhaut kaudal der Stimmlippen).
- **Physiologie:**
  - *Sphinkterfunktion:* Schutz der tiefen Atemwege beim Schluckakt.
  - *Atmung:* Reflexgesteuerte Glottisöffnung.
  - *Phonation (Stimmerzeugung):* Kehlkopfmuskeln bewegen die Stimmlippen.
- **Technische Voraussetzungen:** Lichtquelle (z. B. 60-Watt-Birne und Stirnspiegel, alternativ Kaltlichtquelle), großer Spiegel mit Griff, Spiritusflamme, Mullkompressen, Xylocain 1 %-Spray.
- **Untersuchungsposition:**
  - *Äußerer Hals und Speicheldrüsen:* s. S. 75.
  - *Hypopharynx und Larynx:* s. Untersuchung der Ohren und indirekte Laryngoskopie S. 108.

Anamnese

- Schmerzen (konstant, beim Sprechen, beim Schlucken)? Ausstrahlend in die Ohren, in die Halsweichteile?
- Fremdkörpergefühl, Gobusgefühl (hinzeigen lassen, wo?)?
- Heiserkeit? Dysphonie? Kloßige Sprache? Reizhusten (ständig, nur in bestimmten Räumen, nur nachts)? Auswurf (schaumig, blutig, Konsistenz)? Refluxkrankheit?
- Inhalative Noxen (Arbeitsplatz, Freizeit, Rauchen)?

Indirekte Laryngoskopie

- **Ziel:** Beurteilung von Anatomie und Funktion von Supraglottis, Glottis und Subglottis, Zungengrund, Vallekeln und Sinus piriformes.
- **Praktisches Vorgehen** (s. Abb. 74):

  Tipps zur Überwindung des Würgereflexes:
  - Hilfreich ist eine beruhigende Wirkung des Untersuchers und Übung.
  - Instrumente vor Beginn der Untersuchung richten und prüfen.
  - Spiegel erst einführen, wenn der Patient entspannt durch den Mund atmet, die Zunge gut herausstreckt und der Spiegel erwärmt ist, ggf. Patienten schon beim Einführen des Spiegels „hi" sagen lassen.
  - Zungengrund und Rachenhinterwand nicht berühren.
  - Bei persistierendem Würgereiz Untersuchung nach vorheriger Sprühanästhesie durchführen.

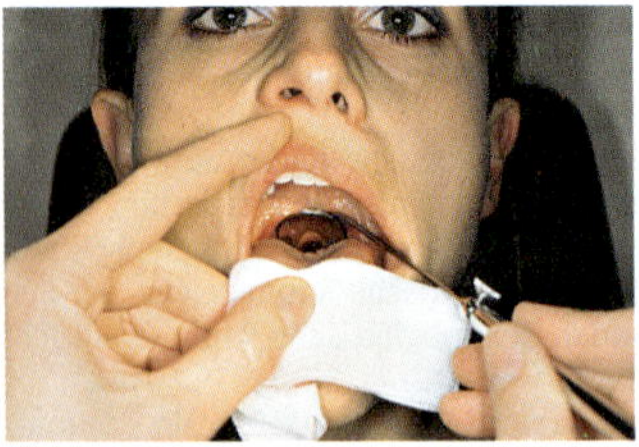
a

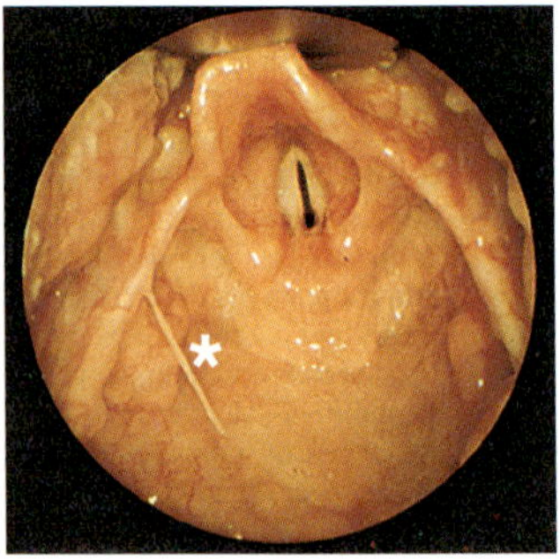

b

Abb. 74 **a** Technik der indirekten Laryngoskopie mit Spiegel; **b** Indirektes laryngoskopisches Spiegelbild (* = Schleimfaden)

  - Den Patienten bitten, entspannt durch den Mund zu atmen, ggf. Nase zuhalten.
  - Zahnersatz herausnehmen und den Patienten die Zunge so weit wie möglich herausstrecken lassen (Anhebung des Zungenbeins und des Kehlkopfes). Licht auf den Mund (Uvula) fokussieren, herausgestreckte Zunge mit Mullkompresse zwischen Daumen (auf der Zungenoberfläche) und Mittelfinger der linken Hand halten (nicht an der Zunge ziehen). Der Zeigefinger stützt sich an der oberen Zahnreihe ab und hält die Oberlippe nach oben.
  - Griff des Kehlkopfspiegels wie einen Bleistift mit der rechten Hand fassen, Spiegel erwärmen (s. Nasopharyngoskopie S. 105), Spiegelrückfläche parallel zum Gaumen neben oder unter die Uvula in Richtung Rachenhinterwand einführen, auf Höhe der Uvula den Spiegel 45° abkippen (Uvula liegt dem Spiegel auf). Den Patienten „hi" sagen lassen und dabei Glottisebene einstellen.

- Vollständige Inspektion durch Wechsel der Position von Untersucher und Patient:
  - *Türck-Stellung (Untersucher steht, Patient sitzt):* Beurteilung von Supraglottis und vorderer Kommissur. Etwas seitlich und über den Stimmlippen liegen die Taschenbänder, vorn Epiglottis, Vallekel und Zungengrund, seitlich die aryepiglottischen Falten und Sinus piriformes, hinten Aryregion und Postkrikoidregion.
  - *Killian-Position (Untersucher sitzt, Patient steht):* Beurteilung der hinteren Kommissur, des subglottischen Raumes und der oberen Trachea.

Beachte: Bei V.a. Tumor oder Fremdkörper in der Postkrikoidregion ist eine direkte Laryngoskopie/Hypopharyngoskopie in Intubations- oder Jetnarkose erforderlich, da die Postkrikoidregion bei der indirekten Laryngoskopie nicht vollständig überschaubar ist!

- **Normalbefunde:**
  - *Zungengrund, Vallekel, Kehlkopf und Sinus piriformes:* Schleimhäute nicht gerötet oder verdickt, intakt und glatt, Stimmlippen beidseits weißgrau, glatt schlank, keine Raumforderungen.
  - *Sphinkterfunktion:* Kein Speichelsee in den Sinus piriformes, keine Schluckbehinderung oder Aspiration.
  - *Atmung und Phonation:* Keine Dyspnoe, kein Stridor, Euphonie (keine Heiserkeit), Stimmlippen seitengleich gut beweglich. In Inspirationsstellung begrenzen die Stimmbänder einen dreieckförmigen Spalt, durch den helle Trachealspangen erkennbar sind; in Phonationsstellung ist die Stimmritze vollständig geschlossen.
- **Pathologische Befunde und mögliche Ursachen:** s. Tab. 32.

Tabelle 32 · Pathologische Befunde und mögliche Ursachen bei der Laryngoskopie

Befund	denken an
Zungengrund, Vallekel, Kehlkopf und Sinus piriformes:	
– Schleimhautrötung und -verdickung der Epiglottis	– Epiglottitis
– Schleimhautrötung des Kehlkopfes und der Stimmlippen	– akute Laryngitis
– subglottische Schleimhautschwellung	– Laryngitis subglottica
– Ödem der Kehlkopfschleimhaut	– Larynxödem
– Ödem der Stimmlippen	– Reinke-Ödem (s. Abb. 75)
– Verdickung/ Raumforderung	– chronische Laryngitis – Zungengrundkarzinom oder malignes Lymphom – Zungengrundstruma – Vallekelzyste oder -fremdkörper – Kehlkopf- oder Sinus-piriformis-Karzinom – Stimmlippenpolyp – Papillom – Fibrom – Amyloidose – Tbc

Fortsetzung →

Tabelle 32 · **Fortsetzung von Seite 109**

Befund	**denken an**
– Epithelläsion	– Aphthen (s. Abb. 71) – Fremdkörper – ulzerierendes Karzinom
Schluckakt/Sphinkterfunktion:	
– Speichelaspiration bei fehlendem Glottisschluss	– Vagus-/Rekurrensschädigung – nach Kehlkopfteilentfernung
– Speichelsee in den Sinus piriformes mit/ohne Dysphagie (= Schluckstörungen)	– Tumoren im Hypopharynx/Ösophagus (maligne) – Fremdkörper – Hypopharynxdivertikel
Atmung und Phonation:	
– Stridor, Dyspnoe mit Stimmlippenmotilitätseinschränkung	– beidseitige Rekurrensparese – Larynxödem – Laryngitis – Larynxtumor – Fremdkörper
– Dysphonie (Heiserkeit) bei eingeschränkter Stimmlippenschwingungs fähigkeit und behindertem Glottisschluss	– Laryngitis – Larynxödem – Larynxtumor – funktionelle Dysphonie – neurologische Erkrankung (Schädelbasis oder zentral)

▶ ***Beachte:*** Bei V.a. neurologische Erkrankungen übrige kaudale Hirnnerven prüfen, s. S. 346.

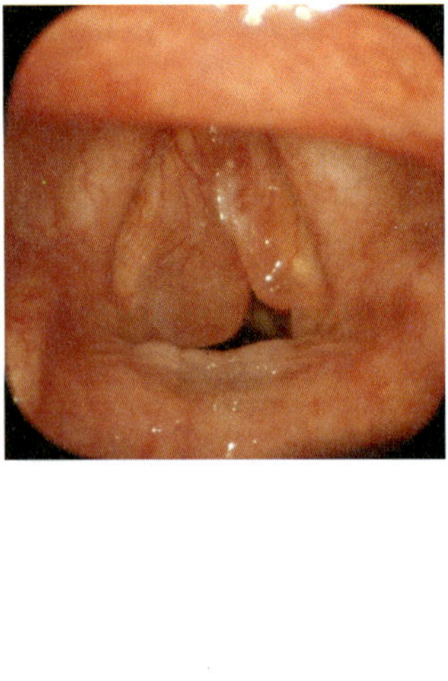

Abb. 75 Reinke-Ödem

Beispiele klinisch wichtiger Erkrankungen

- **Akute Epiglottitis:** Bakteriell, schweres Krankheitsbild mit Aspirations- und Erstickungsgefahr (Kleinkinder), Atemnot mit inspiratorischem Stridor, Speichelfluss, hohes Fieber, sitzende Position.
- **Pseudokrupp (Laryngitis subglottica):** Viral, überwiegend Kleinkinder, Atemnot (inspiratorischer Stridor), bellender Husten, meist nachts auftretend.
- **Akute Laryngitis:** Kehlkopfentzündung durch viralen oder bakteriellen Infekt der oberen Atemwege. Dysphonie/Aphonie, Komplikation Atemnot.
- **Chronische Laryngitis:** Durch exogene Noxen, Mundatmung, chronische Rhinosinusitis, falschen Stimmeinsatz (Männer). Trockenheitsgefühl, Räusperzwang, Husten. Maligne Entartung möglich.
- **Larynxödem:** Toxisch-allergisch, angioneurotisch, fortgeleitet bei Infektionen, Tumoren oder Traumen der Nachbarschaft. Meist akut auftretend. Inspiratorischer Stridor.
- **Reinke-Ödem:** Subepitheliales Stimmlippenödem (s. Abb. 75) bei Nikotinabusus, Stimmüberlastung, Allergie und beruflichen Noxen. Sich langsam entwickelnd. Tiefe Stimme, Räusperzwang.
- **Kehlkopfkarzinom:** Heiserkeit als Frühsymptom bei Stimmlippenkarzinom, sonst Spätsymptome wie Schluckbeschwerden, kloßige Sprache, ins Ohr ausstrahlende Schmerzen.
- **Hypopharynxkarzinom:** Meist im Sinus piriformis. Erstes Symptom häufig Kieferwinkellymphknotenschwellung (Lymphknotenmetastasen) und ins Ohr ausstrahlende Schluckschmerzen.
- **Rekurrensparese:** Bei mediastinalen/thorakalen Prozessen (Tumor, OP) oder Schilddrüsenerkrankungen. Stimmlippe erst paramedian, später in Abduktionsstellung, bei beidseitigem Ausfall Atemnot.
- **Neuralgie des N. laryngeus superior:** Häufig bei älteren Menschen. Episodisch einschießende, heftige Schmerzen, Druckschmerz zwischen Schildknorpeloberrand und Zungenbein. Komplikation: Karzinophobie, reaktive Depression.
- **Funktionelle Dysphonie:** Stimmlippenmotilitätsstörung ohne organische Ursache.

Ergänzende klinische und apparative Diagnostik

- **Indirekte Larynxendoskopie:** Falls indirekte Laryngoskopie nicht möglich oder ergänzend. Transoral mit starrem Nasenendoskop (70°) oder Lupenlaryngoskop (90°) oder transnasal mit flexiblem Nasopharyngoskop.
- **Direkte Laryngoskopie:** Bioptische und palpatorische Diagnosesicherung und Ausdehnungsbestimmung bei V.a. Tumor (auch bei Rekurrensparese) oder Fremdkörper. Inspektion von Hypopharynx, Larynx und oberer Trachea mit starrem Rohr in Allgemeinnarkose, ggf. unter Einsatz von Mikroskop, starren Endoskopen und Hakensonden zur Entfaltung unübersichtlicher Recessus.
- **Laryngostroboskopie:** Lupenlaryngoskopische Beurteilung der Stimmlippenfeinschwingungen durch Belichtung der Glottis mit synchronisierten Lichtblitzen bei (funktionellen) Stimmstörungen und zur Frühdiagnostik des Larynxkarzinoms.

- **Kehlkopf-EMG:** Differenzialdiagnostik neurogener und myogener Störungen.
- **Bildgebende Verfahren:**
  - *Computertomographie:* Bei Stimmbandstillstand unklarer Ursache. Abgrenzung von Krankheitsprozessen der HWS, des Kehlkopfes, der Schilddrüse oder der Gefäße, Ausdehnung von Tumoren, Frakturen oder Stenosen.
  - *Magnetresonanztomographie (MRT):* Weichteilraumforderungen.
  - *Digitale Subtraktionsangiographie (DSA):* Glomus-caroticum-Tumor.
  - *Extrakranielle Dopplersonographie:* Beurteilung von Tumorinfiltrationen.

7 Untersuchung des Auges

7.1 Grundlagen und Anamnese

Anatomische Strukturen des Auges

- **Orbita:** Sie schützt als knöcherne Hülle den Augapfel und bildet mit dem Fettkörper eine Höhle, in der sich die 6 Augenmuskeln (s. S. 350) bewegen können.
- **Sklera (weiße Lederhaut):** Sie bildet die äußere bindegewebige Bulbushülle und geht vorne in die durchsichtige Kornea (Hornhaut) über.
- **Uvea (Gefäßhaut):** Sie bildet die mittlere Bulbushülle und setzt sich zusammen aus:
  - *Chorioidea (Aderhaut):* Sie hält die Temperatur des Auges konstant und dient der Ernährung der äußeren Netzhautschichten.
  - *Ziliarkörper (Strahlenkörper):* Er reicht von der Iriswurzel bis zur Ora serrata und geht dort in die Aderhaut über. Der Ziliarmuskel ist verantwortlich für die Akkommodation. Das Ziliarepithel produziert das Kammerwasser (1–3 µl/Min.), das zwischen Linse und Iris durch die Pupille in die Vorderkammer fließt, von wo es durch die Trabekel und den Schlemm-Kanal in die Blutgefäße abfließt.
  - *Iris (Regenbogenhaut):* Sie trennt die vordere von der hinteren Augenkammer. Das zentrale Loch der Iris, die Pupille, reguiiert den Lichteinfall auf die Netzhaut (Blendenfunktion).
- **Lider:** Muskelhaltige (z. B. M. orbicularis oculi/N. facialis und M. levator palpebrae/N. oculomotorius) und drüsenhaltige Weichteilfaiten (z. B. Moll-Drüsen = Schweißdrüsen und Zeis-Drüsen = Talgdrüsen) mit Schutzfunktion für das Auge.
- **Hornhaut:** Sie hat mit 43 dpt den stärksten Anteil an der Gesamtbrechkraft des Auges und ist wie ein Uhrglas in die schwächer gekrümmte Sklera eingefügt.
- **Linse:** Sie ist ein bikonvexer glasklarer Körper, der über die Zonulafasern mit dem Ziliarkörper verbunden ist. Sie dient gemeinsam mit dem Ziliarkörper der Akkomodation und fokussiert die einfallenden Lichtstrahlen auf die Netzhaut. Sie fügt den variablen Anteil der Gesamtbrechkraft des Auges (10–20 dpt je nach Akkomodationszustand) zum festen Brechkraftanteil der Hornhaut hinzu.
- **Retina (Netzhaut):**
  - *Aufbau:* Sie ist die innerste der 3 übereinander liegenden Bulbushüllen und entwickelt sich aus einer Ausstülpung des Vorderhirns. Sie besitzt über 100 Millionen Sinneszellen, die die Lichtreize aufnehmen. Die Axone der Sinneszellen vereinigen sich zum N. opticus.
  - *Blutversorgung:* Die inneren Schichten werden von der Zentralarterie (A. centralis retinae) versorgt, die äußeren Schichten durch Diffusion aus den kapillarreichen Schichten der Aderhaut.

Anamnese

Beachte: Etwa 70 % der ophthalmologischen Krankheitsbilder lassen sich durch sorgfältige Anamneseerhebung diagnostizieren. Dabei sind die Angaben des Patienten oft nicht eindeutig richtungsweisend. Die Beschwerdeschilderung einer harmlosen Glaskörperabhebung z. B. kann mit der einer das Sehvermögen bedrohenden Netzhautablösung völlig identisch sein.

► **Wichtige Fragen:**

- *Art der Beschwerden:* Verschlechterung des Sehvermögens? Fremdkörpergefühl? Juckreiz oder Brennen? Sekretabsonderungen? Vermutete Auslöser (z. B. trockene Luft)? Schmerzen?
- *Ein- oder beidseitige Symptomatik:* Hatten früher beide Augen ein gleich gutes Sehvermögen oder sah ein Auge schon seit Kindheit schlecht? Beispiel: Amblyopie (Schwachsichtigkeit) durch einseitiges Schielen oder einen erheblichen Brechkraftunterschied zwischen beiden Augen (= Anisometropie), der erst nach dem Vorschulalter durch eine Brille ausgeglichen wurde.
- *Akuter oder chronischer Verlauf:* Wann haben die Beschwerden begonnen? Beginn plötzlich? Entwicklung der Beschwerden über welchen Zeitraum? Beispiel: Während Durchblutungsstörungen (z. B. Verschluss der A. centralis retinae = sog. Zentralarterienverschluss) zu einem akuten, schmerzlosen einseitigen Visusverlust führen, ist die Sehverschlechterung im Rahmen einer Linsentrübung langsam progredient.
- *Stärke der Beschwerden:* Heftige Schmerzen können ein Hinweis auf eine Erkrankung des vorderen Augenabschnitts (z. B. Hornhautfremdkörper, -ulkus; Regenbogenhautentzündung) oder eine akute Steigerung des intraokularen Druckes (akuter Glaukomanfall) sein.
- *Frühere Erkrankungen an den Augen:* Gab es frühere Operationen, Laserbehandlungen oder Traumata der Augen? Brille, Kontaktlinsen?
- *Begleiterscheinungen:* Übelkeit (→ Glaukomanfall), Erbrechen?
- *Gezielte Medikamentenanamnese:*
  - Die Applikation von Augentropfen oder -salben wird häufig nicht spontan genannt.
  - Durch die hohe Resorption im Bereich der Konjunktiven und Nasenschleimhaut (kein First-Pass-Effekt [s. u.]!) können durch Lokaltherapeutika systemische Wirkstoffkonzentrationen wie bei i.v. Gabe erreicht werden. *Cave* z. B. bei lokaler Betablockertherapie wegen Glaukom bei chronisch obstruktiver Lungenerkrankung oder AV-Überleitungsstörungen. (First-Pass-Effekt = Bezeichnung für den bei oraler Gabe auftretenden metabolischen Abbau von Arzneistoffen bei erstmaliger Passage durch die Leber, bevor sie dann über den Kreislauf an ihren Wirkort gelangen).
- *Familiäre Augenerkrankungen?*
- *Begleiterkrankungen:* Hypertonie? Diabetes mellitus? Schilddrüsenerkrankungen? Allergien?

7.2 Refraktion/Visus, Pupille und Motilität

Refraktion und Visus

► **Physiologie/Pathophysiologie des normal-, weit- bzw. kurzsichtigen Auges:** s. Abb. 76.

Hinweis: Man erkennt den kurzsichtigen Brillenträger an den verkleinernden Brillengläsern (Disposition zur Netzhautablösung!), den Weitsichtigen an den vergrößernden (im Alter häufige Disposition zum akuten Glaukomanfall!).

► **Refraktionsbestimmung:**

- *Prinzip und Definition:*
  - Prinzip: Um die bestmögliche Sehschärfe zu bestimmen, muss der Brechungszustand (= Refraktion) des Auges ermittelt werden.

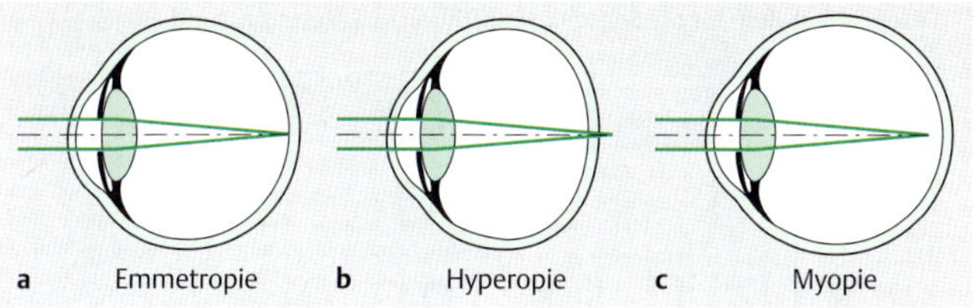

Abb. 76 **a** Emmetropes (normalsichtiges Auge); **b** hyperopes (weitsichtiges Auge): Bulbuslänge in Relation zur Brechkraft „zu kurz"; **c** myopes (kurzsichtiges) Auge: Bulbuslänge in Relation zur Brechkraft „zu lang"

  - Definition: Unter der Refraktionsbestimmung versteht man die Bestimmung derjenigen zusätzlichen Brechkraft, die notwendig ist, um auf der Netzhaut ein scharfes Bild zu erhalten.
- *Praktisches Vorgehen:*
  - Stenopäische Lücke/Lochblende (einfacher orientierender Test): Der Patient liest die Prüfsehzeichen (s. S. 116) durch eine vorgehaltene Lochblende (stenopäische Lücke, Durchmesser 1–2 mm). Wird die Sehschärfe mit einer Lochblende besser, so liegt ein nicht oder nicht ausreichend korrigierter Brechungsfehler des Auges vor. (Die Lochblende erhöht vergleichbar der Blende einer Kamera die Tiefenschärfe und damit die Sehschärfe – vorausgesetzt, es liegt keine organische Störung vor.)
  - Subjektive Refraktionsbestimmung: Anhand der Patientenangaben wird die subjektiv beste Gläserkorrektur ermittelt.

Beachte: Bei Kindern muss obligat, bei jüngeren Erwachsenen fakultativ vor Refraktionsbestimmung eine medikamentöse Lähmung des Ziliarmuskels zur Hemmung der Akkomodation erfolgen (z. B. mit Tropicamid AT, bei Kindern Atropin-AT 0,5–1 % oder Zyklopentolat-AT), da andernfalls die Refraktion nicht akkurat bestimmt wird.

► **Visusprüfung:**
- *Prinzip und Begriffsdefinitionen:*
  - Prinzip: Die Visusbestimmung ist integraler Bestandteil jeder augenärztlichen Untersuchung. Geprüft wird die bestmögliche Sehschärfe (d. h. nach vorheriger Refraktionsbestimmung oder ersatzweise mit stenopäischer Lücke, s. o.).
  - Definition:
    1. unkorrigierte Sehschärfe = Rohvisus: Hierunter versteht man das Auflösungsvermögen des Auges ohne korrigierende optische Hilfsmittel.
    2. korrigierte Sehschärfe: Auflösungsvermögen bei optimaler Korrektur durch optische Hilfsmittel.
- *Praktisches Vorgehen:*
  - Grundsätzlich monokular, dabei das nicht geprüfte Auge vollständig (!), aber locker abdecken. Es stehen verschiedene Sehzeichen (Optotypen) wie Zahlen, Buchstaben, E-Haken (z. B. für Kinder oder Patienten, mit denen verbale Kommunikation nicht möglich ist) oder sog. Landolt-Ringe (gutachterlich relevant) zur Verfügung (s. Abb. 77).
  - Fernvisus: Wird in einer 5-m-Distanz geprüft.

Leseprobentafeln für die Sehschärfenprüfung in 5 Meter Abstand

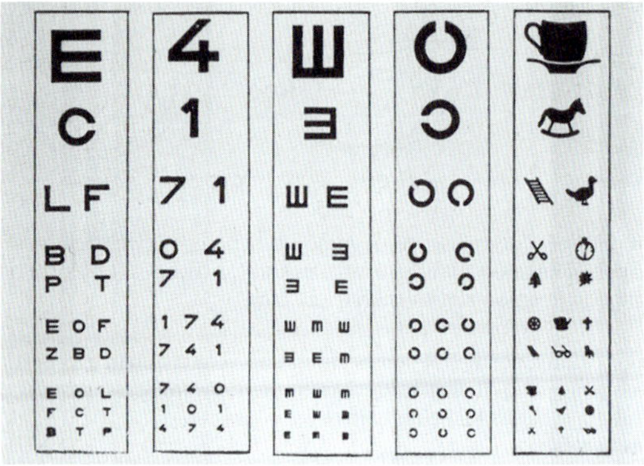

Von links nach rechts: Buchstaben, Zahlen, Pflüger-Haken, Landolt-Ringe und Kinderbilder.

Abb. 77 Verschiedene Möglichkeiten von Optotypen zur Visusprüfung

- Nahvisus: Die Sehschärfe für die Nähe wird mit Leseproben in Leseentfernung geprüft (ca. 30 cm); bei presbyopen (alterssichtigen) Patienten muss hierzu die optimale Nahkorrektur vorgegeben werden.
- Die mittlere Sehschärfe wird in einem Bruch ausgedrückt: Ist-Entfernung/Soll-Entfernung = Visus. Der normale Visus beträgt 5/5 = 1,0 (Ist-Entfernung = Soll-Entfernung).
- Beispiel für herabgesetzten Visus: Ein Patient erkennt in einer Entfernung von 5 m nur die oberste Zeile einer Sehtafel und keine kleineren Sehzeichen. Ein Normalsichtiger würde die obere Zeile auch noch aus einem Abstand von 50 m erkennen können (Sollentfernung). Der Patient hat demzufolge einen Visus von 5/50 = 0,1.

Untersuchung der Pupille s. S. 348

Untersuchung der Augenmotilität s. S. 348

7.3 Äußeres Auge und vordere Augenabschnitte

Hinweis

Den Patienten zunächst ohne Hilfsmittel bei normaler Raumbeleuchtung untersuchen. Farbveränderungen (z. B. Hautrötung bei Infektion der Lider = Lidphlegmone), Lidfehlstellungen oder Asymmetrien lassen sich aus einer Entfernung von ca. 0,5–1 m gut erkennen, während sie bei geringerem Abstand, zu hoher Vergrößerung oder ungünstigen Lichtverhältnissen eher übersehen werden.

Beurteilung der Bulbuslage in der Orbita

- **Prinzip:** Ausmessen einer horizontalen (Höher- bzw. Tieferstand) oder axialen (En- oder Exophthalmus) Bulbusdislokation.
- **Praktisches Vorgehen:**
  - *Horizontale Dislokation (Höher- bzw. Tieferstand):* Meist durch vergleichende Betrachtung gut sichtbar, ansonsten genaues Ausmessen mit einem Lineal.
  - *Axiale Asymmetrien (En- oder Exophthalmus):* Eine einfache Methode zum Abschätzen ist der Blick über die Stirn (dabei hinter dem Patienten stehen) oder Wangenpartie (s. Abb. 78). Hiermit können Seitenunterschiede ab 2 mm problemlos erkannt werden.

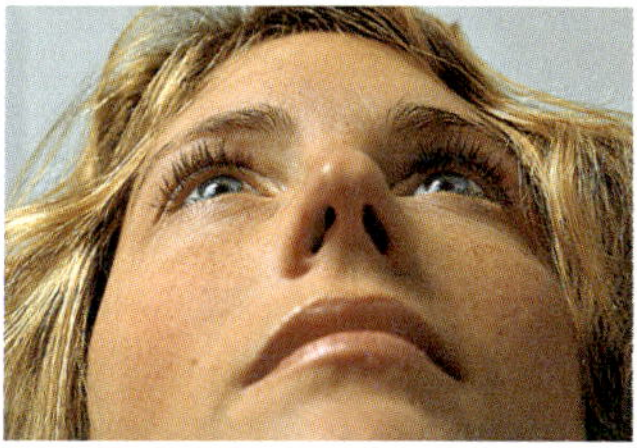

Abb. 78 Blick über die Wangenpartie zum Abschätzen der Bulbuslage in der Orbita; **hier:** Symmetrische Position des Apex der Hornhaut

Beurteilung der Lider, Lidspaltenweite und Lidmotilität

- **Prinzip:**
  - *Lidhaut:* Inspektion von Aussehen und Stellung des Lides.
  - *Lidspaltenweite und Lidmotilität:* Ausmessen der Lidspaltenweite in verschiedenen Positionen, Prüfen der Funktion der Lidmuskulatur (M. orbicularis oculi/N. facialis; M. levator palpebrae/N. oculomotorius; M. tarsalis/ Sympathikus).
- **Praktisches Vorgehen:**
  - *Lidhaut:* Suche nach Narben, Entzündung (Hautrötungen), Ekzem, Blasen oder Pusteln, Ödem, Emphysem, Hämatom, Xanthelasmen (subepitheliale, gelbe Ablagerung von Cholesterin), Lidfehlstellungen. Ektropium (Auswärtsdrehung), Entropium (Einwärtsdrehung).
  - *Bestimmung der Lidspaltenweite:* In Primärposition (d. h. im Geradeausblick) ein Lineal vor die Lidspaltenöffnung halten und die Lidspaltenweite ablesen. Das Oberlid bedeckt die oberen 1–2 mm der Hornhaut, die Lidspaltenweite beträgt normalerweise 9–11 mm. Hängt das Oberlid stärker herab, spricht man von einer Ptosis, steht es zu hoch, von einer Lidretraktion.
  - *Bestimmung der Lidmotilität:*
    - Prüfung der Funktion des M. levator palpebrae (N. oculomotorius): Im entspannten Abblick die Untersucherhand zur Inaktivierung des M. frontalis waagerecht auf die Stirn legen. Ein Lineal an der Oberlidkante anlegen und die größte Exkursion der Oberlidkante bis zum maximalen Aufblick messen. Bei Messung der Levatorfunktion gelten Werte > 15 mm als normal, niedrigere Werte finden sich bei Ptosis.
    - Prüfung der Lidschlusskraft (M. orbicularis oculi/N. facialis): Den Patienten bitten, die Lider fest zuzukneifen. Normalerweise kann dies durch kräftiges Ziehen am Oberlid nicht oder nur beidseits symmetrisch überwunden wer-

den. Eine einseitig verminderte Lidschlusskraft weist auf eine Fazialisschwäche hin.

- *Beobachtung des Lidschlages:* Normal erfolgt ca. alle 2–3 Sek. ein Lidschlag. Seltener Lidschlag (= Stellwag-Zeichen) bei M. Basedow (= endokrine Orbitopathie, s. S. 79).

Beachte: Durch Hochziehen des Oberlides bei geschlossenen Augen auch das sog. Bell-Phänomen prüfen. Beim Lidschluss tritt physiologischerweise unter dem geschlossenen Oberlid eine unwillkürliche Drehung des Bulbus nach oben auf (= Bell-Phänomen). Dieses ist bei Fazialisparese abgeschwächt oder fehlt. Durch Fehlen des Bell-Phänomens bei Fazialisparese und durch Lähmung des M. orbicularis mit fehlendem Lidschluss (= Lagophthalmus) ist die Benetzung der Hornhaut verschlechtert, und es kann zu Ulzerationen der Hornhaut kommen (sog. Keratopathia e lagophthalmo).

► **Pathologische Befunde und mögliche Ursachen:** s. Tab. 33.

Tabelle 33 · Pathologische Befunde bei der Untersuchung der Lider und mögliche Ursachen

Befund	denken an
Inspektion:	
Lidödem:	
– entzündlich (Schwellung, Rötung, Überwärmung, schmerzhaft, meist einseitig)	– Hordeolum (= Gerstenkorn, akute bakterielle Entzündung einer Liddrüse) – Lidabszess – Erysipel – Ekzem – Begleitrekation bei Sinusitis, Orbitaphlegmone, Dakryoadenitis (= Tränendrüsenentzündung) oder Dakryozystitis (= Entzündung des Tränensacks)
– nicht entzündlich (Schwellung, blasse und kühle Haut, schmerzlos, meist beidseitig)	– Allgemeinerkrankung, z. B. von Herz, Niere, Schilddrüse – Allergie, z. B. Quincke-Ödem (= angioneurotisches Ödem = schmerzhafte Schwellung von Haut und Schleimhaut)
– Hämatom	– Trauma – Schädelbasisfraktur
– Xanthelasmen (s. Abb. 79)	– Hypercholesterinämie
– Ektropium (s. Abb. 80)	– altersbedingt – Folge einer Fazialisparese – Narbenektropium
– Entropium (s. Abb. 81)	– angeboren – altersbedingt – Narbenentropium
– druckindolente Lidschwellung	– Chalazion (= chronisch granulomatöse Entzündung durch chronischen Sekretstau der Meibom-Drüse): (s. Abb. 82)

Fortsetzung →

Tabelle 33 · Fortsetzung von Seite 118

Befund	denken an
Bestimmung der Lidspaltenweite:	
– Ptosis	– Okulomotoriusparese – Horner-Syndrom (s. S. 133) – kongenitale Ptosis (s. Abb. 83)
– Lidretraktion	– M. Basedow (endokrine Orbitopathie, s. S. 79) – Parinaud-Syndrom (Hirnstammsyndrom mit vertikaler Blicklähmung und Konvergenz-Nystagmus)
Funktionsprüfung des M. levator palpebrae:	
– Exkursion der Oberlidkante $<$ 15 mm	– Okulomotoriusparese – kongenitale oder erworbene Ptotis
Prüfung der Lidschlusskraft:	
– einseitig verminderte Lidschlusskraft	– Fazialisschwäche
Lidschlag:	
– $<$ 10/Min (Stellwagzeichen)	– M. Basedow

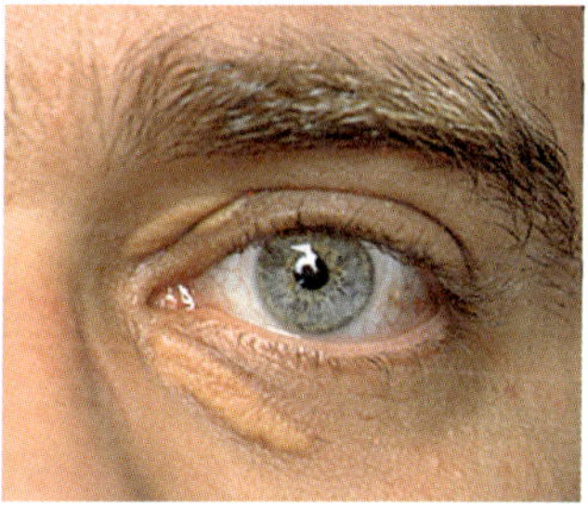

Abb. 79 Xanthelasmen

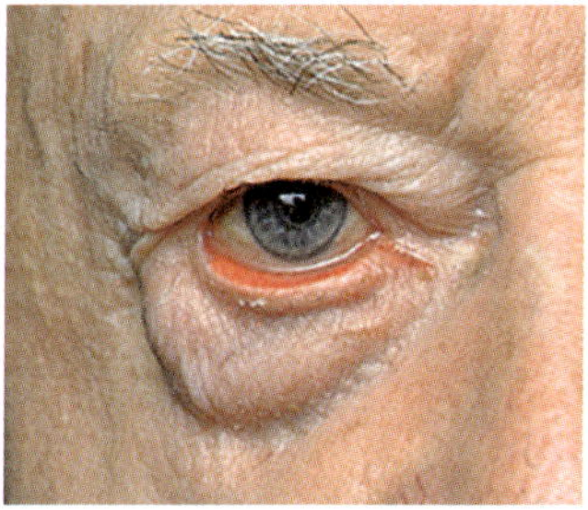

Abb. 80 Seniles Ektropium

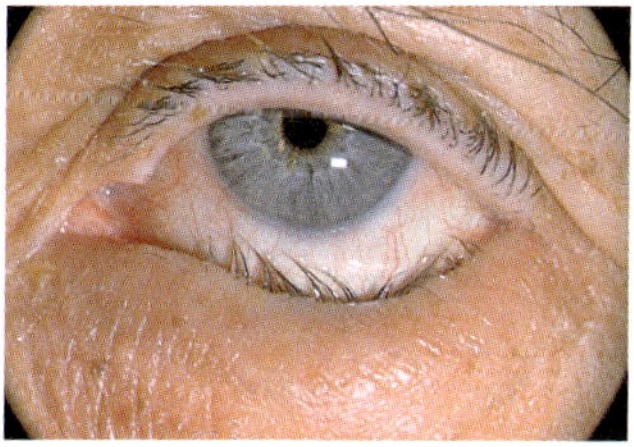

Abb. 81 Entropium

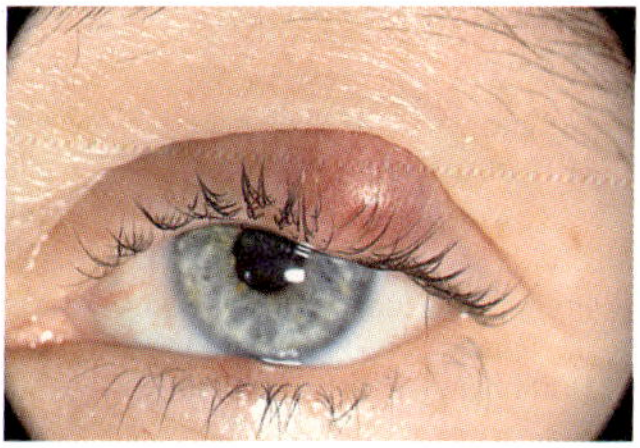

Abb. 82 Chalazion

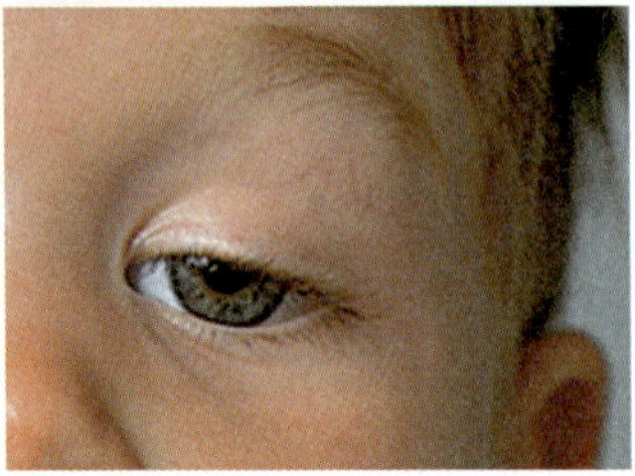

Abb. 83 Kongenitale Ptosis mit herabhängendem Oberlid

Inspektion von Bindehaut und Sklera

- **Praktisches Vorgehen:**
  - *Unterer Bindehautsack und Sklera:* Die Unterlider mit leichtem Druck so weit nach unten ziehen, bis die Umschlagfalte einsehbar ist.
  - *Oberer Bindehautsack:* Der Patient blickt nach unten, das Oberlid wird mit dem Daumen hochgezogen. Die vollständige Beurteilung der Conjunctiva tarsi ist jedoch nur durch das sog. Ektropionieren (s. Abb. 84) möglich.
  - *Ektropionieren:*
    - Der Patient blickt während der gesamten Untersuchung nach unten.
    - Die Oberlidwimpern vorsichtig fassen, mit der anderen Hand Stieltupfer (o.ä.) am Tarsusoberrand (Deckfalte) medial des äußeren Liddrittels vorsichtig eindrücken (s. Abb. 84) und die Lidkante herumziehen.
    - Untersuchung beenden: Stieltupfer und Hand zurücknehmen, Patienten blinzeln/zwinkern lassen.
- **Pathologische Befunde und mögliche Ursachen:** s. Tab. 34.

Tabelle 34 · Pathologische Befunde bei der Inspektion von Bindehaut und Skleren und mögliche Ursachen

Befund	denken an
Bindehaut:	
– Rötung, Chemosis (= ödematöse Schwellung)	– Konjunktivitis (bakteriell, viral, allergisch, toxisch) (s. Abb. 85)
– Sekretion:	
• eitrig, gelbliche Krusten	• bakterielle Konjunktivits
• wässrig	• virale Konjunktivitis
– Blutung unter die Bindehaut (= Hyposphagma)	– meist spontan ohne erkennbare Ursache – ansonsten Trauma, Arteriosklerose bei älteren Patienten, nach Husten, Pressen, Bücken, schwerem Heben, Hypertonie, Gerinnungsstörungen
– Pterygium (Flügelfell) = dreieckige Bindehautfalte, die in Richtung Hornhaut wächst (s. Abb. 86)	– Narbenpterygium nach Hornhautulkus – hohe UV-Belastung – Arbeiten in staubiger Umgebung
Sklera:	
– gelbe Skleren	– Ikterus bei Lebererkrankung (s. S. 231)
– blaue Skleren	– sehr dünne Sklera (Aderhaut schimmert durch)

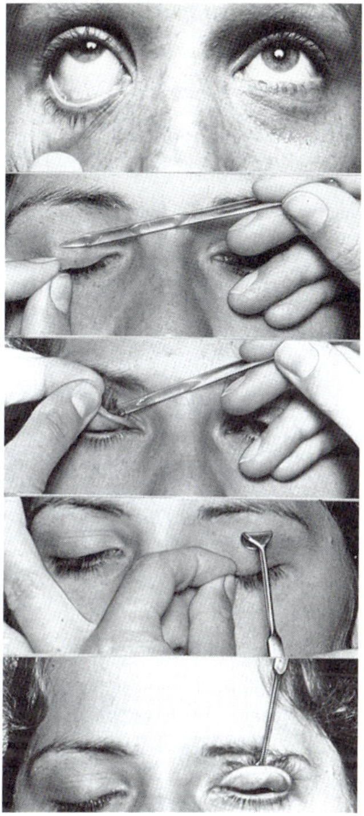

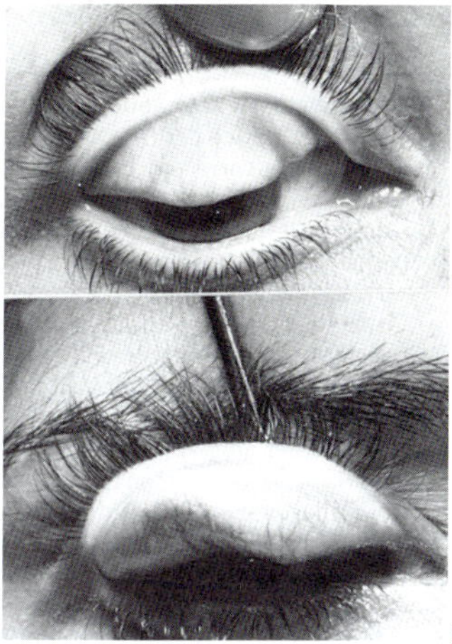

Abb. 84 **a** Ektropionieren beim Blick nach oben: Darstellung der Conjunctiva tarsi des Unterlides und der unteren Umschlagfalte; **b** + **c** einfaches Ektropionieren beim Blick nach unten: Darstellung der Conjunctiva tarsi des Oberlides; **d** + **e** doppeltes Ektropionieren beim Blick nach unten mit dem Lidhalter nach Desmarres: Darstellung der Conjunctiva tarsi des Oberlides und der oberen Umschlagfalte; **f** + **g** einfach und doppelt ektropioniertes Oberlid

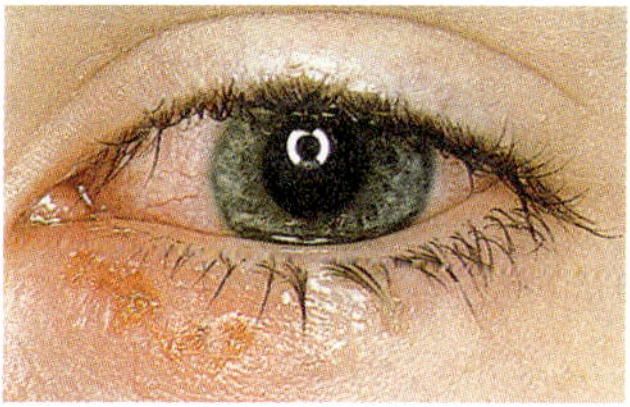

Abb. 85 Hauteffloreszenzen und Konjunktivitis bei Herpes simplex

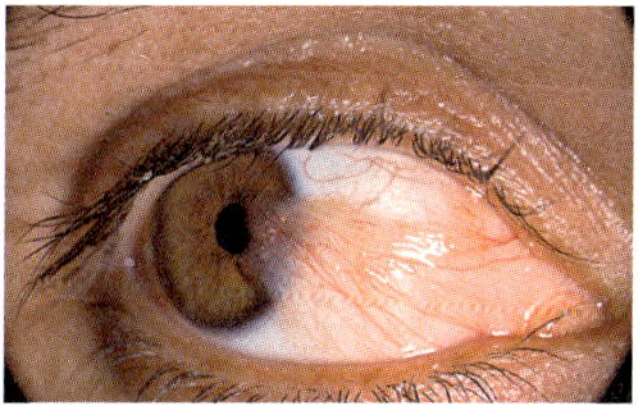

Abb. 86 Pterygium

Untersuchung von Tränenwegen (TW), Tränenfilm, Tränensekretion

- **Spontanversuch nach Jones:**
  - *Prinzip:* Prüfung der Durchgängigkeit der Tränenwege.
  - *Praktisches Vorgehen:* In einen Bindehautsack Fluoreszein tropfen und den Patienten auffordern, sich zu schneuzen. Bei Durchgängigkeit der TW ist Farbstoff im Taschentuch sichtbar.
- **Spülung und Sondierung der Tränenwege:**
  - *Prinzip:* Prüfung auf Durchgängigkeit und Lokalisation einer TW-Stenose; bei Säuglingen therapeutisch bei kongenitaler TW-Stenose (besteht bei 6% der Neugeborenen durch unvollständige Rückbildung der Hasner-Membran am Übergang des Ductus nasolacrimalis in die Nasenhöhle). Leitsymptom: Eitrige Konjunktivitis seit Geburt.
  - *Praktisches Vorgehen:*
    - Nach lokaler Tropfanästhesie Tränenpünktchen zunächst mit einer konisch geformten Sonde leicht aufbougieren. Danach mit der (stumpfen) Spülkanüle in den jeweiligen Canaliculus eingehen und spülen.
    - Sind die TW durchgängig, spürt der Patient die im Rachen ankommende Flüssigkeit.
    - Bei Verschluss kommt es zum Reflux – je nach Stenoseort aus demselben oder dem entgegengesetzten Canaliculus.
- **Schirmer-Test I und II:**
  - *Prinzip:* Messung der Reizsekretion aus der Glandula lacrimalis (I) und Messung der basalen Tränensekretion aus den akzessorischen Tränendrüsen (II).
  - *Praktisches Vorgehen:*
    - Schirmer-Test I: In den Bindehautsack im temporalen Drittel (ohne Hornhautkontakt) ein Streifchen Lackmus-Papier einlegen. Der Patient schaut 5 Min. lang nach oben. Die durch diesen konjunktivalen Reiz ausgelöste Sekretion sollte zu einer Benetzungsstrecke des Papierstreifens von 10–30 mm führen.
    - Schirmer-Test II: Nach vorheriger Tropfanästhesie den Papierstreifen in gleicher Weise einlegen und die Augen für 5 Min. locker geschlossen halten. Danach sollten durch die basale (nicht durch Fremdkörperreiz ausgelöste) Sekretion 10–30 mm benetzt sein (s. Abb. 87).

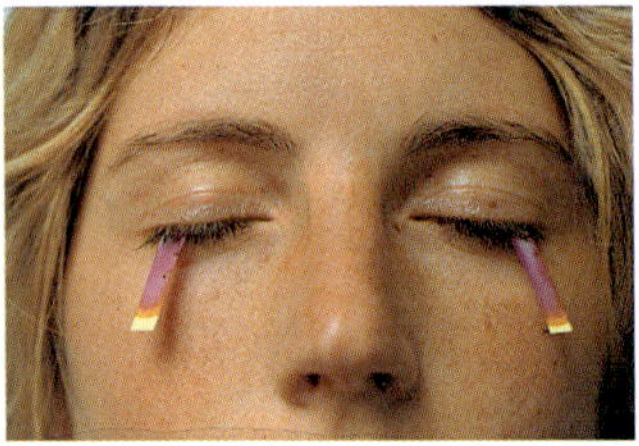

Abb. 87 Schirmer-Test II

7.4 Spaltlampenuntersuchung

Grundlagen

► **Prinzip:**
  - Differenzierte Beurteilung der vorderen Augenabschnitte (Lider, Bindehaut, Hornhaut, vordere Augenkammer, Iris, Linse, vorderer Glaskörper); durch Speziallupen oder Kontaktgläser auch Beurteilung von Kammerwinkel und Netzhaut.
  - Durch Verwendung von Farbstoffen (Fluoreszein, Bengalrosa) können Epitheldefekte von Hornhaut oder Bindehaut an der Spaltlampe besonders gut erkannt werden.

► **Praktisches Vorgehen:**
  - Der Patient stützt sich in Kinn- und Stirnstütze ein (s. Abb. 88). Die Lichtquelle wird meist spaltförmig in frei wählbarem Beleuchtungswinkel eingestellt, aber auch regrediente Einstellung ist möglich. Dabei fällt Licht der Spaltlampe senkrecht auf den Augenhintergrund. Dies führt durch das von der Netzhaut reflektierte Licht zu einem roten Aufleuchten (sog. „Rotreflex", ein beim Fotografieren von Personen leidiges Phänomen).
  - Die Spaltlampe erlaubt bei hoher Vergrößerung genaue Lokalisation von pathologischen Prozessen in den einzelnen Strukturen.
  - Die Untersuchung mit regredientem Licht hebt Trübungen der brechenden Medien – besonders der Linse – deutlicher hervor als die Betrachtung in der Spaltbeleuchtung. So kann gut abgeschätzt werden, ob eine Trübung der Linse visusbeeinträchtigend ist (s. Abb. 89).

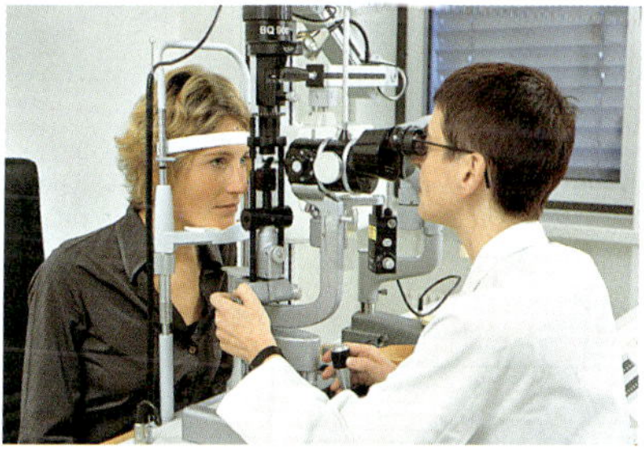

Abb. 88 Spaltlampe

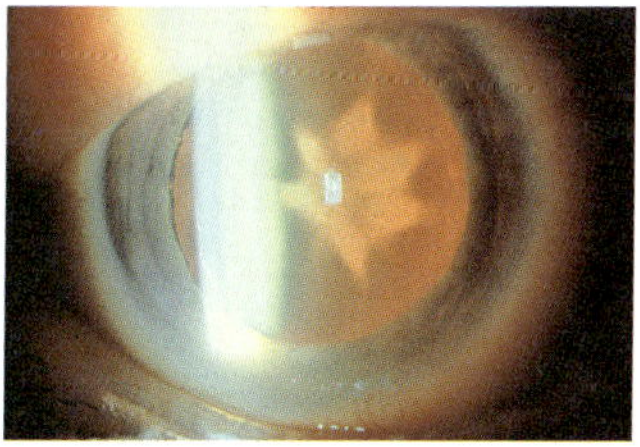

Abb. 89 Befund bei regredientem Licht: Kontusionskatarakt

Inspektion der Hornhaut

- **Praktisches Vorgehen:** Die Beurteilung erfolgt bei seitlicher Beleuchtung mit der Spaltlampe nach Durchmesser, Oberfläche, Transparenz, Farbveränderung und Sensibilität (Korneareflex s. S. 352).
- **Normalbefunde:**
  - *Oberfläche:* Glatt, glänzend und annähernd kugelförmig gewölbt.
  - *Durchmesser:* Beim Erwachsenen 11–12 mm mit erstaunlich geringer Variation.
  - *Transparenz:* Normalerweise ist die Hornhaut völlig klar.
- **Pathologische Befunde und mögliche Ursachen:** s. Tab. 35.

Tabelle 35 · Pathologische Befunde bei der Inspektion der Hornhaut und mögliche Ursachen

Befund	denken an
Oberfläche:	
– Spiegelbild erscheint matt, unscharf und ggf. verzerrt	– Entzündung – Erosionen – Ulkus (s. Abb. 90)
Durchmesser:	
– verkleinert	– angeborener Mikrophthalmus
– vergrößert	– frühkindliches Glaukom
Transparenz:	
– bei frontaler Inspektion graue, bei seitlicher lokaler Beleuchtung mit der Spaltlampe (s. S. 123) grauweiße Flecken	– Narben, Entzündungen, Ödem
Farbveränderungen:	
– grau-weißliche bis gelbliche Einlagerungen entlang dem Limbus corneae	– älterer Patient: Arcus senilis (harmlos) – jüngerer Patient: familiäre Hypercholesterinämie
– olivgrüner bis brauner Ring am Hornhautrand	– pathognomonisch für M. Wilson (= autosomale rezessive Kupferspeicherkrankheit): sog. Kaiser-Fleischer-Kornealring

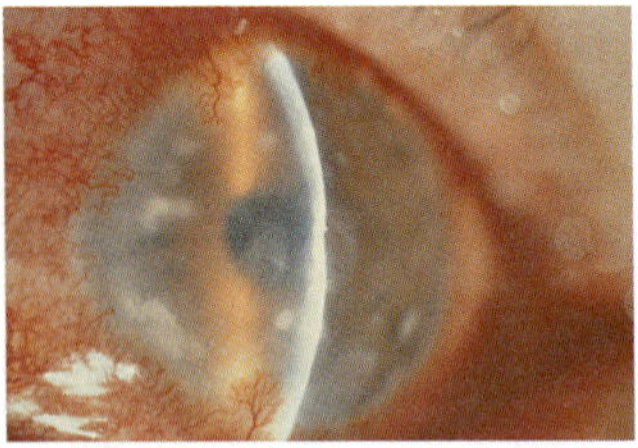

Abb. 90 Mykotisches Hornhautulkus

Inspektion der Iris

- **Praktisches Vorgehen:** Die Iris wird direkt bei fokaler seitlicher Beleuchtung untersucht. Hierbei achten auf Farbe der Iris.
- **Pathologische Befunde und mögliche Ursachen:** s. Tab. 36.

Tabelle 36 · Pathologische Befunde bei Inspektion der Iris

Befund	denken an
– flächige Pigmentunregelmäßigkeiten (Heterochromie)	– kein pathologischer Wert
– umschriebene braune Pigmentierungen	– Naevi, Melanome
– Schlotterbewegung der Iris beim Umherblicken	– Fehlen der Linse (= Aphakie, z. B. nach Kataraktoperation) oder Linsenluxation
– Spalte oder Lücke in der normalen Ringform der Iris (= Kolobome) (s. Abb. 91)	– angeboren (nach nasal unten gerichtet) oder postoperativ, dann meist in der 12-Uhr-Position

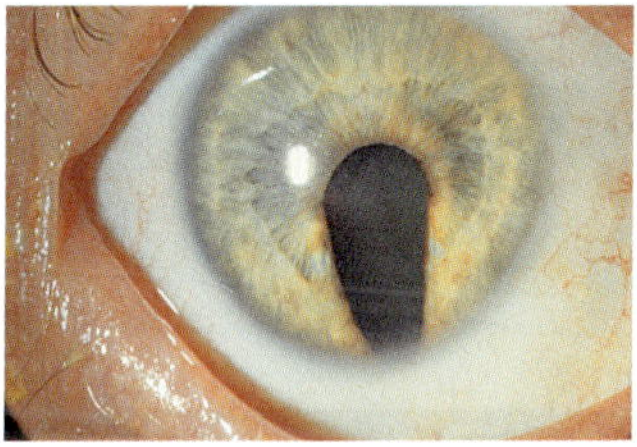

Abb. 91 Kolobom

Augeninnendruckmessung (Applanationstonometrie nach Goldmann)

- **Prinzip und anatomische Vorbemerkung:**
  - *Prinzip:* Exakte Messung des intraokularen Druckes.
  - *Anatomische Vorbemerkung:* Durch die kontinuierliche Sekretion von Kammerwasser durch das Epithel des Ziliarkörpers hat der Bulbus einen Innendruck von durchschnittlich 10–15 mmHg. Das Kammerwasser strömt an der Vorderfläche der Linse vorbei durch die Pupille in die vordere Augenkammer und fließt dort durch das Trabekelmaschenwerk im Kammerwinkel ab.
  - Der Abfluss erfolgt zunächst in den Schlemm-Kanal und von dort ganz überwiegend in episklerale Venen, zu einem geringen Anteil auch in uveale Venen.
  - Eine Erhöhung des Augeninnendruckes über die Norm ist der wesentliche pathogenetische Faktor der meisten Glaukomerkrankungen.
- **Praktisches Vorgehen:**
  - Nach Lokalanästhesie und Applikation von Fluoreszein stützt sich der Patient wie zur Spaltlampenuntersuchung in Kinn- und Stirnstütze der Spaltlampe ein.

- Der Messkolben wird vorsichtig auf die betäubte Hornhautoberfläche aufgesetzt (dabei nicht die Lider berühren, da das unweigerlich ein Blinzeln auslöst!) (s. Abb. 92).
- Im Randbereich des Messkolbens sammelt sich ein kleiner Tränenmeniskus (s. Abb. 93), der durch das Mikroskop als zwei Halbkreise zu sehen ist. Durch Drehen der Rändelschraube können die Halbkreise in die richtige Position gebracht (s. Abb. 93) und der korrekte intraokulare Druck abgelesen werden.
- Normalwerte sind ca. 10–21 mmHg.

Beachte: Bei angehaltenem Atem zu hoch gemessener Druck!

Hinweis: In Notfallsituationen oder bei kindlichen/nicht kooperativen Patienten, wenn die übliche apparative Augeninnendruckmessung unmöglich ist, kann der Augeninnendruck abgeschätzt werden: Hierzu bei geschlossenen Lidern den Bulbus im Seitenvergleich mit dem Zeigefinger beider Hände palpieren. Im Zweifelsfall an sich selbst ausprobieren, wie sich der Tonus eines normalen Bulbus anfühlt. Eine massive Druckerhöhung wie z. B. im akuten Glaukomanfall fühlt sich etwa an wie ein Tischtennisball.

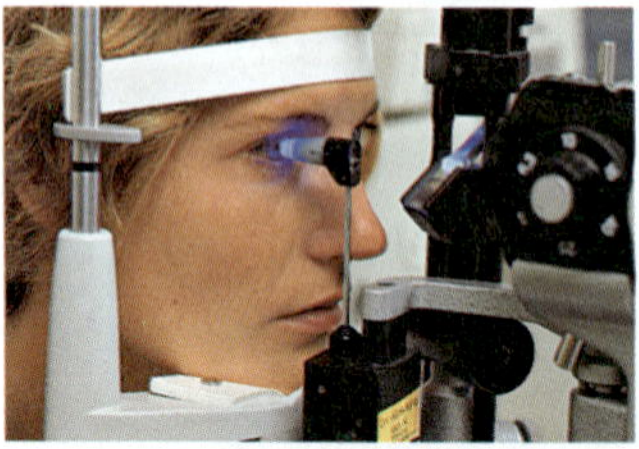

Abb. 92 Applanationstonometrie

a

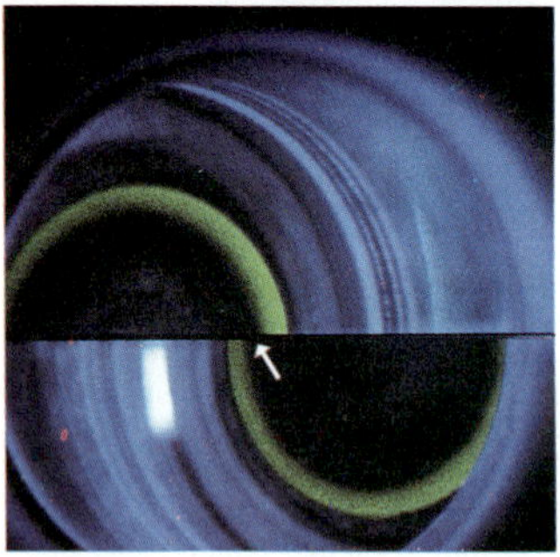

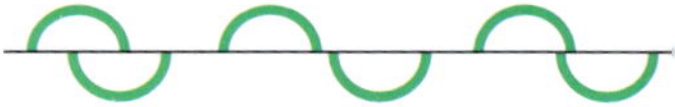

b

Abb. 93**a** Bild der Messringe bei Blick durch die Spaltlampe: Ablesen des Druckes, wenn die beiden Innenmenisken der Fluoreszeinhalbkreise sich berühren (←); **b** schematische Darstellung des Tränenmeniskus am Rand des Messkolbens (1 = Druck niedriger als Skalenwert; 2 = Druck höher als Skalenwert; 3 = Druck gleich Skalenwert)

7.5 Untersuchung des Augenhintergrunds

Direkte Ophthalmoskopie

- **Prinzip:** Beurteilung des zentralen Augenhintergrundes (Fundus) bei hoher Vergrößerung. Untersuchungsmethode der Wahl zum Ausschluss einer Stauungspapille, Diagnostik von diabetischen oder hypertensiven Fundusveränderungen.
- **Praktisches Vorgehen:**
  - Bei neutraler oder medikamentös erweiterter Pupille mit dem direkten Augenspiegel bis auf wenige cm an das Patientenauge herangehen. Das rechte Patientenauge wird mit dem rechten, das linke Patientenauge mit dem linken Auge untersucht (s. Abb. 94).
  - Falls Untersucher und/oder Patient eine stärkere Fehlsichtigkeit haben (d. h. weit- oder kurzsichtig sind), dies am Ophthalmoskop durch Vorschalten entsprechender Linsen ausgleichen. Die Dioptrien werden hierzu addiert (z. B. Patient -3, Untersucher +1, Einstellung -2).
  - Das Auffinden der Papille gelingt am einfachsten, wenn ein Blutgefäß in Richtung des größer werdenden Gefäßdurchmessers verfolgt wird.

  Hinweis: Der Untersucher sieht ein aufrechtes und seitenrichtiges Bild mit etwa 16facher Vergrößerung. Im rotfreien (grünen) Licht sind die Nervenfaserzeichnung (v. a. peripapillär) oder auch kleine Blutungen besonders gut zu sehen (erscheinen dunkel bzw. schwarz).

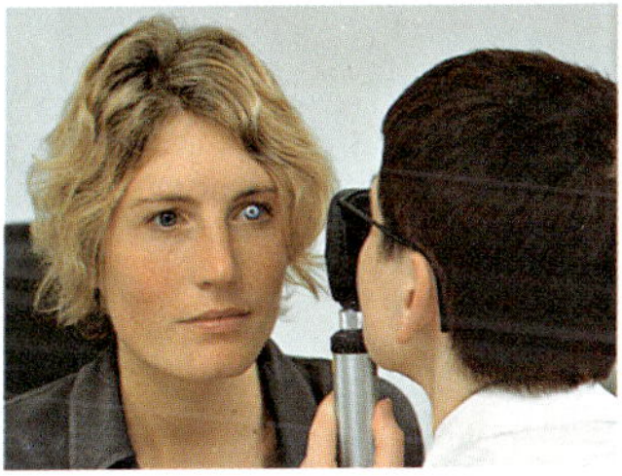

Abb. 94 Direkte Ophthalmoskopie

- **Normalbefund:** s. Abb. 95.
- **Pathologische Befunde und mögliche Ursachen:** s. Tab. 37.

Tabelle 37 · Pathologische Befunde bei der Ophthalmoskopie und mögliche Ursachen

Befunde	denken an
– unscharfe Papillenbegrenzung	– Stauungspapille (s. Abb. 96) – Fundus hypertonicus IV
– weißliche Ablagerungen	– Cotton-wool-Herde (= Mikroinfarkte der Nervenfaserschicht) (s. Abb. 98), bei diabetischer Retinopathie – mit roter Mitte: Roth spots bei Sepsis
– kleine Gefäßaussackungen	– Mikroaneurysmen, pathognomonisch für diabetische Retinopathie
– braune Pigmentierung	– Naevi – Melanome

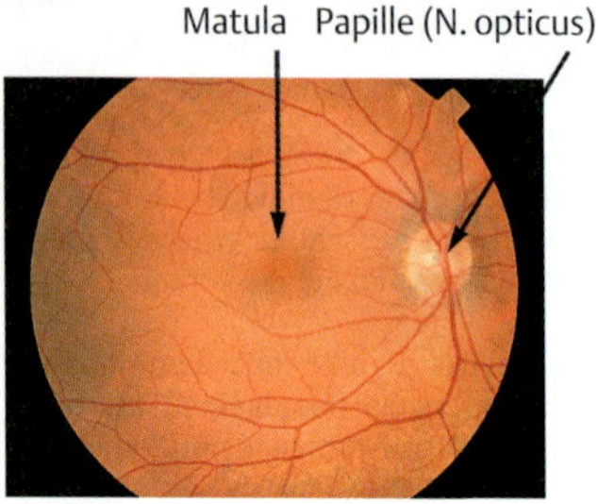

Abb. 95 Normaler Augenhintergrund

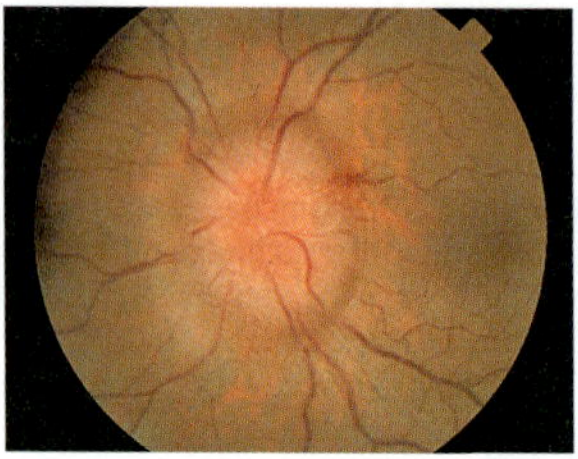

Abb. 96 Stauungspapille knopfförmige Vorwölbung, glasige Trübung und unscharfe Begrenzung der Papille

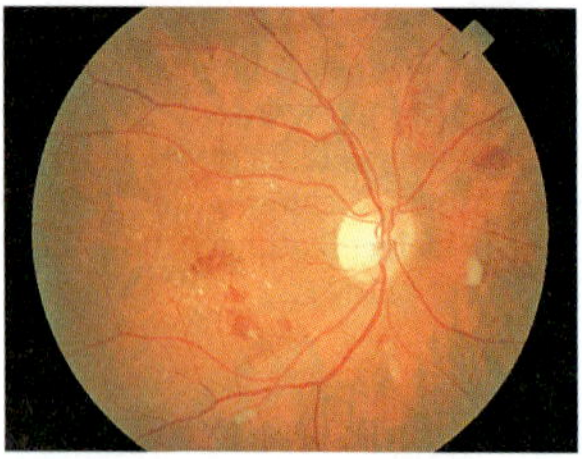

Abb. 97 Fundus hypertonicus III mit unscharfer Papillenbegrenzung, multiplen Blutungen und Cotton-Wool-Herden

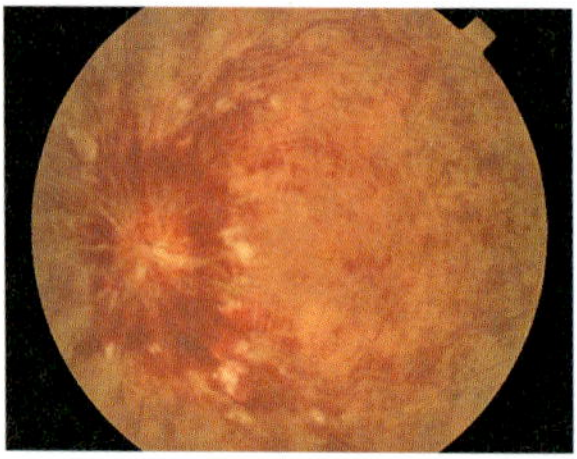

Abb. 98 Zentralvenenverschluss mit Cotton-Wool-Herden als Zeichen der retinalen Ischämie

Indirekte Ophthalmoskopie und Kontaktglasuntersuchung

- **Indirekte Ophthalmoskopie**:
  - *Prinzip:* Beurteilung des Augenhintergrundes im Überblick, Beurteilung der Netzhautperipherie.
  - *Praktisches Vorgehen:* Bei neutraler oder medikamentös erweiterter Pupille.
    - Mit einer Lupe: Unter Zuhilfenahme einer Lupe (Stärke zwischen 15 und 30 dpt) wird mit einem Ophthalmoskop (Handgerät oder Kopf-Ophthalmoskop) ein virtuelles, seiten- und höhenverkehrtes Bild des Fundus erzeugt, auf das der Untersucher akkommodieren muss (s. Abb. 99).
    - Mit der Spaltlampe: An der Spaltlampe wird eine 78–90-dpt-Lupe in den regredienten Strahlengang (s. S. 123) der Spaltlampe gebracht.
- **Kontaktglasuntersuchung:**
  - *Prinzip:* Exakte Beurteilung auch von diskreten Netzhautveränderungen und von Veränderungen der peripheren Netzhaut (die bei indirekter Ophthalmoskopie nicht genau genug beurteilt werden kann); höhere Vergrößerung und bessere Bildqualität im Vergleich zur indirekten Ophthalmoskopie.
  - *Praktisches Vorgehen:* An der Spaltlampe wird dem Patienten auf die anästhesierte Hornhaut ein Kontaktglas aufgesetzt, in das ein oder mehrere Spiegel mit unterschiedlichem Neigungswinkel eingearbeitet sind. Diese erlauben z. B. den Blick auf die äußerste oder mittlere Netzhautperipherie.

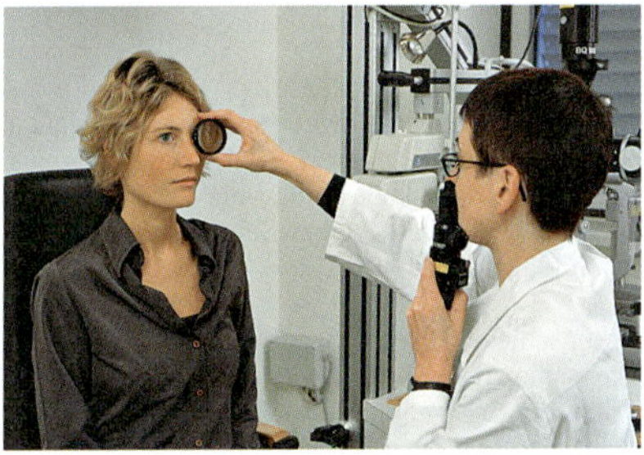

Abb. 99 Indirekte Ophthalmoskopie

7.6 Augenstellung und Stereosehen

Beurteilung der Augenstellung nach Hornhautreflexbildern

- **Prinzip:** Prüfung auf parallele Augenstellung.
- **Praktisches Vorgehen:** Beide Augen von vorne mit einer punktförmigen Lichtquelle beleuchten. Bei paralleler Augenstellung liegt der Lichtreflex symmetrisch leicht nasal des Hornhautzentrums. Ist die Lage der Hornhautreflexbilder an beiden Augen nicht symmetrisch, kann ein Schielen (Strabismus) oder eine Bulbusdislokation (z. B. durch eine Raumforderung) vorliegen.

Abdecktest (Cover-Test)

- **Prinzip:** Erkennen eines manifesten Schielens (Strabismus, Heterotropie).
- **Praktisches Vorgehen:**
  - Das fixierende (nicht schielende) Auge wird mit der Hand oder einer Abdeckscheibe abgedeckt (s. Abb. 100). Das bis dahin schielende Auge nimmt die Fixation auf und führt eine entsprechende Einstellbewegung durch (z. B. Einstellbewegung von außen bei Auswärtsschielen).
  - Handelt es sich um ein Pseudoschielen (z. B. breiter Nasenrücken, Makulaektopie), wird keine Einstellbewegung erfolgen.

  Hinweis: Durch zusätzliches Vorhalten von Glasprismen (meist in der Form von Prismenleisten) kann gleichzeitig der Schielwinkel ausgemessen werden (= Prismen-Cover-Test). Die Prismenstärke des Glasprismas, bei dem keine Einstellbewegung mehr erfolgt, entspricht dem Schielwinkel in sog. Prismendioptrien; 2 Prismendioptrien = 1° Schielwinkel.

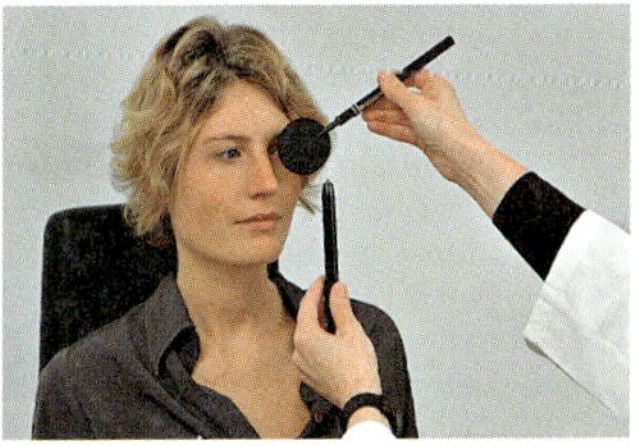

Abb. 100 Abdecktest

Aufdecktest

- **Prinzip:** Erkennen eines latenten Schielens (Heterophorie).
- **Praktisches Vorgehen:** Unter beidäugigen Bedingungen besteht eine parallele Augenstellung. Deckt man jedoch ein Auge ab (unterbricht also das beidäugige Sehen), weicht das abgedeckte Auge in die Schielstellung ab. Bei Wegnahme der Abdeckung wird unwillkürlich wieder beidäugiges Sehen aufgenommen und eine Einstellbewegung (EB) durchgeführt.
- **Pathologische Befunde:**
  - EB von außen → latentes Außenschielen (Exophorie).
  - EB von innen → latentes Innenschielen (Esophorie).

  Hinweis: Latentes Schielen hat für sich genommen keinen Krankheitswert und ist sehr häufig. Viele Menschen weisen z. B. bei starker Müdigkeit oder reichlichem Alkoholgenuss eine Exophorie (Außenschielen) auf; ebenso kommt dies auch bei Studenten in Prüfungsvorbereitung, d. h. nach stundenlangem Lesen vor. Unter diesen Bedingungen kann eine latente Schielbereitschaft dekompensieren, d. h. der Betroffene schielt manifest und sieht demzufolge auch doppelt. Oft kann dies durch eine Brillenverordnung behoben werden, wenn nicht, kommt u.U. eine Schieloperation in Betracht.

Prüfung des Stereosehens

- Stereosehen (räumliches Sehen) ist die qualitativ hochwertigste Form von beidäugigem Sehen (Binokularsehen).
- Es ist nur vorhanden, wenn beide Augen gleichzeitig und gleichwertig am Sehvorgang teilnehmen, also weder ein Schielen noch eine einseitige Sehminderung vorliegen. Stereosehen wird quantitativ als Stereoauflösungsvermögen in Winkelsekunden wiedergegeben.
- Zu seiner Überprüfung sind spezielle Tests notwendig (s. weiter führende Literatur).

7.7 Gesichtsfeld und Farbensehen

Gesichtsfeld

- **Grundlagen:**
  - Die Gesichtsfeldprüfung dient zum Erfassen von Schädigungen im afferenten visuellen System (d. h. Schädigungen auf dem Weg vom Auge zum visuellen Kortex).
  - *Ursachen für Gesichtsfeldausfälle (Skotome):*
    - Netzhautveränderungen: Sie verursachen Gesichtsfeldausfälle, die ihrer genauen anatomischen Lokalisation entsprechen.
    - Sehbahndefekte:
    1. Prächiasmal (Chiasma = Kreuzung der Sehnerven) gelegene pathologische Prozesse verursachen monokulare Gesichtsfeldausfälle, während weiter hinten in der Sehbahn lokalisierte Störungen immer bilaterale Ausfälle hervorrufen.
    2. Läsionen im Chiasmabereich führen typischerweise zu bilateralen, aber seitenunterschiedlichen Ausfällen (z. B. bitemporale Hemianopsie).
    3. Läsionen hinter der Sehnervenkreuzung führen zu homonymen, d. h. gleichgerichteten Gesichtsfeldausfällen (z. B. homonymer Ausfall nach

rechts bei Schädigung des linksseitigen Tractus opticus). Dabei gilt annähernd, dass die Ausfälle beider Augen umso mehr übereinstimmen, je weiter die Läsion Richtung Okzipitalpol sitzt (s. Abb. 230, S. 348).
- Grundsätzlich werden absolute und relative Skotome unterschieden: Im Bereich des absoluten Skotoms besteht keinerlei Wahrnehmung für visuelle Eindrücke, während relative Ausfälle eine herabgesetzte Empfindlichkeit für Stimuli höherer Leuchtdichte bedeuten.

- ► **Fingerperimetrie:** s. S. 346.
- ► **Weitere Tests zur Gesichtsfeldprüfung:**
  - *Kinetische Perimetrie:* Bei dieser Prüfmethode werden an einem Halbkugelperimeter (s. Abb. 101) (z. B. nach Goldmann) die Gesichtsfeldaußengrenzen mit Lichtpunkten abnehmender Größe und Helligkeit bestimmt. Dadurch ergeben sich konzentrisch angeordnete sog. Isopteren. Zusätzlich kann nach lokalisierten Skotomen gesucht werden. Der Vorteil besteht darin, dass Geschwindigkeit und Strategie der Untersuchung an die Kooperationsfähigkeit des Patienten angepasst sind und sie deshalb auch bei Kindern durchgeführt werden kann.
  - *Statische Perimetrie:* Diese ebenfalls an Halbkugelperimetern durchgeführte computergestützte Untersuchungsmethode prüft an festgelegten Prüfpunkten die Lichtunterschiedsempfindlichkeit (Umfeldbeleuchtung gegen Leuchtdichte des angebotenen Stimulus) mit verschieden hellen und großen Stimuli.

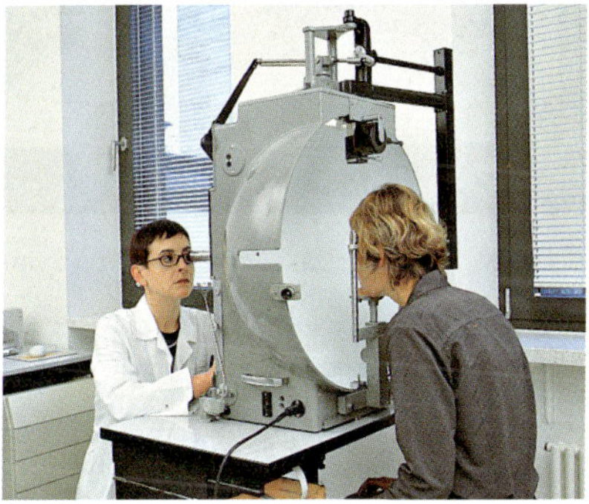

Abb. 101 Gesichtsfeldprüfung am Halbkugelperimeter

Farbensehen

- ► **Prüfung der Farbsättigung:**
  - *Prinzip:* Diagnostik von einseitigen prächiasmalen Läsionen des N. opticus, die zu einer abgeschwächten Farbwahrnehmung auf der betroffenen Seite führen.
  - *Praktisches Vorgehen:* Jeweils monokular werden intensiv farbige Objekte (bevorzugt in kräftigen Rottönen) angeboten und es wird erfragt, ob der Farbeindruck mit beiden Augen gleich intensiv ist.
- ► **Farbtafeln** (z. B. pseudoisochromatische Tafeln nach Ishihara, s. Abb. 102):
  - *Prinzip:*
    - Diagnostik von Rotgrünstörungen (d. h. angeborenen Farbsinnstörungen).
    - Angeborene Rotgrünstörungen kommen bei 8 % der männlichen (0,4 % der weiblichen) Bevölkerung vor. Farbtafeln machen sich zu Nutze, dass Far-

benfehlsichtige entweder Farbtöne gleicher Helligkeit miteinander verwechseln oder im Falle der Rotsinnstörung für Rottöne eine verminderte Helligkeitsempfindung haben; die Verteilung von Punkten unterschiedlicher Farbe aber gleicher Helligkeit lässt Farbtauglichen und Farbfehlsichtigen jeweils unterschiedliche (oder keine) Zahlen oder Buchstaben lesen.

Hinweis: Kann für die berufliche Situation wichtig sein (z. B. Elektriker, Lokomotivführer, Pilot).

- *Praktisches Vorgehen:* Bei standardisierter Beleuchtung den Patienten die Prüftafeln aus 30–50 cm Distanz lesen lassen. Fehler bei der Prüfung zeigen lediglich, dass eine Farbfehlsichtigkeit vorliegt; es ist deshalb weitergehende Diagnostik mit Farblegetests oder dem Anomaloskop (Quantifizierung einer Rotgrünstörung) erforderlich.

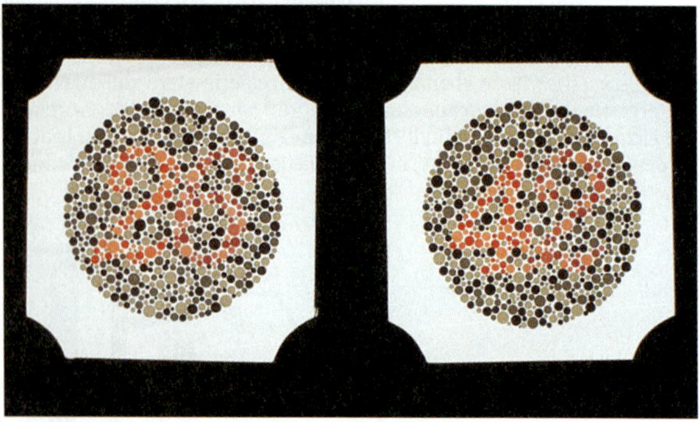

Abb. 102 Ishiharatafeln zur Diagnose von Störungen des Rotgrünsehens

- **Farblegetests** (panel D15, Farnsworth-Munsell 100 hue-Test):
  - *Prinzip:* Diagnostik von erworbenen und angeborenen Farbsinnstörungen (Rotgrün-, Blaugelbstörungen).
  - *Praktisches Vorgehen:* Bei standardisierter Beleuchtung und einer Entfernung von 33 cm legt der Patient kleine Farbproben in eine ihm nach Helligkeit und Farbton abgestuft erscheinende Folge, eine Farbprobe ist dabei als „Start" vorgegeben. Auf der Rückseite der Farbproben sind Zahlen aufgedruckt, die auf einen speziellen Auswertungsbogen übertragen und beurteilt werden.

7.8 Beispiele klinisch wichtiger Erkrankungen

Lidphlegmone

- **Definition:** Entzündung der Lidweichteile, meist nach Verletzung oder durch eine fortgeleitete Sinusitis.

Beachte: Bei fortgeleiteter Sinusitis besteht die Gefahr der entzündlichen Beteiligung der Orbita → Notfallsituation, die eine intravenöse Antibiotikatherapie erforderlich macht.

Horner-Syndrom

- **Definition:** Läsion des Sympathikus mit leichter Ptosis (Ausfall des M. tarsalis), Miosis (Ausfall des M. dilatator pupillae) sowie diskretem Unterlidhochstand (Ausfall der sympathisch innervierten Unterlidretraktoren).
- *Beachte:* Der oft als klassisch angegebene Enophthalmus ist ein medizinhistorischer Irrtum. Durch die engere Lidspalte (Ptosis + Unterlidhochstand) wird optisch ein Enophthalmus vorgetäuscht!

Auswirkungen einer Fazialisparese auf das Auge

- Durch Ausfall des M. orbicularis ist der Lidschluss unvollständig oder fehlt, und das Unterlid ist schlaff (paralytisches Ektropium s. S. 118).
- Das physiologische Bell-Phänomen (s. S. 118) kann fehlen.

Katarakt („grauer Star“)

- **Definition:** Linsentrübung.
- **Ursachen:** Durch UV-Einwirkung und oxidative Vorgänge im Rahmen der Alterung, traumatisch, stoffwechselbedingt (z. B. Diabetes mellitus), als unerwünschte Nebenwirkung systemischer Steroide, Röntgenbestrahlung, nach intraokularen Eingriffen usw.

Glaukom („grüner Star“)

- **Chronisches Offenwinkelglaukom:** Eine Widerstandserhöhung im Bereich des Trabekelmaschenwerkes führt zu einem Ansteigen des intraokularen Druckes. Da dies schmerzlos ist, wird es vom Patienten nicht bemerkt. Durch allmähliche Atrophie einzelner Nervenfasern des Sehnervs kommt es zu Gesichtsfeldausfällen (da langsam progredient, werden sie ebenfalls oft lange nicht bemerkt).
- **Glaukomanfall (akutes Winkelblockglaukom):** Im Gegensatz zum chronischen Offenwinkelglaukom kommt es beim akuten Winkelblockglaukom zu einer raschen, schmerzhaften Erhöhung des intraokularen Druckes auf Werte über 50 mmHg. Ursache ist ein anatomischer Kurzbau des Auges mit plötzlicher Verlegung der Abflusswege („Winkelblock“). Disponiert sind stärker Hyperope.

Amotio retinae (Netzhautablösung)

- **Ophthalmologischer Notfall (!)**, der rasch operativ versorgt werden muss.
- **Disposition:** Myopie, periphere Netzhautdegenerationen bzw. Netzhautlöcher, durch die Flüssigkeit unter die Netzhaut gelangen und diese abheben kann.
- **Leitsymptome:** Rußregen, Lichtblitze, schwarzer Vorhang oder schwarze Wand.

Amblyopie (Schwachsichtigkeit)

- **Entstehung durch einseitiges Schielen im Kindesalter:** Im Kindesalter wird der Seheindruck des schielenden Auges zentral unterdrückt, dadurch Abfall der Sehschärfe. Durch Abkleben (Okklusion) des gesunden Auges werden das Sehvermögen trainiert und die Sehschärfe wieder verbessert. Diese zerebrale Plastizität ist abhängig vom Lebensalter: Je jünger das Kind bei Schielbeginn, umso gravierender ist der Effekt auf die Sehschärfe.
- **Weitere Ursachen:** Stärkere Fehlsichtigkeiten (v.a. einseitig oder asymmetrisch) oder kongenitale Linsentrübungen.
- Etwa ab dem 6. bis 8. Lebensjahr entsteht keine Amblyopie mehr.

Hypertensive Retinopathie

- **Definition:** Durch Bluthochdruck ausgelöste Netzhauterkrankung.
- **Stadien:**
  - Grad 1–2: Diffuse oder lokale Verengung der Arteriolen.
  - Grad 3: Zusätzlich intraretinale Blutungen, Cotton-wool-Herde, harte Exsudate.
  - Grad 4: Zusätzlich Papillenödem.

7.9 Ergänzende apparative Diagnostik

Ultraschall

- **Prinzip:** Diagnostik von orbitalen Prozessen (Tumoren, Augenmuskeldicke bei endokriner Orbitopathie oder okulärer Myositis) und intraokularen Veränderungen, besonders bei Trübung der brechenden Medien (Amotioverdacht, Raumforderungen, intraokulare Fremdkörper).
- ***Hinweis:*** Die Sonographie erfasst nur Veränderungen in den vorderen 2/3 der Orbita. Bei Verdacht auf pathologische Prozesse im Bereich der Orbitaspitze ist ein CT/MRT indiziert.

Röntgen

- **Prinzip:** Diagnostik intraokularer röntgendichter Fremdkörper (FK), knöcherner Orbitaverletzungen, Kontrastdarstellung der Tränenwege.
- **Bedeutung:** Die konventionelle Röntgenaufnahme der Orbita hat mit der Entwicklung hochauflösender CT- und MRT-Techniken an Bedeutung verloren.

Computertomographie (CT, axial und koronar) und Magnetresonanztomographie (MRT)

- **Indikationen und Prinzip:**
  - Kranielle Veränderungen → CT/MRT Schädel, Schichtenabstand meist 6 mm.
  - Orbitale Veränderungen → CT/MRT Orbita, Schichtenabstand 1–3 mm.
  - Im CT gute Darstellung knöcherner Strukturen („Knochenfenster").
  - Weichteilveränderungen sind im „Weichteilfenster" des CT oder besser im MRT zu beurteilen.
  - Zur Lokalisation vaskulärer Prozesse MR-Angiographie (Detektion von Aneurysmen > 2 mm Durchmesser).
  - Untersuchungsdauer CT < MRT.
  - ***Beachte:*** Zur Beurteilung der Orbitaspitze und des Optikuskanals ist eine enge Schichtung unerlässlich (ggf. Gabe von Kontrastmittel)!

8 Untersuchung des Respirationstraktes (Lunge und Atemwege)

8.1 Grundlagen, Anamnese

Anatomie und Physiologie

- **Hauptaufgabe des respiratorischen Systems** ist die Oxygenierung des durch die Lungenkapillaren fließenden Blutes und das Abatmen des Kohlendioxids.
- **Voraussetzungen für einen guten Gasaustausch:**
  - Diffusion durch die Alveolarmembran.
  - Gleichmäßige Verteilung von Atemluft und Blutfluss in allen Lungenarealen.
- **Regulation des Blutflusses:**
  - Durch Veränderungen des Gefäßtonus der arteriellen Lungenstrombahn kann der Blutzufluss reguliert werden. So werden minderbelüftete Areale auch weniger durchblutet, und das Blut fließt nicht durch Lungenläppchen, in denen kein ausreichender Gasaustausch stattfindet.
  - Dieser Regulationsmechanismus (Euler-Liljestrand-Effekt), meist zusammen mit einer Gefäßwandverengung führt auch dazu, dass bei chronischen Lungenerkrankungen der Gefäßwiderstand in der gesamten Lunge höher wird und sich eine pulmonale Hypertonie entwickelt .
- **Funktionen der verschiedenen Atemwegsabschnitte:**
  - *Obere Atemwege (Nase, Mund, Rachen):* Anfeuchten und Erwärmen der Atemluft.
  - *Epiglottis:* Schutz vor Aspiration von Speichel und Nahrungsbestandteilen.
  - *Trachea und Hauptbronchien* sind hauptsächlich Luftleitungsrohre, haben aber auch wichtige Reinigungsfunktion, indem sie eingeatmete Partikel mittels Zilien und sezerniertem Schleim nach außen befördern.
- **Atemmechanik:**
  - Die Atemmechanik wird beeinflusst von Lungenvolumina, Thoraxanatomie und Atemwegswiderstand.
  - Der Atemwegswiderstand kann durch Konstriktion der glatten Muskulatur der Bronchien und vor allem der Bronchiolen insbesondere in der Exspiration stark erhöht sein (Asthma, s. S. 152). Dies lässt sich am einfachsten durch eine Verringerung der maximalen Flussgeschwindigkeit („peak flow“, s. S. 153) beim Ausatmen erfassen.
- **Atemmuskulatur:** Eine gute und gleichmäßige Belüftung der Lunge erfordert den Einsatz der Atemmuskulatur. Sie wird vom Atemzentrum im Stammhirn gesteuert.

Anamnese

Beachte: Die wichtigsten Symptome bei Erkrankungen oder Störungen des Respirationstraktes sind Luftnot (Dyspnoe), Husten und Auswurf.

- **Dyspnoe** (= subjektives Empfinden von Luftnot):
  - *Beginn und zeitlicher Verlauf:* Seit wann besteht Luftnot? Gab es ein auslösendes Ereignis? Wird die Luftnot schlimmer, oder wechselt sie im zeitlichen Verlauf? Begann sie allmählich oder plötzlich?

- *Einflussfaktoren:* Tritt die Luftnot nur bei Belastung auf? Ist sie nachts schlimmer?
- *Ausmaß:* Besteht die Luftnot bereits in Ruhe? Behindert sie in Aktivitäten des täglichen Lebens (Einkaufen, Treppensteigen)?
- *Assoziierte Beschwerden:* Bestehen Husten, Auswurf, Nachtschweiß, Fieber, Schmerzen?

Beachte: Bei Lungenerkrankungen ist Dyspnoe das wichtigste und häufigste Symptom (insbesondere beim Asthmaanfall); Lungenerkrankungen sind neben Herzerkrankungen die häufigste Ursache von Dyspnoe.

► **Husten** (entsteht meist durch eine entzündliche oder mechanische Irritation der Schleimhaut der Atemwege):

Beachte:
- Für manche Patienten ist Husten so selbstverständlich geworden (insbesondere Raucherhusten), dass sie ihn als Symptom gar nicht mehr selbst erkennen und ihnen nur Änderungen des Hustencharakters auffallen.
- Manche Patienten bemerken selbst, ob der Hustenreiz in den oberen Luftwegen, in den Bronchien oder der Lunge liegt.

- *Vorkommen und Charakter des Hustens:* Seit wann besteht Husten? Müssen Sie auch nachts husten? Ist der Husten trocken oder feucht (mit Auswurf [s. u.])?
- *Mögliche Ursachen:* Entzündung, Fremdkörper, Tumoren. Bei Kindern kann Husten das einzige Symptom von Asthma sein.

► **Auswurf** (Sputum ist Ausdruck einer vermehrten Schleimproduktion, meist als Folge einer Entzündung):

Beachte: Manche Patienten, insbesondere Kinder, schlucken Sputum herunter; auch hiernach gezielt fragen.

- *Aussehen und Menge des Auswurfs:* Welche Farbe hat der Auswurf? Wie viel Auswurf? Die Menge am besten durch Vergleiche (z. B. Esslöffel, Eierbecher, Tasse) einschätzen lassen.
- *Mögliche Ursachen für Auswurf:* s. Tab. 38.

Tabelle 38 · Mögliche Ursachen für Sputum in Abhängigkeit von Aussehen und Menge

Sputumbefund	denken an
– weißlich	– meist chronische Irritation der Atemwege (Raucher)
– schaumig (weißlich oder rosa)	– insbesondere Lungenödem (s. S. 181)!
– gelblich oder grünlich	– Infektionen (Beimengung von Leukozyten) – Asthma (Beimengung eosinophiler Granulozyten); *Hinweis:* Sputum bei Asthma ist häufig sehr zäh

Beachte: Sehr große Mengen von Sputum, insbesondere von eitrigem und/oder übel riechendem Sputum weisen auf Bronchiektasen hin.

► **Hämoptysen** (= blutige Beimengungen oder alleiniges Bluthusten): Hämoptysen sind ein vor allem für den Patienten alarmierendes Zeichen. Häufigste Ursache sind banale Entzündungen des Tracheobronchialsystems, Hämoptysen können aber auch Zeichen ernster Lungenerkrankungen sein und bedürfen daher weiterer Abklärung (s. Tab. 39).

Tabelle 39 · Mögliche Ursachen für Hämoptysen in Abhängigkeit vom klinischen Erscheinungsbild

klinisches Erscheinungsbild von Hämoptysen	denken an
– plötzlicher Beginn, assoziiert mit Luftnot und atemabhängigen Schmerzen	– Lungenembolie
– meist kleinere Blutbeimengungen über längere Zeit, evtl. Gewichtsabnahme	– Bronchialkarzinom
– allgemeines Krankheitsgefühl, Gewichtsabnahme, erhöhte Temperatur	– Tuberkulose
– chronischer Husten mit reichlich Auswurf, der (im Rahmen einer lokalen Entzündung) blutig wird	– Bronchiektasien

- **Thorakaler Schmerz:**
  - Haben Sie Brustschmerzen? Wie charakterisiert (s. Tab. 40)? Atemabhängig?
  - *Mögliche Ursachen:* s. Tab. 40.
    - ***Hinweis:*** Thorakaler Schmerz kann v.a. von der Pleura oder der Thoraxwand herrühren, die Lunge selbst ist nicht sensibel innerviert und verursacht daher keine Schmerzen.

Tabelle 40 · Mögliche Ursachen für thorakalen Schmerz in Abhängigkeit vom klinischen Erscheinungsbild

klinisches Erscheinungsbild von thorakalem Schmerz	denken an
– scharf, stechend, durch Atembewegung verstärkt, gut lokalisierbar	– pleuralen Schmerz
– eher dumpf, mit Engegefühl oder Druckgefühl assoziiert, nicht genau lokalisiert, meist in der Mittellinie substernal, aber auch ausstrahlend, nicht durch Atembewegung und Thoraxbewegung auslösbar, provozierbar durch Belastung	– Angina pectoris
– gut lokalisierbar, durch Thoraxbewegung verstärkt und insofern atemabhängig, durch Druck von außen meist leicht reproduzierbar	– Schmerzen der Thoraxwand, am häufigsten muskulären Ursprungs oder durch Rippenfrakturen verursacht
– innerhalb von Segmentgrenzen, eher oberflächlich, relativ gut lokalisiert und durch Bewegung verstärkt	– vertebragenen Schmerz
– thorakales Druckgefühl	– Angina pectoris, evtl. aber auch beim leichten Asthmaanfall

- **Allergien:** Sind Allergien bekannt? Heuschnupfen? Neurodermitis?
- **Familienanamnese:**
  - Asthma und allergische Erkrankungen haben eine wesentliche genetische Komponente, daher nach Asthma und Allergien bei Familienmitgliedern fragen.
  - Tuberkulose wird in Familien und unter Mitbewohnern übertragen.

- **Rauchen:**
  - Rauchen ist weltweit der wichtigste Risikofaktor für pulmonale Erkrankungen. Eine genaue Befragung hinsichtlich vergangener und gegenwärtiger Rauchgewohnheiten ist daher essenziell.
  - Um eine ehrliche Antwort zu bekommen und um das Arzt-Patienten-Verhältnis nicht zu belasten, sollte die Frage nach dem Rauchen keinesfalls wertend oder vorwurfsvoll klingen. Rauchen ist eine Sucht, und damit als Erkrankung und nicht als Charakterschwäche zu werten!
  - Angabe des Zigarettenkonsums auf dem Anamneseblatt in so genannten packyears (Zahl der Packungen/d × Jahre, s. S. 10).
  - Nichtraucher fragen, ob (und wie viel) sie früher geraucht haben.
  - Zigarren- und Pfeifenkonsum separat notieren und bewerten, da diese Rauchformen weniger die Lunge und mehr den Mund-Rachen-Raum gefährden.
  - Passives Rauchen: Auch nach Rauchgewohnheiten der Familie bzw. am Arbeitsplatz fragen (bei Kindern Rauchgewohnheiten der Eltern).
- **Sozialanamnese:**
  - *Berufsanamnese:*
    - Eine genaue Berufsanamnese ist wichtig, da viele Berufserkrankungen Lungenerkrankungen sind und andererseits Lungenerkrankungen in vielen Berufen eine schwere Behinderung sind.
    - Neben der diagnostischen Bedeutung kann die Erkennung einer Berufserkrankung auch erhebliche finanzielle Konsequenzen für den Patienten und seine Familie haben.
    - Tuberkulose ist eine wichtige Berufserkrankung für alle Beschäftigten im Gesundheitswesen.
    - Wo arbeiten Sie, was haben Sie früher gearbeitet? Letzteres ist wichtig, da z. B. Exposition gegenüber Asbest noch Jahrzehnte später zu einem Pleuramesotheliom führen kann.
    - Werden die Symptome am Wochenende und im Urlaub besser? Mit dieser Frage ist am einfachsten zu erfahren, inwiefern Allergene am Arbeitsplatz die Erkrankung beeinflussen. Dies ist besonders wichtig bei Patienten mit Asthma (s. S. 152). Wird die Frage bejaht, muss unbedingt eine sorgfältige Suche nach Berufsallergenen stattfinden.
  - *Tiere/Hobbys:* Haustiere oder Umgang mit Vögeln können allergische Lungenerkrankungen wie Asthma oder extrinsisch allergische Alveolitis (Taubenzüchterlunge) verursachen. Atypische Pneumonien werden auch durch Vögel übertragen (Psittakose, Ornithose).
  - *Auslandsreisen:* Fragen nach Auslandsreisen dienen der Identifizierung von Infektionserregern, insbesondere bei V.a. Tuberkulose.

8.2 Untersuchung

Allgemeine Inspektion

- **Gesamteindruck:** Die Beobachtung während der Anamneseerhebung gibt bereits viele Hinweise auf die Beurteilung respiratorischer Erkrankungen:
  - *Hinweise auf Dyspnoe:*
    - Muss der Patient beim Sprechen Sätze unterbrechen, um Luft zu holen?
    - Muss der Patient aufsitzen, stützt er die Arme auf und benutzt die Atemhilfsmuskulatur?
    - Ist bereits mit bloßem Ohr ein Stridor oder Pfeifen zu hören?
    - Kommt der Patient beim Eintreten oder beim Entkleiden außer Atem?

- *Tachypnoe* (Atemfrequenz > 25/Min.)? Tachypnoe tritt außer bei respiratorischen Erkrankungen auch z. B. bei Herzinsuffizienz oder Fieber auf.

Cave: Bei Atemfrequenzen > 40/Min. muss überlegt werden, ob der Patient nicht zügig beatmet werden sollte.

- *Erkennt man eine Zyanose?*
- *Atmet der Patient mit der Lippenbremse?* Hierbei kneift der Patient die Lippen fast wie beim Pfeifen zusammen, um den Kollaps kleinerer Bronchien und Bronchiolen bei der Exspiration zu vermeiden; so wird ein zu schnelles Abfallen des Drucks in den distalen Atemwegen verhindert, was zwar das Exspirium verlängert, aber einen effektiven Luftaustausch in allen Lungenabschnitten ermöglicht. Vorkommen bei obstruktiven Lungenerkrankungen.
- *Typen:*
  - Pickwick-Syndrom („blue bloater"), d. h. der Patient ist übergewichtig und zyanotisch (s. Abb. 103): Bei chronisch-obstruktiven Lungenerkrankungen.
  - „Pink puffer", d. h. der Patient ist kachektisch, hat eine helle (rosa) Hautfarbe und benutzt die Lippenbremse (s. Abb. 103): Bei chronisch-obstruktiven Lungenerkrankungen.

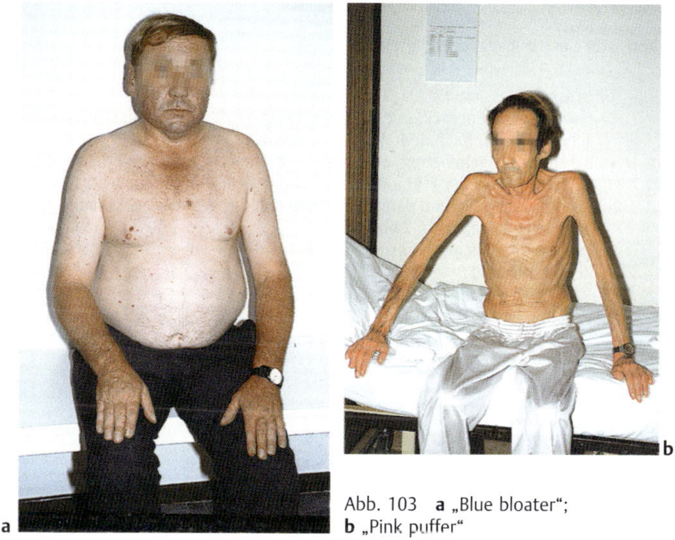

Abb. 103 **a** „Blue bloater"; **b** „Pink puffer"

- **Umfeld des Patienten** (je nach Untersuchungsort, z. B. Hausbesuch, Praxis, Krankenhausbett, können unterschiedliche Aspekte Hinweise geben):
  - Ist ein Sputumgefäß zu sehen?
  - Sind Zigaretten zu sehen?
  - Finden sich Medikamente zum Inhalieren?

Suche nach extrapulmonalen Zeichen respiratorischer Erkrankungen

Hinweis: Vor der Untersuchung der Lunge werden im Allgemeinen Untersuchungsgänge Hände und Kopf untersucht. Diese Reihenfolge sollte auch bei der Untersuchung einzelner Organsysteme beibehalten werden.

► **Untersuchung der Hand** (s. Abb. 104):

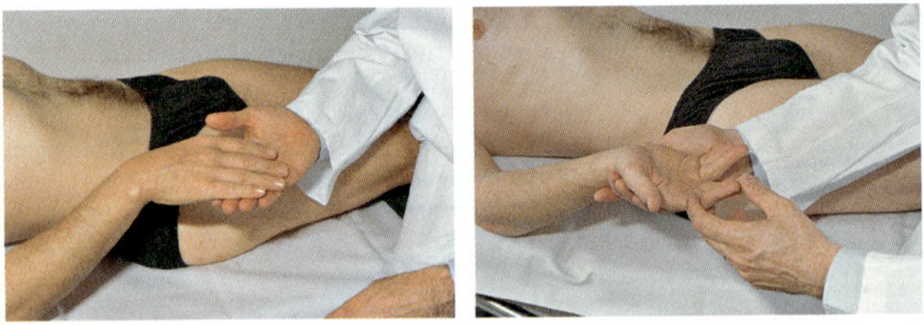

Abb. 104 **a** + **b** Inspektion der Hand

- *Uhrglasnägel:*
  Beachte: Die Entwicklung von Uhrglasnägeln ist ein wichtiger diagnostischer Hinweis, nach dem gezielt gesucht werden sollte.
  - Bei Uhrglasnägeln beträgt der Winkel zwischen Nagelbett und Haut > 170° (s. Abb. 105). In der Frühform findet sich lediglich ein Ödem des Nagelbettes mit Anhebung und damit Verschwinden des Winkels zwischen Fingernagel und Nagelfalz (s. Abb. 105).
  - Der Entstehungsmechanismus ist unklar, die Ursachen sehr unterschiedlich (s. Tab. 41).

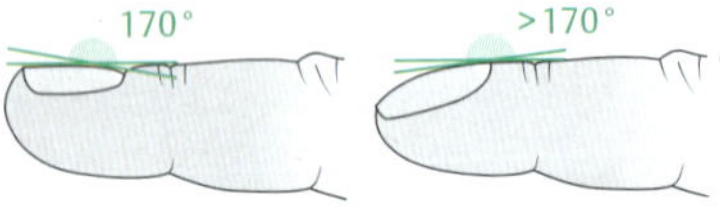

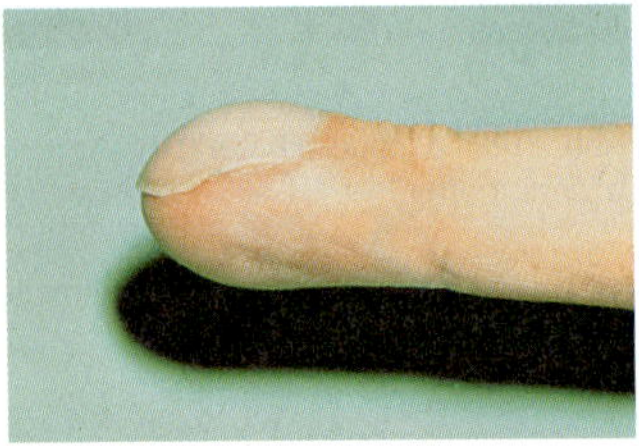

Abb. 105 **a** Schematische Darstellung der Winkel zwischen Nagel und Nagelbett bei normalem Nagel (1) und Uhrglasnagel (2); **b** Uhrglasnagel bei einem Patienten mit Transposition der großen Gefäße

Tabelle 41 · 10 mögliche Ursachen für Uhrglasnägel

Erkrankung	
– pulmonal	– Bronchialkarzinom – Lungenfibrose und fibrosierende Alveolitis – abszedierende Lungenerkrankungen (Abszess, Empyem, Bronchiektasen)
– kardial	– Endokarditis – zyanotische Herzfehler – Vorhofmyxom (= seltener gutartiger Vorhoftumor)
– abdominell	– Leberzirrhose (jeglicher Ursache) – entzündliche Darmerkrankungen (M. Crohn, Colitis ulcerosa) – Zöliakie (=Sprue)
– idiopathisch/familiär	

- *Nikotinflecken/-spuren an Fingernägeln und Fingern* (s. S. 21): Die Länge des nachgewachsenen weißen Nagels ohne Nikotinspuren ist oft ein Hinweis darauf, seit wann es dem Patienten so schlecht geht, dass er nicht mehr weiterrauchen mochte.
- *Erhöhung der Hauttemperatur:* CO_2-Retention führt zu einer venösen Vasodilatation und damit zu auffällig warmen Händen und Füßen.
- *Tremor:* CO_2-Retention kann einen Tremor der Hände verursachen.

► **Puls:**
- *Tachykardie:* Kann Ausdruck einer Hypoxie sein, oder auch Folge erhöhter Katecholamine bei Stress im Rahmen der Luftnot, oder auch durch Inhalation von β-Sympathikomimetika zur Asthmatherapie.
- *Pulsus paradoxus* (= Abfall des Pulses bzw. Blutdruckes in der Inspiration > 10 mmHg): Vor allem bei Perikarderguss (s. S. 186), sowie bei schweren Asthmaanfällen im Rahmen des erhöhten intrathorakalen Druckes.

► **Pathologischer Jugularvenenpuls:**
- *Palpation und Normalbefund:* s. S. 164.
- *Gestaute Halsvenen und prominente v-Welle im Jugularvenenpuls* (s. S. 164) sind Ausdruck einer Rechtsherzinsuffizienz. Chronische Lungenerkrankungen führen im Laufe der Zeit über den Weg der reflektorischen Vasokonstriktion der Lungenarteriolen zu einer Rechtsherzbelastung und später zum Rechtsherzversagen (cor pulmonale).
- *Stark gestaute Halsvenen, fehlende Pulsationen und Umgehungskreisläufe an der vorderen Thoraxwand* entstehen durch eine obere Einflussstauung bei Verlegung der V. cava superior. Mögliche Ursachen sind Bronchialkarzinom und mediastinale Tumoren.

► **Augen:**
- *Augenrötung:* Sarkoidose (s. S. 153) und Tuberkulose können mit einer Iridozyklitis assoziiert sein.
- *Horner-Syndrom* (= Symptomenkomplex aus einseitiger Ptosis, Unterlidhochstand und Miosis): Hinweis auf eine (meist maligne) Infiltration des Sympathikusstranges an der hinteren Thoraxwand (z. B. Bronchialkarzinom).

► **Haut:** Sarkoidose und Tuberkulose können mit einem Erythema nodosum einhergehen, s. S. 225.

Inspektion des Thorax: Allgemeine Aspekte

- Der Oberkörper muss immer vollständig entkleidet sein.
- Thoraxform und Atemmechanik werden auch wesentlich durch den Verlauf der Wirbelsäule beeinflusst: Verformungen wie Kyphose, Skoliose oder Kyphoskoliose immer notieren (vgl. S. 321).
- Bei der Inspektion Operationsnarben und Verletzungsnarben beachten und die Anamnese evtl. nochmals ergänzen.

Inspektion des Thorax: Thoraxform

- **Praktisches Vorgehen:** Die Thoraxform aus mehreren Blickwinkeln betrachten, insbesondere von vorne und von der Seite. Durch den vergleichenden Blick von der Seite kann beurteilt werden, ob ein Fassthorax vorliegt, bei dem der anteroposteriore Durchmesser dem lateralen Durchmesser etwa entspricht oder diesen sogar übersteigt.
- **Bedeutung:** Fassthorax ist ein zuverlässiger klinischer Hinweis für eine chronisch-obstruktive Lungenerkrankung (Asthma, Emphysem oder chronisch-obstruktive Bronchitis). Das Ausmaß der Thoraxverformung ist ein Maß für Schwere und Dauer der Lungenerkrankung.

Inspektion des Thorax: Atembewegungen

- **Praktisches Vorgehen:**
  - *Hinweis:* Die Atembewegungen in Ruhe betrachten, sie können vielerlei Hinweise geben.
  - *Atemfrequenz:* Tachypnoe? Eine Schätzung der Atemfrequenz reicht im Allgemeinen aus, da die Atemfrequenz zur Quantifizierung von Luftnot und als Verlaufsparameter unzuverlässig ist.
  - *Atemrhythmus:* Regelmäßig, unregelmäßig?
  - *Atemtyp:* Pathologisch? z. B. Cheyne-Stoke-Atmung (s. S. 143), Kußmaul-Atmung (s. S. 143), Biot-Atmung (s. S. 143).
  - *Symmetrie der Atembewegungen. Beachte:* Kleinere Ungleichheiten der Atembewegung sind mit dem bloßen Auge schwer zu erkennen und deswegen bei der Palpation besser zu beurteilen (s. S. 145).
  - *Benutzung der Atemhilfsmuskulatur:* Die Atemhilfsmuskulatur hebt und senkt bei aufgestützten Armen die Thoraxwand und bewirkt dadurch zusätzliche Atembewegung. Die Benutzung der Atemhilfsmuskulatur ist leicht zu erkennen an der Körperhaltung des Patienten (sitzend mit abgestützten Händen oder Armen) und an der Anspannung der Hals- und Nackenmuskulatur.
  - *Benutzung der Zwerchfellatmung:* Am besten am liegenden Patienten zu erkennen an der Auf- und Abbewegung des Abdomens mit der Atmung; gerade bei ausgeprägtem Fassthorax ist eine normale Rippenatmung wegen der bereits maximalen Dehnung der knöchernen Thoraxapertur nicht mehr effektiv und die Zwerchfellatmung notwendig.
  - *Verhältnis von Inspiration zu Exspiration* (vgl. Tab. 42): Verlängerte Exspiration bei obstruktiven Lungenerkrankungen.
- **Normalbefund:** Ruhiges regelmäßiges Atmen ohne Atempausen, Atemfrequenz ca. 14–20/Min. (s. Abb. 106).
- **Pathologische Befunde und mögliche Ursachen:** s. Tab. 42.

Tabelle 42 · Pathologische Befunde und mögliche Ursachen bei Inspektion der Atembewegung

Befund	denken an
– Benutzung der Atemhilfsmuskulatur	– Luftnot; v.a. obstruktive Lungenerkrankungen
– Benutzung der Zwerchfellatmung	– v.a. obstruktive Lungenerkrankungen
– Verhältnis der Dauer von Exspiration zu Inspiration > 2:1	– obstruktive Lungenerkrankungen
– Cheyne-Stoke-Atmung: Zyklen zunehmend tieferer Atemzüge, gefolgt von wieder abflachenden Atemzügen bis zur vollständigen Atempause, danach wieder langsam sich steigernde Atmung; der Patient ist dabei nicht dyspnoisch (s. Abb. 106)	– Störung des Atemzentrums
– Kußmaul-Atmung: Sehr tiefe Atemzüge, (s. Abb. 106)	– metabolische Azidose; die Atmung ist Ausdruck der Hyperventilation bei metabolischer Azidose (z. B. diabetisches Koma, urämisches Koma), die der Organismus versucht, durch vermehrtes Abatmen von CO_2 auszugleichen (respiratorische Kompensation einer metabolischen Azidose)
– Biot-Atmung: Intermittierende ausreichend tiefe Atmung mit plötzlichen Pausen (s. Abb. 106)	– Meningismus und Hirnerkrankungen
– verminderte Atembewegung auf einer Thoraxseite	– Behinderung auf dieser Seite, z. B. bei einseitiger Pneumonie, Pleuraerguss, Pneumothorax, Obstruktion des Hauptbronchus (Tumor, Fremdkörper)

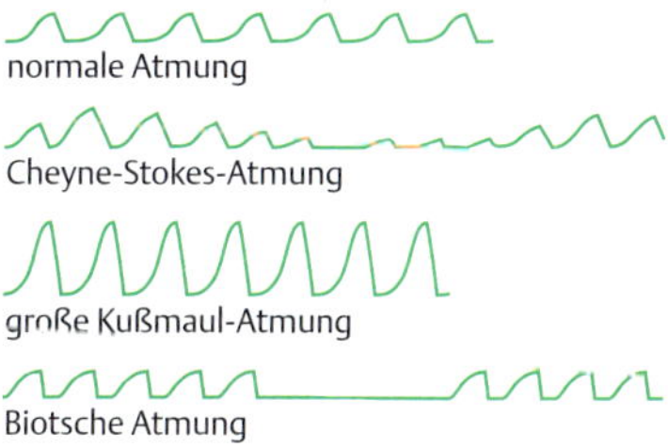

Abb. 106 Schematische Darstellung pathologischer Atemtypen

Palpation des Thorax

Tipp: Um zu vermeiden, dass sich der Patient mehrmals aufsetzen und wieder hinlegen muss, den Thorax zunächst von vorne vollständig untersuchen (Palpation, Perkussion und Auskultation), danach erst von hinten (im Sitzen) wiederum vollständig untersuchen.

- **Abtasten der Lymphknotenstationen:** Hals und supraklavikuläre Region nach Lymphknoten abtasten (s. S. 26).
- **Ertasten der Trachea** (s. Abb. 107):
  - *Praktisches Vorgehen* (s. Abb. 107):
    - Liegt die Trachea zentral oder seitlich verzogen? Hierzu den leicht angewinkelten Mittelfinger auf das kraniale Ende des Sternums senken und unter leichter Auf- und Abwärtsbewegung das Endglied sanft nach dorsal drücken, bis an der Fingerkuppe die knorpelige Rundung der Tracheawand zu spüren ist.
    - Hierbei auch Abschätzen des Abstands zwischen Trachealknorpel bzw. Cricoid und kranialem Sternumrand, normalerweise ca. 1 cm, vermindert bei Emphysem bzw. obstruktiven Lungenerkrankungen.

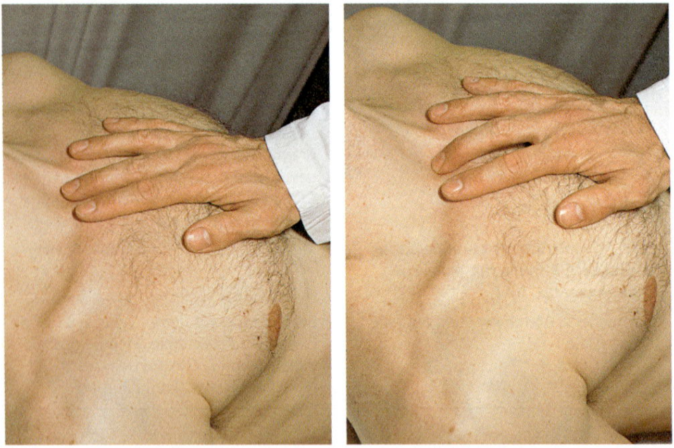

a b

Abb. 107 Palpation der Trachea. **a** Ist die Trachea seitlich verzogen?; **b** Abschätzen des Abstands zwischen Cricoid und Trachea mittels Endglied des Mittelfingers

  - *Befundbeispiele und mögliche Ursachen:* s. Tab. 43.

Tabelle 43 · Befundbeispiele und mögliche Ursachen bei Palpation der Trachea

Befund	denken an
– zur Seite verzogene Trachea	– Mediastinalverschiebung *Cave:* Durch Palpation der Schilddrüse (s. S. 76) ausschließen, dass eine einseitige Schilddrüsenvergrößerung die Verlagerung bedingt
– Abstand zwischen Trachealknorpel bzw. Cricoid und kranialem Sternumrand deutlich reduziert (< 1 cm)	– obstruktive Lungenerkrankungen (durch das Anheben des Thorax)

► **Thoraxwand und Thoraxbewegung:**

- *Praktisches Vorgehen:*
  - Bei Thoraxschmerzen palpatorisch überprüfen, inwiefern der Schmerz durch äußeren Druck hervorzurufen ist als Zeichen einer primären Affektion nur der Thoraxwand. (*Cave:* Bei ausgeprägter Pleuritis kann Druck von außen den Schmerz auch verschlimmern.)
  - Untersuchung der Mammae (s. S. 271) und Suche nach vergrößerten oder schmerzhaften axillären Lymphknoten (s. S. 272).
  - Beurteilung der Symmetrie der Atembewegung durch kombinierte Inspektion und Palpation (s. Abb. 108):
  1. Die Hände mit allen Fingern auf die äußeren Seiten der Thoraxwand legen und die Daumen medial frei schwebend zusammenführen.
  2. Den Patienten auffordern, tief einzuatmen, hierbei die Auseinanderbewegung der Daumen beobachten. Wichtig ist, dass die Daumen wirklich frei sind und keine Eigenbewegung durchführen.
  3. Mit dieser Hilfestellung können kleinere Unterschiede in den Atembewegungen der beiden Thoraxhälften besser beurteilt werden.
- *Befundbeispiele und mögliche Ursachen:* s. Tab. 44.

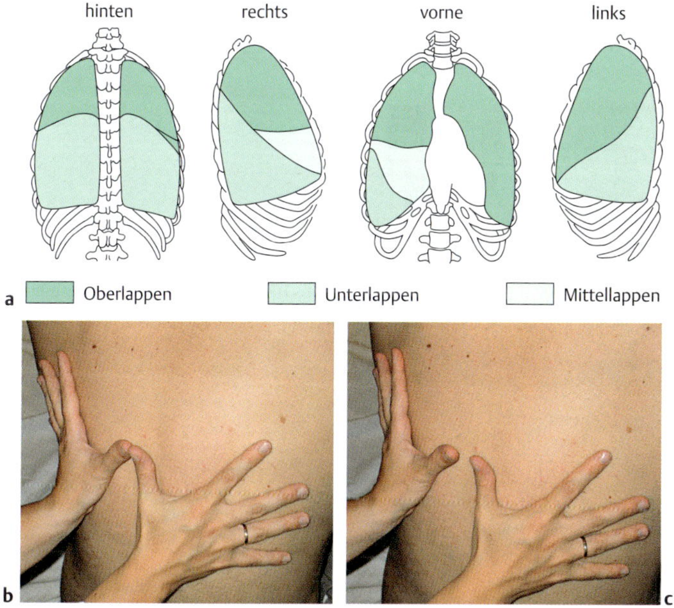

Abb. 108 **a** Projektion der Lungengrenzen; **b** Beurteilung der Ausdehnung des Brustkorbs bei Exspiration (links) und Inspiration (rechts)

Tabelle 44 · Pathologische Befunde und mögliche Ursachen bei Palpation der Thoraxwand

Befund	denken an
– durch Druck provozierbarer thorakaler Schmerz, scharf lokalisiert	– muskuloskelettale Schmerzzustände, z. B. Verspannung, Zerrung (meistens harmlos)
– Hautemphysem, d. h. knisterndes Gefühl unter dem palpierenden Finger, meist supraklavikulär und in der unteren Halsregion, die dann verdickt ist	– Pneumothorax, bei dem Luft aus dem Pleuraraum in die Thoraxwand und unter die Haut gedrückt werden kann

Perkussion

- **Technik der Perkussion:** s. S. 28
- **Praktisches Vorgehen:**
  - Über den Klavikulae (s. Abb. 109) und in allen Interkostalräumen ventral, lateral und dorsal (s. Abb. 110) bzw. über den Schulterblättern perkutieren. Bei guter (= lauter) Perkussion erhöhen sich die Eindringtiefe und Ausbreitung der Schallwellen, und es genügt, jeden dritten Interkostalraum orientierend zu perkutieren, um bei Veränderungen dann diese in einem zweiten Untersuchungsgang genauer einzugrenzen.

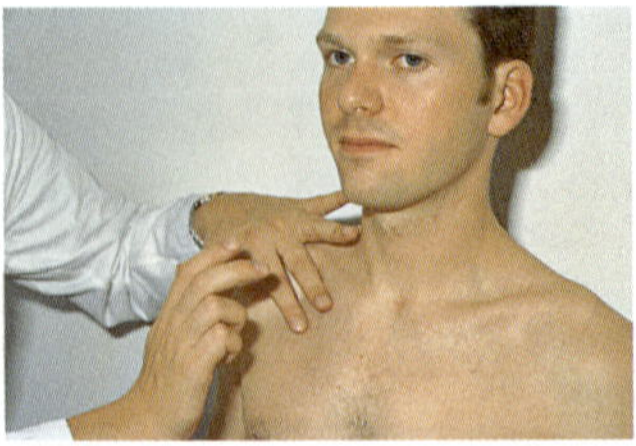

Abb. 109 Perkussion der Lungenspitze (Perkussion über der Klavikula)

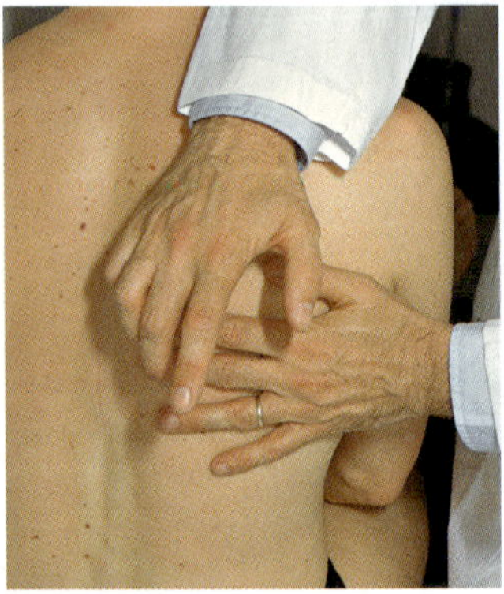

Abb. 110 Perkussion über den Interkostalräumen. Der Plessimeterfinger liegt horizontal über dem Interkostalraum, mit dem Mittelfinger wird auf das Mittelglied des Plessimeterfingers (Mittelfinger der anderen Hand) geklopft

Hinweis: Der Oberlappen ist vornehmlich anterior, der Mittellappen bzw. die Lingula vornehmlich lateral und der Unterlappen vornehmlich dorsal zu perkutieren.

- *Vergleichende Perkussion:* Immer im Seitenvergleich perkutieren. Jeder Perkussionspunkt wird zunächst auf beiden Seiten untersucht, bevor der nächste Punkt untersucht wird.
- *Lungengrenzen und Verschieblichkeit:* Dorsal durch Bestimmung der Grenze des sonoren Schalles in Exspiration und in Inspiration die Verschieblichkeit der unteren Lungengrenzen prüfen (normal 4–6 cm).

  Beachte: Gerade Patienten mit Atemwegserkrankungen können oft nur kurz die Luft anhalten, daher am besten gleichzeitig selbst die Luft anhalten, damit man den Patienten nicht überfordert.

- **Normalbefund:** Sonorer Klopfschall überall dort, wo unter der Thoraxwand Lungengewebe zu finden ist, also von den Lungenspitzen dorsal der Schlüsselbeine bis zur Lungenbasis auf Leber, Magen und Milz aufsitzend.
- **Befundbeispiele und mögliche Ursachen:** s. Tab. 45.

Tabelle 45 · **Befundbeispiele und mögliche Ursachen bei Perkussion des Thorax**

Befund	denken an
– Dämpfung	– Flüssigkeitsansammlung in der Lunge (z. B. bei typischer Pneumonie) oder im Pleuraspalt (Erguss), bei Pleuraerguss steigt die dorsal ermittelte Dämpfung von medial nach lateral an (sog. Ellis-Damoiseau-Linie)
– ausgeprägte Dämpfung	– meist Folge einer schlecht oder gar nicht schallleitenden Zwischenschicht; bei Pleuraerguss, Pleuraschwarte. *Beachte:* Mit dem Ausmaß der Dämpfung des Klopfschalles kann die Größe des Pleuraergusses relativ zuverlässig abgeschätzt werden
– tympanitischer Klopfschall bei fehlendem Atemgeräusch der gleichen Seite	– (ausgeprägter) Pneumothorax (ein kleinerer Pneumothorax ist allein durch Perkussion selten zu erkennen)
– hypersonorer Klopfschall	– chronische Bronchitis, Emphysem
– Lungengrenzen tief, nur noch eingeschränkt atemverschieblich wegen tief stehender Zwerchfellkuppen	– chronische Bronchitis, Emphysem

Stimmfremitus

- Der Stimmfremitus gehört mit zur Palpation. In der Untersuchungspraxis ist es aber entgegen der sonst üblichen Standardreihenfolge Inspektion → Palpation → Perkussion → Auskultation sinnvoll, erst nach der Perkussion den Stimmfremitus zu beurteilen, da seine größte Stärke in der Einordnung einer perkussorisch festgestellten Dämpfung liegt.
- Der Stimmfremitus ist nicht sehr sensitiv und zeigt nur größere Veränderungen an.

- **Praktisches Vorgehen** (s. Abb. 111):
  - Die Handflächen gleichseitig leicht auf die Brustwand legen und den Patienten auffordern, mit tiefer Stimme laut „99" zu sagen.
  - Die tiefen Vibrationen sind insbesondere mit den Fingerkuppen gut zu fühlen.
  - Bewertet werden kann nur eine Seitendifferenz. *Beachte:* Je tiefer die Stimme, desto besser ist der Stimmfremitus zu palpieren.

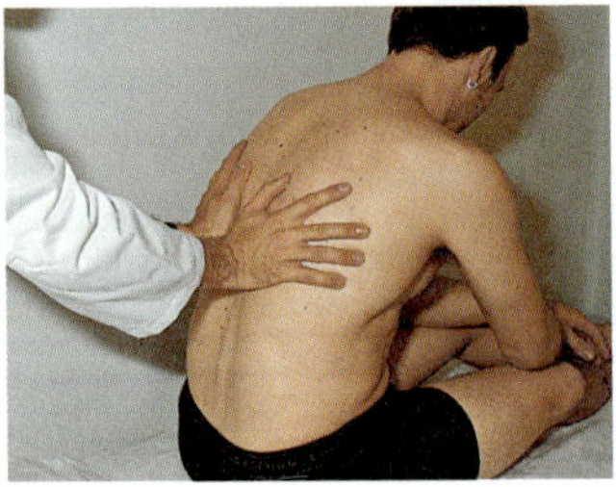

a

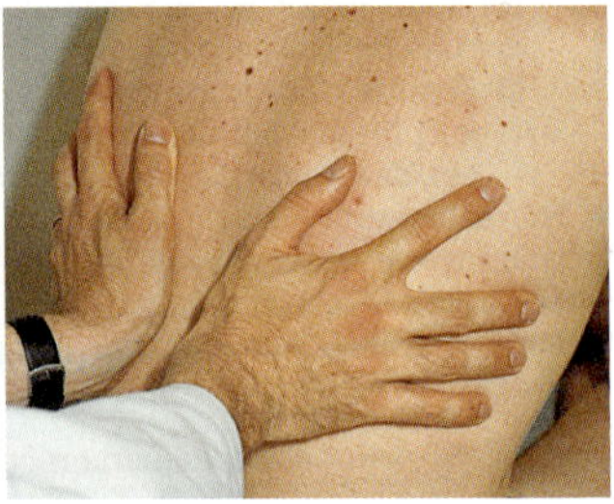

b

Abb. 111 **a** + **b** Palpation des Stimmfremitus

- **Befundbeispiele und mögliche Ursachen:** s. Tab. 46.

Tabelle 46 · **Befundbeispiele und mögliche Ursachen bei Untersuchung des Stimmfremitus**

Befund	denken an
– verstärkter Stimmfremitus im Bereich einer perkussorischen Dämpfung	– Infiltrat (verbesserte Schallleitung), bei typischer Pneumonie (s. S. 151) *Cave:* Wenn die Pneumonie mit einem Pleuraerguss (in Folge einer Pleurabeteiligung) assoziiert ist, können sich verstärkende (Infiltrat) und abschwächende (Erguss) Faktoren aufheben und der Stimmfremitus kann normal sein
– abgeschwächter oder fehlender Stimmfremitus	– Pleuraerguss – Pneumothorax *Cave:* Der reduzierte Stimmfremitus bei Pneumothorax darf nicht versehentlich als Verstärkung des Stimmfremitus auf der Gegenseite in Folge einer Infiltration fehlinterpretiert werden; der eher tympanitische Klopfschall und das fehlende oder abgeschwächte Atemgeräusch auf der Seite des Pneumothorax erlauben jedoch eine Unterscheidung

Auskultation

- **Instrument:** Die Auskultation der Lunge erfolgt mit der Stethoskopmembran.
- **Kooperation zwischen Patient und Untersucher:** Eine aussagekräftige Auskultation der Lunge setzt die Kooperation des Patienten voraus, da nur durch eine kräftige Atmung durch den offenen Mund die Atemgeräusche ausreichend zuverlässig beurteilt werden können. Es hilft meist, neben der Aufforderung („Bitte atmen Sie durch den offenen Mund tief ein und aus") die gewünschte

Atemform auch zu demonstrieren, damit der Patient wirklich versteht, was gemeint ist.

- **Praktisches Vorgehen:**
  - Systematisch vorgehen wie bei der Perkussion, d. h. alle drei Lungenlappen auskultieren und jeweils die beiden Seiten miteinander vergleichen.
  - **Tipp:** Rasches tiefes Ein- und Ausatmen bedeutet Hyperventilation. Dies kann nach einigen Minuten unangenehm werden (Alkalose mit Fingerkribbeln und Schwindel). Gönnen Sie dem Patienten daher bei längerer Untersuchung zwischendurch eine Pause, sozusagen zum „Nicht-Luftholen".
- **Normalbefunde:**
  - *Vesikuläratmen:*
    - Relativ hochfrequentes, leises Crescendo-Decrescendo-Geräusch. Das Geräusch ist in der Exspiration leiser als in der Inspiration und in Inspiration deutlich länger zu hören.
    - Der Klang des normalen Atemgeräuschs ist von Mensch zu Mensch unterschiedlich, da wichtige Einflussfaktoren wie z. B. die Dicke der Thoraxwand die Klangqualität verändern. Es ist deshalb wichtig, viele gesunde Lungen zu auskultieren, um ein sicheres Gefühl (Gehör) für die Bandbreite des normalen Atemgeräuschs zu haben.
  - *Entfaltungsknistern:*
    - Die normale Lunge hat in Ruhe immer einige Areale, die nicht belüftet (= atelektatisch) sind. Entfaltungsknistern entsteht beim kräftigen Ein- und Ausatmen durch Entfaltung von diesen in Ruhe nicht belüfteten Lungenarealen.
    - Es ist von der Klangqualität leicht mit feinblasigen Rasselgeräuschen zu verwechseln und nur dadurch sicher zu unterscheiden, dass es nach mehreren Atemzügen nicht mehr zu reproduzieren ist.
    - Entfaltungsknistern findet man vorwiegend an der Lungenbasis. *Cave:* Auch die feinen Rasselgeräusche der gestauten Lunge treten hier am ehesten auf.
- **Pathologische Befunde und mögliche Ursachen:** s. Tab. 47.

Tabelle 47 · Pathologische Befunde und mögliche Ursachen bei der Auskultation

Befund	denken an
– *Bronchialatmen* (= eher hohl klingend, sehr ähnlich dem Geräusch, das man direkt über der Trachea auskultieren kann, relativ hochfrequent und gleichförmig in Inspiration und Exspiration; das Geräusch entsteht, wenn das alveoläre Lungengewebe durch Infiltration konsolidiert ist und auf diese Weise sehr gut die Geräusche der darunter gelegenen Bronchien weiterleitet	– fast immer Zeichen für eine bakterielle Pneumonie

Hinweis: Das *amphorische Atmen* ist eine Variante des Bronchialatmens; bei Vorliegen einer Kaverne (v.a. bei Tuberkulose) erzeugt die an der Kaverne vorbeistreichende Luft dieses Klangphänomen, das aber (auch wegen der Seltenheit von Kavernen in heutiger Zeit) nur selten zu hören ist.

Fortsetzung →

Tabelle 47 · Fortsetzung von Seite 149

Befund	denken an
kontinuierliche Zusatzgeräusche (Giemen, Brummen und Pfeifen) (entstehen durch Verengung der intrathorakalen Atemwege, entweder durch Bronchospasmus oder -kollaps, durch Sekret oder durch Tumor):	
– über der gesamten Lunge	– obstruktive Lungenerkrankungen (bei manchen Patienten mit Asthma, seltener bei anderen obstruktiven Lungenerkrankungen sind ein Giemen und Pfeifen mit bloßem Ohr zu hören) ▶ ***Cave:*** Sind bei einem schweren Asthmaanfall trotz deutlicher Dyspnoe keine kontinuierlichen Zusatzgeräusche mehr hörbar, ist die Situation meist sehr ernst: durch die schwere Obstruktion findet keine relevante Luftbewegung in den verengten Bronchien mehr statt, sodass die Geräuschphänomene nicht mehr ausgelöst werden können („silent chest“)
– lokalisiert	– Tumorstenosen
Stridor (= inspiratorisches oder exspiratorisches Stenosegeräusch, das man auch ohne Stethoskop hört; Ausdruck einer Verengung der großen intra- oder extrathorakalen Atemwege):	
– inspiratorisch	– kommt meist aus Trachea oder Hauptbronchien, ist am ehesten Folge eines lokalisierten Hindernisses (z. B. Fremdkörper, Tumor)
– exspiratorisch	– entspringt meist den großen Bronchien und Bronchiolen, am ehesten bei Asthma zu hören
diskontinuierliche Zusatzgeräusche/Rasselgeräusche (entstehen durch die Vibration von Flüssigkeit in den Atemwegen): ▶ ***Beachte:*** Eine Zuordnung unterschiedlicher Rasselgeräusche zu unterschiedlichen Krankheitsbildern ist unzuverlässig	
– feine Rasselgeräusche (Klang wie zwischen Daumen und Finger ohrnah geriebener Haare)	– typische Pneumonien – Bronchitiden – Lungenfibrose – auch bei leichter Lungenstauung
– grobere Rasselgeräusche (Klang wie beim Blubbern von Luft durch Wasser):	– vornehmlich bei Lungenödem – auch bei chronischer Bronchitis oder Bronchopneumonie
– Pleurareiben (= knirschendes Geräusch, das gleichermaßen bei Inspiration und Exspiration zu hören ist und meist am Ort des vom Patienten empfundenen Schmerzes auftritt)	– Pleuritis

Bronchophonie

- Die Bronchophonie ist eine Variante des Stimmfremitus (s. o.), basiert aber auf der Auskultation. Sie ist eine ergänzende Untersuchungstechnik bei der Beurteilung einer perkutorischen Dämpfung, eines abgeschwächten Atemgeräuschs und/oder eines vermuteten Bronchialatmens.
- (Verbesserte) Bronchophonie basiert auf der verbesserten Schallleitung durch konsolidiertes (entzündlich infiltriertes) Lungengewebe.
- **Praktisches Vorgehen:** Stethoskop auf die Lunge aufsetzen und den Patienten auffordern, „66" zu flüstern. Unter normalen Umständen ist die Zahl kaum zu hören. Bei positiver Bronchophonie ist die Zahl klar und deutlich zu hören.

8.3 Beispiele klinisch wichtiger Erkrankungen

Lungenentzündung (Pneumonie)

- Je nach Erreger und Verteilungsmuster in der Lunge ergeben sich unterschiedliche klinische Bilder. Vom klinischen Befund lassen sich vor allem zwei Formen unterscheiden, die typische und die atypische Pneumonie.
- **Typische Pneumonie:** Bakterielle Genese. Es kommt zu entzündlichen Infiltraten, die in den Alveolen, Bronchiolen und/oder Bronchien auftreten (Bronchopneumonie). Wenn nur ein Lappen betroffen ist, handelt es sich um eine Lobärpneumonie, die meist durch Pneumokokken verursacht ist.
  - *Symptome:* Fieber, Husten, Auswurf, meist gelblich oder grünlich verfärbt. Bei Mitbeteiligung der Pleura mit Pleuritis kann sie auch atemabhängige Schmerzen verursachen.
  - *Befunde:* Über den betroffenen Arealen gedämpfter Klopfschall, erhöhter Stimmfremitus (außer bei Begleiterguss in Folge einer Pleurabeteiligung), feuchte Rasselgeräusche. Ein evtl. hörbares Bronchialatmen ist ein fast eindeutiger Hinweis auf das Vorliegen einer Lungeninfiltration.
- **Atypische Pneumonie:** Durch Viren, Pilze, Mykoplasmen oder atypische bakterielle Erreger wie Legionellen hervorgerufen. Die entzündlichen Infiltrate liegen im Interstitium (interstitielle Pneumonie).
  - *Symptome:* Fieber, typischerweise trockener, nicht produktiver Husten, häufig Dyspnoe und Tachypnoe.
  - *Befunde:* Der Untersuchungsbefund alleine ist bei der atypischen Pneumonie wenig hilfreich und steht mit seinen nur diskreten Zeichen im Missverhältnis zur klinischen Symptomatik und den im Röntgenbild später zu sehenden Infiltraten. Meist ist keine Seitendifferenz feststellbar, da es sich fast immer um diffuse Entzündungen der ganzen Lunge handelt. Das Atemgeräusch ist etwas verschärft, Rasselgeräusche fehlen in der Regel vollständig.
- **Pneumonie bei HIV-Patienten und Immunsupprimierten:**
  - Das HIV-Virus führt zu einer Immunsuppression durch Zerstörung der T-Lymphozyten. Hierdurch entsteht eine generelle Immundefizienz mit gehäuften Infektionen v.a. der Lunge, aber auch im Magen-Darm-Trakt. Die Infektionen erfolgen oft durch für Gesunde nicht pathogene Erreger (viral, bakteriell, mykotisch, parasitär).
  - Das Erregerspektrum bei Patienten mit HIV-Infektion unterscheidet sich von den sonst üblichen Erregern pulmonaler Infekte. Atypische Pneumonien sind häufig, Mischinfektionen treten ebenfalls auf.

- Das klinische Bild gibt nur selten einen ausreichend zuverlässigen Hinweis auf die Art des Erregers, sodass bei Verdacht auf Pneumonie bei HIV-Infektion oder schwerer Immunsuppression (z. B. nach Knochenmarktransplantation) immer eine intensive Diagnostik bis hin zur bronchoskopischen Lavage zur Keimgewinnung angestrebt werden sollte.

Pleuraerguss

- Vermehrte Flüssigkeitsansammlung zwischen den Pleurablättern kann Ausdruck einer lokalen Entzündung, als Begleitphänomen einer Lungenentzündung, als Folge einer kardial bedingten Stauung oder als Folge eines Tumors entstehen.
- **Symptome:** Größere Flüssigkeitsmengen komprimieren die Lunge und führen zu Dyspnoe.
- **Befunde:** Deutliche Dämpfung des Klopfschalles, abgeschwächter Stimmfremitus, fehlendes oder stark abgeschwächtes Atemgeräusch. Die Dämpfung des Klopfschalles kann die Größe des Pleuraergusses relativ zuverlässig abschätzen.

Pneumothorax

- **Luftansammlung im Pleuraraum,** spontan oder im Rahmen eines Traumas. Symptome sind evtl. Schmerzen auf der betroffenen Seite und Dyspnoe, insbesondere bei größerem Pneumothorax mit Kollaps der betroffenen Lunge.
- **Spannungpneumothorax:**
  - Hier tritt mit jedem Atemzug durch den relativen Unterdruck Luft in den Pleuraraum. Die Luft kann jedoch wegen eines Ventilmechanismus nicht wieder entweichen.
  - Dadurch kommt es zu einer Mediastinalverschiebung und Kompression der Lunge mit ausgeprägter und zunehmender Dyspnoe.

  ▶ ***Cave:*** Ein Spannungspneumothorax stellt einen absoluten Notfall dar. Der Pneumothorax muss sofort punktiert werden, zur Entlastung zunächst mit einer möglichst dicklumigen Nadel, auf die am besten ein abgeschnittener Fingerling eines Latexhandschuhs aufgesetzt ist. ▶ ***Beachte:*** Nicht wegen der Suche nach einem Fingerling die Punktion verschieben, sondern erst punktieren, dann evtl. Fingerling aufsetzen.

Chronisch obstruktive Lungenerkrankungen (abgekürzt engl. COPD = chronic obstructive pulmonary disease)

- Als obstruktive Lungenerkrankungen werden Asthma, Emphysem und chronisch-obstruktive Bronchitis zusammengefasst, da die Übergänge fließend sind und Überlappungen bestehen. Nach langjährigem Asthma kann sich z. B. ein Emphysem entwickeln. Gemeinsam ist den 3 Krankheitsbildern die Überblähung der Lunge und eine behinderte Exspiration, die beim reinen Asthma anfallsartig und reversibel ist.
- **Asthma bronchiale:** Reversible Obstruktion der Luftwege, vornehmlich der Bronchiolen, durch Kontraktion der glatten Bronchialmuskulatur. Meist allergisch bedingt, aber auch durch Infekte, Kälte, Anstrengung oder Medikamente (Aspirin!) auslösbar. Wegen der gemeinsamen genetischen Prädisposition finden sich in der persönlichen Anamnese und/oder der Familienanamnese gehäuft allergische Erkrankungen, insbesondere Heuschnupfen und Neurodermitis.
  - Im anfallsfreien Intervall ist das klinische Bild meist unauffällig.
  - Beim leichten Asthmaanfall empfindet der Patient Dyspnoe, eventuell auch ein thorakales Druckgefühl. Stridor kann zu hören sein. Bei der Auskultation

finden sich lautes Giemen und Brummen und insbesondere im weiteren Verlauf auch feuchte Rasselgeräusche.
  - Sind Giemen und Brummen trotz deutlicher Luftnot nicht zu hören, so ist die Situation meist sehr ernst: Durch die schwere Obstruktion findet keine relevante Luftbewegung in den verengten Bronchien mehr statt, sodass die Geräuschphänomene nicht mehr ausgelöst werden können. Eine Blutgasanalyse sollte dringlich durchgeführt und die Intubation erwogen werden. Aus diesem Grunde ist der Auskultationsbefund zur Beurteilung des Schweregrades einer Asthmaattacke nur schlecht zu gebrauchen. Eine Messung des Peak Flows (Spitzen-Luftflussgeschwindigkeit) im Verlauf ist sehr viel zuverlässiger und kann vom Patienten selbst leicht durchgeführt werden.
- **Chronische Bronchitis:** Ist bei langjährigen Rauchern fast immer zu beobachten (Raucherhusten), tritt aber gelegentlich auch auf Grund einer genetischen Prädisposition ohne Raucheranamnese auf.
  - *Symptome:* Charakteristisch ist der regelmäßige ausgeprägte Auswurf (eine Tasse voll jeden Morgen in mindestens drei Monaten des Jahres). Luftnot findet sich zunächst nur als Ausdruck akuter Verschlechterungen (Exazerbationen), meist ausgelöst durch Infekte. Luftnot ist später im Verlauf der Erkrankung Ausdruck für eine zunehmende Entwicklung zum Lungenemphysem.
  - *Befunde:* Je nach Ausmaß der Lungenüberblähung findet sich ein Fassthorax (s. S. 142). Die Lungengrenzen sind tief und nur noch eingeschränkt atemverschieblich wegen tief stehender Zwerchfellkuppen. Der Klopfschall kann normal oder hypersonor sein. Giemen, Brummen und/oder Pfeifen sind als charakteristische Geräusche zu auskultieren, wobei vermehrte Sekretbildung in den Bronchien und Bronchiolen auch zu meist grobblasigen Rasselgeräuschen führt.
- **Emphysem:** Irreversible Obstruktion der Luftwege, deutliche Überblähung aller Lungenabschnitte bis hin zu großen Bullae (Blasen); häufig Endstadium eines chronischen Asthma bronchiale oder einer langjährigen chronischen Bronchitis, evtl. auch direkte Entwicklung (z. B. bei Alpha-1-Antitrypsin-Mangel). Eine Reversibilität der Obstruktion der Luftwege ist nicht mehr gegeben.
  - *Symptome:* Luftnot, kein Auswurf.
  - *Befunde:* Hauptsächlich Zwerchfellatmung (da der Thorax bereits maximal expandiert ist), evtl. Verwendung der Atemhilfsmuskulatur, hypersonorer Klopfschall, zum Teil Giemen und Brummen, ansonsten abgeschwächte Atemgeräusche. Fassthorax, der das Sternum so anhebt, dass der cricosternale Abstand verkürzt ist.

Lungenembolie (s. S. 187)

Sarkoidose

- **Definition:** Granulomatöse Systemerkrankung unklarer Ätiologie, die am häufigsten zu einer Vergrößerung mediastinaler Lymphknoten sowie zu einem Lungenbefall führt.
- **Symptome:** Trockener Husten, evtl. Dyspnoe, extrapulmonale Manifestationen sind am häufigsten in der Leber und in der Haut (Erythema nodosum, s. S. 225) zu finden, aber auch an multiplen anderen Orten (z. B. ZNS, Magen-Darm-Trakt).

8.4 Ergänzende klinische und apparative Diagnostik

Bildgebende Verfahren

- **Röntgen-Thorax:** Bei V.a. eine Lungenerkrankung ist die Röntgenaufnahme der Lunge (in 2 Ebenen) die wichtigste apparative Untersuchungstechnik. Sie kann Infiltrate, Pleuraergüsse, Tumoren oder einen Pneumothorax sehr zuverlässig erkennen.
- **Computertomographie:** Bei schwierigeren Fragestellungen oder der Suche nach kleineren Tumoren wird die Röntgen-Thoraxaufnahme ergänzt durch eine Computertomographie, die in unterschiedlicher Technik durchgeführt werden kann:
  - Hochauflösendes Röntgen („high resolution computed tomography" = HR-CT) entdeckt sehr sensitiv Infiltrate und Flüssigkeitsansammlungen und spielt bei der differenzierten Pneumoniediagnostik eine Rolle.
  - Spiral-CT erfasst in dünnen Schichten fortlaufend die ganze Lunge und ist v.a. bei der Tumorsuche und bei der Frage nach Lungenembolie anderen Verfahren überlegen.

Bronchoskopie und Lungenfunktionsprüfung

- **Bronchoskopie:** Hiermit kann der Bronchialbaum inspiziert werden, Tumoren können entdeckt und gleich durch Biopsie histologisch zugeordnet werden. Des Weiteren kann auch eine gezielte Lavage zur Gewinnung von Pneumonieerregern oder zur mikroskopischen Untersuchung (auch bei Lungenfibrose und Sarkoidose) durchgeführt werden.
- **Lungenfunktionsprüfung:** Zur Messung der Lungenmaße und -funktion. Unterscheidet und quantifiziert restriktive und obstruktive Lungenerkrankungen.

9 Untersuchung des Herz-Kreislauf-Systems (kardiovaskuläres System)

9.1 Grundlagen

Anatomie

- In der Embryonalentwicklung hat das Herz eine Linksrotation durchgeführt, sodass der rechte Ventrikel eher vorne (ventral) und der linke Ventrikel auch hinten (dorsal) liegt.
- Das linke Herz nimmt das oxygenierte Blut aus der Lunge auf und fördert es über die Aorta und die peripheren Arterien in den gesamten Körper.
- Über das venöse System wir das Blut dem rechten Vorhof zugeführt und vom rechten Ventrikel in die Pulmonalarterie gepumpt, um in der Lunge oxygeniert zu werden.

Physiologie

- Die Funktionen von Herz- und Gefäßsystem sind nicht voneinander zu trennen. Daher sollte ihre klinische Untersuchung im Zusammenhang erfolgen.
- Die Funktion besteht primär im Transport von Sauerstoff in die Gewebe entsprechend dem dortigen Bedarf und dem Abtransport von CO_2 und Stoffwechselprodukten aus den Geweben.
- Da der Sauerstoffbedarf des Gesamtorganismus und einzelner Organe stark wechselt, ist eine enge Regulation durch Veränderungen des Herzminutenvolumens (Steigerung von Herzfrequenz und Schlagvolumen) und des Gefäßtonus notwendig.

9.2 Anamnese

Hinweise

- Die wichtigsten und häufigsten Symptome einer gestörten Herzfunktion sind Luftnot (*Dyspnoe*) und thorakale bzw. retrosternale Schmerzen mit Engegefühl (*Angina pectoris*).
- Kardiovaskuläre Erkrankungen können aber auch asymptomatisch verlaufen (z. B. *Hypertonus*) oder durch sekundäre Komplikationen manifest werden (z. B. neurologische Ausfälle bei zerebrovaskulären Insulten; Synkopen bei Rhythmusstörungen).
- Wichtig ist die systematische Suche nach Risikofaktoren für eine Arteriosklerose (s. Tab. 48).

Tabelle 48 · Risikofaktoren für Arteriosklerose

Risikofaktor	Anamnese/Diagnostik
– genetisch	– Familienanamnese (Herzerkrankungen und zerebrovaskuläre Insulte)
– Hypertonus	– Anamnese und RR-Messung
– Rauchen	– Dauer und Menge erfragen
– Adipositas	– Fettverteilungstyp beachten: Stammfettsucht („Bierbauch") ist vor allem mit erhöhtem Risiko assoziiert
– Diabetes mellitus	– evtl. Glukosetoleranztest
– Hyperlipidämie	– Lipidstatus

Dyspnoe

- **Definition:** Dyspnoe ist definiert als das subjektive Empfinden von Luftnot. Die Ursachen sind vielfältig (s. S. 136). Typisch für kardiovaskuläre Erkrankungen sind Belastungsdyspnoe und Orthopnoe.
- **Belastungsdyspnoe:**
  - Tritt die Luftnot nur oder vor allem bei körperlicher Belastung auf?
  - Wie stark können Sie sich belasten, bevor Sie Luftnot bekommen? Hier kann es helfen, nach den Lebensumständen zu fragen: Auf welchem Stockwerk wohnen Sie? Wie häufig müssen Sie auf der Treppe stehen bleiben? Können Sie die Einkaufstasche tragen? (Durch diese Fragen kann das Ausmaß der Dyspnoe erfasst werden, gleichzeitig erfährt man Wesentliches über subjektive Belastung und soziale Behinderung für den Patienten.)

  Beachte: Belastungsdyspnoe ist häufig das erste und einzige Symptom der Linksherzinsuffizienz und erfordert immer eine diesbezügliche Abklärung.
- **Orthopnoe** (= Luftnot beim flachen Liegen, die sich durch aufrechte Körperhaltung bessert):
  - Können Sie flach liegen? Mit wie vielen Kissen schlafen Sie?

  Hinweise:
  - Flaches Liegen erhöht den venösen Rückstrom und dadurch die Vorlast des Herzens (enddiastolische Druckerhöhung im Ventrikel durch Volumenbelastung), was zum Rückstau und damit bei Herzschädigung zum beginnenden Lungenödem führen kann. Aufrichten senkt durch Abstrom des Blutes die Vorlast wieder, ähnlich wie dies Nitrate oder Diuretika tun.
  - Die *paroxysmale nächtliche Dyspnoe* (*PND*) ist eine Variante der Orthopnoe: Manche Patienten berichten, dass sie nachts (meist zwischen 2 und 4 Uhr) mit Luftnot aufwachen, aufstehen müssen, das Fenster öffnen und sich durch frische Luft besser fühlen. Pathophysiologisch ist die Besserung durch Senkung der Vorlast beim Aufstehen bedingt. Gelegentlich einziges Frühsymptom der Linksherzinsuffizienz.

  Beachte: Orthopnoe, PND und Belastungsdyspnoe sind typische Symptome der Linksherzinsuffizienz.

Angina pectoris

- **Definition:** Angina pectoris ist die Bezeichnung für ein schmerzhaftes Druckgefühl und/oder Engegefühl im Thorax.
- **Lokalisation:** Angina wird meist retrosternal verspürt, kann aber in beide Arme (links häufiger als rechts) ebenso ausstrahlen wie in die Halsregion, den Unterbauch oder Oberbauch (s. Abb. 112). Der Schmerz ist nicht scharf lokalisiert.
- Angina pectoris wird oft auch als Beklemmungsgefühl beschrieben oder als laste ein Gewicht auf dem Brustkorb.
- **Auslöser:** Typischerweise wird Angina pectoris durch körperliche Belastung hervorgerufen (Belastungsangina) und bessert sich durch Ruhe (innerhalb von einigen Minuten) ebenso wie auf die Gabe von Nitraten (innerhalb von höchstens 2 Min.). Auch Kälte (Inhalation kalter Luft) oder Essen kann Angina provozieren.
- ***Beachte:*** Wenn sich ein typischer pektanginöser Schmerz nicht auf Ruhe oder Nitrate bessert, spricht man von instabiler Angina. Dies ist ein medizinischer Notfall, da dann ein Herzinfarkt entweder droht oder bereits stattgefunden hat.
- ***Hinweis:*** Es ist für viele Patienten sehr schwer, Angina pectoris in Worten zu beschreiben. Die beschreibende Gestik ist häufig informativer: Die Schilderung der Angina wird meist mit einer Faust auf der Brust oder beiden Händen flach über der Brust untermalt.

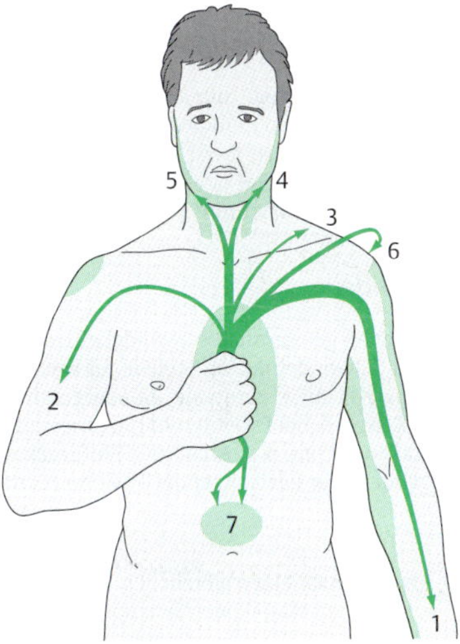

Abb. 112 Typische Ausstrahlung der Beschwerden bei Angina pectoris in den linken (1) oder rechten (2) Arm, die linke Schulter (3), den Hals oder Unterkiefer (4 + 5), den Rücken (6) oder den Oberbauch (7; vor allem bei Schädigung Ischämie der Herzhinterwand)

Ödeme

- **Definition:** Ödeme sind Wasseransammlungen im interstitiellen Gewebe, sie resultieren aus einem Ungleichgewicht zwischen hydrostatischem und onkotischem Druck, s. auch S. 19).

► **Fragen:**
- Schwellen Ihre Beine im Laufe des Tages an? Bildet sich die Schwellung nachts zurück?
- Müssen Sie nachts Wasser lassen? Wenn ja, wie oft?

Hinweise:
- Ursachen für Ödeme sind Eiweißmangel (→ erniedrigter onkotischer Druck) und venöser Rückstau (häufigste Ursache). Venöser Rückstau kann bedingt sein durch eine Rechtsherzinsuffizienz oder durch eine venöse Insuffizienz im Sinne defekter Venenklappen der Beinvenen.
- Entsprechend dem erhöhten hydrostatischen Druck treten Ödeme hauptsächlich an den abhängigen Körperpartien, also Füßen und Unterschenkeln auf, beim bettlägerigen Patienten aber sakral.
- Nächtliches Wasserlassen (Nykturie) ist dann oft Folge der Rückresorption der Ödeme in flacher Körperlage.

Claudicatio

► **Definition:** Claudicatio = lat. „Hinken", im medizinischen Sprachgebrauch Schmerzen in den Beinen beim Gehen, wenn auf Grund einer arteriellen Minderdurchblutung eine Hypoxie der Muskulatur entsteht, wodurch der Patient zum Hinken oder Stehenbleiben genötigt wird.

► **Fragen:**
- Verspüren Sie Schmerzen in den Beinen beim Gehen? Wenn ja, nach welcher Gehstrecke?
- Wird der Schmerz besser, wenn Sie stehen bleiben?

Hinweise:
- Da der Schmerz nur bei Belastungen, also intermittierend auftritt, spricht man auch von Claudicatio intermittens („Schaufensterkrankheit").
- Der Schmerz ist meist ziehend und tritt zumeist im Unterschenkel, aber auch im Oberschenkel oder der Glutealmuskulatur auf.
- Ursache ist fast immer eine Arteriosklerose (v.a. bei Nikotinabusus → „Raucherbein").

Schwindel

► Ist Ihnen gelegentlich schwindelig?

► Tritt Schwindel nur im Stehen auf bzw. nach dem Aufstehen?

Hinweis: Eine zerebrale Minderdurchblutung kann sich durch Schwindel äußern, v.a. bei Patienten mit niedrigem Blutdruck und insbesondere bei Orthostasesyndrom, d. h. Abfall des Blutdruckes direkt nach dem Aufrichten aus liegender oder auch sitzender Position (Orthostase = aufrechte Körperhaltung).

Synkopen

► Als Ausdruck einer plötzlichen zerebralen Minderdurchblutung kann Bewusstlosigkeit im Sinne einer Synkope auftreten.

Hinweis: Die Ursachen können orthostatisch sein (= vasovagale Synkopen), charakterisiert durch vorhergehenden Schwindel und schnelles Aufwachen nach dem Umfallen, oder im kardiovaskulären Bereich liegen, hier v.a. durch Rhythmusstörungen und Lungenembolie.

Herzklopfen (= Palpitationen)

► Verspüren Sie ein regelmäßiges oder unregelmäßiges Herzklopfen? Den Patienten auffordern, den verspürten Rhythmus nachzuklopfen. Schnelles Herzklopfen kann häufig nicht imitiert werden, geht aber dann mit Allgemeinsymptomen wie Schwindel und Schwäche einher.

- Gerade bei tachykarden Rhythmusstörungen ist es wichtig, die Dauer der Palpitationen und die Schwere der sekundären Allgemeinsymptome abzuschätzen, da nur deutlich symptomatische (z. B. Synkopen auslösende) Rhythmusstörungen einer Therapie bedürfen.

Husten und Auswurf

- Husten und Auswurf sind meist Ausdruck pulmonaler Erkrankungen (s. S. 151). Schaumiges Sekret (weißlich oder rosa) findet sich beim Lungenödem.

Hinweis: Bluthusten assoziiert mit plötzlich beginnender Luftnot ist bis zum Beweis des Gegenteils als Hinweis auf eine Lungenembolie anzusehen.

V.a. tiefe Beinvenenthrombose (s. S. 188)

- Einseitige Schwellung eines Beines?
- Verspüren Sie Schmerzen in den Beinen oder in einem Bein?
- Haben Sie eine lange Reise in Auto, Bus oder Flugzeug hinter sich?
- War das Bein auf Grund einer Verletzung ruhig gestellt?
- Sind Sie vor kurzem operiert worden?

9.3 Untersuchung

Hinweise zum praktischen Vorgehen

- Bei einer gründlichen internistischen Untersuchung wird die Untersuchung des kardiovaskulären Systems in den Gesamtuntersuchungsgang eingeflochten (s. S. 14).
- Gerade für den Anfänger ist es aber sinnvoll, in Organsystemen zu denken und entsprechend zu untersuchen.

Allgemeine Inspektion bei kardiovaskulären Erkrankungen

Hinweis: Die allgemeine Inspektion des Patienten kann zum Teil bereits bei der Anamneseerhebung stattfinden.

- Ist der Patient ängstlich oder beunruhigt?
- Ist er blass oder zyanotisch?
- Ist er tachypnoisch?
- Erscheint er dyspnoisch?
- Gibt es Anhalt für eine genetische Erkrankung wie z. B. Down-Syndrom, die mit kardiovaskulären Erkrankungen assoziiert ist?

Suche nach Manifestationen kardiovaskulärer Erkrankungen an der Hand

- **Uhrglasnägel** (s. S. 140): Am ausgeprägtesten bei zyanotischen Herzfehlern, bei infektiöser Endokarditis können sie sich innerhalb von wenigen Wochen ausbilden, selten bei Vorhofmyxom, DD s. S. 141.
- **Splitterblutungen unter den Fingernägeln** (s. Abb. 113): Folge von Mikroembolien und damit am ehesten Ausdruck einer bakteriellen Endokarditis, auch nicht-infektiöse Embolien können (z. B. nach Traumen) Splitterblutungen verursachen.

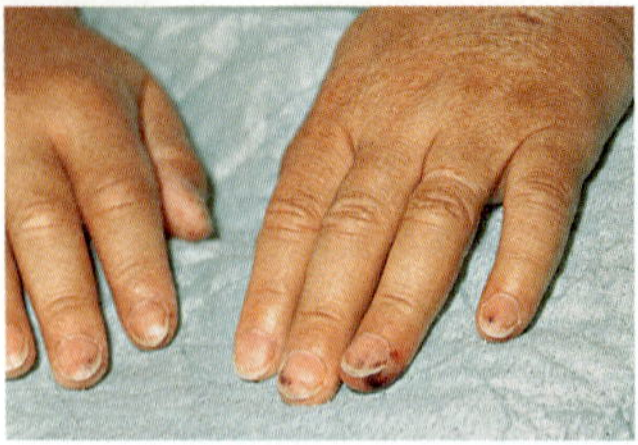

Abb. 113 Mikroembolien bei Endokarditis

- **Osler-Knötchen** (1–2 mm große, rötlich-livide Papeln in der Haut: Sie sind ebenfalls ein klinisches Korrelat von Mikroembolien und treten bei bakterieller Endokarditis oder Sepsis auf.
- **Nikotinflecken/-spuren** an Fingernägeln und Fingern v.a. der Endglieder des 2. und 3. Fingers der dominierenden Hand (s. auch S. 141).

Palpation arterieller Pulse: Radialispuls und Puls der A. carotis

Hinweis: A. radialis und A. carotis sind die besten Orte zur Beurteilung der Pulscharakteristika (s. S. 162). Weitere mögliche Orte der Pulsmessung s. Abb. 11, S. 23.

- **A. radialis:**
  - Den Radialispuls mit den Fingerkuppen des Mittel- und Zeigefingers palpieren (s. Abb. 114), am einfachsten mit den Fingern der linken Hand den rechtsseitigen Puls des Patienten tasten.
  - Den Puls bei locker liegender Hand medial des Radius etwa 3 cm proximal des Handgelenks suchen.

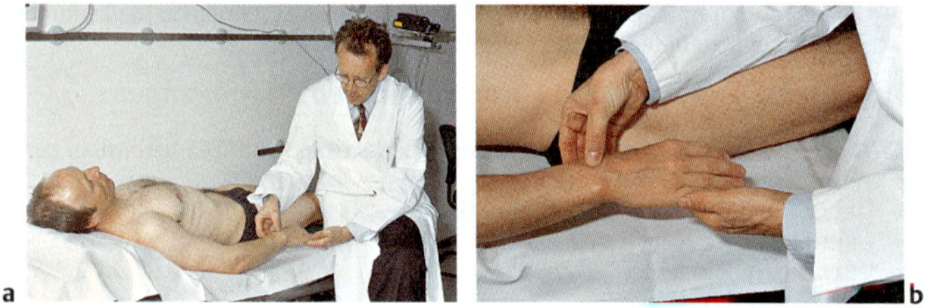

Abb. 114 **a** + **b** Palpation des Radialispulses

- **Karotispuls:**
  - *Vorteil:* Insbesondere die Pulsqualität lässt sich häufig an der Karotis besser ertasten, da sie näher am Herzen liegt. Bei schwachem Puls (Schock) lässt sich der Puls manchmal auch nur noch an der Karotis tasten.
  - Der Untersucher steht oder sitzt auf der rechten Seite des Patienten. Mit der locker ausgestreckten rechten Hand leicht auf die linke Halsseite des Patienten zwischen Schilddrüse und M. sternocleidomastoideus nach dorsal drücken. Die stärkste Pulsation fühlt man etwa zwei Querfinger unterhalb des Unterkiefers.

- Durch vorsichtiges Vor- und Zurückgleiten der Fingerkuppen die Stelle suchen, an der der Puls am besten getastet werden kann, um die Pulsqualität zu erfühlen.
- Die Pulsfrequenz kann bei stärkerer Kompression des hier liegenden Karotissinus sinken. Dies kann man bei Tachykardien diagnostisch und therapeutisch ausnutzen. Insbesondere supraventrikuläre, also aus dem Sinusknoten oder den Vorhöfen stammende Tachykardien können so durchbrochen werden. Durch Kompression des Karotissinus wird der Vagus gereizt, was negativ dromotrop (verlangsamend) auf Sinusknoten und Vorhöfe wirkt und die atrioventrikuläre Überleitung hemmt.

Cave: Niemals den Karotispuls gleichzeitig auf beiden Seiten tasten! Durch beidseitige Kompression des Karotissinus kann eine Synkope ausgelöst bzw. leicht eine zerebrale Ischämie verursacht werden.

Palpation arterieller Pulse: Puls der Aorta und Pulse der unteren Extremität

Bemerkung: In der klinischen Praxis folgt nach der Untersuchung des Karotispulses die Untersuchung von Hals (Jugularvenenpuls) und Kopf, dann die Untersuchung des Thorax. Aorta und die Pulse in der Leiste und an den unteren Extremitäten werden erst nach der Untersuchung von Kopf und Thorax (und evtl. Abdomen) ertastet, um nicht mit den Händen vom Fuß des Patienten wieder an den Oberkörper zurückzukehren. Aus systematischen Gründen wird aber die Untersuchung dieser Pulse hier mit besprochen.

- **Puls der Aorta:**
  - Die gesunde Aorta lässt sich nur bei schlanken Patienten im mittleren Abdomen durch tiefe Palpation tasten.
  - *Praktisches Vorgehen:* Hierzu am liegenden Patienten beide Hände nach unten gerichtet im mittleren Abdomen – jeweils etwa 2 cm lateral der Mittellinie – platzieren und tief palpieren.
  - Bei Aortenaneurysmen (Aussackungen der Aorta) lässt sich die erweiterte Aorta auch bei adipösen Patienten häufig tasten, die Größe des Aneurysmas aber nur sehr grob abschätzen.
- **Femoralispuls:**
  - Die Arteria femoralis am liegenden Patienten tasten.
  - *Praktisches Vorgehen:* Mit den mittleren drei Fingern sich direkt unterhalb des medialen Drittels des Leistenbandes nach kranial und dorsal vortasten.
  - Bei V.a. Aortenisthmusstenose (angeborene Einengung der Aorta am Übergang Aortenbogen/Aorta descendens) Radialispuls und Femoralispuls gleichzeitig tasten, da in diesem Falle der Femoralispuls deutlich schwächer und später zu fühlen ist.
- **Puls der Arteria poplitea:**
  - Das Ertasten des Popliteapulses erfordert etwas Übung, daher zunächst bei schlanken Personen mit gesunden Gefäßen üben.
  - Indikation zum Ertasten besteht in der klinischen Praxis nur bei Patienten mit klinischem Verdacht auf eine arterielle Verschlusskrankheit bzw. bei abgeschwächten oder fehlenden Fußpulsen.
  - *Praktisches Vorgehen* (s. Abb. 115): Beim flach liegenden Patienten das Knie etwas anwinkeln und mit zwei Händen palpieren. Hierbei liegt eine Hand direkt in der Kniekehle auf, die andere Hand drückt die palpierende Hand mit vorsichtigem, aber festem Druck in die Kniekehle hinein. Tastet sich der Puls nicht sofort, beide Hände innerhalb der Kniekehle seitlich etwas verlagern, bis der Puls zu ertasten ist. Bei abgeschwächtem Puls (z.B. bei peri-

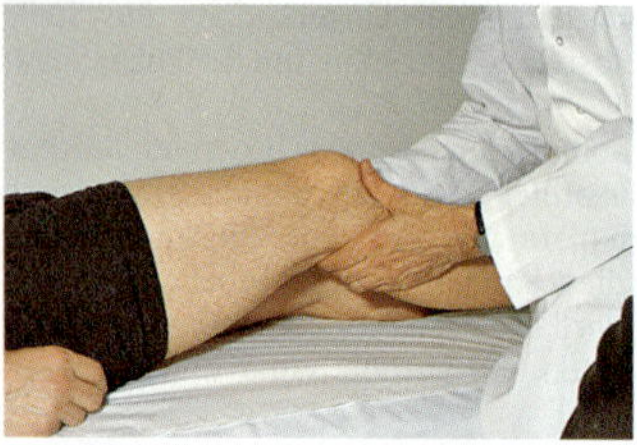

Abb. 115 Palpation der A. poplitea

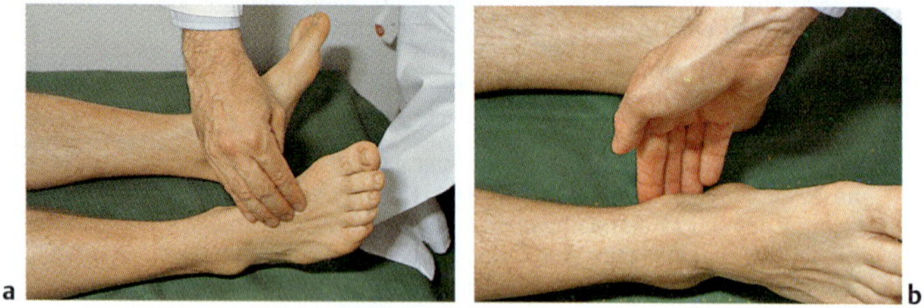

Abb. 116 Palpation der Fußpulse; **a** A. dorsalis pedis; **b** A. tibialis posterior

pherer Arteriosklerose) ist der intraindividuelle Vergleich zwischen beiden Seiten besonders wichtig.

- **A. dorsalis pedis:** Die Fingerkuppen lateral der Sehne der Großzehe (Sehne des Musculus extensor hallucis longus) sanft aufsetzen (s. Abb. 116).
- **A. tibialis posterior:** Die Finger dorsal (und etwas kaudal) um den inneren Fußknöchel herumlegen, sodass die Fingerkuppen etwa 1 cm hinter dem Knöchel der Haut aufliegen und hier den Puls ertasten (s. Abb. 116).

Palpation arterieller Pulse: Pulsqualitäten

- **Zu beurteilende Pulsqualitäten:** Frequenz, Rhythmus und Qualität.
  - *Pulsfrequenz:*
    - Norm: 60–100 Schläge/Min.
    - Tachykardie: > 100 Schläge/Min., z. B. bei Fieber, körperlicher Anstrengung, Herzerkrankungen, Hyperthyreose, Anämie.
    - Bradykardie: < 60 Schläge/Min., z. B. bei Sportlern, Vagusreiz, Herzerkrankungen, Hypothyreose.
  - *Rhythmus:*
    - Norm: Gleichmäßiger Pulsschlag (= Pulsus regularis).
    - Arrhythmie: Unregelmäßige Folge des Pulsschlages (= Pulsus irregularis):
    - → 1. Respiratorische Arrhythmie: Beim Einatmen kommt es zu einer Frequenzsteigerung, ohne Krankheitswert.
    - → 2. Absolute Arrhythmie: Völlige Unregelmäßigkeit des Pulses ohne Abhängigkeit von der Atmung, bei Herzerkrankungen.
  - *Extrasystolen:* Als Extrasystolen bezeichnet man Extraschläge des Herzens bei regelmäßigem Grundrhythmus, z. B. Bigeminus (1 Schlag → eine Extrasystole), Trigeminus (2 Schläge → eine Extrasystole) als mögliches Zeichen der Digitalisüberdosierung oder bei Herzerkrankungen (s. Abb. 117).

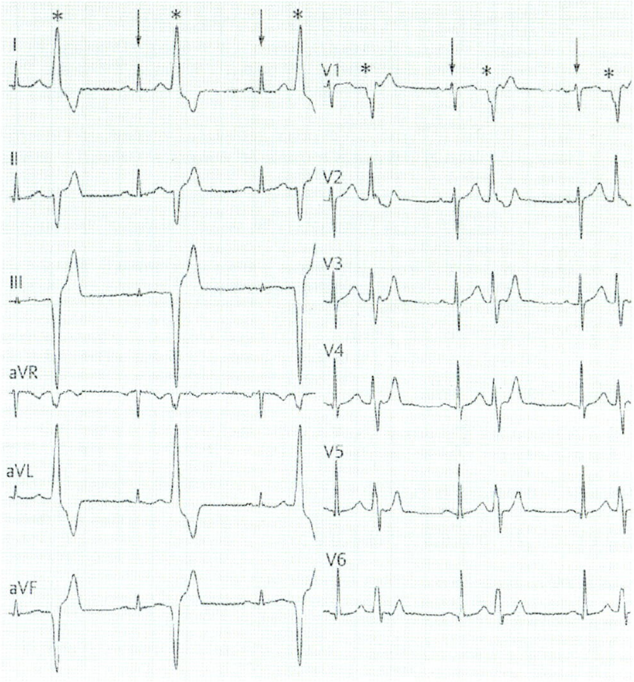

Abb. 117 Bestätigung von Extrasystolen (Sterne) im Elektrokardiogramm (EKG). Nach jeder normalen Herzaktion (Pfeil) folgt eine Extrasystole (sog. Bigeminus)

- *Spannung*:
  - Die Spannung des Pulses ist abhängig von 1. Gefäßwiderstand, 2. Blutdruckhöhe und 3. Blutdruckamplitude (= Differenz zwischen systolischem und diastolischem Druck).
  - Maß für die Spannung: Welcher Druck muss mit dem palpierenden Finger gegen den Widerstand der Arterie aufgebracht werden, damit der Puls verschwindet?
  - Harter Puls (= Pulsus durus) besteht bei hoher Blutdruckamplitude.
  - Weicher Puls (= Pulsus mollis) besteht bei reduzierter Herzleistung.
- *Größe/Höhe*:
  - Die Höhe des Pulses gibt Hinweise auf Volumenschwankungen im arteriellen System.
  - Hoher Puls (= Pulsus altus) besteht bei Aorteninsuffizienz durch das große Auswurfvolumen.
  - Kleiner Puls (= Pulsus parvus) besteht bei Aorten- und Mitralstenose und bei reduzierter Herzleistung.

- *Form:*
  - Die Form des Pulses gibt Hinweise auf den Druckablauf.
  - Schnellender Puls (= Pulsus celer) indiziert einen raschen Druckanstieg im arteriellen System. Hierbei wird der palpierende Finger durch den Puls schnell angehoben und sinkt dann wieder ab, z. B. bei Aorteninsuffizienz (Pulsus celer et altus).
  - Langsamer Puls (= Pulsus tardus) bedeutet trägen Druckanstieg. Ein langsamer Druckanstieg des Pulses tritt z. B. bei Aortenstenose (Pulsus parvus et tardus) auf.
- *Äqualität:*
  - Die Äqualität des Pulses hängt davon ab, ob die Pulswellen gleichmäßig hoch sind oder nicht.
  - Pulsus paradoxus: Die Pulsamplitude nimmt inspiratorisch ab, z. B. bei Perikarditis, da bei der Einatmung die Kontraktion des Herzens schneller behindert wird als bei der Ausatmung.
  - Pulsus alternans: Bei jedem zweiten Herzschlag treten ein geringeres Schlagvolumen und eine geringere Pulshöhe auf, z. B. bei Herzinsuffizienz.

Auskultation arterieller Pulse

► **Auskultation der Karotiden:** s. S. 78 und S. 170.
► **Auskultation der Femoralarterien:** s. S. 213.

Blutdruckmessung (s. S. 35)

Inspektion des Jugularvenenpulses

► **Zeitpunkt:** Bei jeder klinischen Untersuchung des kardiovaskulären Systems sollte noch vor der Untersuchung des Herzens der Jugularispuls beurteilt werden.
► **Bedeutung:** Der Jugularvenenpuls ist die wichtigste Informationsquelle über den venösen Rückstrom (Vorlast des Herzens).
► **Praktisches Vorgehen:**
- *Lokalisation des Pulses:* Erkennbar direkt oberhalb der Klavikula lateral des Ansatzes des M. sternocleidomastoideus.
- *Position des Patienten:* Im Allgemeinen sieht man den Puls am besten bei Oberkörperschräglage (45°). Der Kopf liegt dabei entspannt auf einem Kissen, ist gerade zurückgelehnt oder leicht zur Gegenseite gedreht. *Hinweis:* Bei dehydrierten Patienten mit niedrigem zentralen Venendruck (s. u.) kann der Jugularvenenpuls evtl. nur bei flacher Oberkörperlage zu sehen sein.

► **Normaler Verlauf der Pulskurve** (s. Abb. 118)**:**
- Der Jugularvenenpuls ist normalerweise als doppelgipfliger Puls zu erkennen. *Ausnahme* bei absoluter Arrhythmie (daher vorher arteriellen Puls beurteilen!) und bei Trikuspidalinsuffizienz (s. u.).
- *Pulskurve:* Die Füllung des rechten Vorhofes bei geschlossener Trikuspidalklappe führt zur ersten Welle (= v-Welle), die nach Öffnen der Trikuspidalklappe schnell abfällt. Die Kontraktion des Vorhofes am Ende der ventrikulären Diastole drückt das Blut nicht nur in den Ventrikel, sondern auch zum Teil zurück in die Hohlvene, wodurch die zweite Welle (a-Welle) entsteht.
- Im Gegensatz zum arteriellen Puls, bei dem der Hauptimpuls die Gefäßfüllung ist und als Schlag nach außen imponiert, ist der Hauptimpuls des Jugularvenenpulses eine Entleerung der Vene (Ende der v-Welle) und imponiert damit als Einwärtsbewegung.

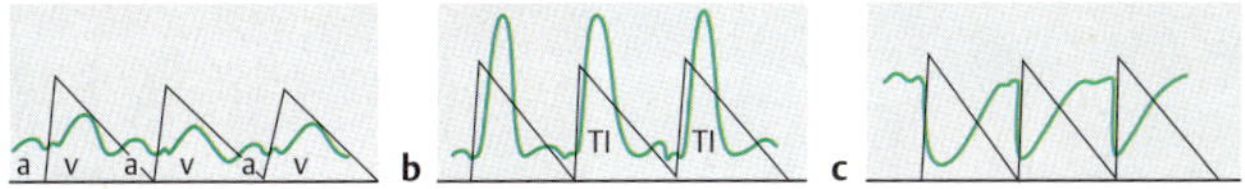

Abb. 118 Kurvenverläufe des Jugularvenendruckes (a = atriale Welle, v = valvuläre Welle durch Klappenschluss). **a** Verlauf einer normalen Jugularvenenkurve; **b** Trikuspidalinsuffizienz ([1] = TJ; auffällige systolische Wellen, die größer sind und früher auftreten als normale v-Wellen); **c** Pericarditis constrictiva (hoher Jugularvenendruck mit beschleunigtem Druckabfall zu Beginn der Systole)

- **Pathologischer Verlauf der Pulskurve** (s. Abb. 118): Aus Veränderungen des Kurvenverlaufs lassen sich die Ursachen ableiten:
  - Keine a-Welle, lediglich unregelmäßige eingipflige v-Welle, die jeweils kurz vor der arteriellen Karotispulsation auftritt (evtl. auf der Gegenseite palpieren) bei absoluter Arrhythmie, da keine effektive Vorhofkontraktion stattfindet, sodass keine a-Welle entstehen kann.
  - Eingipflige hohe, kräftige Venenkurve bei Trikuspidalklappeninsuffizienz, da das Blut während der Systole in die Hohlvene zurückströmt.
  - Hoher Jugularvenendruck mit beschleunigtem Druckabfall zu Beginn der Systole bei Perikarditis.

Klinische Beurteilung des zentralen Venendruckes

- **Praktisches Vorgehen:**
  - Die Höhe des zentralen Venendruckes lässt sich klinisch abschätzen durch Feststellung des Punktes, an dem die Jugularvene kollabiert. Hierfür kann es notwendig sein, das Kopfteil des Bettes nach oben oder unten zu verstellen.
  - Da der rechte Vorhof in etwa immer gleich weit vom manubriosternalen Winkel entfernt liegt (5 cm), ist es am einfachsten, die Jugularvenenfüllung hierauf zu beziehen.
- **Pathologischer Befund:** Wenn die Venen mehr als 4 cm oberhalb des manubriosternalen Winkels gefüllt sind, spricht man von Halsvenenstauung (s. Abb. 119), die dann in cm quantifiziert werden kann.

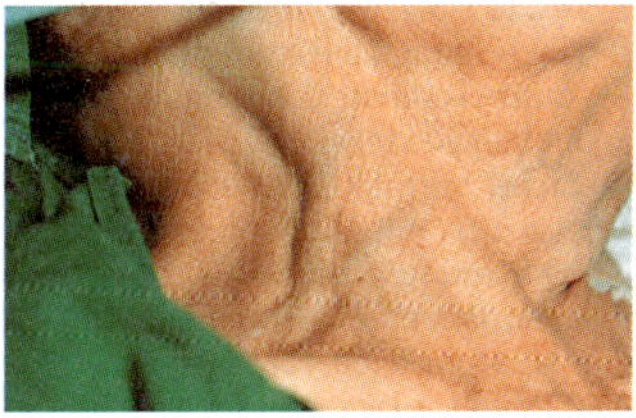

Abb. 119 Halsvenenstauung

Cave: Die V. jugularis externa, die auch zur Messung des Venendruckes benutzt werden darf, kann im Abfluss behindert sein. Hier hilft es, durch Kompression mit dem Finger von außen die Stauung zu erhöhen, um dann nach Loslassen des Fingers einen zügigen Abfluss bis zur Höhe des zentralen Venendruckes zu beobachten. Damit ist dann gezeigt, dass der venöse Abfluss frei und die Messung somit verwertbar ist.

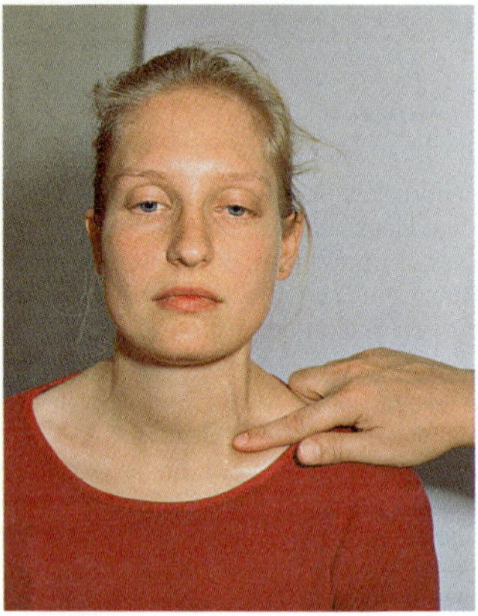
a

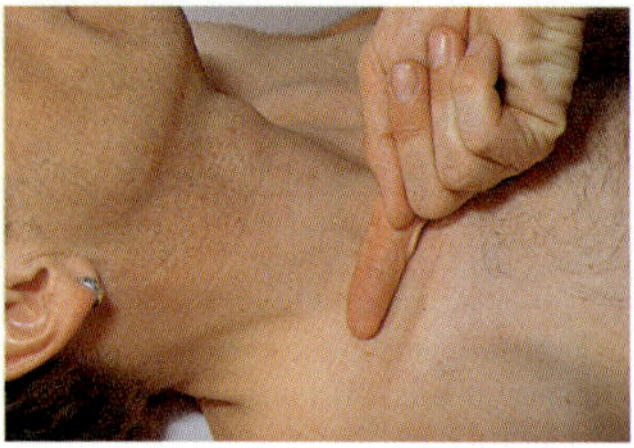
b

Abb. 120 **a** + **b** Die V. jugularis wird mit dem Zeigefinger gestaut, **a** am stehenden Patienten, **b** am liegenden Patienten

- **Mögliche Ursachen für gestaute Halsvenen:** Gestaute Halsvenen sind fast immer Ausdruck einer (Rechts-)Herzinsuffizienz. Differenzialdiagnostisch muss aber auch an eine obere Einflussstauung (zum Beispiel bei Bronchialkarzinom) gedacht werden, die allerdings selten beiderseits auftritt. Pulsationen der gestauten Halsvenen schließen eine obere Einflussstauung aus.

Inspektion von Kopf und Hals bei kardiovaskulären Erkrankungen

Hinweis: Im Rahmen der Untersuchung des Herz-Kreislauf-Systems ist auf einige Aspekte besonders zu achten, die hier kurz erwähnt werden (ausführliche Beschreibung der Untersuchung von Kopf und Hals s. S. 68).

- **Anämie:** Die Konjunktiven auf Anämie hin inspizieren, da Anämie Luftnot, eine hyperdyname Kreislaufsituation mit Pulsus celer und ein systolisches Strömungsgeräusch über der Aortenklappe verursachen kann.
- **Zyanose** (s. S. 17): Periphere Zyanose (blaue Lippen und Fingerspitzen) bei peripherer Mangeldurchblutung wie z. B. bei Herzinsuffizienz; zentrale Zyanose (blaue Zunge) bei unzureichender Oxygenierung des Blutes wie z. B. bei Rechts-Links-Shunt, Lungenödem, pulmonalen Erkrankungen.
- **Xanthelasmen** (Cholesterinablagerungen in der Haut, typischerweise am inneren Augenwinkel in den Lidern, s. Abb. 79, S. 119): Bei Hypercholesterinämie.
- **Facies mitralis (Mitralbäckchen):** Relativ isolierte Rötung der beiden Backen, assoziiert mit Mitralvitien (s. Abb. 6, S. 18).
- **Hydrierungszustand** (wichtige, aber leider nicht sehr zuverlässige klinische Information). Zu beurteilen sind:
  - *Feuchtigkeit der Schleimhäute* (*Mund*). *Beachte:* Bei Atmung durch den offenen Mund trocknet dieser ebenfalls aus.
  - *Hautturgor:* s. S. 177.

Zeitpunkt und Reihenfolge der Untersuchung des Herzens

- **Zeitpunkt:** Die Untersuchung des Herzens erfolgt immer erst nach allgemeiner Inspektion des Patienten (s. S. 14 und S. 159), Beurteilung von arteriellem (s. S. 160) und venösem Puls (s. S. 164) und nach einer orientierenden Untersuchung des Kopfes (s. o.).

- **Reihenfolge:** Inspektion → Palpation → Auskultation. Durch die aus Inspektion und Palpation gewonnenen Informationen lassen sich evtl. pathologische Herzgeräusche sehr viel zuverlässiger interpretieren.

Inspektion, Palpation und Perkussion des Herzens

- **Inspektion:** Neben der allgemeinen Inspektion des Thorax (s. S. 142) in der Herzregion gezielt nach folgenden Veränderungen suchen:
  - *Findet sich ein Herzbuckel* (= knöcherne Vorwölbung der präkordialen Rippen bzw. des Sternums in Folge einer meist frühkindlichen Herzvergrößerung, [s. Abb. 121])?

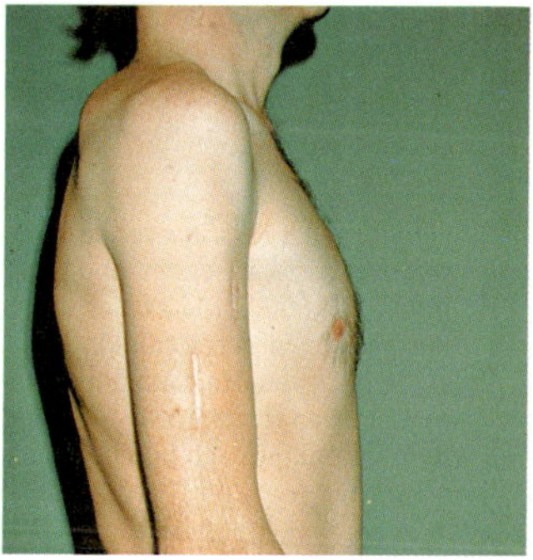

Abb. 121 Herzbuckel eines Patienten mit Transposition der großen Gefäße

  - *Ist präkordial ein hebender Herzimpuls zu beobachten* (= Zeichen der Rechtsherzvergrößerung)?
  - *Ist ein Herzspitzenstoß zu sehen, erscheint er nach außen oder unten verlagert, und/oder ist er auffällig stark pulsierend?*
- **Palpation des Herzens immer an zwei Orten :**
  1. *Links parasternal* (s. Abb. 122)*:* Hier ist das Herz nur bei Dilatation und/oder Hypertrophie, insbesondere des mehr vorne gelegenen rechten Ventrikels zu spüren. *Ausnahme:* Sehr schlanke Personen. Bei pulmonaler Hypertonie kann hier eine hebende Herzbewegung manchmal deutlich gespürt werden.

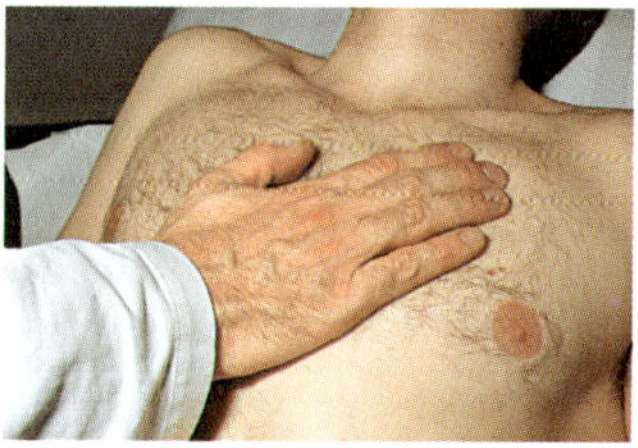

Abb. 122 Palpation des rechten Ventrikels

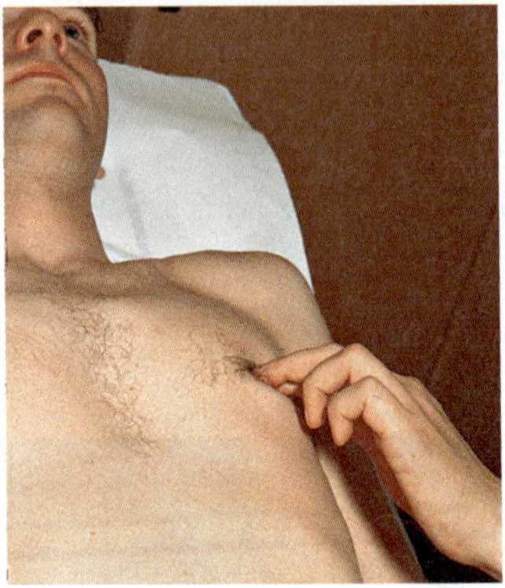

Abb. 123 Palpation des Herzspitzenstoßes

2. *Linksthorakal über der vermuteten Herzspitze zur Suche und Analyse des Herzspitzenstoßes* (äußerster und unterster Punkt, an dem die Herzpulsation zu fühlen ist) (s. Abb. 123): Der normale Herzspitzenstoß findet sich im 5. Interkostalraum in der Medioklavikularlinie. Bei Vergrößerung des Herzens verlagert sich der Herzspitzenstoß sowohl nach lateral als auch nach kaudal (6. ICR). Den Herzspitzenstoß – wenn möglich – ähnlich dem Radialispuls seinem Charakter nach beschreiben. Befundbeispiele s. Tab. 49.

Tabelle 49 · Befundbeispiele für pathologischen Herzspitzenstoß und mögliche Ursachen

Befundbeispiel	denken an
– intensiv pulsierender Herzspitzenstoß	– hyperdyname Kreislaufsituation (Fieber, Anämie, Hyperthyreose)
– hebender Herzspitzenstoß	– Linksherzhypertrophie
– schwacher und diffuser Herzspitzenstoß	– Z.n. Vorderwandinfarkt (wegen fehlender Kontraktilität der zu tastenden Herzmuskelabschnitte)
– Herzspitzenstoß nicht zu tasten	– evtl. Emphysem oder Fettleibigkeit

Hinweise:
- Bei Frauen liegt die Mamma häufig über dem Ort des Herzspitzenstoßes. Daher bei Frauen von kaudal kommend die Hand vorsichtig nach oben schieben und so die Mamma über den 5. ICR hochschieben.
- Bestimmung der Interkostalräume s. S. 40.

► **Perkussion:** Die Herzperkussion ist zu ungenau, um klinisch gerechtfertigt zu sein. Die Größenbestimmung des Herzens über die Analyse des Herzspitzenstoßes hinaus sollte mit bildgebenden Verfahren (Röntgen-Thorax, Echokardiographie) durchgeführt werden.

Auskultation des Herzens: Grundlagen

- **Qualität des Stethoskops:** s. S. 29.
- **Untersuchungsgrundlagen:**
  - Die Auskultation des Herzens erfordert mehr noch als andere klinische Untersuchungstechniken viel Übung, um normale und pathologische Befunde voneinander abzugrenzen und um Veränderungen klinischen Krankheitsbildern zuzuordnen.
  - Als Anfänger nicht den Ehrgeiz haben, jedes Vitium auf Anhieb zu erkennen. Auch der erfahrene Untersucher ist immer wieder einmal unsicher und irrt.
  - Neben Geduld und Übung sind die gründliche Anamnese und Voruntersuchung (Pulscharakteristika, Jugularvene, Herzspitzenstoß) wichtig, da hieraus schon Vermutungen über das Vorliegen eines Vitiums angestellt werden können.
  - Wichtig ist auch, dass die Lautstärke eines Herzgeräuschs nicht unbedingt Information über die Schwere eines Vitiums gibt, da zum Beispiel eine sehr enge Stenose nur noch einen geringen Blutfluss erlaubt und dadurch geräuschärmer wird.

Auskultation des Herzens: Praktisches Vorgehen

Hinweis: Es empfiehlt sich, eine Systematik in der Auskultation des Herzens zu entwickeln, die individuell unterschiedlich sein kann. Die Systematik betrifft die Auskultationsorte und die Konzentration auf unterschiedliche Charakteristika (Herztöne, Herzgeräusche). Das nachfolgende Vorgehen ist deshalb nur als Vorschlag zu verstehen.

1. Orientierende Auskultation:
- Auskultation über 3. oder 4. ICR links parasternal (Erb-Punkt). Normale Herztöne, zusätzliche Herztöne und die meisten Herzgeräusche sind hier gut hörbar.

Tipp: Gleichzeitig den Karotispuls palpieren (s. Abb. 124), so kann die Systole von der Diastole sicher unterschieden werden, die Herztöne sind zuverlässig zuzuordnen.

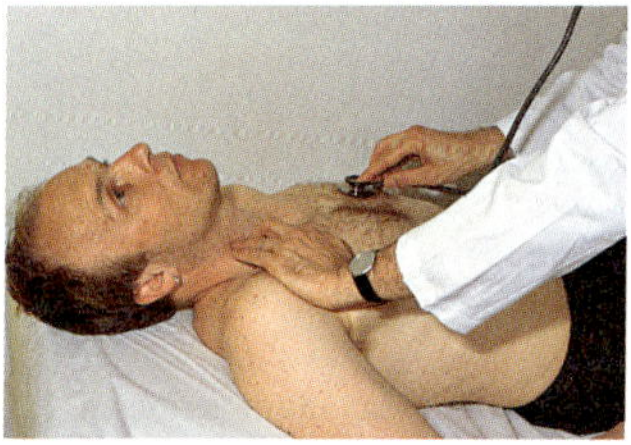
a

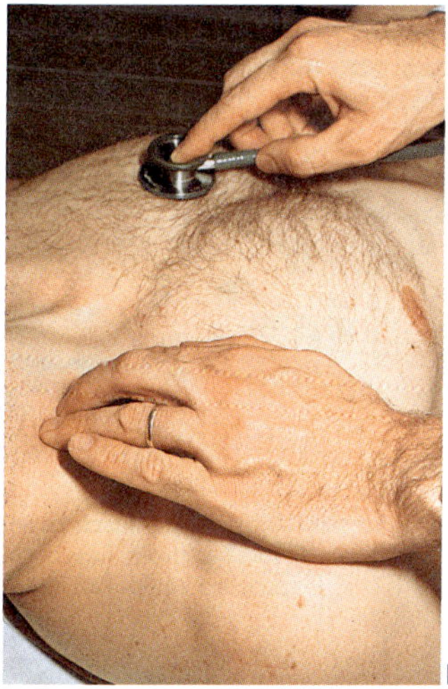
b

Abb. 124 **a + b** Auskultation über Erb und gleichzeitige Palpation des Karotispulses zur Unterscheidung der Systole/Diastole

2. **Auskultation der einzelnen Auskultationsstellen** (s. Abb. 125); Minimum:
   - Herzspitze (Ort des vorher getasteten Herzspitzenstoßes) (s. Abb. 126).
   - Erb-Punkt (s. o.).
   - Aortenklappenregion (2. ICR rechts parasternal) (s. Abb. 127).
   - Pulmonalklappenregion (2. ICR links parasternal) (s. Abb. 128).
   - Karotiden (s. Abb. 129).

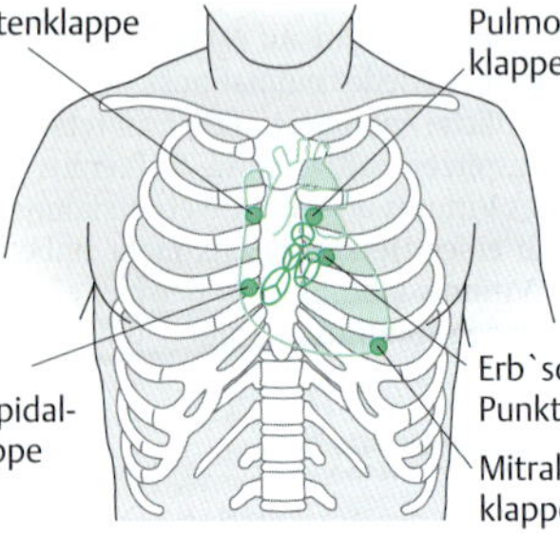

Abb. 125 Die 5 Auskultationsstellen für das Herz

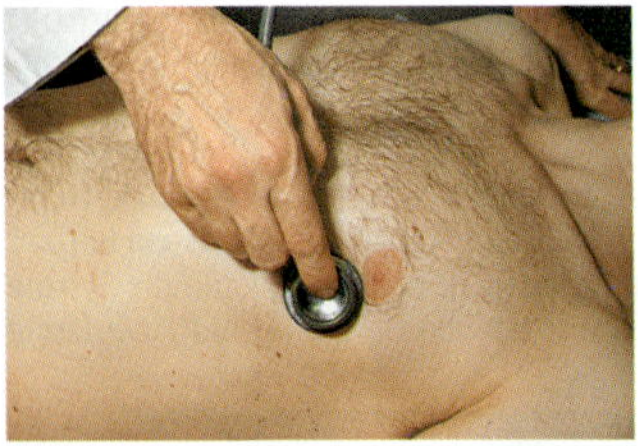

Abb. 126 Auskultation über der Herzspitze

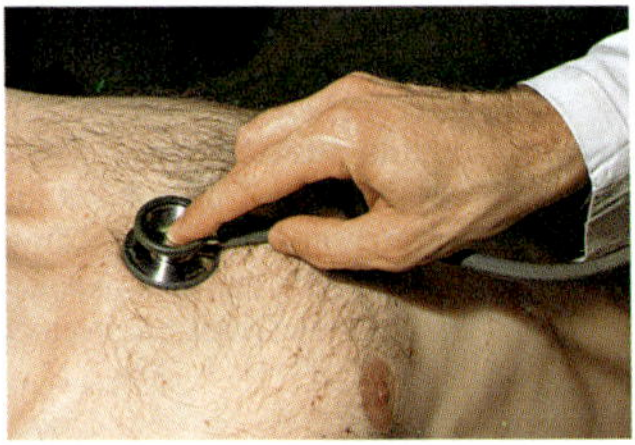

Abb. 127 Auskultation über der Aortenklappe

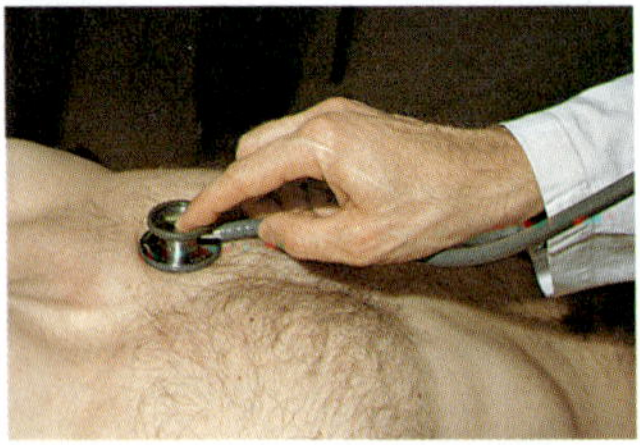

Abb. 128 Auskultation über der Pulmonalisklappe

3. **Jedes pathologische Geräusch zu seinem Punctum Maximum verfolgen.**
   ▶ ***Tipp:*** Hierbei bedenken, dass auch zwei systolische Geräusche unterschiedlicher Ursache bei einem Patienten vorliegen können.

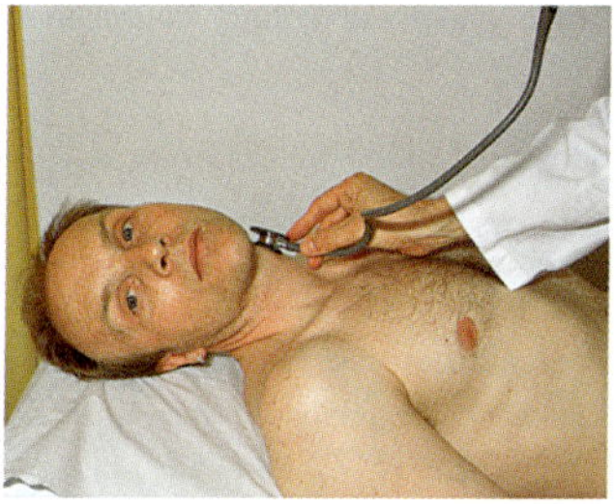

Abb. 129 Auskultation der Karotis am liegenden Patienten

4. Jedes pathologische Geräusch charakterisieren und den Herztönen zuordnen.

- Herzgeräusche sind länger anhaltende, eher klingende Schallphänomene, die meist durch Wirbelbildung beim Blutfluss durch das Herz oder die herznahen Gefäße entstehen.
- Die Geräusche müssen vom Untersucher in mehrfacher Hinsicht analysiert werden:
  A. Lautstärke: s. Tab. 50.
  B. Zeitliche Zuordnung (z. B. systolisch, diastolisch, frühdiastolisch).
  C. Zeitlicher Verlauf (z. B. crescendo, decrescendo, gleichförmig).
  D. Charakter (z. B. hell, rau).
  E. Ausstrahlung (Axilla? Karotiden? s. u.).
  F. Veränderung durch Atmung, Umlagerung oder Bewegung (s. u.).

Tabelle 50 · **Beschreibung der Lautstärke von Herzgeräuschen**

Grad	Beschreibung
1 (1/6)	nur mit einem guten Stethoskop in ruhiger Umgebung gerade eben zu hören
2 (2/6)	leises Geräusch, aber sicher zu hören
3 (3/6)	deutliches, gut hörbares Geräusch
4 (4/6)	lautes Geräusch
5 (5/6)	sehr lautes Geräusch, das sich fortleitet und so auch außerhalb der präkordialen Region noch zu hören ist
6 (6/6)	sehr lautes Geräusch („Distanzgeräusch"), auch ohne Stethoskop neben dem Patienten stehend zu hören

Tipp: Zur besseren Charakterisierung der Geräusche den Patienten die Luft anhalten lassen: tief einatmen, tief ausatmen, dann Stopp → in Exspiration ist am wenigsten Luft zur Schalldämpfung zwischen Herz und Stethoskop. Als Anfänger gleichzeitig mit dem Patienten die Luft anhalten, so merkt man, wann Zeit ist, den Patienten weiteratmen zu lassen.

5. Jedes pathologische Geräusch hinsichtlich seiner Fortleitung überprüfen: s. Tab. 51.

Tabelle 51 · Fortleitung von Herzgeräuschen und mögliche Ursachen

Fortleitung	denken an
– in die Axilla (s. Abb. 130)	– v.a. Mitralstenose
– über die Karotiden (s. Abb. 129)	– Aortenstenose und Aortensklerose
– in die linke subklavikuläre Region (s. Abb. 131)	– Pulmonalisstenose und Ductus Botalli apertus

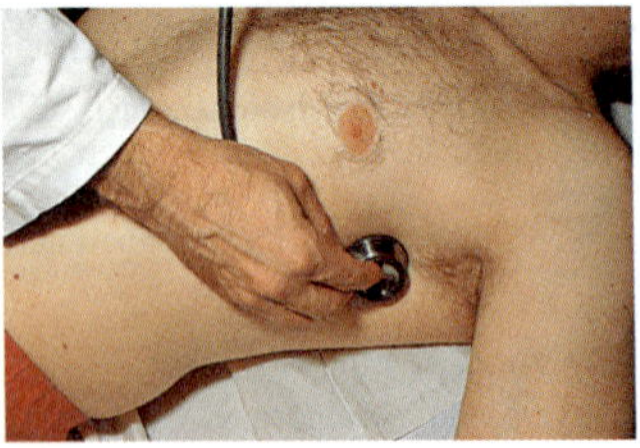

Abb. 130 Auskultation in der Axilla (fortgeleitete Geräusche bei Mitralvitien)

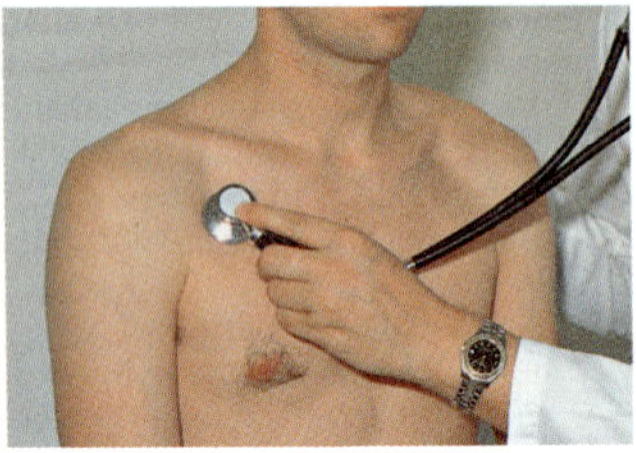

Abb. 131 Auskultation in der subklavikulären Region

Tipp: Durch Umlagerung lassen sich die Geräusche häufig verstärken und die Fortleitung evtl. provozieren: s. Tab. 52.

Tabelle 52 · Umlagerung des Patienten bei der Auskultation zur besseren Hörbarkeit der Geräuschphänomene

Umlagerung	besser hörbare Geräusche
– Auskultation in Linksseitenlage (s. Abb. 132)	– Geräusche, die an der Mitralklappe entstehen, werden meist deutlicher und besser in die Axilla fortgeleitet
– Auskultation am aufsitzenden und vorgebeugten Patienten (s. Abb. 133)	– die Aortenklappe kommt näher an das Sternum → Geräusche, die an der Aortenklappe entstehen, sind besser zu hören (möglichst daher Atem in Exspiration anhalten lassen)

Hinweis: Die meisten Zusatztöne und Herzgeräusche sind besser mit der Stethoskopmembran zu hören, die niederen Geräuschfrequenzen besser mit der Stethoskopglocke zu auskultieren. Dies gilt insbesondere für:
- (Meso-)Diastolikum bei Mitralstenose (s. S. 184).
- Den dritten Herzton bei Herzinsuffizienz (s. S. 174).
- Fortleitung des Systolikums in die Karotiden bei der Aortenstenose.

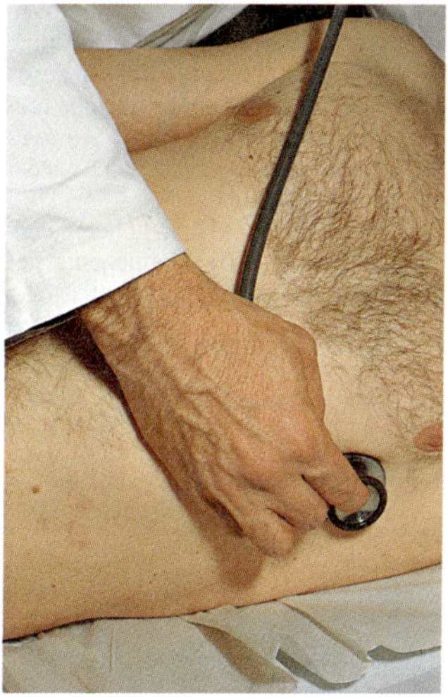
a

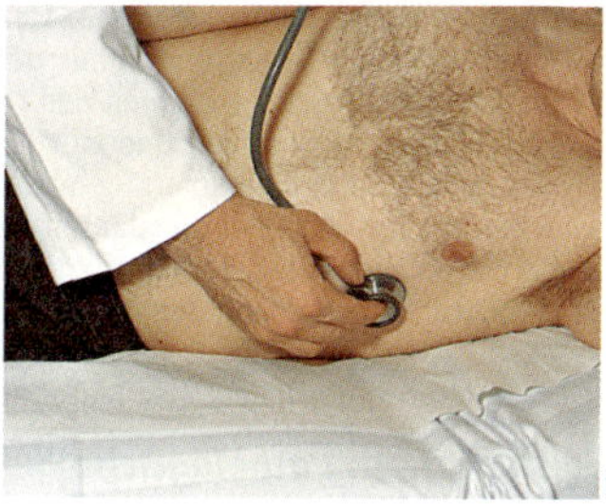
b

Abb. 132 **a** + **b** Auskultation in Linksseitenlage (verstärkt Geräusche der Mitralis)

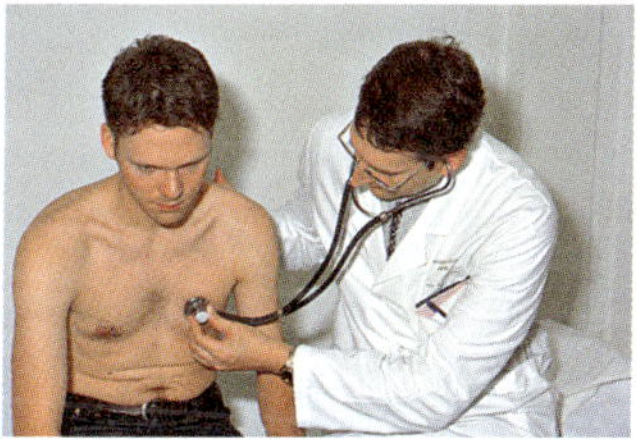

Abb. 133 Auskultation am vorgebeugten Patienten

Auskultation des Herzens: Normalbefunde

- Die normalen Herztöne hört man am besten mit der Stethoskopmembran platziert am Erb-Punkt (3.–4. ICR links parasternal).
- **Physiologischerweise hört man zwei Herztöne,** die durch die Klappenschlüsse bedingt sind.
  - *1. Herzton:* Entsteht durch den Schluss der Mitralklappe und der Trikuspidalklappe (bzw. durch die Anspannung der Herzmuskulatur, die zum Klappenschluss führt) und markiert den Beginn der Systole.
  - *2. Herzton:* Entsteht durch den Schluss der Aortenklappe und der Pulmonalklappe und markiert das Ende der Systole, etwas höherfrequent als der 1. Herzton. Der Schluss der Pulmonalklappe ist physiologischerweise auf Grund der verlängerten rechtsventrikulären Auswurfzeit etwas später als der der Aortenklappe ($<$ 0,03 Sek.).

- **Physiologische Spaltung des 2. Herztons:** Inspiration erhöht den negativen intrathorakalen Druck und somit den venösen Rückstrom in das rechte Herz und damit das Schlagvolumen des rechten Herzens. Dies kann zu einer etwas verlängerten Auswurfzeit und zu verzögertem Schluss der Pulmonalklappe führen, sodass dann eine Spaltung des 2. Herztones zu hören ist (> 0,03 Sek. zwischen Aorten- und Pulmonalanteil des 2. Herztones). Sie verschwindet wieder bei Exspiration. Vorkommen v.a. bei Kindern und Jugendlichen.

Beachte: Entsprechend dem höheren systolischen Druck und dem höheren endsystolischen Druckabfall im linken Ventrikel ist die Aortenkomponente des 2. Herztones normalerweise lauter als die Pulmonalklappenkomponente.

Auskultation: Pathologische Befunde und mögliche Ursachen

- **Wichtige pathologische Befunde der Herztöne:** s. Tab. 53.

Tabelle 53 · **Wichtige pathologische Befunde der Herztöne und mögliche Ursachen**

Befunde	denken an
1. Herzton:	
– lauter 1. Herzton	– hyperdyname Kreislaufverhältnisse (Fieber, Hyperthyreose) – Mitralklappenstenose
– leiser 1. Herzton	– Herzinsuffizienz – Tachykardie (geringe Kammerfüllung) – Mitralklappeninsuffizienz (fehlender Klappenschluss)
– wechselnde Lautstärke des 1. Herztones	– Vorhofflimmern (wechselnd starke Kammerfüllung)
2. Herzton:	
– lauter 2. Herzton	– Hypertonie
– leiser 2. Herzton	– Aortenklappenstenose
– „fixierte" Spaltung des 2. Herztones auch in der Exspiration	– Vorhofseptumdefekt (späterer Pulmonalklappenschluss durch vermehrte Volumenbelastung) – Pulmonalklappenstenose bzw. Rechtsschenkelblock (jeweils verspäteter Pulmonalklappenschluss) – hypertrophe Kardiomyopathie (verspäteter Aortenklappenschluss)
3. Herzton:	
– niederfrequent (besser mit der Glocke zu hören), in der Mittdiastole am Ende der schnellen Phase der Ventrikelfüllung	– junge Personen mit hyperdynamer Kreislaufsituation (Fieber, Sportler, Schwangerschaft), kein Krankheitswert
– Galopprhythmus, d. h. der 3. Herzton ist verbunden mit Tachykardie und leisem 1. und 2. Herzton, sodass die schnelle Sequenz der drei Herztöne an einen Pferdegalopp erinnert (da-da-bumm)	– Ausdruck einer meist dekompensierten Herzinsuffizienz wie z. B. bei dilatativer Kardiomyopathie, akutem Vorderwandinfarkt oder massiver Lungenembolie

Fortsetzung →

Tabelle 53 · Fortsetzung von Seite 174

Befunde	denken an
4. Herzton:	
– zusätzlicher Herzton direkt vor der Systole; entsteht durch eine verstärkte Kontraktion eines hypertrophierten Vorhofes und/oder den Aufprall des ausgestoßenen Vorhofblutes auf eine hypertrophierte Ventrikelwand	– am ehesten Ausdruck einer Linksherzhypertrophie bei arteriellem Hypertonus oder Aortenstenose

► **Systolische Geräusche:** 4 mögliche Phänomene können ein systolisches Geräusch bedingen (s. Tab. 54):

Tabelle 54 · Systolische Geräuschphänomene und mögliche Ursachen

Entstehungsphänomen	Charakteristik des Geräuschs	denken an
1. pathologischer Blutfluss durch eine Struktur, die in der Systole eigentlich geschlossen sein müsste	meist bandförmig, gleichmäßig, während der gesamten Systole (Holosystolikum)	– Mitralklappeninsuffizienz – Trikuspidalklappeninsuffizienz – Ventrikelseptumdefekt
2. normaler Blutfluss durch eine nicht (mehr) ausreichend weite Struktur	dynamisch, d. h. innerhalb einer Systole zunächst lauter und dann wieder leiser werdend (spindelförmiges Geräusch)	– Aortenklappenstenose – Pulmonalklappenstenose – Aortenklappensklerose oder – Aortensklerose mit Verlust der Windkesselfunktion der proximalen Aorta
3. vermehrter Blutfluss durch eine eigentlich gesunde Klappe und Blutstrombahn	spindelförmig, fast ausschließlich über der Aortenklappe zu hören; die Unterscheidung von der Aortenklappenstenose gelingt meist schon auf Grund der größeren Pulsamplitude	– hyperdyname Kreislaufsituationen bei Anämie, Fieber, Schwangerschaft oder Hyperthyreose
4. funktionelle Geräusche bei Kindern und Jugendlichen ohne pathologisches Korrelat	ausschließlich systolisch, immer leise (< 3/6), meist nur links parasternal zu hören, ohne andere Veränderungen bei der klinischen Untersuchung	

- **Diastolische Geräusche:** s. Tab. 55.
  - *Beachte:* Diastolische Geräusche sind immer pathologisch.
  - Insbesondere 2 Formen diastolischer Geräusche werden beobachtet: s. Tab. 55.

Tabelle 55 · Diastolische Geräuschphänomene und mögliche Ursachen

Geräuschform	denken an
1. frühdiastolische Geräusche, Beginn direkt nach dem 2. Herzton, schnell leiser werdend im Sinne eines Decrescendo	– Aortenklappeninsuffizienz – (sehr viel seltener) Pulmonalklappeninsuffizienz
2. mittdiastolische Geräusche	– entstehen meist durch Fluss über eine zu enge Mitralklappe oder Trikuspidalklappe; – Mitralklappenstenose (häufigste Ursache) etwas versetzter Beginn nach dem 2. Herzton mit einem leisen Mitralklappenöffnungston, Fortsetzung als tieffrequentes holosystolisches Geräusch, dabei oft etwas leiser werdend, evtl. bei noch erhaltenem Sinusrhythmus nochmals lauter werdend durch die Vorhofkontraktion am Ende der Diastole

Untersuchung der Lunge bei kardiovaskulären Erkrankungen

Hinweis: In der Beurteilung der Herzfunktion und bei der Aufnahmeuntersuchung ist die Auskultation der Lunge (s. S. 148) essenzieller Bestandteil ebenso wie bei der regelmäßigen Verlaufsbeurteilung während der Therapie eines Patienten mit Herzinsuffizienz.

- **Linksherzinsuffizienz geht mit einer Lungenstauung einher:**
  - Feuchte Rasselgeräusche über der Lungenbasis (s. S. 150) bei leichter Lungenstauung.
  - Feuchte Rasselgeräusche über der gesamten Lunge (s. S. 150) bei ausgeprägter Stauung.
  - *Pleuraergüsse beidseits* bei lange bestehender Lungenstauung.

Untersuchung des Abdomens bei kardiovaskulären Erkrankungen

- **Stauungsleber** (vergrößerte, geschwollene Leber, evtl. mit abgerundetem Rand, s. auch S. 236): Bei Rechtsherzinsuffizienz.
- **Spontaner Kapselschmerz und deutlicher Druckschmerz der Leber:** Bei akuter Rechtsherzinsuffizienz.
- **Hepatojugulärer Reflux:** Da zwischen Lebervenen und V. jugularis keine Venenklappen sind, kann Kompression der Leber bei der Palpation zu einem sichtbaren Anstieg des Venendrucks in der V jugularis führen.
- **Vergrößerte, evtl. schmerzhaft tastbare Milz:** Möglich bei subakuter bakterieller Endokarditis .
- **Pulsierende Raumforderungen in der Mittellinie:** Möglicher Hinweis auf Aortenaneurysma, meistens auf Höhe des Nabels. Differenzialdiagnostisch Verlagerung der Aorta nach ventral durch Alterskyphose und Knickbildung der Aorta (= sog. „Kinking"), oft bei älteren Patienten. *Beachte:* Der Verdacht auf ein Aneurysma kann palpatorisch gestellt werden, die Sicherung der Diagnose erfolgt durch bildgebende Verfahren (z. B. Ultraschall).

Untersuchung der Haut bei kardiovaskulären Erkrankungen

- **Uhrglasnägel:** s. S. 159.
- **Septische Embolien:** (s. S. 159).
- **Hauttemperatur:**
  - Kalte, gelegentlich auch blasse oder zyanotische Akren (Fingerspitzen, Füße) bei Herzinsuffizienz.
  - Deutliche, aber unregelmäßige Überwärmung der Haut bei Sepsis auf Grund einer peripheren Vasodilatation, die zu einer hyperdynamen Kreislaufsituation führt.
- **Hydrierungszustand:** Hierzu eine Hautfalte prästernal zwischen Daumen und Zeigefinger nehmen und die Zeit bis zur Entfaltung beobachten. Prästernal ist auch bei älteren Patienten die Haut meist noch straff, trotzdem ist dieser Test nicht ganz zuverlässig, da er außer von dem Hydrierungszustand auch von individuellen Charakteristika wie Beschaffenheit des Bindegewebes und Faltenbildung abhängt.
- **Trophische Störungen:**
  - *Schwarze Hautnekrosen (Gangrän) an den Unterschenkeln und sekundäre evtl. übel riechende eitrig-zerfallende Geschwüre* können bei Arteriosklerose (arterielle Verschlusskrankheit) durch Mangeldurchblutung hervorgerufen werden. Vorkommen insbesondere bei gleichzeitigem Vorliegen eines Diabetes mellitus, da der erhöhte Gewebezucker im Verbund mit der arteriosklerotischen Durchblutungsstörung das Bakterienwachstum begünstigt. *Hinweis:* Bei Gangrän auf Grund einer Arteriosklerose sind die Fußpulse in der Regel nicht mehr tastbar, bei diabetischem Fuß sind sie häufig noch tastbar.
  - *Kleine mit scharfem Rand begrenzte Hautnekrosen an mehreren Stellen:* Meist Hinweis auf entzündliche Gefäßverschlüsse bei einer Vaskulitis. Sofortige intensive Diagnostik und Therapie erforderlich.

Inspektion und Palpation der Gefäße der unteren Extremitäten, Prüfung von Thrombosezeichen

- **Inspektion:** Achten auf Hautveränderungen, Hautverfärbungen, Schwellungen, offene Hautstellen, Ödeme, Besenreiservarizen, sichtbare Venenkonvolute (im Stehen und Liegen), Stauungsdermatose, Ulcera cruris.
- **Palpation:**
  - *Achten auf:* Temperatur, Temperaturdifferenz, Druckschmerzhaftigkeit, Austasten von Faszienlücken im Bereich der Perforansvenen.
  - *Tasten evtl. Ödeme:* Mit einer Fingerkuppe nach folgender Regel längeren Druck auf das prätibiale Gewebe ausüben: „one finger, one place, one minute" (mit

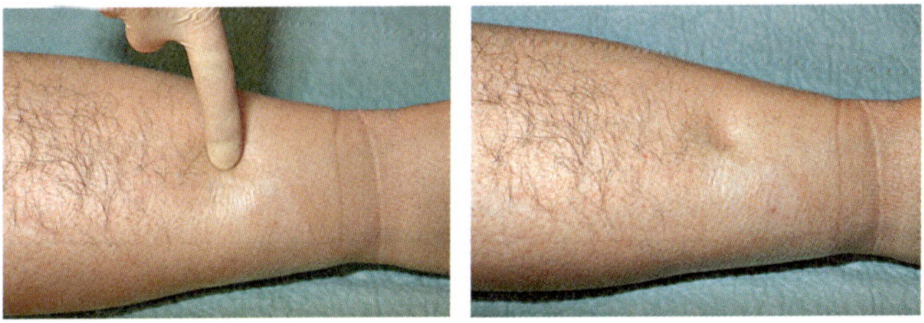

a b

Abb. 134 **a+b** Palpation eines Unterschenkelödems

einem Finger an einer Stelle eine Minute lang drücken). Die Tiefe der verbleibenden Delle zeigt die Menge des interstitiellen Wassergehalts an (s. Abb. 134).
- *Umfangsmessung* im Seitenvergleich.
- *Bei V.a. tiefe Beinvenenthrombose:* s. Tab. 56.

Tabelle 56 · Klinische Tests bei V.a. tiefe Beinvenenthrombose

Bezeichnung	Art des Schmerzes	Praktisches Vorgehen
Meyer-Zeichen	Wadenkompressionsschmerz	– Ballotement = Betasten und Bewegen der Wade bei 45° im Kniegelenk gebeugtem Unterschenkel und damit relaxierter dorsaler Unterschenkelmuskulatur
Payr-Zeichen	Fußsohlenkompressionsschmerz	– Kompression der Fußsohle
Homans-Zeichen	Wadenschmerz	– Dorsalflexion des Fußes

Hinweis: Die klinischen Zeichen sind bei einer tiefen Beinvenenthrombose sehr unzuverlässig. Im Verdachtsfall muss grundsätzlich eine dopplersonographische Untersuchung erfolgen s. Abb. 23 S. 93.

Beachte: Bei heftigen Schmerzen und raschem Anschwellen einer unteren Extremität an eine Phlegmasia coerulea dolens (= fulminante tiefe Venenthrombose mit nachfolgend durch Kompression gestörter arterieller Durchblutung) denken! Fußpulse untersuchen! Die Phlegmasia coerulea dolens ist eine Indikation zur Notfalloperation!

Schellong-Test

- **Prinzip und Indikation:** Der Schellong-Test ist eine Kreislauffunktionsprüfung, bei der mit dosierter Belastung Puls- und Blutdruckveränderungen ausgelöst werden. Diese werden dann mit Mittelwerten verglichen, die zuvor während einer 10-minütigen Horizontallage gewonnen werden. Durchführung bei V.a. eine hypotone Regulationsstörung.
- **Praktisches Vorgehen:**
  - 10 min Horizontallage, währenddessen 2-mal Puls- und Blutdruckmessung.
  - Stehbelastung: Der Patient steht nach der Horizontallage 10 Min. in entspannter Haltung, währenddessen alle 2 Min. Puls- und Blutdruckmessung.
- **Normwerte und pathologische Werte:** s. Tab. 57 und Abb. 135.

Tabelle 57 · Normale und pathologische Kreislaufparameter beim Schellong-Test

Stehbelastung		
	Normwerte	*hypotone Regulationsstörung*
Puls	(↑)	–
systolischer Blutdruck	– oder (↓) bis max. 15 mmHg	↓ bis ↓↓
diastolischer Blutdruck	– oder (↑) $<$ 10 mmHg	–

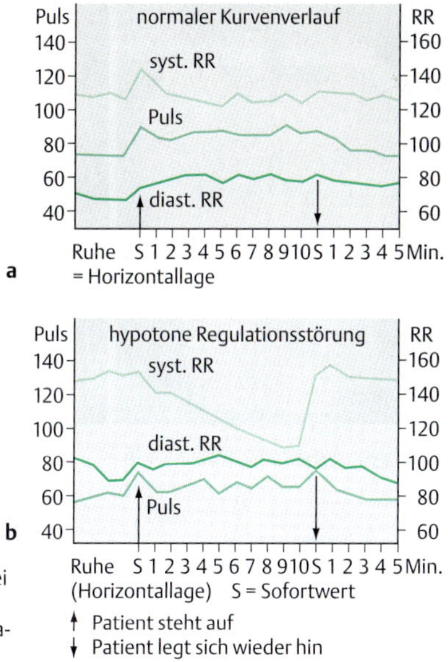

Abb. 135 Schellong Test; **a** bei einem Gesunden, **b** bei einem Patienten mit hypotoner Regulationsstörung

Ratschow-Lagerungsprobe

- **Bedeutung:** Nachweis- und Beurteilungsmethode für arterielle Durchblutungsstörungen (z. B. bei arteriovenöser Verschlusskrankheit = AVK) der unteren Gliedmaße mithilfe standardisierter Fußbewegung.
- **Praktisches Vorgehen:** Der Patient liegt auf dem Rücken, stützt das Becken mit den Händen ab und streckt die Beine senkrecht nach oben. In dieser Position kreist er mit dem Fuß der zu testenden Extremität 2 Min. lang mit einer Frequenz von 1 Kreis/Sek. Danach setzt er sich auf und lässt die Beine hängen.
- **Befunde bei normalen Durchblutungsverhältnissen:**
  - *Bewegungsphase:* Die kreisenden Bewegungen können ohne Abblassen des Fußes, ohne Ermüdung und schmerzfrei durchgeführt werden.
  - *Post-Bewegungsphase:* Fußrötung innerhalb von 5 Sek. nach Hängenlassen der Beine, Venenfüllung nach 7 Sek., beides in einem Zeitraum ≤ 15–20 Sek.
- **Befunde bei unzureichend kompensiertem Arterienverschluss:**
  - *Bewegungsphase:* Abblassen des Fußes, vorzeitige Ermüdung, evtl. Ischämieschmerz (= durch Minderperfusion verursachter Schmerz).
  - *Post-Bewegungsphase:* Minutenlange Verzögerung der reaktiven Hyperämie und der Wiederauffüllung der Venen.

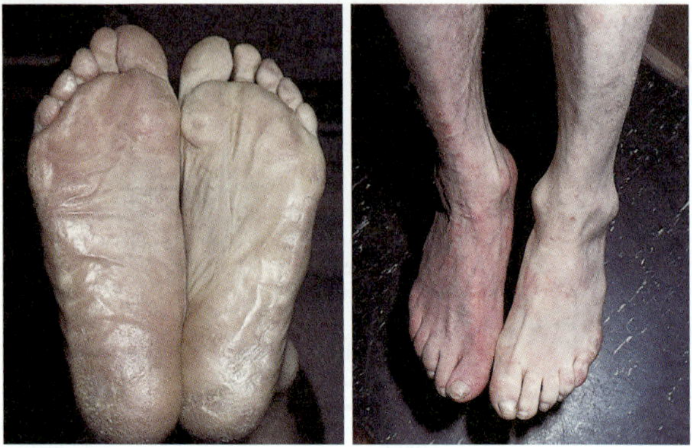

Abb. 136 Lagerungsprobe nach Ratschow. Fehlen der reaktiven Hyperämie am linken Bein bei AVK

Venenfunktionstests

- **Perthes-Versuch:** Test zur Überprüfung der Durchgängigkeit tiefer Venen und der Funktion der Venenklappen.
  - *Praktisches Vorgehen:* Beurteilung der Venen im Stehen, dann oberhalb des Kniegelenks Stauung anlegen, die die oberflächlichen Venen komprimiert. Patienten ca. 5Min. gehen lassen und Venen ohne Öffnen der Kompression beurteilen.
  - *Bewertung:* s. Tab. 58.

Tabelle 58 · Auswertung des Perthes-Versuchs

Zustand der Venen	Bewertung
– Venen völlig kollabiert	– tiefe Venen sind durchgängig, und die Klappen der Vv. communicantes funktionieren
– Varizen entleeren sich unvollständig	– Klappenfunktion der Vv. communicantes eingeschränkt
– Varizen unverändert	– Venenklappen insuffizient und Behinderung des Abflusses aus den tiefen Venen
– Varizen nehmen zu	– tiefe Venen verschlossen, die Varizen werden durch Strömungsumkehr in den Vv. communicantes noch stärker gefüllt

- **Trendelenburg-Versuch:** Test zur Überprüfung der Klappenfunktion der V. saphena magna et parva und der Vv. communicantes.
  - *Praktisches Vorgehen:* Varizen am angehobenen Bein des liegenden Patienten ausstreichen und etwa in der Mitte des Oberschenkels eine Stauung der oberflächlichen Venen anlegen. Der Patient steht auf. Nach ca. 60-Sek.-Stauung öffnen.
  - *Bewertung:* s. Tab. 59.

Tabelle 59 · Auswertung des Trendelenburg-Versuchs

Zustand der Varizen	Bewertung
– Varizen füllen sich beim Aufstehen und komprimierter V. saphena magna langsam, nach Lösen der Stauung nicht mehr zusätzlich	– Klappen sind intakt
– Varizen füllen sich langsam beim Aufstehen und komprimierter V. saphena magna, aber auch zusätzlich von kranial nach Lösen der Stauung	– Klappendefekt der V. saphena magna
– V. saphena magna füllt sich während der Stauung schnell und nach Öffnen der Stauung zusätzlich	– Insuffizienz der Klappen der V. saphena magna und der Vv. communicantes

- **Testung der einzelnen Perforansvenen:**
  - *Praktisches Vorgehen:* Kompression der jeweils über einer einzelnen Varize zu vermutenden Perforansvene.
  - *Bewertung:* Wenn die erneute Füllung der Varize durch Kompression verhindert werden kann, spricht dies für Insuffizienz der Klappen der jeweiligen Perforansvene.

9.4 Beispiele klinisch wichtiger Erkrankungen

Herzinsuffizienz

- **Definition:** Gestörte Pumpfunktion des Herzens, die verschiedene Ursachen haben kann (z. B. ischämisch bei koronarer Herzerkrankung, Überlastung bei Hypertonus, Herzmuskelerkrankung bei Kardiomyopathie). Je nachdem, welche Herzkammer vornehmlich betroffen ist, spricht man von Linksherzinsuffizienz oder Rechtsherzinsuffizienz, bei beiden Kammern von Globalinsuffizienz.
- **Linksherzinsuffizienz:**
  - *Symptome:* Belastungsdyspnoe, Orthopnoe, paroxysmale nächtliche Dyspnoe. Außerdem evtl. Allgemeinsymptome wie Leistungsschwäche, Abgeschlagenheit, Müdigkeit.
  - *Befunde:* Häufig nach lateral verlagerter Herzspitzenstoß durch Herzvergrößerung, evtl. Systolikum (mit p.m. über Erb) auf Grund einer relativen Mitralinsuffizienz als Folge der Dilatation des Herzens, feuchte Rasselgeräusche über der Lunge, v.a. basal als Ausdruck der Stauung.

  Hinweis: Bei akuter Linksherzinsuffizienz findet sich ein Lungenödem mit extremer Ruhedyspnoe, Angst und Unruhe, nach kurzer Zeit dann auch mit schaumigem, meist rosa tingiertem Auswurf sowie feuchten Rasselgeräuschen über der gesamten Lunge. Bei weiterer kardialer Funktionseinschränkung entwickelt sich dann ein Schock mit flachem Puls und unzureichender Perfusion der Zielorgane.
- **Rechtsherzinsuffizienz:**
  - *Pathophysiologie:*
    - Eine isolierte Rechtsherzinsuffizienz entwickelt sich meist als Folge chronischer Lungenerkrankungen, die zu erhöhtem Gefäßwiderstand im klei-

nen Kreislauf (durch reflektorische Vasokonstriktion) und dadurch zu einer hohen Druckbelastung des rechten Ventrikels führt.
  - Eine chronische Linksherzinsuffizienz oder ein Mitralvitium können durch venösen Rückstau zu einer sekundären Rechtsherzinsuffizienz führen.

  Hinweis: Akute Rechtsherzinsuffizienz bei Lungenembolie.
- *Kardinalsymptom der Rechtsherzinsuffizienz* ist die Stauung, die vornehmlich durch Beinödeme auffällt, insbesondere akut, aber auch durch eine schmerzhafte Schwellung der Leber. Nächtliche Flüssigkeitsrückresorption bedingt meist auch eine Nykturie.

Aortenklappenstenose

► **Symptome:**
- *Gelegentlich Synkopen.* Entstehung: Der behinderte Blutausfluss kann zu zerebraler Minderdurchblutung führen.
- *Häufig Belastungsangina.* Entstehung: Die Druckbelastung des linken Ventrikels, der das Blut durch die verengte Klappe treiben muss, führt zu einer konzentrischen Hypertrophie mit erhöhtem myokardialen Sauerstoffverbrauch. Außerdem entwickelt der Patient mit Aortenklappenstenose häufig auch eine koronare Herzkrankheit.
- *Linksherzinsuffizienz.*

► **Befunde:**
- *Pulsus parvus et tardus:* Eine Verengung der Aortenklappe behindert den Blutausstrom und führt so zu einer geringeren Blutdruckamplitude.
- Wenn die Aortenstenose nicht rechtzeitig erkannt und operiert wird, dilatiert der linke Ventrikel. Dies führt dann zu einer Verlagerung des Herzspitzenstoßes nach außen und/oder kaudal.
- *Meist relativ lautes spindelförmiges Systolikum mit p.m. rechts parasternal im 2. ICR* (s. Abb. 137), typischerweise in die Karotiden fortgeleitet. Das Geräusch der Aortenstenose ist eigentlich immer gut zu hören. Differenzialdiagnostisch kommen in Frage:
  - Kombiniertes Aortenvitium oder Aorteninsuffizienz mit wegen des hohen Pendelblutvolumens relativer Aortenstenose: In beiden Fällen ist die Pulsamplitude eher sehr groß und nicht flach. Bei sehr gut tastbarem Puls und gleichzeitigem Geräuschbefund wie bei Aortenstenose sollte deswegen gezielt nach dem (leiseren) Frühdiastolikum der Aorteninsuffizienz gesucht werden.
  - Aortensklerose: Unklar ist, ob die Verkalkung der Klappe (Aortenklappensklerose) oder die Aortenverkalkung mit dem Verlust der Windkesselfunktion primär das Systolikum auslöst, das sich meist etwas kranialer als das Geräusch der Aortenstenose auskultieren lässt. Wegweisend ist wiederum die normale oder (bei Verlust der Windkesselfunktion) erhöhte Blutdruckamplitude mit deutlich tastbarem Puls.

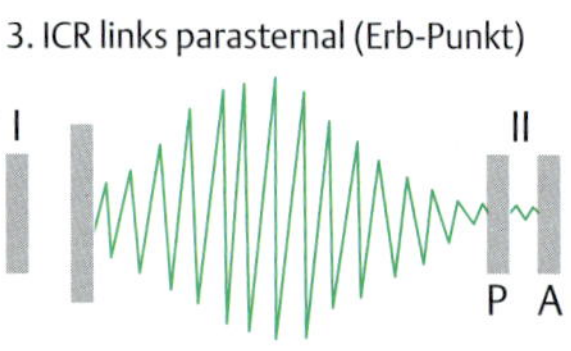

Abb. 137 Phonokardiogramm bei Aortenklappenstenose mit spindelförmigem systol. Kern
I = 1. Herzton
II = 2. Herzton
P = Pulmonalkomponente des 2. Herztons
A = Aortenkomponente des 2. Herztons
(normales Phonokardiogramm s. Abb. 18)

Pulmonalklappenstenose

- **Vorkommen:** Sehr viel seltener als die Aortenklappenstenose und fast immer schon im Kindesalter klinisch manifest, häufig mit anderen Vitien oder Erkrankungen assoziiert.
- **Befunde:** Die Pulsamplitude ist hier normal. Das Geräusch ist primär links parasternal zu hören, meist leiser als bei der Aortenklappenstenose.

Aortenklappeninsuffizienz

- **Vorkommen:** Sehr selten isoliertes Vorkommen. Häufiger mit Aortenstenose assoziiert.
- **Symptome:** Linksherzinsuffizienz.
- **Befunde:**
  - *Pulsus celer et altus (s. S. 164):* Diese relativ hohe, häufig sogar extreme Pulsamplitude ist auffällig. Der Puls lässt sich durch einfaches Umgreifen des Unterarmes mit der ganzen Hand bereits deutlich fühlen. Diese charakteristischen Pulsveränderungen sollten die Diagnose schon vor der Auskultation nahe legen. Im Extremfall kann die starke Pulsation als Kopfnicken (Musset-Zeichen; homo pulsans) zu sehen sein.
  - *Verlagerter Herzspitzenstoß:* Der Herzspitzenstoß ist schon frühzeitig auf Grund der Volumenbelastung des Ventrikels nach außen und unten verlagert und sehr deutlich zu spüren (wegen des hohen Schlagvolumens).
  - *Auskultationsbefund:*
    - Charakteristisches Geräusch ist ein helles, also hochfrequentes, direkt aus dem 2. Herzton hervorgehendes Decrescendo, am besten links parasternal (3.–4.ICR) zu hören (s. Abb. 138). *Beachte:* Da die Geräuschfrequenz dem Atemgeräusch ähnlich ist, unbedingt eine Auskultation bei Luftanhalten in Exspiration vornehmen, möglichst bei vorgebeugtem Oberkörper.
    - Evtl. Systolikum: Um den hohen Blutrückstrom bei Aorteninsuffizienz zu kompensieren, muss der linke Ventrikel mehr Blut in der Systole auswerfen, was zu einer relativen Aortenstenose führen kann, selbst bei normaler Klappenöffnungsfläche. Das resultierende Systolikum kann lauter sein als das Diastolikum der zugrunde liegenden Aorteninsuffizienz.
    - Als Austin-Flint-Geräusch bei Aorteninsuffizienz bezeichnet man ein spätdiastolisches Geräusch, das durch ein Vibrieren der Mitralklappe durch das über die insuffiziente Aortenklappe zurückströmende Blut verursacht wird.

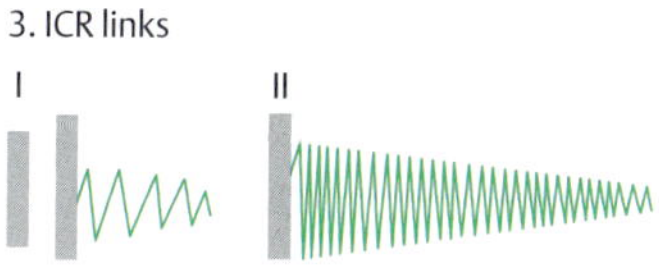

Abb. 138 Phonokardiogramm bei Aortenklappeninsuffizienz (normales Phonokardiogramm s. Abb. 18)

Mitralklappenstenose

- **Symptome:** Schlüsselsymptom ist die Belastungsdyspnoe, da jede Erhöhung des Herzminutenvolumens frühzeitig zur Lungenstauung führt, Facies mitralis s. Abb. 6, S. 18.
- **Befunde:**
  - *Absolute Arrhythmie:* Die Mitralklappenstenose erhöht den Druck im linken Vorhof, wodurch dieser dilatiert, was in der Folge zur absoluten Arrhythmie führt. Eine hämodynamisch bedeutsame Mitralstenose geht deshalb fast immer mit einer absoluten Arrhythmie einher, sodass auch hier die Pulsuntersuchung bereits wichtige Hinweise gibt.
  - *Auskultationsbefund:*
    - 1. Herzton laut, Systole unauffällig, 2. Herzton gefolgt von einem ähnlich klingenden Mitralklappenöffnungston, den Rest der Diastole hört man ein niederfrequentes, etwas raues Geräusch, das am besten über der Herzspitze zu hören ist und durch Linksseitenlage verstärkt wird (s. Abb. 139). Wegen der Niederfrequenz ist das Geräusch am besten mit der Stethoskopglocke zu hören, die nicht zu fest aufgesetzt werden soll, da sonst die Haut wie eine Membran fungiert.
    - Bei leichtgradiger Mitralstenose besteht noch ein Sinusrhythmus. Die dann noch erhaltene Vorhofkontraktion führt zu einem charakteristischen, praktisch diagnostischen präsystolischen Crescendo.

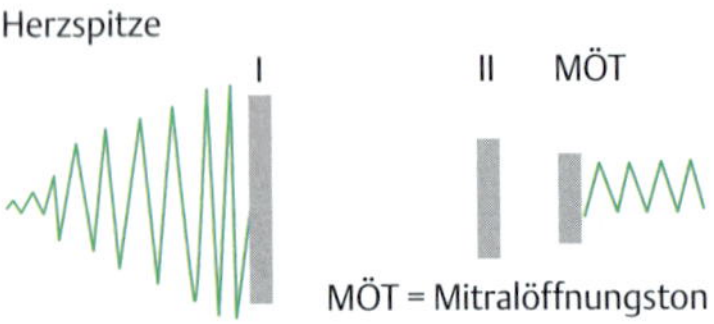

Abb. 139 Phonokardiogramm bei Mitralklappenstenose (normales Phonokardiogramm s. Abb. 18)

Mitralklappeninsuffizienz

- **Symptome:** Wenn es sich um eine relative Mitralinsuffizienz in Folge einer Dilatation des linken Herzens handelt, so besteht eine Anamnese der Linksherzinsuffizienz (s. dort).
- **Befunde:**
  - *Frühzeitige absolute Arrhythmie:* Durch den systolischen Blutrückstrom in den Vorhof dilatiert der linke Vorhof, und es entsteht frühzeitig eine absolute Arrhythmie.
  - *Verlagerter hebender Herzspitzenstoß:* Bei relativer Mitralinsuffizienz in Folge einer Dilatation des linken Herzens verlagerter Herzspitzenstoß, der wegen des Pendelblutes hebend ist.
  - *Auskultationsbefund:*
    - Holosystolisches Geräusch, immer gut zu hören, kann bis zu 5/6 laut sein mit p.m. über Erb (s. Abb. 140). Das Geräusch ist nie in die Karotiden, aber häufig in die Herzspitze und auch in die Axilla fortgeleitet.
    - Differenzialdiagnose: Trikuspidalinsuffizienz. Die Trikuspidalinsuffizienz unterscheidet sich durch die Anamnese einer Rechtsherzinsuffizienz, den charakteristischen hohen und eingipfeligen Jugularvenenpuls, den Hals-

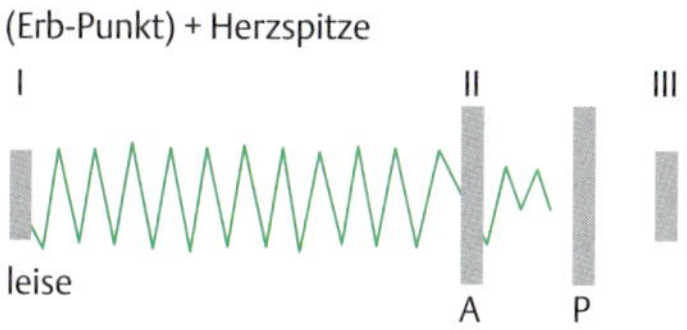

Abb. 140 Phonokardiogramm bei Mitralklappeninsuffizienz (normales Phonokardiogramm s. Abb. 18)

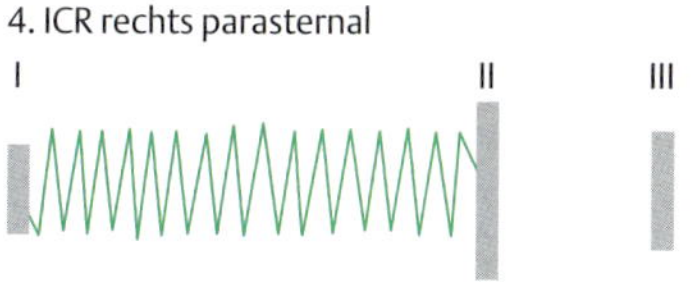

Abb. 141 Phonokardiogramm bei Trikuspidalklappeninsuffizienz (normales Phonokardiogramm s. Abb. 18)

venenstau und dadurch, dass das Systolikum nicht in der Axilla zu hören ist (Phonokardiogramm s. Abb. 141).

Ventrikelseptumdefekt

- **Pathophysiologie:** Beim Ventrikelseptumdefekt pumpt der kräftigere linke Ventrikel Blut über die Öffnung des Septums in den rechten Ventrikel, was zu einer Volumenbelastung des kleinen Kreislaufes führt.
- **Befunde:**
  - Der rechte Ventrikel ist präkordial hebend zu palpieren, bei Kindern kann sich hier eine knöcherne Vorwölbung im Sinne eines Herzbuckels ausbilden.
  - Auskultatorisch imponiert ein lautes Holosystolikum mit p.m. über Erb (s. Abb. 142).

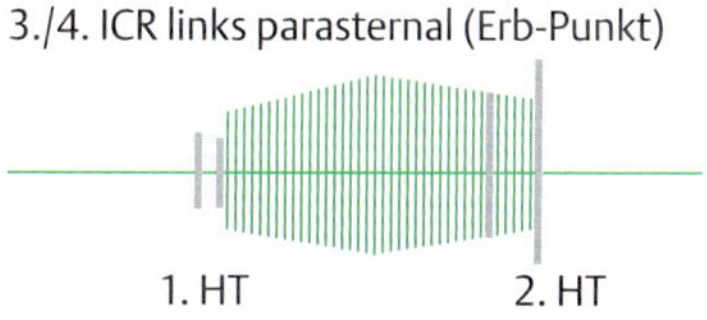

Abb. 142 Phonokardiogramm beim Ventrikelseptumdefekt (normales Phonokardiogramm s. Abb. 18)

Vorhofseptumdefekt

- **Pathophysiologie:** Der linke Vorhof ist kräftiger als der rechte, sodass es hier aufgrund des höheren Druckes ebenfalls zu einem Links-Rechts-Shunt kommt mit Volumenbelastung des kleinen Kreislaufes.
- **Befunde:**
  - Die klinischen Zeichen können subtil sein und damit die Diagnostik erschweren.
  - Evtl. hebender rechter Ventrikel palpierbar.
  - Evtl. mitdiastolisches Geräusch über der Trikuspidalklappe (relative Trikuspidalstenose) und spindelförmiges systolisches Ejektionsgeräusch über der Pulmonalklappe (relative Pulmonalstenose) durch hohes Blutvolumen ver-

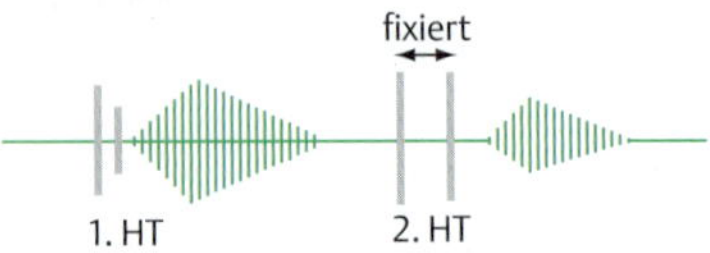

Abb. 143 Phonokardiogramm beim Vorhofseptumdefekt (normales Phonokardiogramm s. Abb. 18)

ursacht. Am besten zu hören ist meist die Spaltung des 2. Herztones verursacht durch das spätere Schließen der Pulmonalklappe (s. Abb. 143).

Endokarditis

- **Ursache und Prädisposition:** Eine bakterielle Infektion einer oder mehrerer Herzklappen findet vor allem bei beschädigten oder veränderten Klappen statt, kann aber auch eine gesunde Klappe befallen.
- **Mögliche Folgeerscheinungen:** Bei einer Endokarditis kann die befallene Herzklappe zerstört werden. Auflagerungen von Bakterien und Entzündungszellen auf der Klappe können embolisieren, wodurch die klinisch erfassbaren Splitterblutungen (s. S. 159) und Osler-Knötchen (s. S. 160) oder aber zerebrale Ischämien mit meist transienten fokalen neurologischen Ausfällen entstehen können.
- **Symptome:**
  - Einziges Symptom ist oft nur unklares Fieber.
  - Uhrglasnägel (s. S. 140) können sich in wenigen Wochen entwickeln.
- **Befunde:**
  - Der Befund am Herzen kann unauffällig oder sehr dezent sein.
  - Wegen der Klappendestruktion sind vor allem die Geräuschphänomene der verschiedenen Klappeninsuffizienzen zu suchen, wobei am häufigsten die Aortenklappe und die Mitralklappe befallen sind.
  - Manche Patienten berichten über Hämaturie, die aber auch nur mikroskopisch nachweisbar sein kann.
  - Eine geringe bis mäßige Milzvergrößerung kann manchmal entdeckt werden. Sie ist Folge der bakteriellen Sepsis mit permanenter Immunstimulation.

Perikarderguss

- **Pathophysiologie:** Flüssigkeit im Perikardraum engt das Herz ein, sodass die Füllung behindert und damit das Schlagvolumen reduziert wird.
- **Symptome:** Dyspnoe als Ausdruck des Linksherzversagens und Ödeme als Ausdruck des gleichzeitigen Rechtsherzversagens.
- **Befunde:**
  - Der Herzspitzenstoß ist nicht mehr palpabel, die Herztöne sind leise.
  - Um das Herzminutenvolumen aufrecht zu erhalten, entwickelt sich eine Tachykardie, der Puls ist flach, und es findet sich ein Pulsus paradoxus (s. S. 164).
  - Der Jugularvenendruck ist erhöht als Ausdruck der Einflussstauung.

Koronare Herzerkrankung (KHK)

- **Symptome:**
  - Eine arteriosklerotische Verengung der Herzkranzgefäße kann lange asymptomatisch verlaufen. Erst wenn der myokardiale Sauerstoffverbrauch bei Belastung nicht mehr gedeckt werden kann, entwickelt sich meist, aber auch nicht immer, das typische Symptom der Angina pectoris (s. S. 157).

- Als Folge einer chronischen oder rezidivierenden Mangeldurchblutung können Herzrhythmusstörungen, am häufigsten eine absolute Arrhythmie und eine Herzinsuffizienz hinzutreten.

► **Befunde:** Andere klinische Befunde fehlen meist, sodass die sorgfältige Anamnese mit Evaluation der Risikofaktoren entscheidend ist, um eventuell eine weiterführende Diagnostik (EKG, Belastungs-EKG, Koronarangiographie) veranlassen zu können.

Hinweis: Von einer instabilen Angina pectoris spricht man, wenn das typische Symptom der Angina auch in Ruhe oder nach Gabe von Nitraten persistiert.

► **Komplikationen:** Die wichtigste Komplikation der koronaren Herzerkrankung ist der Myokardinfarkt (s. u.), der aus einer instabilen Angina pectoris hervorgehen kann oder ohne Vorwarnung auftritt.

Myokardinfarkt

► **Symptome:**
- *Präkordialer Schmerz:* Typisches Symptom ist der häufig starke Angst auslösende präkordiale Schmerz mit Druckgefühl im Sinne einer ausgeprägten Angina pectoris.
- *Dyspnoe:* Neben Angina pectoris weiteres häufiges Leitsymptom.
- *Allgemeinsymptome:* Häufig sind auch Allgemeinsymptome wie Angst, Schwäche und Schwitzen zu beobachten, gelegentlich Übelkeit und Erbrechen.
- *Schock:* Tritt auf bei größerem Infarkt mit Pumpversagen des Ventrikels (kardiogener Schock).

Hinweis: Etwa 1/4 aller Herzinfarkte verlaufen stumm, d. h. von den Patienten unbemerkt. Insgesamt ist das Spektrum der Symptome beim Herzinfarkt enorm groß, sodass bei unklarer, aber passender Symptomatik immer auch an einen Infarkt gedacht werden muss.

► **Befunde:** Die klinische Untersuchung ist in der Infarktdiagnostik nur wenig aussagekräftig. Wegweisend sind das EKG und die laborchemische Diagnostik (Troponin).

Lungenembolie

► **Symptome:**
- Meist plötzlicher Beginn von Luftnot und Schwäche bis hin zur Bewusstlosigkeit und Schock. Eventuell auch atemabhängige thorakale Schmerzen.
- In der Anamnese nach Risikofaktoren für eine tiefe Beinvenenthrombose fahnden (s. u.).

► **Befunde:**
- Eine klinisch bedeutsame Lungenembolie geht immer mit einer Tachykardie einher, der Puls ist meist flach.
- Bei der weiteren Untersuchung sind vor allem Zeichen der akuten Rechtsherzinsuffizienz zu suchen (gestaute Halsvenen, Leberstauung), ein hebender rechter Ventrikel ist evtl. präkordial palpierbar

Arterielle Verschlusskrankheit

► **Symptom:** Wegweisendes Symptom ist die Claudicatio intermittens (s. S. 158), wobei zur Abschätzung des Schweregrades der Erkrankung die Wegstrecke, die den Schmerz provoziert, erfragt und evtl. ausprobiert werden sollte.

- **Befunde:**
  - Der plötzliche komplette Arterienverschluss geht mit plötzlich beginnenden Schmerzen einher.
  - Die 6 P's nach Pratt: pain, paralysis, pulsenessless, paleness, paraesthesia prostration.
  - *Schweregradeinteilung nach LaFontaine:*
    - Grad I: Keine nennenswerte Einschränkung der Gehstrecke.
    - Grad IIa: Gehstrecke > 200 m.
    - Grad IIb: Gehstrecke < 200 m.
    - Grad III: Ruheschmerz.
    - Grad IV: Gangrän (a: trocken, b: nass).
  - *Fußpulse:* Die Fußpulse und eventuell auch Popliteal- oder sogar Femoralispulse sind je nach Befallsmuster unterschiedlich stark abgeschwächt oder fehlen ganz, die Füße sind entsprechend kalt.
  - *Befunddifferenz zwischen beiden unteren Extremitäten:* Da die beiden Beine oft unterschiedlich betroffen sind, lassen sich Temperaturdifferenzen und Pulsdifferenzen gut erfassen.

Aortenaneurysma

- **Definition:** Ausweitung aller Wandschichten der Aorta abdominalis (= Aneurysma verum).
- **Vorkommen:** Oft bei älteren Patienten mit Arteriosklerose und arterieller Hypertonie.
- **Lokalisation:** In über 80 % distal der Nierenarterienabgänge.
- **Palpation:** s. S. 201.

Cave: Bei Aneurysmen > 5 cm ∅ besteht eine hohe Rupturgefahr der Aorta mit lebensbedrohlicher Blutung.

Aneurysma spurium („falsches Aneurysma")

- **Definition:** Ein Aneurysma spurium ist ein gefäßwandnaher Bluterguss (= periarterielles Hämatom), der mit der Lichtung eines eingerissenen Gefäßes in offener Verbindung steht und von einer „organisierten" Fibrinmembran umgeben ist.
- **Vorkommen:** Nach arteriellen Punktionen im Bereich der Arteria femoralis, z. B. nach Herzkatheteruntersuchung.

Erkrankungen der Beinvenen

- **Tiefe Beinvenenthrombose:**
  - *Ursachen:*
    - Thrombosen von tiefen Venen bilden sich vor allem dann, wenn durch Ruhigstellung (postoperativ, lange Flug- oder Busreisen) kein ausreichender Blutfluss herrscht oder wenn das Endothel des Gefäßes verletzt ist.
    - Sie können aber auch bei angeborener Gerinnungsstörung (Familienanamnese) spontan auftreten.
    - Östrogene (Pille) erhöhen das Thromboserisiko.
  - *Symptome und Befunde:*
    - Schmerzhafte Schwellung des betroffenen Beines ist das typische Symptom. Eine Schwellung kann jedoch auch völlig fehlen.
    - Über dem thrombosierten Gefäß besteht bei der Untersuchung oftmals Druckschmerz, insbesondere an der Wade (V. poplitea) und Oberschenkelinnenseite (V. femoralis).

- Das Bein ist meist warm (da das Blut über die oberflächlichen Venen abzufließen versucht) und kann rötlich oder livide verfärbt sein.
- Relativ häufig – insbesondere bei älteren Patienten – sind tiefe Beinvenenthrombosen kaum oder gar nicht symptomatisch, und manifestieren sich evtl. erst durch das Auftreten einer Lungenembolie oder später als postthrombotisches Syndrom (s. u.).

Hinweis: Der klinische Untersuchungsbefund kann bei Verdacht einer tiefen Beinvenenthrombose die Diagnose nicht zuverlässig stellen oder ausschließen. Dies muss über eine Dopplersonographie oder bei unklarem Ultraschallbefund radiologisch über eine Phlebographie erfolgen.

► **Postthrombotisches Syndrom:** Als Langzeitfolge einer tiefen Beinvenenthrombose mit Behinderung des venösen Rückstromes kann es zu chronischer Schwellung, Ausbildung oberflächlicher Varizen auf Grund der Umgehungskreisläufe und zu einer bräunlichen Pigmentierung vor allem der Unterschenkel kommen.

► **Chronisch-venöse Insuffizienz:** Eine chronisch-venöse Insuffizienz kann sich auch ohne Vorliegen einer Beinvenenthrombose im Alter insbesondere bei Übergewichtigen, körperlich wenig aktiven Menschen ausbilden. Es können sich Ulzera entwickeln, die typischerweise wenige cm oberhalb der Knöchel an den Unterschenkeln auftreten und meist von pigmentierter Haut als Ausdruck der chronischen Stauung umgeben sind.

► **Varizen (Krampfadern):**

- *Ursachen:* Krampfadern an den Beinen entstehen auf Grund des hohen hydrostatischen Druckes in diesen Gefäßen und einem unvollständigen Verschluss einzelner Venenklappen, entweder der Venae perforantes als Verbindung zwischen den oberflächlichen und tiefen Beinvenen und/oder der proximalen Venenklappen der Vena saphena magna.
- *Befunde:*
  - Varizen füllen sich beim Stehen und lassen sich im Liegen mit angehobenem Bein leicht ausstreichen.
  - Eine Kompression der V. saphena magna vor dem erneuten Aufstehen zeigt an, ob die Varizen durch diese Vene gespeist werden.
  - Wenn Kompression der jeweils über einer einzelnen Varize zu vermutenden Perforansvenen die erneute Füllung der Varize verhindert, so ist hier die Ursache der Varizenbildung zu suchen (und durch gezielte Sklerosierung zu therapieren).

► **Thrombophlebitis:**

- *Definition:* Schmerzhafte Entzündung einer oberflächlichen Vene, häufig als Folge eines lokalen Traumas.
- *Symptome:* Lokale Rötung und Erwärmung im Gebiet der betroffenen Vene.

Hinweis: Im Gegensatz zur tiefen Beinvenenthrombose ist die Thrombophlebitis eine relativ harmlose Erkrankung, die nur lokal kühlend behandelt werden sollte, evtl. auch mit Antiphlogistika.

9.5 Ergänzende klinische und apparative Diagnostik

EKG und Herzkatheteruntersuchung

- **EKG** (s. S. 39): Bei V.a. kardiale Erkrankung immer indiziert.
- **Herzkatheteruntersuchung** (s. Abb. 145): Mit Koronarangiographie Goldstandard zur Diagnostik der koronaren Herzerkrankung. Ergänzungsuntersuchung bei der Vitiendiagnostik.

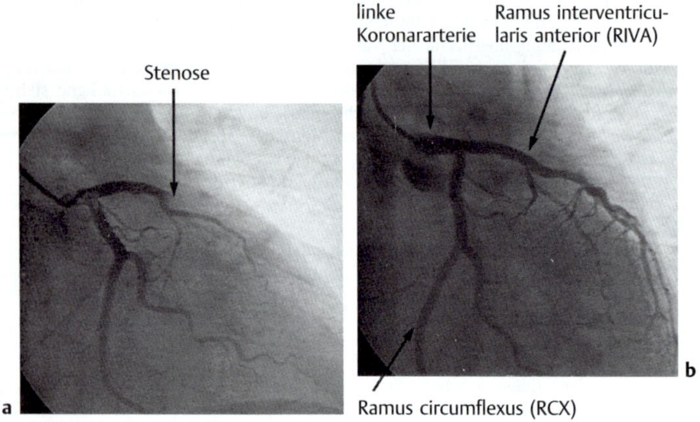

Abb. 144 Herzkatheterbefund eines Patienten mit Myokardinfarkt vor und nach Dilatation (PTCA); linke Koronararterie

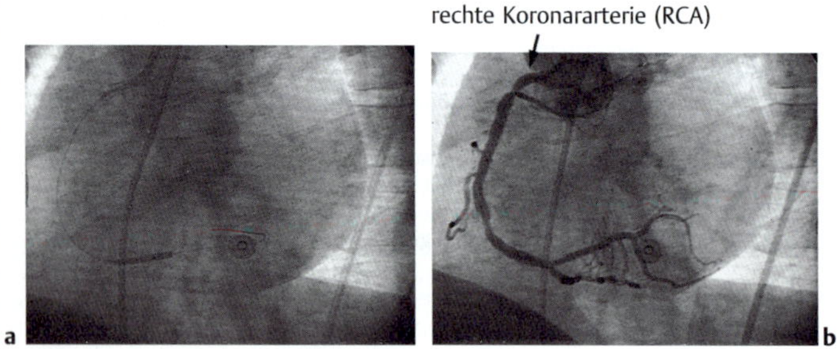

Abb. 145 Herzkatheterbefund eines Patienten mit Myokardinfarkt vor und nach Dilatation (PTCA); rechte Koronararterie

Bildgebende Verfahren

- **Röntgen-Thorax:** Ergänzungsuntersuchung bei V.a. kardiale Erkrankung.
- **Ultraschall (Echokardiographie):**
  - *Transthorakal:* Zuverlässige Methode zur Diagnose eines Vitiums. Hilfreich auch für die Diagnose Lungenembolie.
  - *TEE (= transösophageal):* Erlaubt noch genauere Beurteilung der Herzklappen, v.a. indiziert bei V.a. Endokarditis.
- **Spiral-Computertomographie:** Bei V.a. Lungenembolie, alternativ oder ergänzend Perfusionsszintigraphie und Echokardiographie.
- **Perfusionsszintigraphie:** Bei V.a. Lungenembolie.
- **Dopplersonographie:** Methode der Wahl bei peripheren Gefäßerkrankungen (AVK, Beinvenenthrombose), evtl. ergänzt durch Röntgenkontrastdarstellung der Gefäße (Angiographie, Phlebographie).

Labordiagnostik

- Troponinbestimmung im Serum v.a. wichtig zum Ausschluss einer instabilen Angina pectoris bzw. eines Herzinfarkts. Troponin ist der zuverlässigste Parameter zur Erkennung einer Herzmuskelschädigung. Ein normales Troponin schließt umgekehrt einen Herzinfarkt aus.
- Lipidstatus (LDL- und HDL-Cholesterin, Triglyzeride) als kardiovaskulärer Risikofaktor.
- Blutgasanalyse (möglichst arteriell): misst pO_2, pCO_2, pH und base excess. Eine Erniedrigung des pO_2 ist bei Lungenembolie regelmäßig zu finden, aber auch bei Lungenemphysem.

10 Untersuchung des gesamten Abdomens

10.1 Grundlagen, Anamnese

Grundlagen

- **Anatomie:**
  - *Der Bauchraum enthält als wichtige Organe* Leber, Milz, Magen, Pankreas, Dünn- und Dickdarm.
  - *Lage der Organe:* Während die meisten o. g. Strukturen intraperitoneal gelegen sind, haben einige eine retroperitoneale (z. B. Pankreas) oder subperitoneale Lage (z. B. 2/3 des Rektums).
  - *Blutversorgung:*
    - Hinter dem Bauchraum verläuft die Aorta descendens. Sie übernimmt die arterielle Blutversorgung der Bauchorgane und teilt sich subumbilikal in Höhe LWK 4 in die beiden Arteriae iliacae communes auf.
    - Weitere abgehende Gefäße aus der Aorta:
    - → Truncus coeliacus: Arteria hepatica communis (Arteria gastroduodenalis und hepatica propria), Arteria lienalis und Arteria gastrica sinistra.
    - → Arteria mesenterica superior.
    - → Arteria mesenterica inferior.
    - → Beidseits Arteria renalis.
- **Physiologie:**
  - *Funktion der Organe in der Bauchhöhle:*
    - Nahrungsverarbeitung (z. B. durch Produktion von HCl und Enzymen im Magen bzw. Pankreas).
    - Nahrungsaufnahme (Absorption von Nahrungsbestandteilen durch Enterozyten im Dünndarm).
    - Immunologische Funktion der Milz bei Infektionsabwehr.
  - Weitertransport der Nahrungsbestandteile durch die Vena portae (dräniert Blut aus der Vena mesenterica superior und inferior aus Dünn- und Dickdarm) zur Leber als zentralem Stoffwechselorgan.

Anamnese

Hinweis: Gastrointestinale Beschwerden können durch spezielle Magen-Darm-Erkrankungen, Systemerkrankungen sowie häufig auch durch funktionelle Störungen und psychosomatische Erkrankungen hervorgerufen werden. Eine genaue Anamnese ist daher klinisch sehr wichtig und kann häufig erste Verdachtsdiagnosen ermöglichen.

- **Schmerzen:**
  - *Cave:* Differenzialdiagnostisch Schmerzen im Abdominalbereich bei extraabdominalen Erkrankungen (z. B. Hinterwandinfarkt, Wirbelsäulenerkrankungen, Blasenerkrankungen) mit bedenken.

– *Fragen nach:*
  1. *Lokalisation des Schmerzes:*
  - Im Gegensatz zu Patienten mit organischen Befunden kann der Patient mit funktionellen Beschwerden oftmals seine Schmerzen nicht genau lokalisieren.
  - Schmerzen bei organischen Erkrankungen findet man oftmals an charakteristischen Stellen im Abdomen (s. Tab. 60).
  - Über Querverbindungen zwischen dem somatischen und vegetativen Nervensystem treten bei Erkrankungen innerer Organe häufig zudem Schmerzen/Hyperalgesien (übertragener Schmerz) an definierten Hautarealen (Head-Zonen) durch viszerokutane Reflexe auf (s. Tab. 60).

Tabelle 60 · Typische Schmerzlokalisation bei Erkrankungen im Abdomen

Schmerzlokalisation	denken an
– Epigastrium und rechter Oberbauch	– Erkrankungen von Leber-, Gallenwegen, Ösophagus und Magen
– Ausstrahlung in die rechte Schulter	– Gallenkoliken
– periumbilikale Schmerzen oder Schmerzen im Epigastrium	– Erkrankungen des Duodenums
– Unterbauchschmerzen	– Erkrankungen des Zökums, Colon ascendens und Colon sigmoideum
– gürtelförmige Schmerzen um den Leib im Ober- und Mittelbauch sowie oftmals Schmerzen in der linken Flanke und Schulter	– Erkrankungen des Pankreas
– Schmerzen in der Flanke, die in Leiste, Kreuzbeinregion sowie bis in die großen Labien und das Skrotum ausstrahlen können	– Nierenkolik

2. *Dauer des Schmerzes:* Sind Schmerzen neu aufgetreten, oder bestehen sie seit längerer Zeit? *Beachte:* Plötzlich aufgetretene starke Schmerzen dringend abklären. Sie können z. B. auf die Perforation eines Hohlorgans oder auf einen akuten Gefäßverschluss hinweisen (*Cave:* Schmerzfreies Intervall nach Mesenterialembolie).
3. *Häufigkeit und Periodik des Schmerzes:* Bestehen Dauerschmerzen (z. B. bei Ulkuspenetration in das Pankreas) oder intermittierende Schmerzen (z. B. bei Darmkoliken)? *Beachte:* Schmerzen bei Ureterkolik weisen oftmals Fluktuationen auf und brechen nach einer bestimmten Zeit abrupt ab.
4. *Intensität und Charakter des Schmerzes:* Abdominelle Schmerzen werden über viszerale/splanchnische sowie somatische/parietale Leitungsbahnen vermittelt. Klassisches Beispiel für den viszeralen Schmerztyp ist die Kolik als besondere abdominelle Schmerzform. Es handelt sich dabei um krampfartige, nicht genau lokalisierbare Schmerzen vom viszeralen Peritoneum ausgehend, häufig mit Crescendocharakter, gefolgt vom oftmals abrupten Abbruch der Schmerzen. Klinische Unterscheidung zwischen viszeralem und parietalem Schmerz s. Tab. 61.

– 5. *Verstärkende oder verringernde Faktoren des Schmerzes*: s. Tab. 62.

Tabelle 61 · Unterscheidung zwischen viszeralem und parietalem Schmerz

Schmerztyp	Charakterisierung des Schmerzes
viszeral (z. B. bei Gallenkolik)	– dumpf und schlecht lokalisierbar (s. Abb. 146) – oft Erleichterung des Schmerzes durch Bewegung
parietal (z. B. bei Peritonitis)	– akuter und intensiver Schmerz – wird vom Patienten als scharf oder brennend empfunden, da das parietale Peritoneum empfindliche Schmerzfasern besitzt – genau lokalisierbar (lokaler Druckschmerz) – bei Bewegungen meistens Schmerzverstärkung

▶ *Hinweis:* Sehr starke abdominelle Schmerzen können auf ein akutes Abdomen (s. u.) oder eine Kolik (z. B. Gallen- oder Nierenkolik) hinweisen.

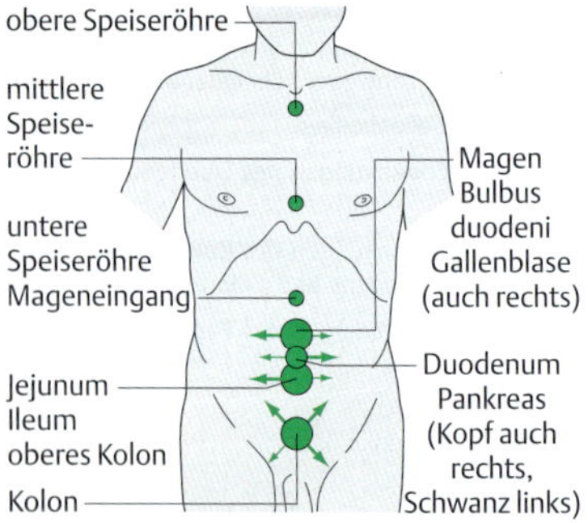

Abb. 146 Lokalisationspunkte viszeraler Schmerzen

Tabelle 62 · Den Abdominalschmerz beeinflussende Faktoren und mögliche Ursachen

Faktor	resultierendes Schmerzverhalten	denken an
Mahlzeiten	– Schmerzen treten wenige Sek. oder Min. nach dem Essen auf	– Ösophaguserkrankungen
	– Schmerzen treten 20–60 Min. postprandial auf	– möglicher Hinweis auf Arteriosklerose der Mesenterialgefäße („Angina intestinalis")
	– Schmerzen treten 3–5 Std. nach einer üppigen Mahlzeit auf	– Gallenkoliken – Pankreatitis

▶ *Beachte:* Der nächtliche Nüchternschmerz galt früher als typisch für das Ulcus duodeni, während der postprandiale Spätschmerz nach 1–3Std. als charakteristisch für das Ulcus ventriculi angesehen wurde. Die Spezifität dieser Befunde ist jedoch leider gering.

Fortsetzung →

Tabelle 62 · Fortsetzung von Seite 194

Faktor	resultierendes Schmerzverhalten	denken an
Stuhlentleerung	– Schmerzen verstärkt bei der Defäkation	– Enddarmerkrankungen
	– Schmerzen bessern sich nach Defäkation	– Colon irritabile
Atmung	– verstärkter Schmerz beim Atmen	– Perisplenitis
Menstruationszyklus	– verstärkter Schmerz während des Menstruationszyklus	– Endometriose
Körperlage	– verstärkte Schmerzen beim Liegen	– Refluxbeschwerden
	– Schmerz bessert sich durch gekrümmte Haltung	– Pankreatitisschmerzen
	– Schmerz verstärkt durch Bewegung	– Peritonitis
	– Schmerz bessert sich durch permanente Bewegung	– Kolikschmerzen
Miktion	– verstärkter Schmerz während der Miktion	– Hinweis auf Blasenerkrankungen

- **Appetit:** Vermindert z. B. bei Tumorerkrankungen, vermehrt z. B. bei hormonellen Störungen oder Kortisontherapien.
- **Gewicht:** Gewichtsabnahme oft bei Infektions- und Tumorerkrankungen sowie postoperativ und bei Malabsorption.
- **Aufstoßen (= Eruktation):** Auftreten oft nach dem Essen, häufig bei Patienten mit Aerophagie (Luftverschlucken). Vermehrt bei Hiatusgleithernie.
- **Dysphagie (Schluckbeschwerden):** s. S. 215.
- **Übelkeit und Erbrechen:** Leitsymptome bei vielen Erkrankungen im Abdomen, z. B. bei Gastritis oder bei Ileus auf Grund von Darmstenosen.
  - Ist Ihnen übel? Wenn ja, wann?
  - Müssen Sie sich übergeben? Wenn ja, wann und wie oft?
  - Wie sieht das Erbrochene aus? Bluterbrechen (s. S. 215)?
- **Stuhlveränderungen:**
  - *Fragen nach Stuhlgang:* 1. Wie häufig? 2. Welche Konsistenz: Geformt, breiig, wässrig, Durchfall? 3. Welche Menge? 4. Welche Farbe? 5. Blut-, Schleim- oder Eiterbeimengungen?
  - *Obstipation* (= Stuhlgang seltener als 1 × alle 3 Tage).
    - Häufig assoziiert mit festem Stuhlgang, dem Gefühl der unvollständigen Darmentleerung oder schmerzhaft spastischem Stuhldrang (Tenesmus).
    - Vorkommen v.a. bei faserarmer Diät ohne ausreichende Flüssigkeitszufuhr, motorischen Störungen des Darmes, psychologischen Störungen, Colon irritabile, Tumoren, Elektrolytstörungen (v.a. Hypokaliämie), Schilddrüsenunterfunktion (Hypothyreose), langfristige Einnahme von Abführmitteln oder anderen Medikamenten (codeinhaltigen Analgetika oder Aluminiumhydroxid).
  - *Durchfälle/Diarrhöen* (= Stuhlgewicht > 300 g/Tag, Stuhlfrequenz > 3 × /Tag).
    - Oftmals weiche, breiige oder flüssige Konsistenz.
    - Vorkommen z. B. bei infektiösen oder chronisch entzündlichen Darmerkrankungen, Hyperthyreose, Blutungen, Pankreasinsuffizienz, Einnahme

von Abführmitteln. Auch bei Stenosen (z. B. durch Tumoren) im Darm können Diarrhöen auftreten, wenn der Darminhalt bei verstärkter Peristaltik als Durchfall durch das verengte Darmsegment transportiert wird (sog. „paradoxe Diarrhöen"). Weiteres Vorkommen bei funktionellen Störungen wie z. B. Stress, Colon irritabile.

- Folgende Punkte beim Vorliegen von Diarrhö klären: Seit wann treten die Durchfälle auf? Wie oft pro Tag? Wie ist die Konsistenz des Stuhlgangs (breiig, flüssig)? Treten Blut- und Schleimbeimengungen auf? Schwärzlich-glänzender Teerstuhl? Liegt ein großes Stuhlvolumen vor? Sind die Durchfälle mit Gewichtsverlust assoziiert (z. B. bei Tumoren)? Sind Fettbeimengungen beim Stuhl vorhanden (Steatorrhö)?

– *Typische Veränderungen von Konsistenz, Volumen, Beimengungen des Stuhls und mögliche Ursachen:* s. Tab. 63.

Tabelle 63 · Beispiele für typische Stuhlveränderungen (Konsistenz, Volumen, Beimengung) und mögliche Ursachen

Stuhlveränderung	denken an
– Steatorrhö (fettglasig, hell)	– Pankreaserkrankungen auf Grund unzureichender Fettverdauung, häufig assoziiert mit Gewichtsabnahme
– großvolumig, breiig	– Dünndarmerkrankungen
– wässrig mit Schleimbeimengungen	– Dickdarmerkrankungen
– Schleimbeimengungen	– Colon irritabile und chronisch entzündliche Darmerkrankungen

– *Farbveränderungen des Stuhlgangs und mögliche Ursachen:* s. Tab. 64.

Tabelle 64 · Farbveränderungen des Stuhlgangs und mögliche Ursachen

Farbe	denken an
– hell	– schnelle Darmpassage (z. B. infektiöse Diarrhöen)
– dunkel	– Obstipation
– fettglänzend-hell	– Pankreaserkrankungen
– grau- lehmfarbig	– Gallenwegserkrankungen
– hellrot	– Hämorrhoidenblutung
– dunkelrot	– Blutungen aus Polypen, Tumoren, Ulzera oder Angiodysplasien
– schwarz-glänzend	– Teerstuhl (= Meläna; Hinweis auf hämatinisiertes Blut, das Kontakt mit der Salzsäure im Magen hatte; Indiz für gastrointestinale Blutung in Ösophagus, Magen oder Duodenum (z. B. bei Ulcus ventriculi) – Einnahme von Eisen- und Wismutpräparaten – vgl. auch Tab. 69

- **Stuhl- und Windverhalt:** Ausbleiben von Stuhlgang und Abgehen von Darmgasen ist eines der Hauptsymptome bei Ileus (s. S. 207).
- **Meteorismus:** Völlegefühl und Blähungen, teilweise verbunden mit krampfartigen Bauchschmerzen. Auftreten bei Motilitätsstörungen des Darmes, Enteritis, Medikamenteneinnahme (z. B. Antibiotika) oder Colon irritabile (s. u.).
- **Flatulenz:** Vermehrter Gasaustritt aus dem Darm; Vorkommen unter anderem bei neurologischen Erkrankungen, Enteritis, Fisteln.
- **Miktion:**
  - *Fragen nach der Miktion:* 1. Wie häufig? 2. Brennen beim Wasserlassen (Hinweis auf Harnwegsinfekt)? 3. Nächtliches Wasserlassen? 4. Inkontinenz?
  - *Vorkommen:* Miktionsprobleme (z. B. Pollakisurie und Dysurie) weisen auf Erkrankungen des Urogenitalsystems hin. Sie können jedoch auch entstehen, wenn Entzündungen im Bauchraum auf die Harnblase übergreifen. Beim Harnverhalt (oft durch mechanische Hindernisse; z. B. Prostatahypertrophie) besteht ein Unvermögen, die Harnblase spontan zu entleeren. Durch den entstehenden schmerzhaften Anstieg des Blaseninnendruckes mit Blasenüberdehnung kann ein „Unterbauchtumor" oder ein akutes Abdomen vorgetäuscht werden.
- **Alkohol- und Nikotinkonsum**: Alkoholabusus ist ein Risikofaktor für eine Pankreatitis oder Lebererkrankung des Patienten. Nikotinabusus ist ein Risikofaktor für die Entwicklung zahlreicher abdomineller Erkrankungen (z. B. Ischämie der Mesenterialgefäße bei AVK).
- **Medikamentenanamnese:** Die Einnahme von Medikamenten kann abdominelle Beschwerden verstärken bzw. verursachen, aber auch verschleiern. Bsp.: Eine Digitalisvergiftung kann zu Übelkeit und Erbrechen führen.
- **Reisen:** Nach (Fern-)Reisen können infektiöse Durchfallerkrankung, Hepatitiden sowie evtl. Malaria (bei Reisen in Endemiegebiete) auftreten.
- **Allergien:** Allergien können gastrointestinale Beschwerden hervorrufen (z. B. Diarrhöen bei Allergie gegen Milch und Milchprodukte).
- **Familienanamnese:**
  - *Erbkrankheiten in der Familie?* Abdominelle Beschwerden können bei vererbten Krankheiten auftreten, z. B. bei Porphyrien.
  - *Tumorerkrankungen in der Familie?* In manchen Familien gibt es Häufungen von Tumorerkrankungen (z. B. für das Kolonkarzinom).

10.2 Untersuchung

Grundlagen und Vorbereitung

- ***Beachte:*** In Notfallsituationen (z. B. akutes Abdomen) muss die Untersuchung des Abdomens ggf. vor der Untersuchung der übrigen Körperregionen (vgl. internistische Aufnahmeuntersuchung S. 437) erfolgen. Sprechen die Befunde der abdominellen Untersuchung für einen Ileus, eine Peritonitis oder eine Appendizitis unverzüglich einen Chirurgen hinzuziehen.
- **Lagerung des Patienten:** s. Abb. 147 und Abb. 148.

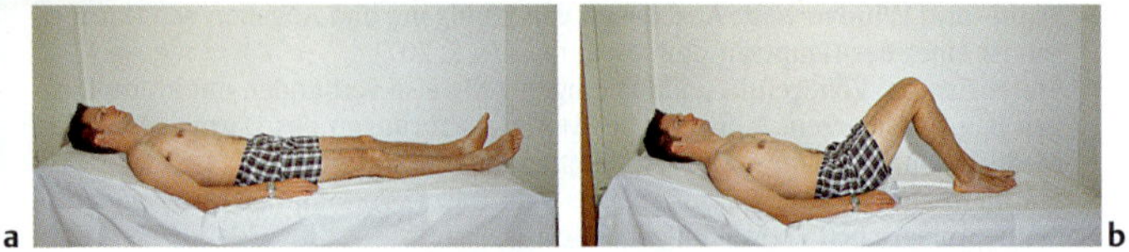

Abb. 147 Korrekte Lage des Patienten bei der Untersuchung des Abdomens; **a** der Patient liegt flach auf dem Rücken, der Kopf liegt auf; **b** die Beine können zur weiteren Entspannung der Bauchdecken angezogen werden

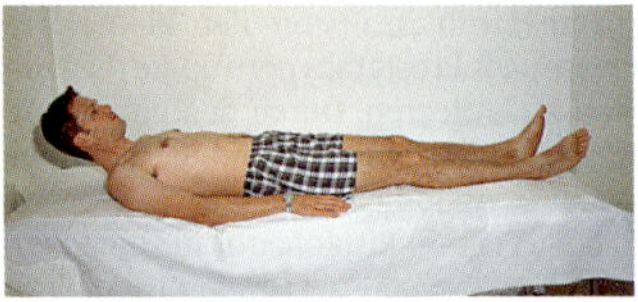

Abb. 148 Falsche Lage des Patienten bei der Untersuchung des Abdomens; der Kopf liegt nicht auf, die Bauchdecken sind angespannt und lassen eine tiefe Palpation nicht zu

► **Einteilung des Abdomens zur Orientierung:**
  - *Quadranteneinteilung* (Einteilung in oberen linken und rechten Quadranten und unteren linken und rechten Quadranten): Längslinie zwischen Xyphoid (Höhe BWK 9) und Umbilikus, Querlinie auf Höhe des Umbilikus (s. Abb. 149 und Abb. 150).
  - *Segmenteinteilung:* 2 vertikale Linien in Höhe der MCL (= Medioklavikularlinie) rechts und links, 2 horizontale Linien subkostal auf Höhe BWK 3 und auf Höhe der Spinae iliacae anteriores superiores.

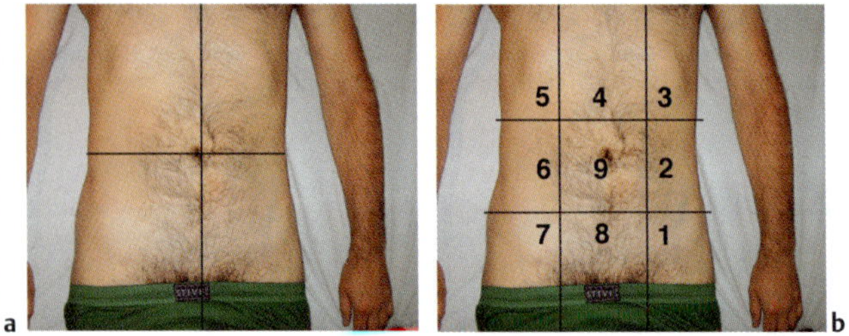

Abb. 149 **a** Einteilung des Abdomens in Quadrante, 1 = Xiphoid, 2 = Umbilicus; **b** Einteilung des Abdomens in Segmente, 1 = MCL, 2 = subkostal, 3 = Spina iliaca

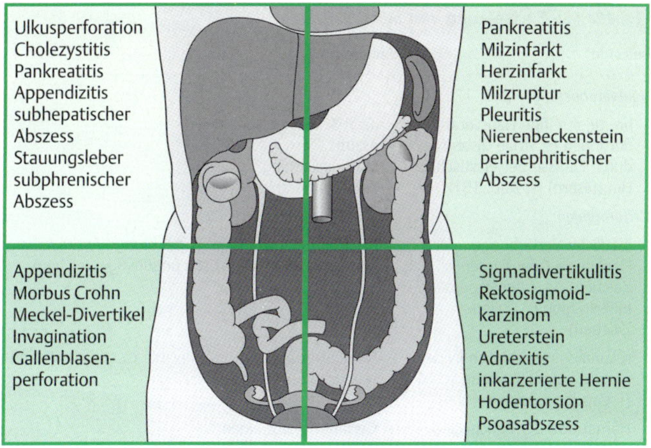

Abb. 150 Mögliche Ursachen für abdominelle Schmerzen in Projektion auf die 4 Quadranten

Inspektion

- **Position des Patienten:** Ausführliche Inspektion am stehenden Patienten von ventral und lateral sowie zusätzlich am liegenden Patienten. Die Untersuchung im Stehen ist vor allem bei Patienten mit Hernien und abdominellen Raumforderungen von großer Bedeutung.
- **Pathologische Befunde und mögliche Ursachen:** s. Tab. 65.

Tabelle 65 · Pathologische Befunde und mögliche Ursachen bei der Inspektion des Abdomens

Befunde	denken an
veränderte Form:	
– asymmetrische Form bzw. Vorwölbungen des Abdomens	– vermehrte Gasansammlung im Darm (Meteorismus), Adipositas, Schwangerschaft, gefüllte Harnblase – Raumforderungen, Tumoren, Konglomerattumoren (z. B. entzündlich verklebte Darmschlingen bei Morbus Crohn; v.a. im rechten Unterbauch) – Entzündungen, Lebervergrößerung, Aszites – Hernien, Zysten, Aortenaneurysma – Rektusdiastase: Beim Anspannen der geraden Bauchmuskulatur – z. B. beim Aufrichten – weichen die beiden Anteile des Musculus rectus abdominis auseinander und Darm oder Mesenterium wölbt sich evtl. zwischen ihnen vor; Vorkommen v.a. bei älteren Menschen oder Multipara (= Mehrgebärenden)

Fortsetzung →

Tabelle 65 · Fortsetzung von Seite 199

Befunde	denken an
Hautveränderungen (s. S. 17):	
– breite, streifige Hautveränderungen (= Striae distensae, durch Einrisse der elastischen Hautfasern) (s. Abb. 151)	– nach Schwangerschaften – Aszites – Morbus Cushing – Kortisontherapie
Verfärbungen:	
– bläuliche Verfärbungen der Flanken (= Grey-Turner-Zeichen) oder der Periumbilikalregion (= Cullen-Zeichen)	– Pankreatitis, verursacht durch blutige Aszitesflüssigkeit (seltene, prognostisch ungünstige Zeichen)
– rekanalisierte, bläulich-livide gefärbte Umbilikalvene (= Caput medusae)	– Leberzirrhose (s. S. 238), nur bei ca. 1 % der Patienten
– Hämatome der Bauchwand	– Gerinnungsstörungen – posttraumatisch – postoperativ – bei Zustand nach subkutanen Injektionen
Narben verursacht durch Traumata oder vorangegangene Operationen; reizfrei? Die Lokalisation kann Hinweise geben auf das operierte Organ:	
– Rippenbogenrandschnitt	– nach nicht-laparoskopischen Cholezystektomie
– Schnitt im rechten Unterbauch	– nach Appendektomie
Änderung in der Behaarung:	
– Virilisierung (= Vermännlichung von Frauen mit vermehrter Behaarung)	– endokrine Erkrankungen
– Bauchglatze (= verminderte Behaarung im Bauchbereich)	– Leberzirrhose
sonstige Veränderungen:	
– vorgewölbter Nabel oder Nabelhernie	– erhöhter intraabdominaler Druck (z. B. bei lange bestehendem Aszites, s. S. 234)
– Pulsationen im Mittelbauch	– bei schlanken Patienten meistens durch die Aorta bedingt und nicht pathologisch – können jedoch auch auf ein Aortenaneurysma hinweisen

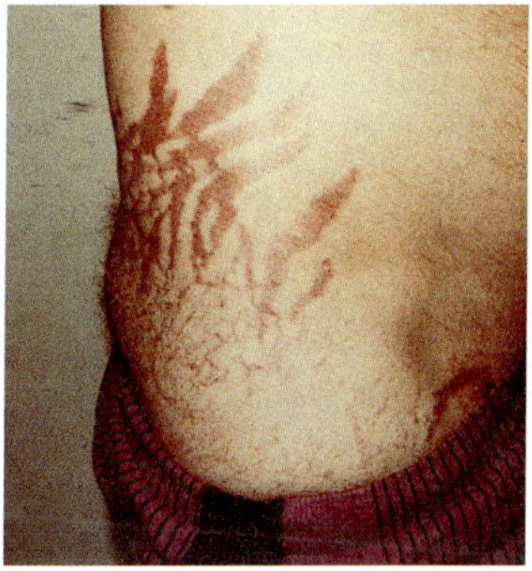

Abb. 151 Abdominelle Striae bei einem Patienten mit Cushing-Syndrom

Palpation: Grundlagen

- **Position des Patienten:** (s. Abb. 147)
  - Die Palpation erfolgt am liegenden Patienten. Der Kopf des Patienten sollte aufliegen, und seine Arme sollten seitlich anliegen. Die Bauchdecken sind so entspannter und die durch die Rippen bedeckten Organe des Oberbauches einer Untersuchung besser zugänglich.
  - Eine leichte Erhöhung des Kopfes sowie eine Beugung von Knien und Hüften können zusätzlich hilfreich sein.
- **Vorbereitung, Position und Verhalten des Untersuchers:**
  - Die Palpation mit sauberen, warmen Händen vornehmen, ggf. Hände durch Reiben anwärmen. Kurze Fingernägel, um dem Patienten nicht weh zu tun.
  - Der Untersucher steht oder sitzt bei der Palpation auf der rechten Seite des Patienten.
  - Den Patienten dazu auffordern, etwaige Schmerzen bei der Palpation sofort anzugeben.
  - Bei der Palpation auf häufigen Blickkontakt mit dem Patienten achten, um frühzeitig zu erkennen, ob durch die Untersuchung Schmerzen ausgelöst werden (da nicht jeder Patient Schmerzen von sich aus angibt).

Oberflächenpalpation

- **Praktisches Vorgehen:** Die Oberflächenpalpation wird mit einer oder zwei Händen durchgeführt, wobei alle 9 Segmente (1. linker Unterbauch, 2. linke Flanke, 3. linker Oberbauch, 4. Epigastrium, 5. rechter Oberbauch, 6. rechte Flanke, 7. rechter Unterbauch, 8. suprapubische Region, 9. Umbilikalregion) (s. S. 198) des Abdomens an der Oberfläche mit den Fingern palpiert werden.
- **Achten auf:**
  - Dicke und Muskeltonus der Bauchwand.
  - Bruchpforten in der Bauchwand (Hernien).
  - Oberflächliche Verhärtungen oder Knoten (z. B. durch Hämatome, Lipome oder Metastasen), die auch bei Anspannung der Bauchmuskulatur im Gegensatz zu intraabdominal gelegenen Raumforderungen zu palpieren sind.
  - Evtl. vergrößerte Organe und große Aortenaneurysmen.
- **Normalbefund:** Keine Schmerzen, keine Resistenzen.

- **Pathologische Befunde:**
  - *Abwehrspannung:* Willkürliche Kontraktion der Bauchmuskeln bei peritonealer Reizung.
  - *Loslassschmerz:* Zunahme der abdominellen Schmerzen beim Loslassen der palpierenden Hand am maximalen Schmerzpunkt, aber auch an der kontralateralen Seite (gekreuzter Loslassschmerz durch Spannungsänderung des Peritoneums). Zeichen einer peritonealen Reizung.

Tiefe Palpation

- **Praktisches Vorgehen:**
  - Die tiefe Palpation erfolgt mit beiden übereinander liegenden Händen, wobei die obere Hand Druck ausübt, während sich die untere auf die Palpation konzentriert (s. Abb. 152).
  - Mit dem Patienten Blickkontakt halten, um mögliche Schmerzreaktionen wahrzunehmen.
  - Die Untersuchung weit vom maximalen Schmerzpunkt entfernt beginnen; die möglicherweise sehr schmerzvolle Untersuchung dieser Stelle erst am Ende der tiefen Palpation vornehmen. Am Ende der gesamten abdominellen Untersuchung nochmals eine gezielte Palpation an der Stelle des maximalen Schmerzpunktes vornehmen; evtl. den Patienten durch Palpation an einer anderen Stelle oder durch ein Gespräch ablenken.
  - Wichtig ist auch die Untersuchung bei tiefer Inspiration des Patienten, da intraabdominelle Organe wie Leber und Milz dann besser zu tasten sind.
  - **Hinweis:** Bei Adipositas und eingeschränkter Atembeweglichkeit des Zwerchfells kann eine tiefe Palpation schwierig sein.
  - **Beachte:** Junge Patienten brauchen manchmal eine Ablenkung oder eine Gewöhnungsphase, um eine tiefe Palpation zu tolerieren, z. B. durch ein Gespräch. Es kann auch hilfreich sein, den Patienten aufzufordern, zuerst die eigene Hand auf den Bauch zu legen. Nach einer Gewöhnungsphase folgt dann die Hand des Untersuchers.
- **Achten auf:**
  - Bei organischen Erkrankungen sind die Untersuchungsbefunde konstant bzw. reproduzierbar.

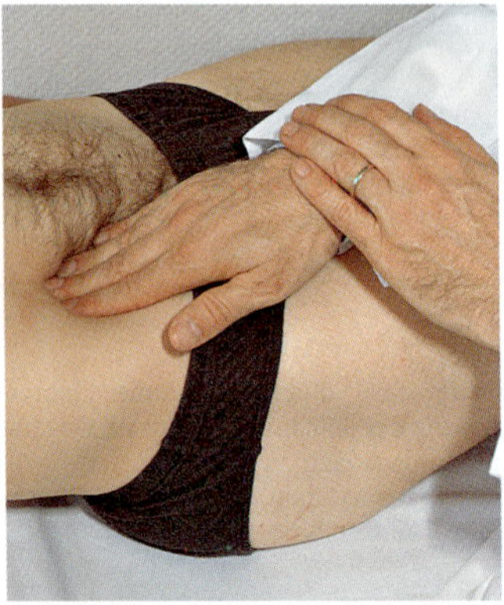

Abb. 152 Tiefe Palpation

- Wechselnde inkonsistente Schmerzangaben sind häufig bei funktionellen Beschwerden ohne organisches Korrelat oder bei Aggravation/Simulation des Patienten zu beobachten.

► **Normalbefunde:**
- Kolon, Magen und Dünndarm sind meistens weich und daher nicht tastbar, ebenso ist das gesunde Pankreas auf Grund seiner retroperitonealen Lage nicht tastbar.
- Getastet werden kann gelegentlich das Colon sigmoideum als mobile, komprimierbare Struktur im linken Unterbauch.

Beachte: Bei schlanken Menschen werden manchmal Palpationsbefunde erhoben, die durch die normalen anatomischen Strukturen bedingt sind. Beispiele: Rechter unterer Nierenpol, Kotballen (Skybala) v.a. im Colon sigmoideum, Musculus psoas, pulsierende Aorta abdominalis im Mittel- und Oberbauch (der Bauchwand am nächsten liegt sie etwa in Nabelhöhe, unterhalb des Nabels liegt die Aortenbifurkation).

► **Pathologische Befunde und mögliche Ursachen:**
- Resistenzen können bei vergrößerten Organen oder Tumoren zu tasten sein. Bei Resistenzen im Unterbauch an gefüllte Harnblase, bei Frauen auch an einen vergrößerten Uterus denken.

Hinweis: Bei allen palpierten Resistenzen im Abdomen achten auf Lokalisation, Konsistenz, Größe, Oberflächenstruktur, eventuelle Pulsationen, Schmerzhaftigkeit und Verschieblichkeit durch Atembewegungen oder lokalen Druck.

- Palpationsbefunde von Ösophagus und Magen (s. S. 216), der Leber (s. S. 236), der Milz (s. S. 244), von Dünn- und Dickdarm (s. S. 219).

Perkussion des gesamten Abdomens

► **Funktion:** Die Perkussion des Abdomens dient zur Feststellung der Lebergröße, des Luftgehalts der Darmschlingen ("Tympanie"), zur Feststellung von Aszites und zur weiteren Beurteilung unklarer Palpationsbefunde.

► **Position des Patienten:** Die Perkussion erfolgt am liegenden Patienten.

► **Praktisches Vorgehen**: Technik der Perkussion s. S. 28; mit der Perkussion oberhalb des Nabels beginnen und von dort nach beiden Seiten in Richtung der Flanken fortführen.

► **Normalbefund:**
- Heller, tympanitischer Klopfschall, verursacht durch den Luftgehalt des Darmes. Gedämpfter Klopfschall (Schenkelschall) über Organen (z. B. Leber und Milz).

Hinweis: Eine Dämpfung im Unterbauch kann auch durch eine gefüllte Harnblase bedingt sein.

► **Pathologische Befunde und mögliche Ursachen:** s. Tab. 66.

Tabelle 66 · **Pathologische Befunde und mögliche Ursachen bei Perkussion des Abdomens**

Befund	denken an
– hochfrequent klingender Perkussionsschall	– Meteorismus; je mehr die Wand des Darmes durch Luft angespannt ist, desto hochfrequenter klingt der Perkussionsschall
– pathologische Dämpfungen	– vergrößerte Organe, Flüssigkeitsansammlungen, Tumoren; die physiologischen Dämpfungen sind anhand von Größe und Lokalisation von den pathologischen abzugrenzen

Perkussion zur Bestimmung der Lebergrenze (s. S. 234)

Perkussion zum Nachweis einer vollen bzw. vergrößerten Harnblase

- Start der Perkussion in Höhe des Umbilikus.
- Die als Plessimeter dienende Hand senkrecht zur lateralen Bauchwand auflegen. Perkussion alle 1–2 cm nach kaudal bis zum Nachweis einer Dämpfung wiederholen.

Auskultation

- **Funktion:**
  - Die Auskultation des Abdomens dient der Untersuchung der Darmperistaltik und lässt so Rückschlüsse auf den Transport von Gas und Flüssigkeit im Darm zu.
  - Über Gefäßen können Pulsationen oder Strömungsgeräusche nachgewiesen werden.
- **Position des Patienten:** Die Auskultation erfolgt am liegenden Patienten.
- **Praktisches Vorgehen:**
  - Das Diaphragma des Stethoskops an mehreren Stellen im Mittel- und Unterbauch auflegen (s. Abb. 153). Die Auskultation für ca. 30 Sek. an einer Stelle durchführen.
  - Dann gezielt an Stellen auskultieren, an denen pathologische Befunde vermutet werden.
  - Zur Auskultation abdomineller Gefäße das Stethoskop tief eindrücken. Die Aorta kann am besten im Epigastrium bzw. der Periumbilikalregion untersucht werden, die Nierenarterien ca. 2 cm kranial und lateral des Nabels (s. Abb. 154).

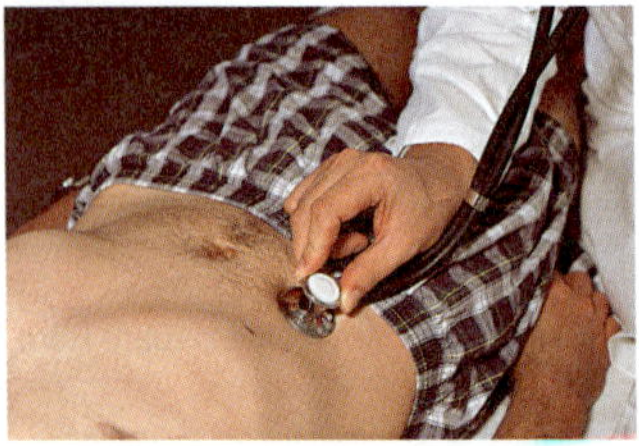

Abb. 153 Auskultation im rechten Unterbauch

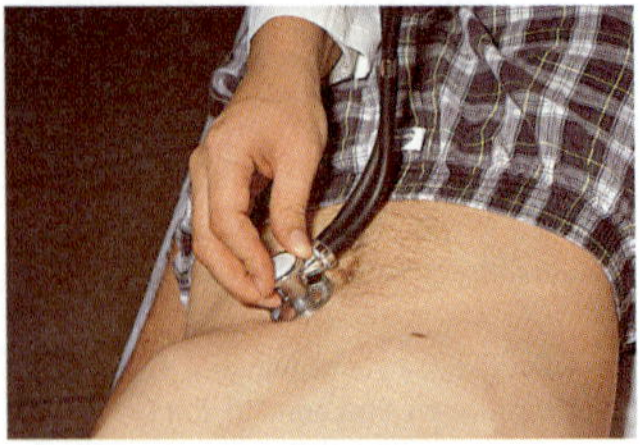

Abb. 154 Auskultation in Projektion auf die linke Nierenarterie

- **Normalbefunde:**
  - Intermittierend (alle 5–10 Sek.) gurgelnde Geräusche (Borborygma) durch die Propulsion von Darminhalt durch die Darmperistaltik. Bei fehlender Peristaltik versuchen, durch leichten Druck mit dem Stethoskop die Darmperistaltik anzuregen.
  - Pulssynchrone periumbilikale Geräusche sind meistens durch die Aorta bedingt.
- **Pathologische Befunde und mögliche Ursachen:** s. Tab. 67.

Tabelle 67 **· Pathologische Befunde und mögliche Ursachen bei der Auskultation des Abdomens**

Befund	denken an
– verstärkte Peristaltik	– Hungerzustände – Enteritis – Anfangsphase eines mechanischen Ileus (s. u.)
– Fehlen von Darmgeräuschen	– das Fehlen jeglicher Darmgeräusche über mehrere Minuten spricht für das Vorliegen eines paralytischen Ileus ***Beachte:*** Ein Ileus stellt eine Notfallsituation dar, die rasches klinisches Handeln und evtl. zusätzliche apparative Untersuchungen erforderlich macht.
– metallisch klingende Darmgeräusche	– beginnender mechanischer Ileus, bei dem der Darm versucht, durch vermehrte Peristaltik ein Hindernis zu überwinden
– spritzende Darmgeräusche	– Stenose (flüssiger Darminhalt wird durch eine Stenose gepresst)
– leise Plätschergeräusche	– Frühphase des paralytischen Ileus mit Lähmung der Darmmotorik
– atemabhängige Reibegeräusche	– frühe Phasen einer Perisplenitis (z. B. nach Milzinfarkt) durch Fibrinbeläge und Rauigkeiten des Peritoneums
– systolische Strömungsgeräusche über Gefäßen (Stenosegeräusche)	– z. B. Nierenarterienstenose und Aortensklerose (nur bei höhergradigen Stenosen nachweisbar; geringgradige Stenosen können durch die klinische Untersuchung nicht ausgeschlossen werden)

Rektale Untersuchung (s. S. 220)

Beachte: Die rektale Untersuchung hat eine hohe Bedeutung zur Beurteilung von abdominalen und extraabdominalen Erkrankungen und sollte bei unklaren Abdominalbeschwerden immer durchgeführt werden.

Untersuchungen zur Diagnose von Aszites

- **Palpation:** Große Mengen von Aszites (Ansammlung von Flüssigkeit im Bauchraum) können gut palpiert werden, hierbei auf die Lageverschieblichkeit des Aszites achten (*Cave:* Geringe Sensitivität der Palpation für Aszites).
- **Perkussion:**
  - *Größere Aszitesmengen (> 500 ml):*
    - Größere Aszitesmengen können gut in Rückenlage untersucht werden.

- Hierzu die durch die Flüssigkeit im Abdomen verursachte Dämpfung gegen den tympanitischen Schall des darauf schwimmenden Darmes abgrenzen (s. Abb. 155).
- Die als Plessimeter dienende Hand parallel zur lateralen Bauchwand auflegen und perkutieren.
- Die Perkussion alle 1–2 cm weiter lateral wiederholen, bis die tympanitische Schallqualität in eine Dämpfung übergeht.
- Die Übergangsregion evtl. mit einem abwaschbaren Stift markieren.
- Das Vorgehen in Rechtsseitenlage wiederholen, um eine Lageverschiebung der intraabdominalen Flüssigkeit (durch Verschiebung der Dämpfungslinie) nachzuweisen.

– *Undulationsphänomen* (weniger zuverlässige Methode zur Aszitesdiagnose):
  - Der Patient liegt auf dem Rücken. Eine Hand flach auf die Flanke des Patienten legen, mit den Fingerspitzen der anderen Hand auf die Flanke der Gegenseite klopfen.
  - Ein Anschlagen der Flüssigkeitswelle an der flach aufliegenden Hand spricht für das Vorliegen von Aszites. Dies gelingt meistens erst ab 2 l Aszites.

Beachte: Sonographisch sind bereits geringe Mengen Aszites (50–100 ml) nachweisbar.

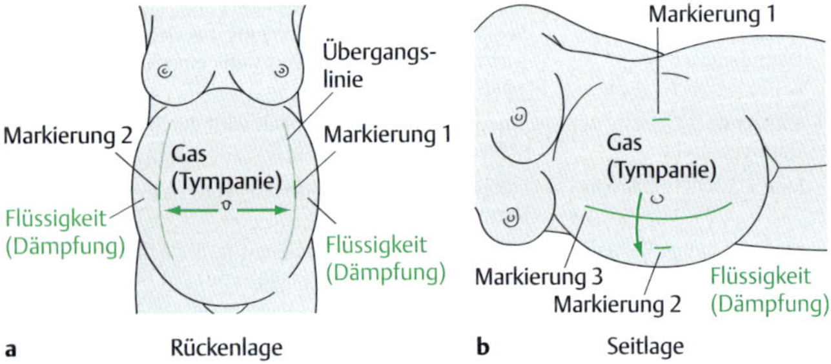

Abb. 155 Typische Perkussionsbefunde bei Aszites. In Rückenlage des Patienten erfolgt eine Perkussion in Richtung der grünen Pfeile. Es sind seitlich am Abdomen zwei Übergangslinien vom tympanitischen Schall in eine Dämpfung nachweisbar, die markiert werden (Markierung 1 und 2). In Seitenlage ist durch die Flüssigkeitsverschiebung nur noch eine Übergangslinie in Höhe von Markierung 3 nachzuweisen, wobei sich die Lokalisation dieser Markierung von den Markierungen 1 und 2 unterscheidet

- **Vorkommen von Aszites:**
  – *Auftreten* oft nach einer Latenzphase mit Meteorismus und Flatulenz.
  – *Mögliche Ursachen:* Bei Infektionen (Peritonitis, Superinfektion von Nekrosen bei Pankreatitis), Lymphstau, Tumoren, reduziertem onkotischen Druck in den Blutgefäßen und Blutungen, am häufigsten bei Leberzirrhose.
- **Aussehen des Aszites:** Serös bei Peritonitis, hämorrhagisch bei Tumoren, chylös (hoher Fettgehalt) bei Stauung des Ductus thoracicus.
- **Aszitesformen:** Man unterscheidet Aszites-Transsudat und Azites-Exsudat (s. Tab. 68).

Tabelle 68 · Differenzialdiagnose Transsudat/Exsudat in Pleuraerguss und Aszites

	Transsudat	Exsudat
spezifisches Gewicht	< 1015	> 1015
Gesamteiweiß (GE)	< 30 g/l	> 30 g/l
LDH	< 200 U/l	> 200 U/l
denken an	– portale Hypertension – Rechtsherzinsuffizienz – Hypoproteinämie (Leberzirrhose, Urämie, nephrotisches Syndrom) – Lebervenenthrombose (Budd Chiari-Syndrom)	– v.a. bei Tumoraussaat im Peritoneum (Peritonealkarzinose) und in den Lymphgefäßen (Lymphangiosis carcinomatosa) – Entzündungen im Bauchraum oder der näheren Umgebung (v.a. Peritonitis, Pankreatitis, Tuberkulose) – selten Hypothyreose

- **Differenzialdiagnose bei Aszites:**
  - Gestaute Hals- und Zungengrundvenen (s. S. 165), Beinödeme und Hepatomegalie als Zeichen für zugrunde liegende Rechtsherzinsuffizienz.
  - Abdominelle Schmerzen und spärliche Peristaltik bei Peritonitis.
  - Leberhautzeichen (s. S. 231), eventuell flapping tremor oder Koma bei Leberzirrhose.

10.3 Beispiele klinisch wichtiger Erkrankungen

Colon irritabile

- **Definition:** „Reizkolon", ohne Nachweis eines organischen Korrelats (psychosomatische Erkrankung).
- **Vorkommen:** Sehr häufige Erkrankung. Z. T. Auftreten infolge einer infektiösen Kolitis, aber vor allem auch als Psychoneurose.
- **Symptome:** Hartnäckige funktionelle Störungen des Dickdarmes mit Schmerzen, Völlegefühl, Rumoren, Blähungen, Störungen des Stuhlgangs (Wechsel Durchfälle/Obstipation), evtl. Schleimabgänge.

Ileus

- **Definition:** Darmverschluss mit lebensbedrohlicher Unterbrechung der Darmpassage.
- **Formen:**
  - *Mechanischer Ileus:* Verengung oder Verlegung des Darmlumens. Je nach Lage des Passagestopps (hoch oder tief sitzend) kann zwischen Duodenal-, Dünndarm- oder Dickdarmileus unterschieden werden.
  - *Paralytischer Ileus:* Lähmung der Darmmuskulatur.

- **Symptome:**
  - *4 Hauptsymptome:* 1. Stuhl- und Windverhalt, 2. Übelkeit und Erbrechen (unter Umständen als Koterbrechen = „Miserere"), 3. Krampfartige abdominelle Schmerzen, 4. Meteorismus.
  - *Nebensymptome:*
    - Beim paralytischen Ileus oft reduzierte Peristaltik bis hin zur „Totenstille" im Abdomen
    - Beachte beim mechanischen Ileus: Hier kann die Peristaltik in der initialen Phase sogar verstärkt sein → sog. „hochgestellte" Darmgeräusche.

    Hinweis: Ist die Symptomatik unvollständig, spricht man von Subileus.

    Beachte: Bei Ileus drohen ein rasch progredientes Schocksyndrom durch Flüssigkeits- und Elektrolytverlust sowie eine Durchwanderungsperitonitis (Bakterien aus dem Darmlumen durchdringen die nekrotische Darmwand).

Peritonitis

- **Definition:** Entzündung des Peritoneums.
- **Ursachen:**
  - *Bakterielle Infektion* (> 90 % aller Fälle).
  - *Chemisch-toxische bzw. radiogene Schädigung.*
- **Pathophysiologie:** Eine Peritonitis entsteht oft nach Perforation eines Hohlorgans oder Durchwanderung der Intestinalwand bei lokalen Entzündungen (z. B. bei Appendizitis).
- **Lokalisation:** Auftreten diffus im gesamten Abdomen oder lokalisiert.
- **Klinische Leitsymptome:** Schmerzen (verstärkt bei Bewegungen des Patienten), Abwehrspannung, Darmparalyse, allgemeine Krankheitszeichen (z. B. Fieber, Übelkeit, evtl. Schock).

Pseudoperitonitis

- **Definition:** Krankheitsbild mit Abdominalsymptomatik, das zunächst an eine Peritonitis denken lässt, bei dem jedoch ein abdomineller Organbefund fehlt.
- **Vorkommen:** z. B. bei entgleistem Diabetes mellitus, Urämie, Porphyrie, hämolytischer Krise, Bleiintoxikation.

Gastrointestinale Blutung

- **Hinweise:**
  - Eine gastrointestinale Blutung ist oftmals ein für den Patienten bedrohliches Ereignis, das einer schnellen Abklärung bedarf.
  - Neben einer genauen körperlichen Untersuchung sind weiterführende endoskopische Untersuchungen erforderlich.
- **Formen:** Je nach Austritt des Blutes wird zwischen einer oberen (OGI) und einer unteren (UGI) gastrointestinalen Blutung unterschieden.
- **Symptome:**
  - *Hämatemesis (Bluterbrechen) oder Hämoptysen (Bluthusten durch verschlucktes Blut)* sind die Leitsymptome bei oberer gastrointestinaler Blutung.
  - *„Kaffeesatzerbrechen":* Oft erbricht der Patient hämatinisiertes, schwarzes Blut (durch Kontakt des Blutes mit der Salzsäure im Magen).
  - *Hämatochezie* (rektale Entleerung von makroskopisch sichtbarem, rotem Blut → „Blutstuhl" und Auftreten von mikroskopisch/chemisch nachweisbarem [„okkultem"] Blut) sind Leitsymptome der unteren gastrointestinalen Blutung (s. Abb. 156). Differenzialdiagnose bei Blut im Stuhl in Abhängigkeit vom Aussehen des Blutes: s. Tab. 69.

Tabelle 69 · Differenzialdiagnose bei Blutbeimengungen im Stuhl

Ausehen von Blut/Stuhl	denken an
– hellrotes, dem Stuhl aufgelagertes Blut; ggf. erst nach starkem Pressen	– Blutungsquelle im distalen Kolon-, Anal- oder Rektumbereich, z. B. bei Hämorrhoiden oder Analfissuren
– dunkelrotes, mit dem Stuhl vermischtes Blut	– bei Blutungsquellen im proximalen Kolon oder Dünndarm
– Meläna („Teerstuhl“: schwarz, glänzend, klebrig, fauliger Geruch)	– Leitsymptom bei oberer gastrointestinaler Blutung, weist auf Kontakt des Blutes (ca. 80 ml erforderlich) mit Salzsäure im Magen hin und somit auf eine Blutungsquelle im Ösophagus, Magen oder Duodenum

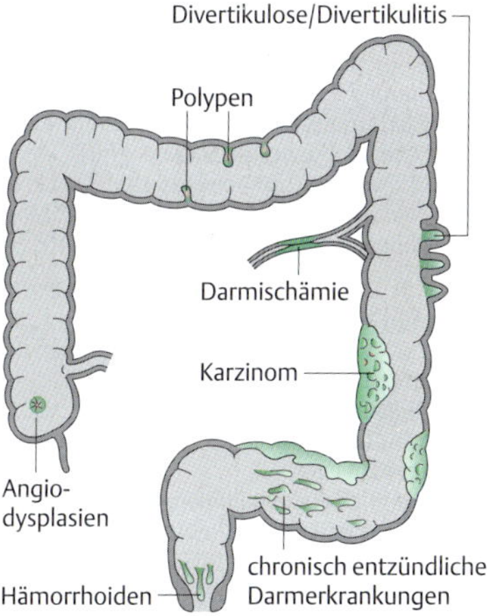

Abb. 156 Mögliche Ursachen im Kolon für eine Hämatochezie (= blutiger Stuhl)

Akutes Abdomen

- **Definition:** Lebensbedrohliche Erkrankung mit Schmerzempfindung im Bereich des Abdomens.
- **Ursachen:** Mechanischer Ileus, Peritonitis oder Trauma, intraabdominelle Blutungen, Gefäßverschluss (z. B. Mesenterialinfarkt).
- ***Hinweis:*** Ein akutes Abdomen ist meistens eine Indikation für eine Notfalloperation. Zum weiteren Vorgehen (s. S. 488).

Hernien (s. S. 213)

10.4 Ergänzende klinische und apparative Diagnostik

Weiterführende klinische und biophysikalische Untersuchungen, Blutwerte

- **Weiterführende klinische Untersuchungen:** Zur Differenzialdiagnose abdomineller Erkrankungen sind oftmals folgende weiterführende klinische Untersuchungen notwendig:
  - *Gynäkologische Untersuchung* (s. S. 248).
  - *Untersuchung der äußeren Genitalien beim Mann* (s. S. 295).
  - *Untersuchung des Thorax* (s. S. 142 und S. 167).
  - *Neurologische Untersuchung* (s. S. 344).
- **Biophysikalische Untersuchungen:** Temperaturmessung (rektal und axillär), Blutdruck, Puls, Atemfrequenz.
- **Blutwerte:** Bei abdominellen Erkrankungen sind oft folgende Untersuchungen zur Differenzialdiagnose und Beurteilung des Ausmaßes der Erkrankung wichtig:
  - *Blutbild* (Erythrozyten-, Leukozytenzahl, Hämoglobin. *Beachte:* Bei akuter gastrointestinaler Blutung besteht eine vitale Gefährdung des Patienten bei Hämoglobinwerten unter 8 g/dl).
  - *Gerinnung* (Thrombozytenzahl, Quick, PTT).
  - *Pankreaswerte* (Amylase, Lipase), *Leberwerte* (GOT; GPT, γ-GT, alkalische Phosphatase, Bilirubin), *Nierenwerte* (Kreatinin, Harnstoff), *Elektrolyte* (Natrium, Kalium, Kalzium), *Laktat.*

Apparative Diagnostik

- **Röntgen:**
  - *Abdomenübersichtsaufnahme:* Bei V.a. Perforation eines Hohlorgans (Nachweis freier Luft unter dem Zwerchfell) oder V.a. Ileus (Dünndarm- bzw. Dickdarmspiegel).
  - *Thoraxübersichtsaufnahme:* Evtl. Hinweise für kardiale Begleiterkrankungen, Pneumonien oder Pleuraerguss.
- **Ultraschall:** Wichtig für die Differenzialdiagnose abdomineller Erkrankungen. Beurteilt werden können unter anderem Leber, Gallenwege, Appendix, Pankreas, Milz, Aorta, beide Nieren und Harnblase.
- **Endoskopie:** Zur Lokalisation von Blutungen und Entzündungen sowie zur gezielten Biopsieentnahme.
  - *Gastro-Duodenoskopie:* Spiegelung von Ösophagus, Magen und Duodenum.
  - *Koloskopie:* Spiegelung von Kolon und terminalem Ileum.
  - *ERCP* (s. S. 242).
- **Computertomographie (CT)/Magnetresonanztomographie (MRT):** Genauere Darstellung von Organen und Weichteilstrukturen (v.a. MRT).
- **Angiographie:** Eine Gefäßdarstellung durch Kontrastmittel kann bei unklaren Blutungen oder v.a. Darmischämie erforderlich sein.

11 Untersuchung einzelner abdominaler Regionen und Organe

11.1 Leistenregion

Anatomische Grundlagen

- **Leistenkanal:**
  - *Begrenzung:* Innerer und äußerer Leistenring.
  - *Inhalt:* Durch den Leistenkanal zieht beim Mann der Samenstrang mit dem Ductus deferens, bei der Frau das runde Mutterband. Der Samenstrang enthält auch die Gefäße zur Blutversorgung des Hodens. *Hinweis:* Der Descensus testis erfolgt bereits während der Embryonalentwicklung. Der Nachweis des Hodens im Skrotum nach erfolgtem Descensus testis ist ein Reifezeichen des Neugeborenen (s. auch S. 405).
- **Schenkelkanal:**
  - *Lage:* Der Schenkelkanal liegt unterhalb des Ligamentum inguinale (Leistenband), lateral des Leistenkanals.
  - Durch den Schenkelkanal verlaufen die Femoralgefäße (von medial nach lateral: Vena femoralis → Arteria femoralis → Nervus femoralis).
- **Lymphknoten:**
  - Im Bereich der Leistenregion liegen zahlreiche Lymphknoten.
  - Die über dem Leistenband gelegenen Lymphknoten dränieren Lymphe aus der Analregion, den äußeren Genitalien, der Haut der Hüft- und Gesäßregion sowie z. T. auch aus den inneren Genitalien.
  - Die entlang der Vena femoralis vertikal angeordneten Lymphknoten dränieren den oberflächlichen Lymphstrom der unteren Extremität.

Anamnese

- **Bei V.a. Hernie („Eingeweidebruch"):** Besteht eine Vorwölbung in der Leiste, wenn ja, seit wann? Ist sie größenprogredient? Ist sie gerötet und/oder schmerzhaft? Begünstigen Faktoren wie z. B. Husten und/oder Pressen das Auftreten der Vorwölbung? Haben Voroperationen an der Leiste stattgefunden?
- **Bei V.a. Lymphknotenvergrößerungen:** Bestehen Schwellungen in der Leiste, wenn ja, seit wann? Sind sie beidseitig, einseitig oder generalisiert aufgetreten? Sind sie rasch größenprogredient? Sind sie schmerzhaft (v.a. bei Infektionen)?

Inspektion

- **Position des Patienten:** Eine Inspektion des Patienten ist in stehender und liegender Position erforderlich.
- **Achten auf Rötungen oder Schwellungen** im Bereich der Leiste bzw. der Oberschenkelinnenseite als Hinweis auf eine Leisten- bzw. Schenkelhernie:
  - *Lokalisation:*
    - Leistenhernien liegen oberhalb und medial des Tuberculum pubicum kranial des Leistenbandes.
    - Femoralhernien (Schenkelhernien) liegen unterhalb und lateral des Ligamentum inguinale zwischen Tuberculum pubicum und Spina iliaca anterior superior (s. Abb. 157) ca. 2–3 cm medial der Arteria femoralis.

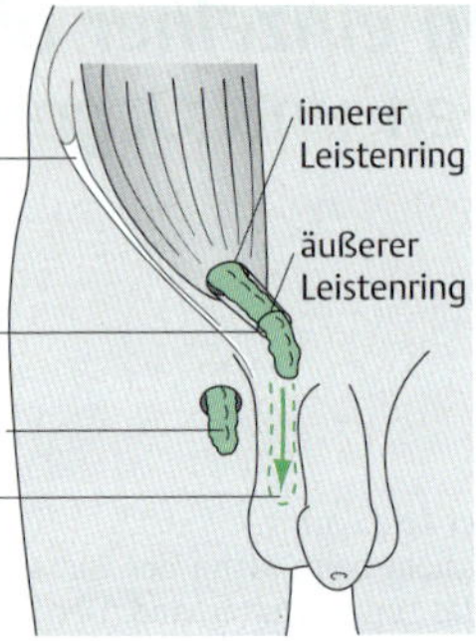

Abb. 157 Indirekte Leistenhernie, Skrotalhernie und Schenkelhernie

- *Stauungsödem:* Manchmal ist ein lokales Stauungsödem im Bereich einer Hernie nachweisbar.
- *Provokation durch Husten:* Den Patienten zum Husten auffordern. Durch die auftretende intraabdominelle Druckerhöhung kann es zum Auftreten oder zur Verstärkung der Hernienaussackung kommen. Dagegen gehen Hernien beim liegenden Patienten oft zurück.

Palpation

► **Palpation von Hernien:**
- *Praktisches Vorgehen:*
  - Zunächst die gesamte Leistenregion oberflächlich palpieren.
  - Danach den äußeren Leistenring, die Oberschenkelinnenseite sowie ggf. Vorwölbungen in der Leiste bzw. die Hernie selbst palpieren.
  - Große Leistenhernien können bei der Frau bis in die großen Labien und beim Mann bis in das Skrotum ziehen, daher auch diese Regionen abtasten.
  - Bailey-Anstoßtest zum Tasten kleiner Hernien bei Männern vom Skrotum aus:

  → Reichlich Skrotalhaut mit dem kleinen Finger einstülpen, wobei Rechtshänder für die Untersuchung der rechten (linken) Seite den rechten (linken) kleinen Finger verwenden.

  → Mit dem Finger sich entlang des Funiculus spermaticus vortasten bis zum äußeren Leistenring. Diesen mit der Fingerbeere berühren.

  → Den Patienten dann zum Husten auffordern. Beim Husten stößt eine kleine indirekte Hernie gegen die Fingerspitze des kleinen Fingers, eine direkte prallt dagegen gegen die Fingerbeere.
- *Achten auf:* Spontane Schmerzen oder Druckschmerzen im Bereich der Hernie.
- *Reposition von Hernien:*
  - Eine manuelle Reposition ist bei den meisten Hernien möglich.
  - Beim Husten kommt es bei indirekter Hernie nicht zum Wiederauftreten der Hernie, während direkte Leistenhernien erneut auftreten können. Ätiologische und anatomische Unterscheidung zwischen direkter und indirekter Hernie s. u.

  Beachte: Wenn der Repositionsversuch schmerzhaft für den Patienten ist, sollte er nicht weiter durchgeführt werden, da dies ein Hinweis auf eine eingeklemmte Hernie sein kann. Eine Einklemmung des Bruches durch

die enge Bruchpforte ist ein für den Patienten bedrohliches Krankheitsbild. Es kann zur Strangulation der Gefäßversorgung des Bruchinhalts mit Gangrän und Peritonitis kommen und bedarf der schnellen operativen Versorgung.

- **Palpation von Lymphknoten:**
  - *Praktisches Vorgehen:* s. S. 24.
  - *Normalbefunde:* Normalerweise sind beim schlanken Erwachsenen mehrere, maximal erbsengroße und nicht druckdolente Lymphknoten (Durchmesser < 1 cm) nachweisbar. Allerdings treten gerade in der Leistenregion häufig gering vergrößerte, Lymphknoten (z. B. nach Infektionen) auf, die klinisch bedeutungslos sind. Daher Lymphknotenbiopsien in der Leistenregion möglichst vermeiden, wenn andere Lymphknoten vergrößert sind.
  - *Pathologische Befunde:*
    - Druckdolente Lymphknoten in der Leistenregion können auf eine Infektion hinweisen.
    - Lymphknotenvergrößerungen bei Tumoren und Metastasen sind typischerweise derb und nicht druckdolent.

    Hinweis: Bei V.a. Lymphome müssen die Lymphknoten im Kopf-, Hals- und Thoraxbereich (durch Palpation) sowie intraabdominale und intrathorakale Lymphknoten ebenfalls (z. B. durch Sonographie oder Computertomographie) untersucht werden.

Auskultation

- **Auskultation der Hernie:** Zum Nachweis von Darminhalt im Bruchsack das Stethoskop auf die Hernie auflegen (Nachweis von Darmperistaltik).
- **Auskultation der Femoralarterien:**
  - Sie ergibt evtl. Hinweise auf ausgeprägte Stenosen (Strömungsgeräusche z. B. bei Arteriosklerose).
  - Sie ist zudem sinnvoll bei V.a. ein Aneurysma spurium (s. u.) im Bereich der Leiste (Strömungsgeräusche über der Femoralarterie nach arteriellen Punktionen, z. B. nach Herzkatheteruntersuchung).

Beispiele klinisch wichtiger Erkrankungen

- **Hernien:**
  - *Leistenhernie:* Hernie in der Leistenregion mit evtl. nur vorübergehender Verlagerung von Organen oder Organteilen als Bruchinhalt. Leistenhernien sind bedingt durch eine angeborene oder erworbene Lücke (Bruchpforte) der Bauchwand nach außen (äußere Hernie) und werden durch Muskelschwäche im Bereich der hinteren Wand des Leistenkanals begünstigt. Bei der sog. Gleithernie (s. Abb. 158) bildet der Bruchinhalt gleichzeitig einen Teil der Bruchsackwand. Der Bruchsack enthält oftmals Flüssigkeit („Bruchwasser").
    - Indirekte Leistenhernie. Sie zieht durch den Leistenkanal und kann bis in das Skrotum reichen (Skrotalhernie; s. Abb. 157).
    - Direkte Leistenhernie: Sie zieht außerhalb des Leistenkanals direkt durch die Bauchwand.
  - *Weitere Hernien (Differenzialdiagnosen zur Leistenhernie):*
    - Schenkelhernien: Sie verlaufen unterhalb des Ligamentum inguinale und treten an der Innenseite des Oberschenkels auf.
    - Hernien im Bereich der übrigen Bauchwand (z. B. Narbenhernie nach Operationen), im Bereich des Nabels bei intraabdomineller Druckerhöhung (Nabelhernie) oder im Bereich der Linea semilunaris (sog. „Spieghelhernie").

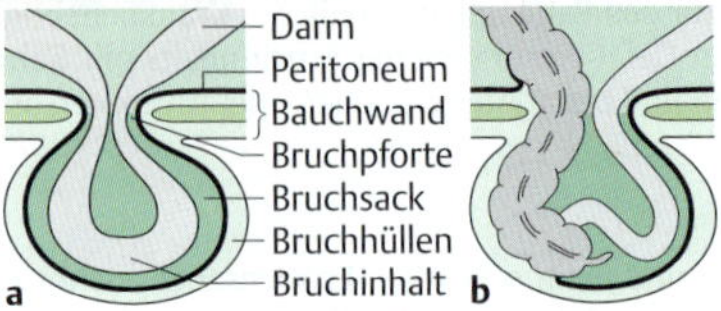

Abb. 158 Pathologische Anatomie der Hernien. **a** allgemein; **b** Gleithernie mit Zökum als Bruchinhalt

- *Komplikationen:* Brucheinklemmung (Hernia incarcerata), Kotstauung (Koprostase), Darmwandnekrose, Ileus und Peritonitis.

► **Vergrößerte Lymphknoten:**
- Auftreten z. B. bei venerischen Erkrankungen, lokalen Infektionen im Bereich der Bauchwand, der unteren Extremität, des Anus oder der Vagina und bei Tumorerkrankungen (z. B. Metastasen eines Analkarzinoms, Lymphome).
- *Beachte:* Die dränierenden Lymphknoten der Hoden sind nicht die inguinalen Lymphknoten, sondern retroperitoneale Lymphknoten.

Ergänzende klinische und apparative Diagnostik

► **Ultraschall:** Nachweis von vergrößerten Lymphknoten und Raumforderungen im Leistenbereich. Durch Kombination mit Duplexsonographie können auch die Flussverhältnisse der Arteria femoralis analysiert werden.

► **Computertomographie:** *Beachte:* Bei V.a. Lymphome müssen die Lymphknoten im Kopf-, Hals- und Thoraxbereich (durch Palpation) sowie die intraabdominalen und intrathorakalen Lymphknoten (z. B. durch Computertomographie) ebenfalls untersucht werden.

► **Blut- und Knochenmarkuntersuchungen:** Bei V.a. Lymphome sind oft weiterführende Blutuntersuchungen sowie eine Untersuchung des Knochenmarks (Knochenmarkpunktion) erforderlich.

11.2 Ösophagus und Magen

Grundlagen

► **Anatomie:**
- Der Ösophagus hat 3 anatomische Abschnitte (Pars cervicalis, Pars thoracalis und Pars abdominalis) und 3 physiologische Engstellen (oberer und unterer Ösophagussphinkter und die Trachealbifurkation).
- Der untere Ösophagussphinkter bildet mit dem spitzen His-Winkel zwischen Fundus und Kardia des Magens einen wirksamen Schutz vor Reflux von Magensäure in den Ösophagus.
- Die Nahrung erreicht über Korpus und Antrum des Magens den Pylorus (Projektion ca. auf Höhe BWK 1) und das Duodenum.

► **Physiologie:**
- Ösophagus und Magen stehen im Dienst des Transports und der Verdauung der Nahrung.
- Die Verdauung der Nahrung beginnt im Mund durch die Amylase der Speicheldrüsen. Die Nahrung wird über den Ösophagus in den Magen transportiert. Die Verdauung wird im Magen und Dünndarm durch HCl, Gallensäuren, Proteasen und Lipasen fortgesetzt.

- Im Magen liegende Hauptzellen produzieren Pepsinogen, das im sauren Milieu des Magens in das proteolytische Enzym Pepsin umgewandelt wird. Die Nebenzellen des Magens produzieren Schleim. Die Belegzellen sezernieren HCl und Intrinsic-factor, der für die Aufnahme des Vitamin B_{12} (Extrinsic-factor) im terminalen Ileum essenziell ist.
- Die Stimulation der HCl-Produktion im Magen erfolgt durch den Nervus vagus, Magendehnung und Gastrin, das von speziellen sog. G-Zellen im Antrum produziert wird. Eine Protektion der Magenschleimhaut vor der aggressiven HCl erfolgt durch Prostaglandine und eine Mukusschleimschicht an der luminalen Oberfläche.

Anamnese

- **Dysphagie** (= Schluckstörungen):
  - Leitsymptom bei Ösophaguserkrankungen durch Behinderung des Nahrungstransports.
  - Auftreten auch bei Schädigungen des Nervus vagus oder des Hirnstamms (meistens mit Husten wegen einer Aspiration der Nahrung).
  - Eine progrediente Dysphagie v.a. für feste Speisen innerhalb von wenigen Wochen ist charakteristisch für das Ösophaguskarzinom.
  - Eine Dysphagie sowohl für feste als auch flüssige Speisen findet man bei Störungen der motorischen Ösophagusfunktion (z. B. Ösophagusspasmus, Achalasie).
- **Odynophagie** (= schmerzhaftes Schlucken):
  - Oftmals bei Stenosen.
  - Bei funktioneller Passagebehinderung, s. Achalasie S. 217.
  - Bei Spasmus oder Tumoren (Ösophagus, Kardia).
  - Organische Stenosen und Entzündungen verursachen mehr Schmerzen bei der Aufnahme von festen als von flüssigen Speisen.
- **Retrosternale Schmerzen und Brennen:**
  - Entstehung: Wird hervorgerufen durch Rückfluss des aggressiven Mageninhalts in den Ösophagus.
  - Differenzialdiagnose: Kardiale und pulmonale Erkrankungen (z. B. Herzinfarkt).
- **Sodbrennen (Pyrosis):** Leitsymptom bei Refluxerkrankung (s. u.), bedingt durch aggressives Refluat.
- **Dyspepsie** (= „Störung der Verdauung"): Schlecht charakterisierbare Schmerzen, Übelkeit und retrosternales Brennen. Teilweise psychisch bedingt. Ein Ausschluss organischer Erkrankungen ist erforderlich.
- **Übelkeit und Erbrechen:** s. S. 195.
- **Appetit- und Gewichtsverlust** (s. S. 195): Oft bei malignen Erkrankungen im Bereich von Ösophagus und Magen, aber auch bei benignen Erkrankungen (z. B. auf Grund einer Stenose bei Refluxösophagitis [= sog. „peptische Stenose"] oder Ulkus).
- **Abdominelle Schmerzen** (s. S. 192):
  - Viszerale Schmerzen im Epigastrium bei Magenerkrankungen.
  - Oft abdomineller Druckschmerz bei Gastritis und Ulzera, aber auch bei Tumoren.
- **Hämatemesis:** Bluterbrechen bei Blutung aus dem Magen. Ösophagus oder Duodenum.
  - *Aussehen des Blutes:* Meist „Kaffeesatzerbrechen" (s. S. 208), bei ausgeprägter Blutung hellrotes Blut.
  - *Ursachen/Begleiterkrankungen/mögliche Blutungsquellen:* s. Tab. 70.

Tabelle 70 · Mögliche Blutungsquelle bei Bluterbrechen in Abhängigkeit von Begleiterkrankungen/Begleitsymptomen

Begleiterkrankungen/Begleitsymptome	mögliche Blutungsquelle
– Leberzirrhose	– Krampfadern (Varizen) im Ösophagus (s. Abb. 159)
– Alkoholismus	– Mallory-Weis-Syndrom (Einriss der Ösophagusschleimhaut mit Blutung bei Erbrechen) oder Varizen bei äthyltoxischer Leberzirrhose
– bekannte Gastritis oder Einnahme von nicht steroidalen Antirheumatika (Acetylsalicylsäure)	– Ulkusblutung
– Gewichtsverlust	– Tumor

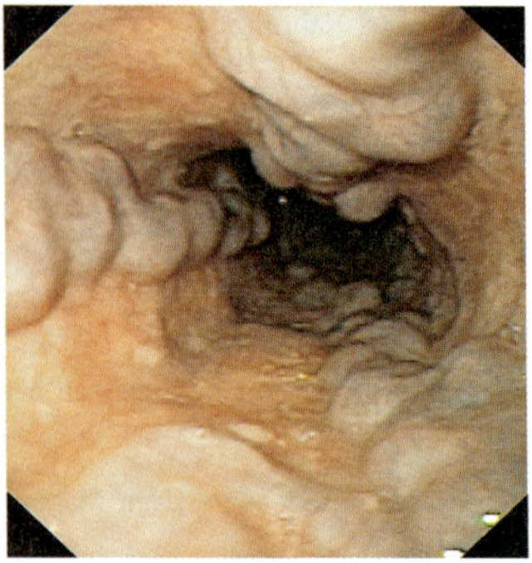

a

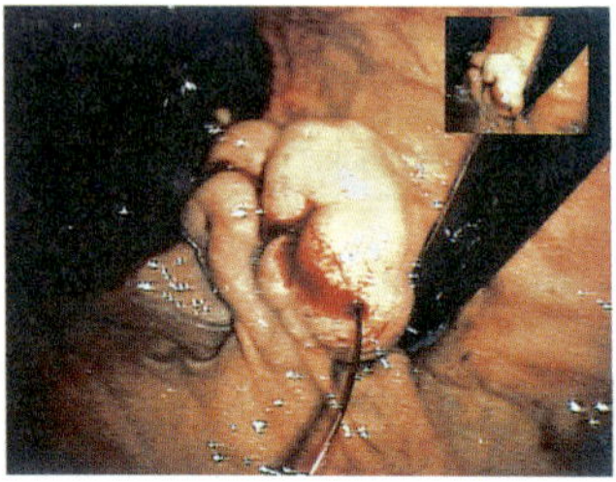

b

Abb. 159 **a** Ösophagusvarizen (Endoskopie); **b** Fundusvarize im Magen mit Blutung

Untersuchung

Wichtiger Hinweis: Der Magen und der Ösophagus sind auf Grund ihrer weichen Struktur und ihrer Lage einer klinischen Untersuchung schlecht zugänglich und nicht palpabel. Die Endoskopie hat daher zur genauen Beurteilung dieser Organe einen hohen klinischen Stellenwert.

- **Palpation bei V.a. Zenker-Divertikel:** Schwellung im Bereich der linken Halsseite, evtl. druckschmerzhaft, vermehrte Füllung beim Schluckakt.
- **Palpation bei V.a. Magen- und Ösophagustumoren:**
  - *Praktisches Vorgehen bei der Palpation:* s. S. 201.
  - *Evtl. Tasten von Metastasen:* Magen- und Ösophagustumoren sind selten direkt palpabel, die klinische Untersuchung kann jedoch Hinweise auf Lebermetastasen liefern.
  - *Evtl. Tasten vergrößerter Lymphknoten:*
    - Die regionalen Lymphknoten (Lymphknoten der kleinen und großen Magenkurvatur, mediastinale/zervikale und supraklavikuläre Lymphknoten) können durch Metastasen vergrößert und dadurch z. T. palpabel sein (zervikale und supraklavikuläre Lymphknoten). Supraklavikulär tastbare Lymphknoten sind praktisch immer pathologisch.

- Bei einem links supraklavikulär vergrößerten Lymphknoten bei metastasierendem Magenkarzinom spricht man vom sog. Virchow-Lymphknoten.

► **Auskultation:** Spritzende Geräusche in Projektion auf den Pylorus können auf eine Magenausgangsstenose (z. B. bei Tumoren) hinweisen.

Beispiele klinisch wichtiger Erkrankungen

► **Ösophagusdivertikel:**
- *Definition:* Aussackungen der Ösophaguswand (echte Divertikel, z. B. Zenker-Divertikel im Hals) oder Vorfall von Schleimhaut durch Muskellücken (falsche Divertikel).
- *Symptome:* Dysphagie, z. T. Übelkeit und Erbrechen.

► **Achalasie:** Degeneration des Plexus myentericus (Auerbach) mit progredienter Dysphagie und Störung der Ösophagusmotorik. Eine maligne Entartung der Erkrankung ist möglich.

► **Hiatushernien:** Vorübergehende oder permanente Verlagerung von Magenanteilen in Mediastinum und Thorax. Es handelt sich um eine erworbene Störung, die durch Erschlaffung der Hiatusmuskulatur und intraabdominelle Drucksteigerung (Adipositas, Schwangerschaft) begünstigt wird. Bei der axialen Hiatusgleithernie gleiten Magenanteile durch den meist nur gering erweiterten Hiatus. Bei der paraösophagealen Hernie tritt der Magen bei fixierter Kardia durch die deutlich erweiterte Hiatuslücke des Zwerchfells neben dem Ösophagus ins Mediastinum.

► **Refluxerkrankung:** Durch einen inkompetenten unteren Ösophagussphinkter kommt es zum Rückfluss von saurem Mageninhalt in den Ösophagus. Axiale Hiatusgleithernie, auch Alkoholkonsum und Rauchen senken den Druck im unteren Ösophagussphinkter und begünstigen eine Refluxerkrankung. Symptome sind Sodbrennen, saure Regurgitation, Brennen/Schmerzen im Epigastrium oder retrosternal (DD: Angina pectoris). Verstärkung der Beschwerden oft bei Kopftieflage und erhöhtem intraabdominellem Druck (Husten, abdominelle Kompression, Schwangerschaft).

► **Gastritis:** Entzündung des Magens; oftmals ausgelöst durch das Bakterium Helicobacter pylori oder Medikamente (v.a. durch sog. nicht steroidale Antirheumatika). Rauchen und Stress fördern die Entstehung von Gastritiden.

► **Ulkus:** Substanzdefekt der Magenschleimhaut bis in die Submukosa (s. Abb. 45, S. 45); häufig bedingt durch Infektionen mit Helicobacter pylori. Komplikationen: Blutungen, Perforation, Stenosen nach Abheilung, Tumoren (selten).

► **Karzinome:**
- *Histologie:* Tumoren des proximalen und mittleren Ösophagusdrittels sind Plattenepithelkarzinome. Im distalen Drittel des Ösophagus und im Magen findet man dagegen meistens Adenokarzinome.
- *Mögliche Symptome:* Stenosen (mit Übelkeit, Erbrechen, Aspiration von Nahrung), Inappetenz und Gewichtsabnahme, Metastasen in benachbarte Organe (v.a. die Leber und Lunge).

► **Obere gastrointestinale Blutung:** Auftreten von Hämatemesis (s. S. 208). Häufig bedingt durch Magen- oder Duodenalulzera, Ösophagusvarizen sowie bei erosiver Gastritis, seltener bei Duodenitis oder Tumoren.

► **Mallory-Weis-Syndrom:** Durch Erbrechen ausgelöster Einriss der Ösophagusschleimhaut mit Blutung; Auftreten oft bei Alkoholabusus.

Ergänzende klinische und apparative Diagnostik

- **Ösophagogastroskopie:** Methode der Wahl bei unklaren Erkrankungen des oberen Verdauungstraktes. Nachweis von Stenosen, Tumoren, Entzündungen, Entnahme gezielter Gewebsproben (Biopsien).
- **Ösophagusbreischluck:** Mit Bariumbrei oder wasserlöslichem Kontrastmittel können nach dem Schlucken beim Patienten der Verlauf und die Form/Größe des Ösophagus sowie des Magens untersucht werden. *Beachte:* Zum Nachweis von Divertikeln im Ösophagus ist die Röntgendarstellung der Endoskopie überlegen.
- **Ösophagusmanometrie:** Untersuchung der Druckverhältnisse im Ösophagus. Goldstandard zur Diagnose der Achalasie (s. o.).

11.3 Dünn- und Dickdarm

Grundlagen

- **Anatomie:**
  - *Abschnitte des Dünndarmes:* Duodenum, Jejunum, Ileum.
  - *Projektion von Schmerzen des Duodenums:* Meist in der Mitte zwischen Nabel und Gallenblase im rechten Oberbauch.
  - *Abschnitte des Dickdarmes* (= Kolon, Länge ca. 1,2–1,5 m): Zökum mit Appendix, Colon ascendens, Colon transversum, Colon descendens, Colon sigmoideum (Sigma) und Rektum (distale 12 cm).
  - *Topographie:* Ventral des Rektums liegen beim Mann die Harnblase und Prostata, bei der Frau der Uterus, dazwischen liegt der Douglas-Raum (Excavatio rectouterina).
  - *Blutversorgung des Darmes:*
    - Bis zur linken Kolonflexur vorwiegend durch die Arteria mesenterica superior.
    - Distal davon durch die Arteria mesenterica inferior.
    - Beide Kreisläufe sind über die sog. Riolan-Anastomose verbunden.
    - Das Rektum wird proximal über die Arteria rectalis superior (aus der Arteria mesenterica inferior), im mittleren Drittel über die Arteria rectalis media (aus der Arteria iliaca interna) und distal über die Arteria rectalis inferior (aus der Arteria pudenda interna) versorgt.

    Beachte: Die entsprechenden Venen führen das Blut aus dem Rektum in verschiedene Körperregionen. Dies ist wichtig für die Metastasierungswege des Rektumkarzinoms (s. u.).
- **Physiologie:**
  - Im Dünndarm erfolgen enzymatisch eine weitere Digestion der Nahrung (auch mithilfe des Pankreassekretes und der Gallenflüssigkeit) und eine Absorption durch die Enterozyten.
  - Die Absorption im Darm wird durch die große Oberfläche des Darmes (Plicae und Krypten des Darmes und Mikrovilli auf der Zelloberfläche) ermöglicht.
  - Die Kompensationsfähigkeit des Dünndarmes ist relativ groß; ein Versagen der Funktion tritt meistens erst bei Erkrankung oder Entfernung von mehr als 80 % des Dünndarmes (> 3 m) auf.
  - Im Kolon erfolgen v.a. eine Reabsorption von Flüssigkeit und eine Eindickung des Stuhles (normales Stuhlgewicht ca. 200 g/d).

Anamnese

- **Flatulenz:** Vermehrter Abgang von Darmgasen. Teilweise bei exzessivem Luftschlucken, axialer Gleithernie, Ulkus oder Gallensteinen.
- **Änderung der Stuhlgewohnheiten:** Auftreten von Diarrhöen oder Obstipation, teilweise auch im Wechsel.
- **Obstipation:** s. S. 195.
- **Diarrhöen:** s. S. 195.
- **Rektale Blutung:**
  - Blut- und Schleimbeimengungen kommen vor bei infektiöser Kolitis, ischämischer Kolitis, Polypen, Tumoren, chronisch entzündlichen Darmerkrankungen.
  - Mögliche Ursachen je nach Aussehen des Blutes s. Tab. 64 und Tab. 69.
- **Abdominelle Schmerzen** (s. auch S. 192): Evtl. Hinweis auf Stenosen (z. B. durch Tumoren), Entzündungsprozesse oder Spasmen der Darmmuskulatur.
- **Medikamenteneinnahme:** Einnahme von Laxanzien oder anderen Medikamenten, die abdominelle Beschwerden verursachen, lindern oder verstärken können.
- **Gewichtsabnahme:** Zeichen einer mangelhaften Aufnahme von Nahrungsbestandteilen, oft bei Entzündungen oder Tumoren (vermehrter Kalorienbedarf).
- **Gelenkschmerzen, Iritis oder Erythema nodosum:** Evtl. Hinweise auf extraintestinale Symptome bei chronisch entzündlichen Darmerkrankungen.

Palpation von Dünn- und Dickdarm

- **Hinweis:** Dünn- und Dickdarm sind normalerweise von weicher Konsistenz und daher einer Untersuchung schwer zugänglich. Das mobile, am Mesenterium hängende Sigma kann manchmal im linken Unterbauch palpiert werden.
- **Praktisches Vorgehen:** s. S. 201.
- **Pathologische Befunde und mögliche Ursachen:** s. Tab. 71.

Tabelle 71 · Pathologische Befunde und mögliche Ursachen bei Palpation des Darmes

Befund	denken an
– tastbare vergrößerte Darmstruktur/ Darmwand	– Entzündungen (z. B. terminales Ileum im rechten Unterbauch bei Morbus Crohn) oder Tumoren (häufiger bei Kolonkarzinomen als bei den seltenen Dünndarmtumoren)
– schmerzhafte Palpation	– Entzündungen, Abszesse
– Druckschmerz an charakteristischen Druckpunkten (s. Tab. 74)	– Appendizitis
– schmerzlose, schlecht bewegliche Raumforderungen von derber Konsistenz	– Tumore

Rektale Untersuchung

- **Bedeutung:**
  - Eine rektale Untersuchung gehört zur vollständigen Untersuchung des Abdomens und kann Hinweise auf Tumoren (20–30 % aller Dickdarmkarzinome sind mit dem Finger erreichbar und palpabel), peritoneale Reizungen und Erkrankungen von Uterus und Prostata ermöglichen.
  - In der Spätschwangerschaft kann auch der Stand des kindlichen Kopfes im Bereich des Muttermundes beurteilt werden.
- **Voraussetzungen bzw. Material:** Möglichst entleerte Harnblase, Handschuhe für beide Hände, wasserlösliches Gel.
- **Lagerung des Patienten:** Die Untersuchung erfolgt meistens in Linksseitenlage mit gebeugten Hüften und Knien (alternativ: Steinschnittlage oder Knie-Ellenbogen-Lage). Eine Deskription der erhobenen Befunde erfolgt in Steinschnittlage (= SSL: Rückenlage mit in Knie- und Hüftgelenk stark gebeugten und leicht gespreizten Beinen) nach Uhrangaben (s. Abb. 160).

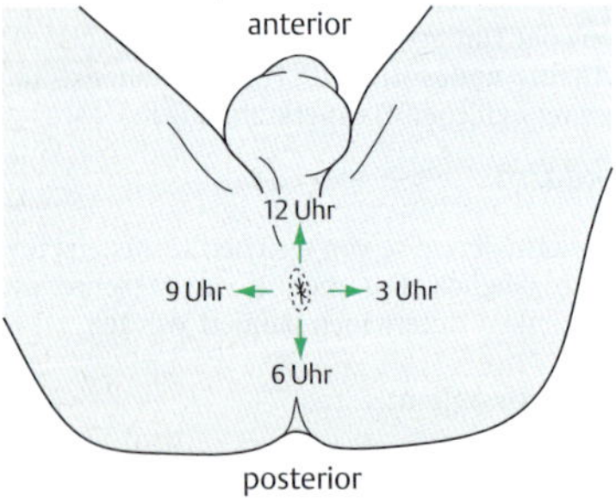

Abb. 160 System zur Beschreibung der Lokalisation pathologischer Befunde in der Perianalregion

- **Praktisches Vorgehen:**

  Beachte: Die Untersuchung ist für den Patienten häufig unangenehm und gelegentlich leicht schmerzhaft. Es empfiehlt sich, insbesondere bei Untersuchung andersgeschlechtlicher Patienten, mit einer Assistenz gleichen Geschlechts zu arbeiten. Durch die rektale Untersuchung kann Miktionsdrang ausgelöst werden.

  1. *Zunächst die Pobacken vorsichtig spreizen und die Analregion inspizieren.* Hierbei auf hypertrophe Hautfalten (Marisken), Rötungen und Nässen bei Analekzem, Kondylome, Hämorrhoiden, Syphilisläsionen, Tumoren, Sinus pilonidalis, Warzen, Fissuren, Fisteln, Rektum- oder Analprolaps sowie Perianalthrombosen achten.
  2. *Evtl. Prüfung des Analreflexes:* Hierzu den Sphincter ani externus berühren und beobachten, ob er sich zusammenzieht.
  3. *Patienten pressen lassen,* um ein mögliches Prolabieren von Hämorrhoiden oder von einem Analprolaps zu provozieren.
  4. *Dann den Fingerballen des Zeigefingers bei 6 Uhr bei gleichzeitigem leichten Gegendrücken des Patienten vorsichtig in den Anus einführen und bis in das Rektum vorschieben* (s. Abb. 161). Hierbei achten auf den spontanen und willkürlichen Sphinktertonus. Der willkürliche Sphinktertonus entsteht durch Zusammenpressen des Anus und ist oft reduziert bei älteren Patienten, Analprolaps, Proktitis oder neurogenen Störungen.

5. *Mit dem Finger dann das Rektum unter Drehung um 180°* (s. Abb. 161) *vorsichtig palpieren.* Hierbei auf Resistenzen, Tumoren und rektalen Druckschmerz achten.
6. *Beim Mann auch die Prostata* (s. S. 296) *untersuchen.*
7. *Bei der Frau auch ventral die Zervix und den retrovertierten Uterus untersuchen* (s. Abb. 161).
8. *Nach Abschluss der rektalen Untersuchung auf Blut, Eiter oder Teerstuhl am Fingerling achten.*

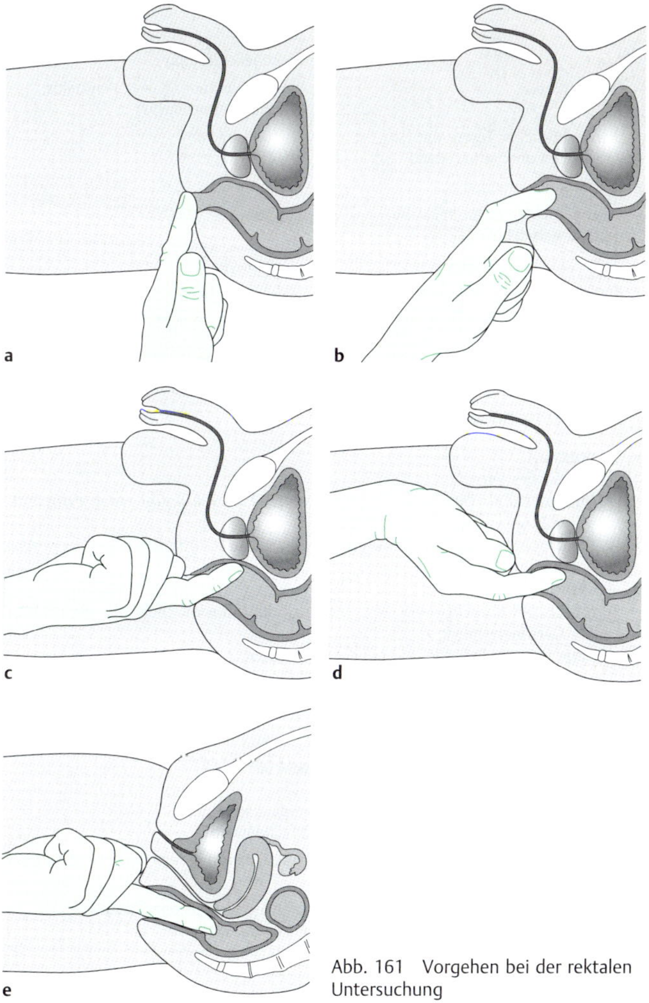

Abb. 161 Vorgehen bei der rektalen Untersuchung

► **Pathologische Befunde und mögliche Ursachen:** s. Tab. 72.

Tabelle 72 · Pathologische Befunde und mögliche Ursachen bei der rektalen Untersuchung

Befund	denken an
– reduzierter Sphinktertonus	– altersbedingt – Analprolaps – Proktitis – neurogene Störung
– Druckschmerz	– peritoneale Reizung (z. B. Peritonitis, Adnexitis, Appendizitis)
– derber, höckriger Tumor mit wallartigem unscharfem Rand	– Rektumkarzinom
– weiche Vorwölbungen	– Hämorrhoiden
– weiche Vorwölbungen, teilweise gestielt, verschieblich	– Polypen
– harte Kotballen = Skybala	– Obstipation
– Knoten im Bereich des Uterus	– Myome des Uterus
– Portioschiebeschmerz (s. S. 269)	– Entzündung im Bereich der Parametrien
– Befunde der Prostata (s. S. 297)	

Perkussion und Auskultation

► **Perkussion:**
- *Praktisches Vorgehen:* s. S. 203.
- *Normalbefund:* Die Perkussion über dem Abdomen ergibt einen tympanitischen Klopfschall.
- *Pathologischer Befund:* Dämpfungen können auf Raumforderungen bzw. Aszites hinweisen (s. S. 205).

► **Auskultation:**
- *Praktisches Vorgehen:* s. S. 204. Die Auskultation ermöglicht eine Beurteilung der Darmperistaltik.
- *Pathologische Befunde und mögliche Ursachen:* s. Tab. 73.

Tabelle 73 · Pathologische Befunde und mögliche Ursachen bei der Auskultation des Darmes

Befund	denken an
– rege Peristaltik	– Verdauungsphase – Entzündungen
– sehr rege „ohrnahe" Peristaltik („hochgestellte Peristaltik")	– in der Anfangsphase bei mechanischem Ileus
– aufgehobene Peristaltik	– paralytischer Ileus oder Spätphase des mechanischen Ileus

Beispiele klinisch wichtiger Erkrankungen des Darmes

- **Malabsorption:**
  - *Definition:* Mangelhafte Aufnahme von Nährstoffen durch den Darm, oftmals assoziiert mit Diarrhöen.
  - *Mögliche Ursachen:* Vielfältig, u. a. Enzymmängel, Entzündungen, Infektionen, Tumoren.
- **Mesenteriale Angina:**
  - *Definition:* Verminderung der Blutzufuhr des Darmes.
  - *Vorkommen:* Oft bei älteren Patienten.
  - *Ursachen:* Meistens verursacht durch arteriosklerotische Stenose der Mesenterialarterien.
  - *Symptome:* Klinisch oft postprandiale Schmerzen durch vermehrten Blutbedarf. Lokalisation der Schmerzen viszeral, periumbilikal oder im linken Unterbauch.
- **Kolorektales Karzinom:**
  - *Vorkommen:* Häufig auftretender Tumor des Dickdarmes, v.a. bei älteren Patienten (50.–70. Lj.).
  - *Lokalisation:* Am häufigsten im Rektum und Sigma (s. Abb. 162) lokalisiert, polypös, stenosierend, ulzerierend oder diffus infiltrierend wachsend.
  - *Ätiologie:* Die meisten Tumoren entwickeln sich aus Adenomen, bei denen die Tumorzellen nur in der Mukosa auftreten. Bei Infiltration des Tumors in die Submukosa liegt dann ein Karzinom vor. Es gibt jedoch auch genetisch bedingte Dickdarmtumoren, die sich nicht aus Adenomen entwickeln.
  - *Symptome:* Die meisten Tumoren sind asymptomatisch, ggf. können Symptome wie z. B. Schmerzen und Blutungen auftreten (s. Abb. 162).
  - *Komplikationen:* Stenosen, Ileus, Perforation, Fisteln.
  - *Metastasierung* (s. Abb. 163): Hämatogen (v.a. in Leber und Lunge), lymphogen (regionale Lymphknoten im Mesenterium und Becken, tief sitzende Rektumkarzinome metastasieren in inguinale Lymphknoten), per continuitatem in umgebende Strukturen.
  - *Hinweis:* Nach operativer Entfernung des Tumors muss bei einem Teil der Patienten auf Grund der Lokalisation des Tumors ein künstlicher Darmausgang (Anus praeter) angelegt werden.

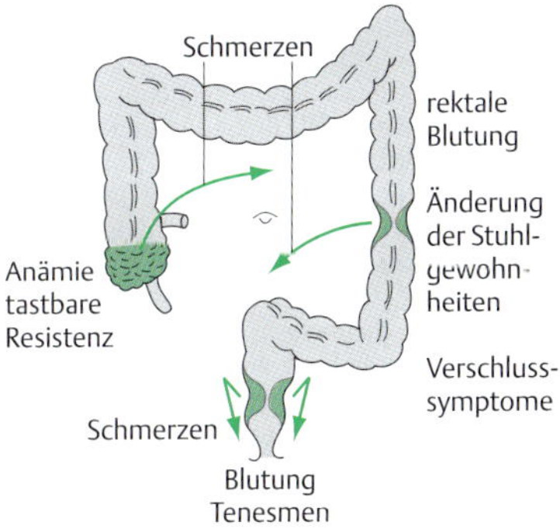

Abb. 162 Symptome bei kolorektalen Karzinomen

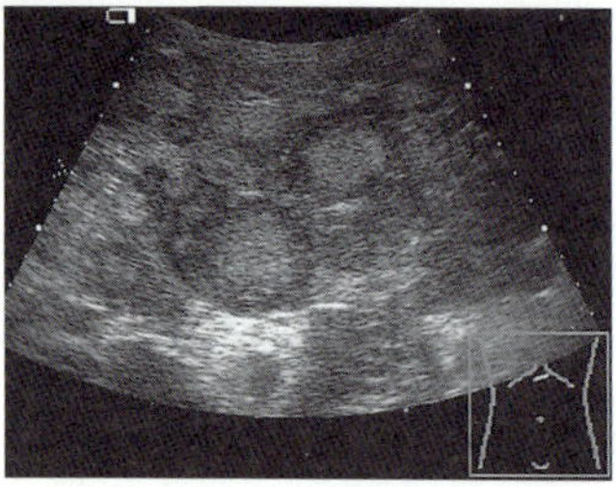

a

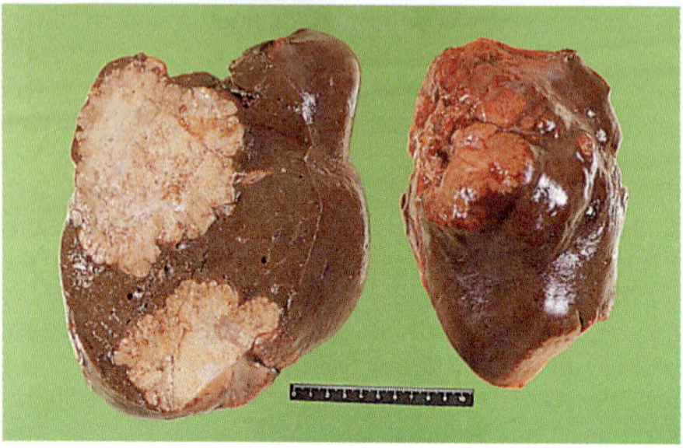

b

Abb. 163 **a** Lebermetastasen unterschiedlicher Größe und Struktur, z. T. konfluierend bei Kolonkarzinom; **b** Operationspräparat einer Leber mit zwei Metastasen eines Kolonkarzinoms

► **Chronisch entzündliche Darmerkrankungen (CED):**
- *Definition:* Morbus Crohn und Colitis ulcerosa sind CED, für deren Entstehung wahrscheinlich genetische, immunologische und Umweltfaktoren von Bedeutung sind. Erstmanifestation ist oft zwischen dem 17. und 45. Lj.
- *Lokalisation und Pathologie:*
  - Der Morbus Crohn kann im gesamten Verdauungstrakt auftreten (meistens terminales Ileum und Colon ascendens) und ist durch eine granulomatöse transmurale Entzündung charakterisiert, die diskontinuierlich segmental auftritt und zu Stenosen, Blutungen und Fisteln führen kann.
  - Die Colitis ulcerosa ist auf das Kolon beschränkt und durch eine oberflächliche Entzündung von Mukosa und Submukosa mit einem kontinuierlichen Befallsmuster (Beginn im Rektum, Ausbreitung nach proximal) charakterisiert.
- *Folgeerscheinungen:* Eine ausgeprägte Colitis ulcerosa kann im Langzeitverlauf zur Entstehung kolorektaler Karzinome führen.
- *Begleiterscheinungen:* Colitis ulcerosa und Morbus Crohn führen häufig auch zu extraintestinalen Symptomen (z. B. Arthralgien, Arthritis, Erythema nodosum [s. Abb. 164], Pyoderma gangraenosum [s. Abb. 165], Iritis).

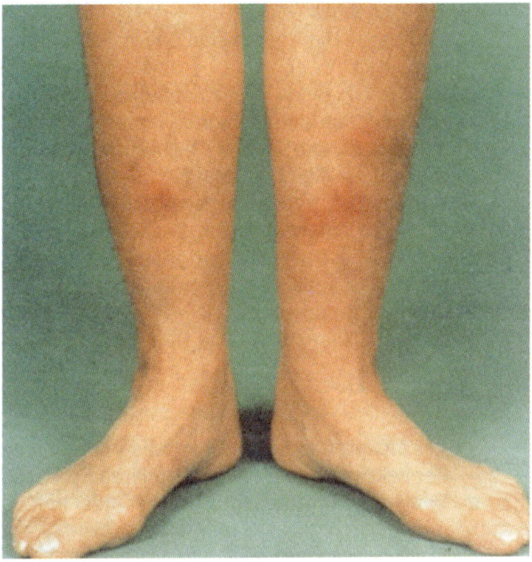

Abb. 164 Erythema nodosum mit knotenförmigen, rötlichen Hautveränderungen bei einem Patienten mit Morbus Crohn. Prädilektionsstelle des Erythema nodosum: Streckseite der Unterschenkel. Auftreten außer beim Morbus Crohn auch bei anderen Erkrankungen (z. B. bei Tuberkulose, Sarkoidose) möglich

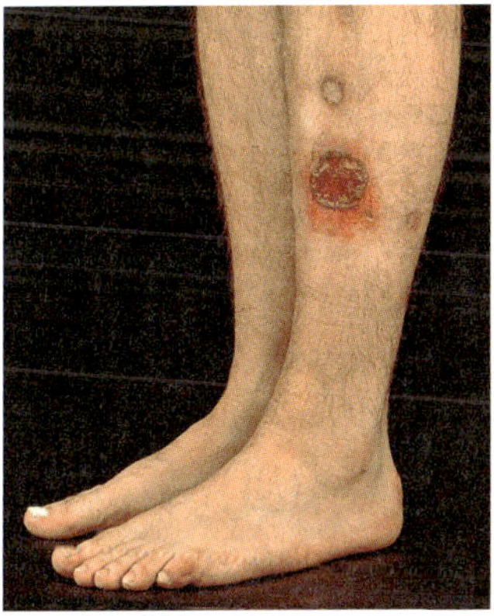

Abb. 165 Pyoderma gangraenosum mit nekrotisierenden, schwärzlich verfärbten Hautveränderungen an den Unterschenkeln bei einem Patienten mit Colitis ulcerosa

- **Hämorrhoiden:**
  - *Definition:* Arteriell versorgte Hyperplasien des Corpus cavernosum recti.
  - *Ursache:* Verursacht wahrscheinlich durch allgemeine Bindegewebsschwäche, auch bei chronischer Obstipation mit vermehrtem Pressen.
  - *Typische Prädilektionsstellen:* Durchtrittsstellen der drei Äste der Arteria rectalis superior bei 3, 7 und 11 Uhr in SSL.

- *Stadieneinteilung:*
  - Stadium I: Die Knoten sind oberhalb der Linea dentata und nur endoskopisch nachzuweisen.
  - Stadium II: Beim Pressen sichtbare prolabierende Knoten unterhalb der Linea dentata mit spontaner Reposition nach dem Pressen.
  - Stadium III: Die spontane Reposition nach dem Pressen fehlt, die Knoten sind jedoch digital zu reponieren.
  - Stadium IV: Irreponible, sichtbare Hämorrhoiden.
- *Symptome:* Hämorrhoiden sind sehr häufig, nur die Minderheit der Patienten hat jedoch Beschwerden wie Pruritus, Blutungen (meistens hellrotes Blut), Brennen, Nässen, teilweise starke Schmerzen (Stadium III und IV).

► **Rektum- und Analprolaps:**
- *Definition:* Schleimhaut- und Darmwandvorfall von Anus oder Rektum.
- *Vorkommen:* Vor allem bei älteren Patienten mit Hämorrhoiden oder Analsphinkterschwäche.
- *Befund:*
  - Der Analprolaps ist an einer radiären Fältelung der Schleimhaut erkennbar.
  - Der Rektumprolaps ist am zirkulären Faltenverlauf (s. Abb. 166) erkennbar.
  - *Symptome:* Pruritus, Inkontinenz, Blut- und Schleimabgang.

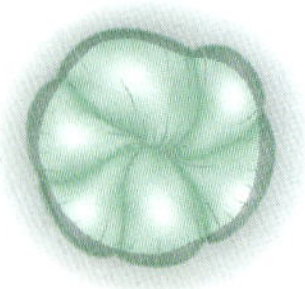

a

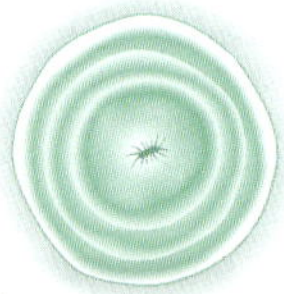

b

Abb. 166 Anal- und Rektumprolaps

► **Divertikulose:**
- *Definition:* Sackartige Ausstülpungen der Darmwandschleimhaut durch Gefäßlücken der Darmwand („Pseudodivertikel“).
- *Vorkommen und Lokalisation:* Vor allem im Sigma bei älteren Menschen (60 % der über 80-Jährigen).
- *Ursachen:* Begünstigend wirken Tonuserhöhung im Darm, Obstipation sowie fettreiche, schlackenarme Kost.
- *Symptome:* Treten meist erst bei Entzündungen (sog. Divertikulitis) auf in Form von Schmerzen im linken Unterbauch, subfebrilen Temperaturen und Obstipation, eventuell Blutungen.

► **Appendizitis:**
- *Definition:* Entzündung der Appendix.
- *Vorkommen:* Vorwiegend bei Kindern und Jugendlichen, oft akut verlaufend.
- *Ursachen:* Keime der normalen Darmflora, die vom Lumen aus in die Darmwand eindringen. Begünstigend wirken Kotstau und Abknickungen der Appendix.
- *Wichtige Komplikationen:* Abszesse, Perforationen, Ileus, Peritonitis.
- *Untersuchungsbefunde:*
  - Typischer Schmerzverlauf: Bei Appendizitis kommt es zu einem Übergang von viszeralem zu parietalem Schmerz im Abdomen. Der Beginn der Schmerzen bei Appendizitis ist daher typischerweise im Oberbauch oder periumbilikal, oft assoziiert mit Schwitzen und Übelkeit. Nach Übergang

der Entzündung auf das parietale Peritoneum sind die Schmerzen dann v.a. im rechten Unterbauch bzw. der Fossa iliaca zu beobachten.

- Schmerzcharakter: Der Schmerz ist oft scharf und brennend, unter Umständen kann ein Druckschmerz an typischen Stellen (s. u.) nachgewiesen werden. (*Cave:* Lageanomalien der Appendix, z. B. retrozökal, auf dem Musculus psoas oder subhepatisch, können die Schmerzlokalisation und Diagnose erschweren.)
- Hinweise auf Peritonitis: Schmerzen bei Stoßpalpation, ein gekreuzter Loslassschmerz im Abdomen (s. u.) sowie ein rektaler Druckschmerz im Douglas-Raum können auf eine Peritonitis hinweisen.
- Charakteristische Druckpunkte und Tests bei Appendizitis: s. Tab. 74 und Abb. 167.

Beachte: Die rektale Untersuchung ist bei V.a. Appendizitis obligat, auch zur Abgrenzung gegen eine „Pseudoappendizitis“ bei alten Patienten. Hierbei kommt es durch ein stenosierendes Karzinom im Rektosigmoid mit Rückstau ins Zökum zum Dehnungsschmerz im rechten Unterbauch.

Tabelle 74 · Charakteristische Druckpunkte und Tests bei Appendizitis

Druckpunkt/Test	Beschreibung und Lokalisation
– *McBurney-Punkt*	– Druckpunkt in der Mitte der Verbindungslinie zwischen Nabel und Spina iliaca anterior superior rechts
– *Lanz-Punkt*	– Druckpunkt am Übergang des äußeren Drittels zum mittleren Drittel einer Linie zwischen den beiden Spinae iliacae anteriores superiores auf der rechten Seite
– *Rovsing-Zeichen*	– der Dickdarm wird retrograd ausgestrichen, dabei entstehen Schmerzen im Zökumbereich
– *Blumberg-Zeichen*	– bei Druck und Loslassen der Bauchdecke auf der kontralateralen Seite entstehen Schmerzen im Appendixgebiet (gekreuzter Loslassschmerz)
– *Cope-Test (Obturator-Zeichen)*	– Drehung des rechten Oberschenkels nach innen führt bei gebeugtem Hüftgelenk zur Schmerzverstärkung bei Beckenappendizitis
– *Psoaszeichen*	– ruckartige Streckung des Hüftgelenkes bei dem auf der Seite liegenden Patienten führt zu Schmerzen; Vorkommen bei Entzündungen im Iliopsoasbereich bzw. bei Appendizitis; auch Schmerzen beim Anziehen des rechten Beines beim auf dem Rücken liegenden Patienten mit fixiertem rechten Knie deuten auf eine Affektion einer nach retroperitoneal umgeschlagenen Appendix hin

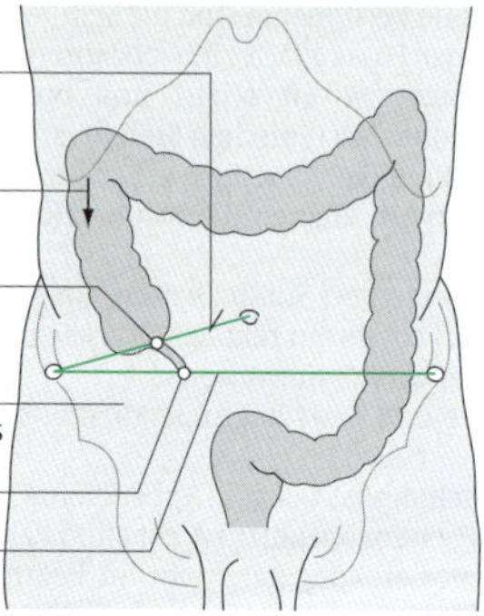

Abb. 167 Wichtige Druckpunkte im Abdomen bei Appendizitis. Die Lenzmann-Linie verbindet die Spinae iliacae anteriores superiores beidseits, die Monro-Linie dagegen den Umbilikus und die Spina iliaca anterior superior rechts

- Sonographischer Befund bei akuter Appendizitis und Operationspräparat: s. Abb. 168.

– *Differenzialdiagnose:* Differenzialdiagnostisch ist bei V.a. Appendizitis unter anderem an eine Entzündung oder Blutung im Bereich eines Meckel-Divertikels (Rest des Ductus omphaloentericus), einen M. Crohn oder eine Achaxitis zu denken.

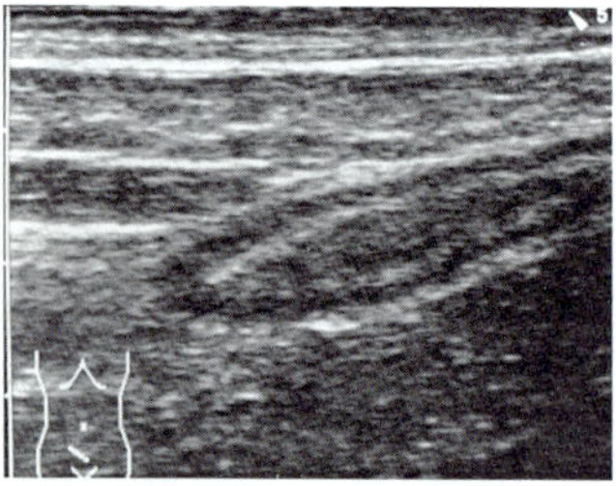
a

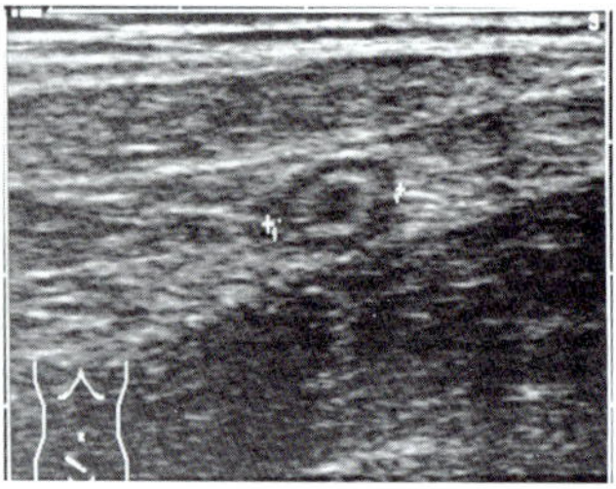
b

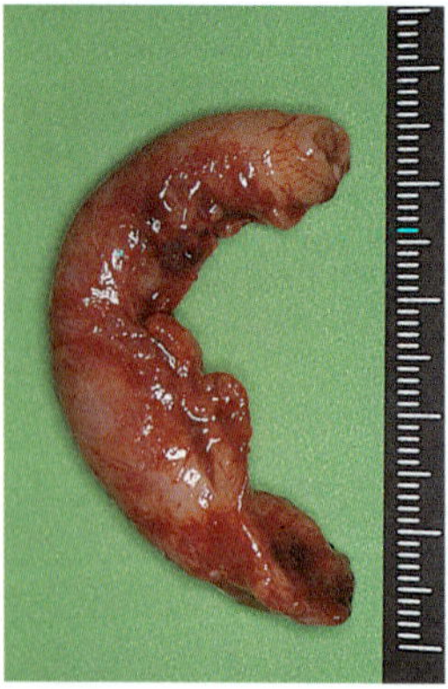
c

Abb. 168 **a** Sonographischer Befund einer akuten Appendizitis; rechtsseitiger Unterbauchschrägschnitt: Ventral des Psoas im Bereich des Zökumpols echoarme Wandverdickung bei entzündeter Appendix; **b** sonographischer Befund einer akuten Appendizitis; im Querschnitt dargestellte pathologische Kokarde (Markierungskreuze), Wandschichtung (echoarm-echoreich-echoarm) **c** Operationspräparat bei akuter Appendizitis

Ergänzende apparative Diagnostik

- **Duodenoskopie:** Im Anschluss an die Gastroskopie kann gezielt das Duodenum dargestellt werden (Nachweis von Ulzera, Tumoren, Schleimhautatrophie). Es besteht die Möglichkeit zur Entnahme von Gewebsproben (Biopsien).
- **Koloskopie:** Darstellung und Beurteilung des gesamten Dickdarmes sowie des terminalen Ileums mit der Möglichkeit zur gezielten Entnahme von Gewebsproben.
- **Magen-Darm-Passage oder Kernspintomographie:** Radiologische Darstellung des Dünndarmes mit Nachweismöglichkeit von Wandverdickungen, Entzündungen, Stenosen oder Fisteln.
- **Labor:** Leukozytose bei Appendizitis.
- **Haemoccult-Test:** Test auf makroskopisch nicht sichtbares, „okkultes" Blut in einer Stuhlprobe. Hierbei macht man sich diagnostisch die reduzierenden Eigenschaften des Hämoglobins zu Nutze.

11.4 Leber und Gallenblase

Grundlagen

- **Anatomie:**
  - Die Leber ist das größte intraabdominelle Organ. Sie wird durch das Lig. falciforme in einen größeren rechten und einen kleineren linken Lappen geteilt. Die Leber liegt subphrenisch im rechten Oberbauch und wird seitlich weitgehend von den Rippen bedeckt.
  - Die Gefäßversorgung der Leber erfolgt durch die A. hepatica (1/3 des Leberblutes) und die V. portae (2/3 des Leberblutes). Durch Gefäßverläufe kann die Leber in 8 Segmente eingeteilt werden.

  Beachte: Die Segmenteinteilung der Leber ist für die Beurteilung einer Tumorausbreitung (in der Leber) und für die Transplantationschirurgie wichtig. Sie beruht auf bildgebender Diagnostik, die den Untersuchungsbefund ergänzt.
  - Die Gallenblase liegt subhepatisch. Sie ist über den Ductus cysticus mit dem Gallengangssystem verbunden. Das Gallengangssystem besteht proximal aus dem Ductus hepaticus communis, distal aus dem Ductus choledochus. Es ermöglicht den Abfluss der Gallenflüssigkeit in das Duodenum über die Papilla Vateri.
  - Ein Sphinkter im Bereich des distalen Ductus choledochus (Öffnungsdruck ca. 20 cm H_2O) kontrolliert den Gallenabfluss und bewirkt einen Schutz vor dem Zurückfließen von Duodenalinhalt in das Gallengangssystem.

  Beachte: Da Druckanstiege in den Gallenwegen von über 25 cm H_2O bzw. über 30 cm H_2O in der Gallenblase zu Schmerzauslösungen führen, können bereits geringgradige Abflussbehinderungen der Galle Schmerzen beim Patienten hervorrufen.
- **Physiologie:**
  - Das Blut wird aus den Verdauungsorganen über die V. portae in die Lebersinusoide aufgenommen. Durch Spalträume im Endothelverband der Sinusoide gelangen Nährstoffe in den Disse-Spaltraum und schließlich zu den Hepatozyten.
  - *Aufgaben der Hepatozyten:* Intermediärstoffwechsel, Glukoneogenese, Glykogensynthese, Abbau von Proteinen, Entgiftung (z. B. von Ammonium aus der

Darmflora), Cholesterinsynthese, Speicherung von Eisen und Vitaminen, Herstellung des aktiven Vitamin D, Herstellung von Gerinnungsfaktoren und Gallenflüssigkeit (Mischung aus Gallensäuren, Cholesterin und Bilirubin, einem Abbauprodukt des Hämoglobins, das in der Leber glukuronidiert wird).
- *Die Gallenblase* dient der Aufnahme und Konzentration von Gallenflüssigkeit, die unter dem Einfluss von Hormonen (Cholezystokinin) durch die Gallenblase in den Ductus choledochus und das Duodenum transportiert wird.
- *Die Gallenflüssigkeit* enthält Gallensäuren, Cholesterin, Lezithin und Bilirubin.
- *Primäre Gallensäuren* werden in der Leber aus Cholesterin gebildet (0,5 g/d), sekundäre entstehen dagegen aus den primären im Darm durch Einwirkung von Mikroorganismen.
- Durch die amphiphilen Eigenschaften der Gallensäuren wird das nicht wasserlösliche Cholesterin in sog. Mizellen (Komplexe bestehend aus Cholesterin innen und Gallensäuren außen, dazwischen Lezithin) eingebunden.
- Im Darm sind die Gallensäuren bei der Digestion und Resorption von Nahrungsfetten beteiligt. Zudem werden die Gallensäuren absorbiert und zirkulieren im sog. enterohepatischen Kreislauf (Gallensäurenpool 2–5 g, biliäre Sekretion pro Tag 15–17 g).

Beachte: Bei Hemmung des enterohepatischen Kreislaufs von Gallensäuren kann es zu Diarrhöen kommen (sog. chologene Diarrhöen).

Anamnese

- **Alkoholkonsum? Drogenabusus? Medikamenteneinnahme?**
- **Fernreisen? Bluttransfusionen? Erkrankungen des Sexualpartners?**
- **Juckreiz?**
  - Als Zeichen der Cholestase (s. S. 239), hervorgerufen möglicherweise durch Retention von Gallensäuren und deren Ablagerung in Haut und Nervenendigungen. Auftreten v.a. an den Extremitäten. Blutungen und Infektionen treten sekundär in diesen Bereichen durch Kratzeffekte auf.
  - Quälender Juckreiz kann auch ein Frühsymptom der primär biliären Zirrhose (entzündliche Erkrankung der kleinen Gallenwege im Bereich der Leber; oft mit nachfolgender Entwicklung einer Leberzirrhose) sein und Jahre vor dem Auftreten eines Ikterus bestehen.
- **Oberbauchschmerzen? Übelkeit? Brechreiz?** V.a. bei Tumoren und Entzündungen.
- **Gewichtsabnahme?** V.a. bei Tumoren.
- **Müdigkeit und Nausea:** Oftmals Prodromi einer Virushepatitis.
- **Fragen nach Vorerkrankungen und Operationen im Bereich des hepatobiliären Systems.**
- **Schmerzen im Bereich der Gallenblase:**
  - Häufig Spontanschmerzen im rechten Oberbauch bei akuten Entzündungen des Gallengangssystems mit Ausstrahlung in die rechte Schulter, seltener Spontanschmerzen bei chronischen Entzündungen. Auftreten der Schmerzen häufig nach üppigen, fettreichen Mahlzeiten, Verstärkung durch Husten oder tiefe Inspiration.
  - Biliärer Kolikschmerz (viszeraler Charakter): Er tritt plötzlich auf, oftmals 4–5 Std. nach einer fettreichen Mahlzeit. Der Kolikschmerz erreicht rasch ein Maximum, verbleibt in dieser Intensität plateauartig für 15–240 Min. und fällt dann langsam ab. Es handelt sich meist um starke Schmerzen. Bewegungen verschlimmern den Kolikschmerz nicht, da die Schmerzen nicht durch eine Entzündung bedingt sind. Sie sind oft von Übelkeit und Erbrechen, gelegentlich von Fieber begleitet.

Beachte: Heftige abdominelle Schmerzen für 2–3 Min. sind keine typischen biliären Kolikschmerzen, sondern weisen eher auf eine funktionelle Störung im Darm hin.

- **Fieber, Schüttelfrost:** Hinweis auf Entzündungen im Gallengangssystem.
- **Ikterus:**
  - Hinweis auf eine Abflussstörung und Aufstau der Galle (Cholestase).

    Hinweis: Die Symptome Oberbauchschmerzen, Fieber und Ikterus bilden die sog. Charcot-Trias, die auf Entzündungen des biliären Systems hinweist.
  - Gelbfärbung von Haut oder Skleren als Leitsymptom von Leber- und Gallenwegserkrankungen. Zuerst sichtbar ab Bilirubinspiegeln von 2 mg/dl an den Skleren; ab 3–4 mg/dl auch an der Haut und in Körperflüssigkeiten.
- **Stuhl- und Harnveränderungen:**
  - *Heller Stuhl und dunkler Urin:* Fehlen der Abbauprodukte des Bilirubins (Sterkobilinogen, Urobilinogen) im Stuhl bei Cholestase oder Leberschädigung, Ausscheiden von Hämoglobinabbauprodukten im Urin.
  - *Malabsorption, Diarrhöen, Steatorrhö:* Hinweis auf gestörte Fettresorption.

Suche nach Manifestationen von Lebererkrankungen am gesamten Körper

- **Sog. Leberhautzeichen** (s. Abb. 170):
  - *Palmarerythem:* Flächige dauerhafte Rötung im Bereich der Daumen- und gelegentlich der Kleinfingerballen. *Beachte:* Tritt auch bei chronischen Lungen- oder Autoimmunerkrankungen auf.
  - *Ikterus* (s. auch S. 17): Am besten im Bereich der Skleren sichtbar (erst ab einem Bilirubinspiegel $>$ 2 mg/dl, S. Abb. 169 und Abb. 170).
  - *Dupuytren-Kontraktur:* Fortschreitende, häufig beidseitige Beugekontraktur eines oder mehrerer Finger durch Schrumpfung der hypertrophierten Palmaraponeurose. Es können Fingerversteifungen und Subluxationen entstehen, v.a. bei Alkoholkrankheit, aber auch genetisch bedingt.
  - *Spider-Naevi:* Teleangiektasien v.a. am Körperstamm mit zentraler Arteriole und sternartiger Struktur. Charakteristisch: Auf Druck reversible Blutentleerung im Bereich der Arteriole. Ausschließlich im Einstromgebiet der V. cava superior.
  - *Caput medusae:* Entsteht durch Kollateralkreisläufe bei Leberzirrhose über die rekanalisierte Umbilikalvene (nur bei ca. 1 % der Leberzirrhosen).
  - *Lacklippe, Lackzunge.*
  - *Leukonychie:* Weißfärbung der Nägel, Uhrglasnägel (s. S. 140).
  - *Eckchymosen* (Hauteinblutungen) durch verminderte Synthese von Gerinnungsfaktoren.

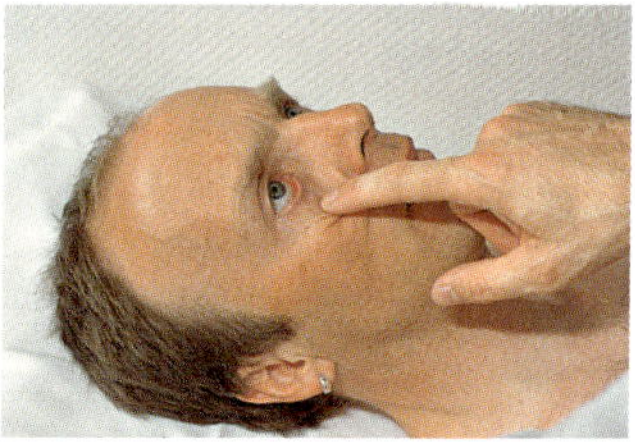

Abb. 169 Untersuchung der Skleren auf Ikterus

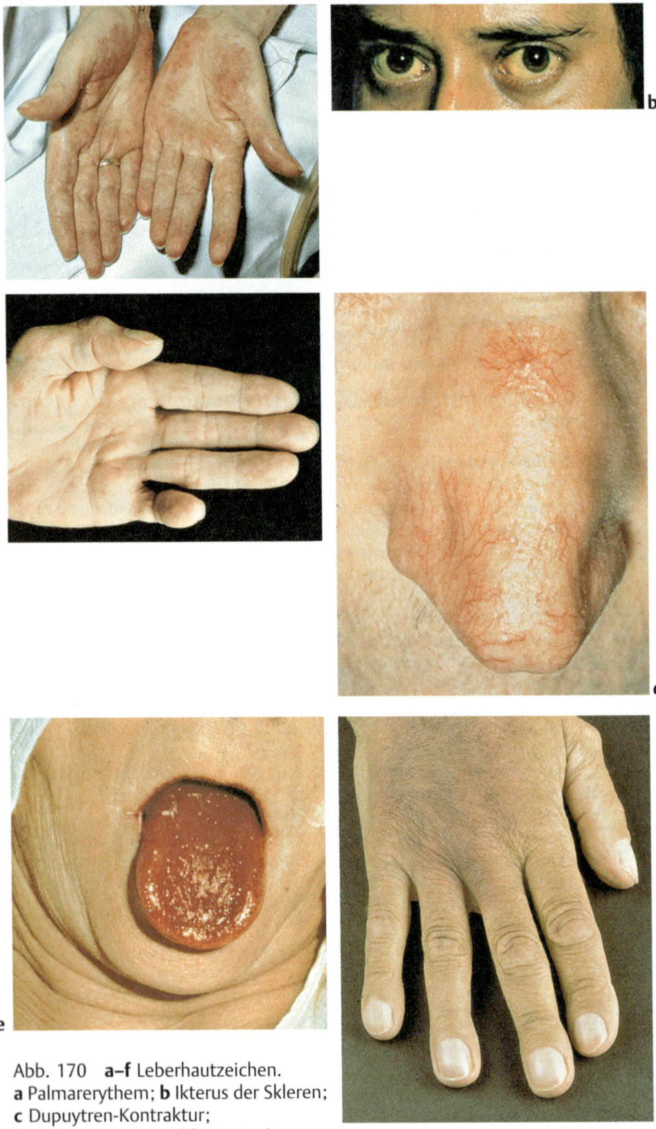

Abb. 170 **a–f** Leberhautzeichen.
a Palmarerythem; **b** Ikterus der Skleren;
c Dupuytren-Kontraktur;
d Spider-Naevi; **e** Lacklippe; Lackzunge;
f Leukonychie

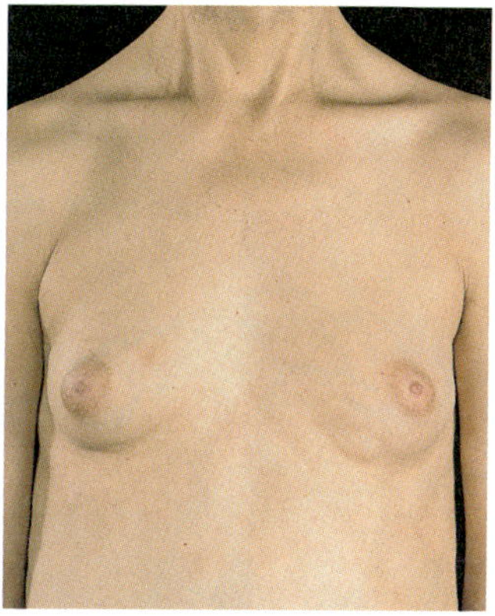

Abb. 171 Gynäkomastie und Bauchglatze bei einem männlichen Patienten mit Leberzirrhose

- **Zeichen der Feminisierung:** Gynäkomastie (s. Abb. 171), Bauchglatze, weiche Haare, kleiner Hoden.
- **Beinödeme** als Folge des Albuminmangels (s. Abb. 172).
- **Exantheme:** In 5–20% der Fälle in der Prodromalphase der akuten Hepatitis; z.T. durch Immunkomplexe aus Virusbestandteilen und Antikörpern.
- **Flapping Tremor:** Zittern v.a. im Bereich der Hände als Zeichen der fehlenden Entgiftungsfunktion der Leber bei hepatischer Enzephalopathie. Oft begleitet von Müdigkeit und Somnolenz bis hin zum Leberkoma.

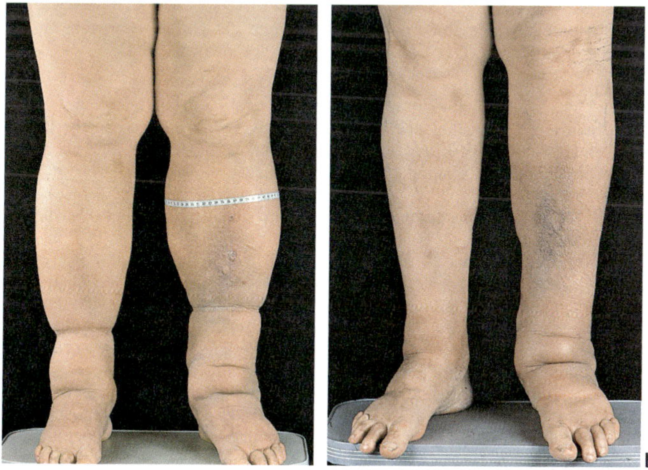

a b

Abb. 172 **a** Patient **vor** Lebertransplantation: Ausgeprägte, chronische Beinödeme bei Leberzirrhose und Eiweißmangel; **b** selber Patient 3 Monate nach Lebertransplantation

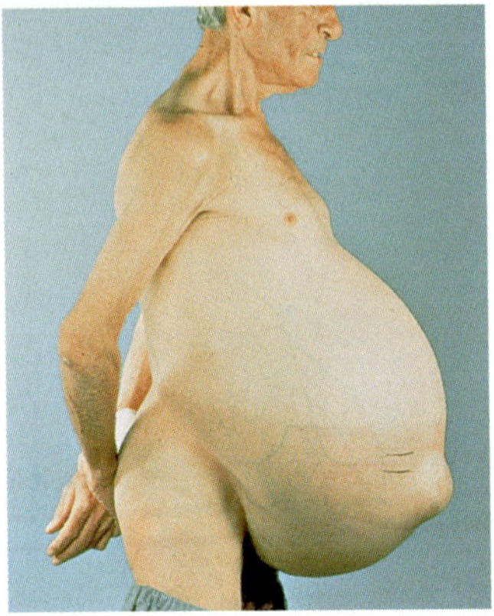

Abb. 173 Aszites bei Leberzirrhose mit begleitendem Nabelbruch

- **Foetor hepaticus:** Süßlicher Geruch der ausgeatmeten Luft bei Leberkoma durch Zelluntergang und fehlende Entgiftungsfunktion der Leber.
- **Aszites** (s. Abb. 173): Ansammlung von Flüssigkeit im Bauchraum bei Leberzirrhose durch reduzierten onkotischen Druck (reduzierte Albuminsynthese der Leber), Hyperaldosteronismus (reduzierter Abbau durch die Leber), vermehrte Produktion von Leberlymphe und lokale Druckerhöhung durch Stauung des Blutes im Bereich der V. portae. Zur Diagnose eines Aszites vgl. S. 205. Bei chronischem Aszites kann es oftmals zu einer Besiedlung mit Bakterien aus der Darmwand kommen (sog. spontane bakterielle Peritonitis), die den Aszites verstärkt.
- **Splenomegalie:** Vergrößerung der Milz durch die portale Hypertension bei Lebererkrankungen (zur Größenbestimmung der Milz vgl. S. 243).

Perkussion der Lebergrenzen

Hinweis: Bei der Untersuchung der Leber ist es sinnvoll, die gängige Untersuchungsreihenfolge Inspektion–Palpation–Perkussion–Auskultation zu verändern und vor der Palpation die Lebergrenzen zu perkutieren.

- **Ziel:** Grobe Größenbestimmung der Leber durch die Perkussion in der Medioklavikularlinie (MCL).
- **Praktisches Vorgehen** (s. Abb. 174):
  - *Mit der Lokalisation des oberen Leberrandes beginnen*, d.h. von oben nach unten tief in der MCL perkutieren. Man hört den Übergang vom sonoren Klopfschall über der Lunge zu einer Dämpfung. Der obere Leberrand liegt beim Gesunden direkt unterhalb einer Verbindungslinie zwischen den Mamillen (5.–6. ICR).
  - *Lokalisation des unteren Leberrandes:* Beginn der Perkussion ca. 6 cm unterhalb des Rippenbogens; den unteren Leberrand erkennt man am Übergang vom tympanitischen Klopfschall (im Abdomen) zu einer Dämpfung.

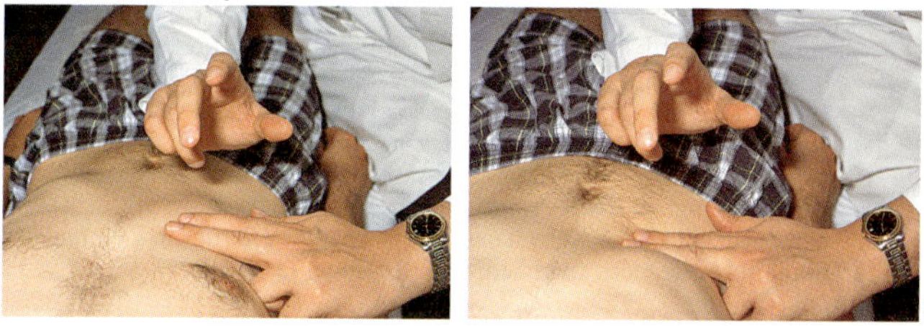

Abb. 174 **a** + **b** Praktisches Vorgehen bei der Leberperkussion

Leberpalpation

- **Praktisches Vorgehen** (s. Abb. 175):
  - Hände flach in den oberen rechten Quadranten des Abdomens in der MCL legen; die Fingerspitzen sollten nach kranial ausgerichtet sein und einige Zentimeter unterhalb des Rippenbogens liegen.
  - Den Patienten auffordern, tief einzuatmen und dann den Atem anzuhalten. Die tiefe Inspiration führt zur Herabsenkung des unteren Leberrandes, der bei angehaltenem Atem dann gut palpiert werden kann. Die Fingerspitzen des Untersuchers können sich der Leber auch entgegenbewegen (sog. Gleitpalpation).
  - Ergänzend kann die tiefe Palpation der Leber erfolgen: Dazu mit der rechten Hand palpieren, wobei die auf der rechten Hand aufliegende linke Hand die tiefe Palpation unterstützt.
  - Ist der Leberrand nicht palpierbar, das Vorgehen weiter lateral bis hin zur vorderen Axillarlinie und weiter medial bis zum Epigastrium wiederholen.

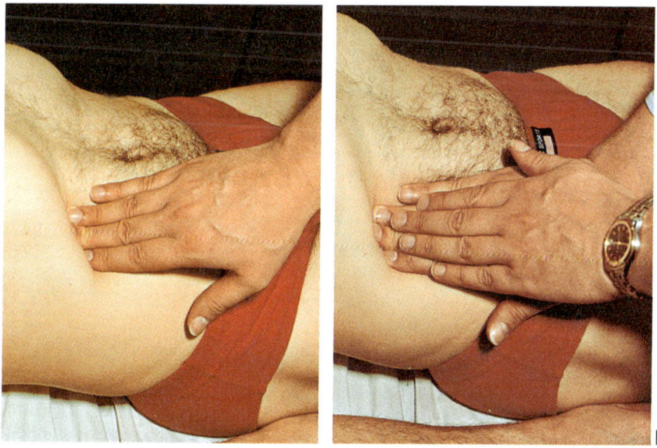

Abb. 175 **a** + **b** Leberpalpation

Beachte:

- Bei ausgeprägter Lebervergrößerung muss die Palpation weiter kaudal bzw. im rechten Unterbauch durchgeführt werden. Eine vergrößerte Leber kann u.U. bis ins kleine Becken reichen. Der Verdacht auf eine stark vergrößerte Leber ergibt sich z. B. bei der Perkussion oder bei nicht palpablem unteren Leberrand im rechten oberen Quadranten.
- Bei ausgeprägtem Aszites kann eine Stoßpalpation der Leber versucht werden, wobei die Fingerspitzen des Untersuchers „stoßartig" in Richtung des unteren Leberrandes vorgehen.

► **Normalbefunde:**

Hinweis: Beim Gesunden ist die Palpation der Leber nur bei schlanken Personen möglich. Meistens ist unter dem Rippenbogen nur ein schmaler Streifen des rechten Leberlappens bei tiefer Inspiration zu palpieren bzw. ein kleiner Teil des linken Leberlappens im Epigastrium.

- *Größe:* 8–10 cm bei Frauen, 10–12 cm bei Männern.
- *Rand:* Scharf begrenzt.
- *Oberfläche:* Glatt.
- *Konsistenz:* Prall-elastisch.
- *Druckschmerz bei Palpation:* Keiner.

► **Pathologische Befunde und mögliche Ursachen:** s. Tab. 75.

Tabelle 75 · Pathologische Befunde und mögliche Ursachen bei Lebererkrankungen

Befunde	denken an
Größe:	
– vergrößerte Leber	– Leberverfettung (Steatosis hepatis) – Speicherkrankheiten (z. B. für Eisen; sog. Hämochromatose) – Rechtsherzinsuffizienz – Tumoren, Metastasen – Hepatitis (nur gering vergrößert)
– kleine Leber	– nicht tastbare Leber mit perkutorisch hoch stehendem unteren Leberrand bei Leberfibrose, Leberzirrhose oder Atrophie der Leber
Rand:	
– tief stehender Leberunterrand	– Lebervergrößerung – Zwerchfelltiefstand (z. B. bei erhöhter Luftansammlung in der Lunge wie beim Lungenemphysem)
– stumpfer oder abgerundeter Leberrand	– Herzinsuffizienz – Hepatitis – Fettleber, Leberumbau, Leberzirrhose
Oberfläche:	
– verhärtet	– Leberfibrose, Leberzirrhose
– knotig	– Leberzirrhose – Leberzelltumor (hepatozelluläres Karzinom) – Leberabszess – Zysten (kongenital oder bei Echinokokkenerkrankung) – Lebermetastasen (z. B. von Pankreas- oder Kolontumoren) **Beachte:** Die feinen Knoten bei der posthepatitischen Zirrhose sind nur selten zu tasten.

Fortsetzung →

Tabelle 75 · Fortsetzung von Seite 236

Befunde	denken an
Konsistenz:	
– weich (schwammartig)	– akute Hepatitis – Fettleber
– fest	– chronische Hepatitis
– hart	– Zirrhose – Tumoren
weitere Befunde:	
– Pulsationen im Bereich der Leber	– Trikuspidalinsuffizienz
– Druckschmerz	– Kapselspannung bei Hepatitis oder akuter Leberstauung

Beachte: Eine harte und vergrößerte Leber ist meist eine Fettleberzirrhose.

Palpation der Gallenblase

Beachte: Nur die vergrößerte Gallenblase (z. B. bei Gallenstau und Wandverdickung oder Tumoren) kann getastet werden.

► **Praktisches Vorgehen:**
- Mit der rechten Hand die subhepatische Region im rechten Oberbauch abtasten.
- Der Fundus der Gallenblase liegt meistens unter dem Überschneidungspunkt zwischen dem Musculus rectus abdominis und dem rechten Rippenbogen auf Höhe der rechten neunten Rippe.
- Durch dorsales Gegenhalten mit der linken Hand kann ggf. eine vergrößerte Gallenblase leichter mit der rechten Hand (meistens etwas medial der MCL) getastet werden.
- Falls die Gallenblase mit dieser Methode nicht palpabel ist, im rechten Oberbauch tief bimanuell palpieren. Hierbei auf evtl. Druckschmerzen achten.
- Die Gallenblase ist atemverschieblich.

► **Pathologische Befunde:** s. Tab. 76.

Tabelle 76 · Pathologische Befunde und mögliche Ursachen bei der Palpation der Gallenblase

Befunde	denken an
Vergrößerung (tastbare Gallenblase)	– akute Entzündungen – Hydrops der Gallenblase – ausgeprägter Aufstau der Gallenwege
– glatte Oberfläche und prall-elastische Konsistenz	– gestaute Gallenblase
– Druckschmerz	– Entzündung
– harte Konsistenz mit evtl. unregelmäßiger Oberfläche	– Tumor

Fortsetzung →

Tabelle 76 · Fortsetzung von Seite 237

Befunde	denken an
– *Murphy-Zeichen* = Schmerzen in der Gallenblasenregion bei tiefer Inspiration, hierzu Finger in der Gallenblasenregion auflegen; nach tiefer Inspiration durch den Patienten kann eine lokale Druckschmerzverstärkung nachgewiesen werden, die oft zu einer spontanen Exspiration durch den Patienten führt; *Hinweis:* Das Vorgehen kann ggf. auch unter sonographischer Lokalisation der Gallenblase durchgeführt werden = sog. „sonographisches Murphy-Zeichen“ (verlässlicher)	– entzündete Gallenblase
– *Courvoisier-Zeichen* = palpable, schmerzlos vergrößerte Gallenblase von prall-elastischer Konsistenz	– Hydrops der Gallenblase – v.a. bei Kompression des Ductus choledochus bei Karzinomen im Pankreaskopf oder der Papilla Vateri

Kratzauskultation der Leber

- **Ziel:** Orientierende Bestimmung des unteren Leberrandes durch die Auskultation im rechten oberen Quadranten in der MCL.
- **Praktisches Vorgehen:**
  - Das Stethoskop im rechten oberen Quadranten an einer Stelle auflegen, an der sich ein tympanitischer Klopfschall nachweisen lässt.
  - Mit einem Holzspatel über die Hautregion oberhalb des Stethoskops kratzen und gleichzeitig auskultieren (→ sog. Kratzauskultation).
  - Durch schrittweises Vorgehen nach kranial lässt sich ein Übergang vom hohleren Klang über den Darmabschnitten bis hin zu einer Dämpfung über der Leber nachweisen.

Beachte: Dieses Vorgehen ist nur eine orientierende Untersuchung. Eine genauere Lokalisation des unteren Leberrandes kann meist durch die Palpation und evtl. durch die Sonographie der Leber erfolgen.

Beispiele klinisch wichtiger Erkrankungen

- **Hepatitis:** Entzündung der Leber durch verschiedene Agenzien (Medikamente, Alkohol), virale Erreger (Hepatitis A–E) oder autoimmun. Verlauf als akute oder chronische Hepatitis.
- **Fettleber:** Einlagerung von Fett in die Leberzellen durch z. B. Alkoholkrankheit, fettreiche Ernährung, Medikamente oder Hyperlipoproteinämie. Führt zu einer Vergrößerung der Leber, in schweren Fällen auch zu einer Fettleberhepatitis mit Entwicklung einer Zirrhose.
- **Leberzirrhose:**
  - Irreversible knotige Umwandlung der Leberstruktur und Ersatz der Leberzellen (Hepatozyten) durch Bindegewebe. Kommt in Deutschland v.a. bei Patienten mit übermäßigem Alkoholkonsum und chronischen Virusinfektionen (Hepatitis B, C, D) vor, aber auch bei zahlreichen anderen Ursachen.
  - Durch Druckerhöhung im Bereich der V. portae bei Zirrhose bilden sich oftmals portokavale Umgehungskreisläufe zur Drucksenkung aus. Beispiele: Über Magen- und Ösophagusvenen (→ Varizen), Venen der Bauchwand

oder des Analkanals. Durch erhöhten Druck in diesen Umgehungskreisläufen können schwere Blutungen (z. B. Ösophagusvarizenblutung) bei Patienten mit Leberzirrhose entstehen.

- **Hepatozelluläres Karzinom:** Maligner Tumor der Hepatozyten, meist als Folge einer Leberzirrhose.
- **Gallensteinleiden**:
  - *Pathophysiologie:* Durch Übersättigung der Galle mit einzelnen Bestandteilen kommt es zum Auftreten von Gallensteinen.
  - *Formen:* Man unterscheidet cholesterinhaltige Steine (ca. 90 % aller Konkremente) von bilirubinhaltigen Steinen (ca. 10 %).
  - *Ursachen:*
    - Bei cholesterinhaltigen Steinen cholesterinreiche Ernährung, Adipositas, Östrogene und orale Antikonzeptiva, genetische Prädisposition.
    - Bei bilirubinhaltigen Steinen Hämolyse und chronische Infektionen der Gallenwege.
  - *Symptome:* Gallensteine sind meistens asymptomatisch, in ca. 1/3 der Fälle kommt es zu Koliken (s. u.).
  - *Komplikationen:* Cholezystitis, Gallenblasenhydrops durch Aufstau der Galle, Pankreatitis durch Aufstau des Pankreasganges, selten Gallensteinileus (Verklemmung des Steins im Darm mit mechanischem Ileus).

  Beachte: Charakteristika des Gallensteinpatienten: 5 × F: female (weiblich), fat (übergewichtig), fourty (40), fair (hellhäutig), fertile (fruchtbar).
- **Cholestase:**
  - *Definition:* Abflussbehinderung der Galle durch Hindernisse innerhalb der Leber (= intrahepatisch) oder außerhalb der Leber (= extrahepatisch).
  - *Ursachen:*
    - Intrahepatisch: z. B. Medikamente, Hepatitis.
    - Extrahepatisch: z. B. Gallengangssteine, Tumoren im Duodenum oder Pankreaskopf.
- **Cholezystitis:**
  - *Definition:* Akut oder chronisch verlaufende Entzündung der Gallenblasenwand, oftmals assoziiert mit Steinen in der Gallenblase (Cholezystolithiasis).

  Beachte: Bei chronischer Cholezystitis schrumpft die Gallenblase und kann verkalken („Porzellangallenblase"). Auf Grund der reduzierten Größe ist die Gallenblase dann selbst bei Aufstau der Gallenwege durch Konkremente selten tastbar.
- **Cholangitis:**
  - *Definition:* Entzündung der Gallenwege, oftmals begünstigt durch Abflussbehinderungen der Galle bzw. Konkremente.
  - Symptome: Charcot-Trias (Oberbauchschmerzen, Fieber, Ikterus).
- **Gallenkolik:** Bei Verschluss von Ductus cysticus oder Ductus choledochus durch Konkremente treten kolikartige Schmerzen auf. Hierbei werden Mediatoren (z. B. Prostaglandine) freigesetzt, die die Kontraktion der Gallenblase verstärken und eine verstärkte Sekretion der Gallenblasenschleimhaut verursachen. Durch die muskuläre Gallenblasenkontraktion, den Druckanstieg in den Gallenwegen und die vermehrte Sekretion kommt es dann zum Kolikschmerz.
- **Gallenblasenkarzinom:**
  - *Definition:* Tumor in der Gallenblase, führt durch fortschreitendes Wachstum oft zur Cholestase.
  - *Risikofaktor:* Chronische Cholezystitis.

Ergänzende klinische und apparative Diagnostik

- **Klinische Chemie** (Leberenzyme):
  - *Transaminasen* (GOT und GPT): Hohe Werte sprechen für eine Schädigung der Hepatozyten.
  - *Cholestaseparameter* (alkalische Phosphatase [AP] und γ-GT) treten bei Leberschädigung vermehrt ins Blut über und sprechen dann für einen Gallenaufstau.
  - *Serologie:* Virustiter und Autoantikörper. *Beachte:* Laborchemische und serologische Untersuchungen können häufig die Genese der Lebererkrankungen aufklären.
- **Sonographie:**
  - Bestimmung von Lebergröße und -form.
  - Bestimmung von Gallenblasengröße und -form, Nachweis der Gallenblasenkontraktion nach Reizmahlzeit, Nachweis von Konkrementen und extra- oder intrahepatischer Cholestase.
- **Duplexsonographie:** Beurteilung der Flussverhältnisse der Leberarterien und der V. portae.
- **Endoskopie:**
  - Nachweis von Ösophagusvarizen.
  - Endoskopisch retrograde Cholangio-Pankreatikographie (ERCP): Untersuchung zur Darstellung der Gallenwege durch Röntgenkontrastmittel. Möglichkeit zur Darstellung von Konkrementen und Tumoren sowie zur Entfernung von Konkrementen und Einlage von Gallengangsprothesen.
- **Ultraschallgesteuerte Punktion/Leberblindpunktion:** Gewinnung von Lebergewebe zur histopathologischen Untersuchung (z. B. bei Verdacht auf ein Malignom oder eine chronische Hepatitis).
- **Laparoskopie:** Untersuchung der Leberoberfläche, erlaubt auch gezielte Punktion unter Sicht. Sensitivste Nachweismethode für das Vorliegen einer Leberzirrhose.

11.5 Pankreas

Grundlagen

- **Anatomie:**
  - Das Pankreas ist ein retroperitoneal gelegenes Organ, dessen Kopf im C-förmigen Pars descendens des Duodenums liegt. Körper (Corpus) und Schwanz (Cauda) des Pankreas ziehen transversal nach links und projizieren sich von ventral gesehen auf den Magen und die linke Niere.
  - Durch seine retroperitoneale Lage ist das Pankreas klinisch nur unzureichend zu untersuchen. Der Hauptausführungsgang des Pankreas (Ductus Wirsungianus) mündet oft gemeinsam mit dem Ductus choledochus im Duodenum. *Beachte:* Durch diese anatomische Konstellation kann es bei Gallengangssteinen zum Aufstau des Pankreasganges und zur Auslösung einer Pankreatitis kommen.
- **Physiologie:**
  - Das Pankreas hat exokrine und endokrine Funktionen.
  - *Exokrine Funktion:*
    - Bikarbonatproduktion zum Schutz des Duodenums vor der Salzsäure des Magens und zur Optimierung der Arbeit der Verdauungsenzyme.

- Herstellung von Enzymen für die Nahrungsverdauung: Elastase, Carboxypeptidase, Trypsin/Chymotrypsin, Lipase, Phospholipase, Amylase.

– *Endokrine Funktion:* Hormonproduktion in den Langerhans-Inselzellen (B-Zellen: Insulin, A-Zellen: Glukagon).

Merke: Die endokrine Funktion des Pankreas bleibt länger erhalten als die exokrine. Daher treten bei Pankreaserkrankungen Steatorrhöen meistens früher auf als ein Diabetes mellitus.

Anamnese

- **Fettreiche voluminöse Stühle (Steatorrhö)** mit Malabsorption als Hinweis auf exokrine Pankreasinsuffizienz, häufig mit Gewichtsabnahme.
- **Oberbauchschmerzen:** Evtl. Hinweis auf Pankreatitis oder Pankreastumore.
- **Aszites:** Bedingt durch die Entzündung in der Nähe des Bauchraums bei Pankreatitis oder die Aussaat von Tumorzellen bei Pankreaskarzinom mit Peritonealkarzinose.
- **Übelkeit, Erbrechen:** Häufig bei Pankreaserkrankungen.
- **Alkoholabusus:** Wichtiger Risikofaktor für Pankreatitis und Pankreaskarzinom.
- **Nikotinabusus:** Risikofaktor für das Pankreaskarzinom.
- **Gallensteinleiden:** Hinweis auf mögliche biliäre Genese einer Pankreatitis.
- **Medikamente:** Hinweis auf medikamentöse Ursache einer Pankreatitis, z. B. nach Einnahme von Azathioprin.
- **Gewichtsverlust und Inappetenz:** Oft sehr ausgeprägt beim Pankreaskarzinom.
- **Diabetes:** Zeichen des Versagens der endokrinen Pankreasfunktion durch Untergang der B-Zellen.
- **Ikterus:** Evtl. durch Aufstau des Ductus choledochus durch Steine oder Pankreaskopftumoren oder auch bei Entzündungen des Pankreas.

Untersuchung

- **Hinweis:** Das gesunde Pankreas ist klinisch nicht zu tasten. Sogar große Pankreastumoren entgehen auf Grund der retroperitonealen Lage oftmals der Palpation. Die Untersuchung des Pankreas ist daher eine Domäne der apparativen Diagnostik (z. B. Ultraschall und ERCP, s. u.).
- Bei Pankreatitis kann allerdings oft ein Druckschmerz im Mittelbauch mit gürtelförmiger Ausstrahlung nachgewiesen werden. Wegen der Überlagerung durch andere Organe (Magen, Duodenum, Colon transversum) müssen ggf. Erkrankungen dieser Organe ausgeschlossen werden.

Beispiele klinisch wichtiger Erkrankungen

- **Pankreatitis:**
  – *Definition:* Akute oder chronische Entzündung der Bauchspeicheldrüse.
  – *Pathophysiologie:* Bei akuter Pankreatitis kommt es zu einer Autodigestion des Gewebes durch Pankreasenzyme, teilweise auch zu lebensbedrohlichen klinischen Verläufen mit ausgedehnten Pankreasnekrosen und bakteriellen Superinfektionen.
  – *Ursachen:* Oft Gallengangssteine mit Obstruktion des Ductus Wirsungianus (sog. biliäre Pankreatitis), Medikamente, Alkoholismus. Bei rezidivierenden Entzündungen (v.a. bei Alkoholismus) ist der Übergang in eine chronische Pankreatitis möglich. Diese kann zum Ausfall der exokrinen und später auch endokrinen Funktion (Diabetesentstehung) des Pankreas führen.
  – *Leitsymptom der Pankreatitis:* Oberbauchschmerz, der Patient liegt oft zusammengekrümmt.

- **Pankreaskarzinom:**
  - *Definition:* Maligner Tumor mit sehr schlechter Prognose, der meistens aus dem Epithel der kleinen Pankreasgänge entsteht (duktales Karzinom).
  - *Symptome bzw. Komplikationen:* Gefäßthrombosen, Inappetenz, Gewichtsabnahme bis hin zur Kachexie, Oberbauchschmerzen und Ikterus.
  - *Metastasierung:* Hämatogen (v.a. in die Leber), lymphogen und per continuitatem.
- **Diabetes mellitus:**
  - *Definition:* Mangel an Insulinproduktion in den B-Zellen des Pankreas; verursacht durch Destruktion des Pankreasgewebes (z. B. bei Pankreatitis) und Versagen der Insulinproduktion im Alter.
  - *Pathophysiologie:* Durch verminderte Insulinproduktion kommt es zu einer Erhöhung der Blutglukosespiegel bis hin zum diabetischen Koma, osmotischer Diurese (Polyurie) und reaktiver Polydipsie. Langzeitfolgen sind v.a. bedingt durch Ablagerungen von Glykosaminoglykanen an kleinen und großen Blutgefäßen (z. B. Arteriosklerose, Herzinfarkt, Apoplex).

Ergänzende klinische und apparative Diagnostik

- **Klinische Chemie:** Hohe Werte für alkalische Phosphatase und γ-GT sprechen für einen Gallenaufstau, hohe Pankreasenzymwerte (Amylase, Lipase) für eine Pankreatitis, hohe Tumormarker (CA19-9) evtl. Hinweis bei Pankreaskarzinom.
- **Ultraschall:** Analyse von Pankreasstruktur, -größe und -form (s. Abb. 176). Nachweis von Konkrementen bzw. einer Cholestase.
- **Endoskopisch retrograde Cholangio-Pankreatikographie (ERCP):** Untersuchung zur Darstellung der Pankreasgänge durch Röntgenkontrastmittel. Möglichkeit zur Darstellung von Tumoren und chronischen Entzündungsprozessen sowie zur Entfernung von Konkrementen (v.a. bei biliärer Pankreatitis).

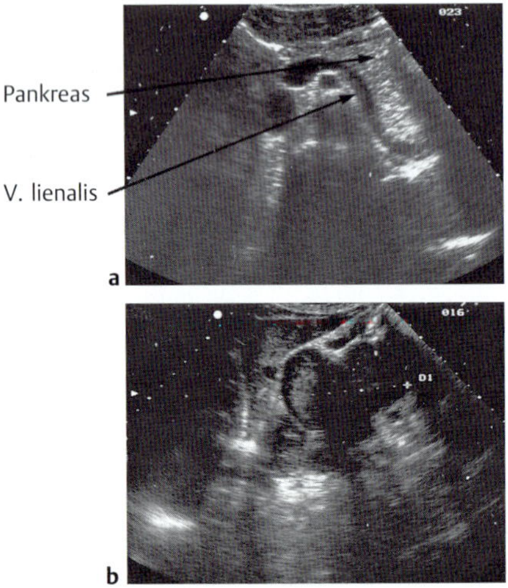

Abb. 176 **a** Sonographische Darstellung eines normal großen Pankreas und der Vena lienalis (Pfeil); **b** sonographische Darstellung eines Pankreaskarzinoms

11.6 Milz

Grundlagen

- **Anatomie:** Die Milz liegt subphrenisch im linken Oberbauch unter dem linken Rippenbogen an der posterolateralen Wand der Abdominalhöhle. Ihre Längsachse verläuft etwa entlang der 10. Rippe. Bei Inspiration tritt die Milz nach kaudal und medial. Die Milz ist im Ultraschall ca. 4 cm × 7 cm × 11 cm (Länge) groß (*Merke:* 4711).
- **Physiologie:** Die Milz dient dem Abbau von alten/defekten Erythrozyten und ist außerdem ein wichtiges Organ der Immunabwehr des Menschen (u. a. für die Antikörperproduktion). Bei Vergrößerung der Milz kann es zu einem Pooling von Blutzellen sowie einem gesteigerten Zellabbau in der Milz kommen, wodurch die Anzahl der Zellen im Blut absinkt (Hypersplenismus mit Zytopenie: Anämie, Leukopenie und Thrombopenie).

Anamnese

- **Hinweis:** Die meisten Veränderungen der Milz sind Ausdruck von Systemerkrankungen oder Erkrankungen anderer Organe.
- **Ggf. fragen nach** bekannten Lebererkrankungen, vergrößerten Lymphknoten, Hinweisen auf chronische Infektionen, Hinweisen auf Lymphome, Leukämien, Speicherkrankheiten.

Palpation

- **Hinweis:**
  - Beim gesunden Erwachsenen ist die Milz nicht tastbar.
  - Eine tastbare Milz setzt in der Regel eine Vergrößerung mindestens auf das 2fache der normalen Größe voraus, oftmals kann selbst dann nur der untere Milzrand getastet werden.
- **Position von Patient und Untersucher:** Der Untersucher sitzt auf der rechten Seite des Patienten, der Patient liegt auf dem Rücken.
- **Praktisches Vorgehen:**
  - Die linke Hand schräg im linken Oberbauch in Richtung der Axillarlinie auflegen. Die rechte Hand kann gleichzeitig gegenhalten, um die Palpation der Milz zu erleichtern.
  - Unter leichtem Druck eine tiefe Palpation mit der linken Hand nach kranial und dorsal durchführen, wobei der Patient tief einatmen sollte (s. Abb. 177).
  - Durch Lockern des Druckes kann ggf. der über die Fingerspitzen gleitende Milzrand palpiert werden.
  - Bei nicht tastbarer Milz kann eine bimanuelle Palpation des Abdomens erfolgen (s. Abb. 177).
  - Bei stark vergrößerter Milz kann manchmal der nach medial gespaltene Milzrand (Margo crenatus) palpiert werden.
  - Bei sehr großer Milz kann die Mittellinie überschritten sein, und die Milz kann im rechten Abdomen liegen (*Cave:* Abgrenzung vergrößerte Milz/Niere). Um eine vergrößerte Milz nicht zu übersehen, sollte daher bei zunächst nicht gelungener Palpation das Vorgehen im rechten Unterbauch wiederholt werden.

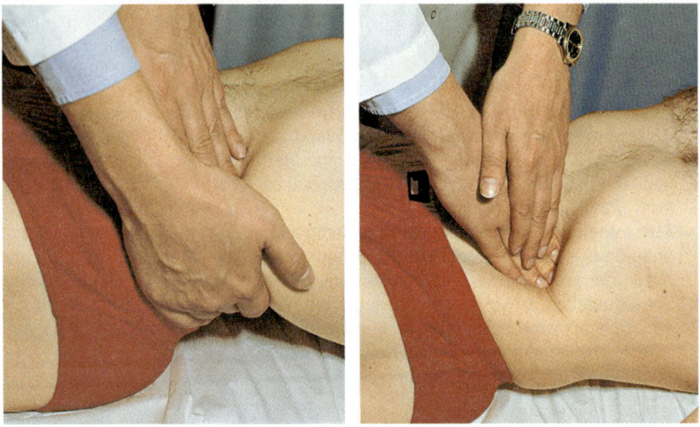

a b

Abb. 177 **a** + **b** Praktisches Vorgehen bei der Milzpalpation

► **Pathologische Befunde und mögliche Ursachen:** s. Tab. 77.

Tabelle 77 · **Pathologische Befunde und mögliche Ursachen bei Untersuchung der Milz**

Befund	denken an
– Milzvergrößerung (s. Abb. 178) ▶ *Beachte:* Grundsätzlich jede Milzvergrößerung genau beschreiben und abklären, insbesondere auf Konsistenz und mögliche Druckschmerzhaftigke it achten (s. u.).	– Infektionserkrankungen (Hypertrophie des retikuloendothelialen Systems) – Tumoren (selten)/Leukämien (Infiltration mit Tumorzellen) – Leberzirrhose mit portaler Hypertension (Blutstauung)
– sehr weiche Konsistenz	– septische Milzvergrößerung (teilweise schwer zu tasten).
– derbe Konsistenz	– Tumoren/Leukämien
– druckschmerzhafte Milz	– Milzinfarkt – Perisplenitis – Milzabszess
– Reiben der Milzkapsel gegen das Peritoneum (Auskultation)	– Perisplenitis

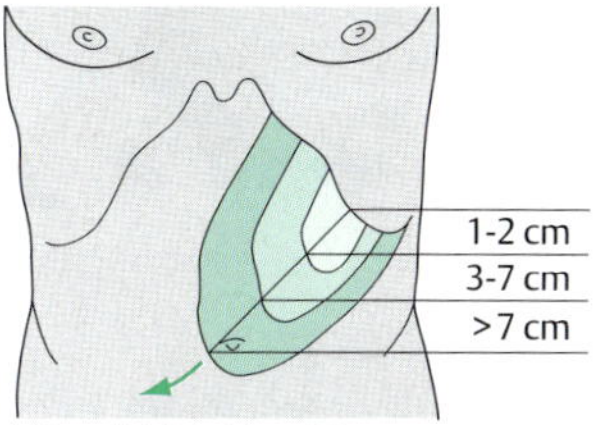

1-2 cm leichte Vergrößerung
3-7 cm mäßige Vergrößerung
7 cm ausgeprägte Vergrößerung

Abb. 178 Ausmaß der Milzvergrößerung unterhalb des Rippenbogens; entsprechende Differenzialdiagnosen (s. Tab. 78)

Tabelle 78 · Differenzialdiagnose bei Milzvergrößerung in Abhängigkeit vom Ausmaß der Vergrößerung unterhalb des Rippenbogens

Ausmaß der Vergrößerung	denken an
– leichte Vergrößerung (1–2 cm, s. Abb. 178)	– Infektionen, hämolytische Anämie, akute Leukämie, Leberzirrhose, kardiale Stauung, rheumatische Erkrankungen
– mäßige Vergrößerung (3–7 cm, s. Abb. 178)	– Infektionen, portale Stauungsmilz, hämolytische Anämie, malignes Lymphom
– ausgeprägte Vergrößerung (≥ 7 cm, s. Abb. 178)	– chronische myeloische Leukämie, hämolytische Anämie, Speicherkrankheiten, Milzzyste

Perkussion

- Die Perkussion der Milz ist eine relativ unzuverlässige Methode, die Milzgröße zu bestimmen, weshalb sie im klinischen Alltag keine große Rolle spielt.
- Man kann durch die Perkussion aber bei nicht tastbarer Milz eine Orientierung über die ungefähre Milzgröße erreichen: Der untere Rand kann ggf. durch den Übergang einer Dämpfung in die Tympanie des gasgefüllten Darmes lokalisiert werden, wobei die Perkussion entlang des 9. ICR (Traube-Raum) bis zur vorderen Axillarlinie erfolgen sollte (s. Abb. 179).

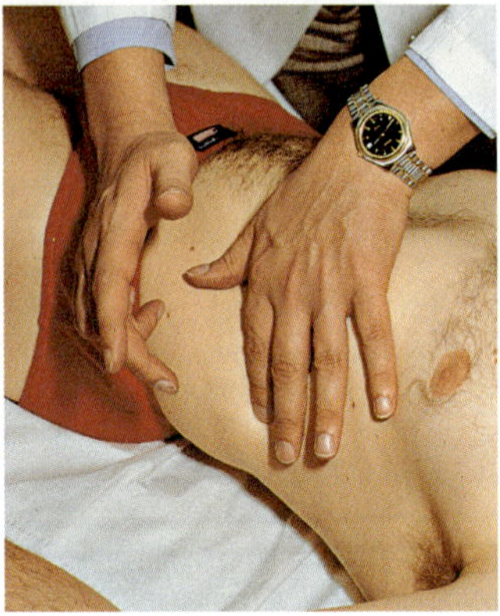

Abb. 179 Perkussion der Milz

Sonstige Zeichen bei Erkrankungen der Milz

- **Infektionen:** Nach Milzentfernung (Splenektomie) werden Infektionen begünstigt (v.a. mit Pneumokokken und Haemophilus influenzae). Klinisch resultieren zum Teil lebensbedrohliche Verläufe (v.a. bei Kindern; *overwhelming post splenectomy infection* = OPSI-Syndrom). *Beachte:* Vor einer geplanten Splenektomie daher entsprechende Impfungen durchführen.
- **Fieber:** Bei Entzündungen oder Tumoren.
- **Oberbauchschmerzen, Übelkeit, Brechreiz:** Vor allem bei Tumoren und Entzündungen.

Beispiele klinisch wichtiger Erkrankungen

- **Zahlreiche Erkrankungen** können zu einer Milzvergrößerung führen.
- **Besonders wichtig sind:**
  - Infektionserkrankungen.
  - Tumoren/Leukämien.
  - Leberzirrhose.
  - Speicherkrankheiten, 3 Gruppen sind wichtig: s. Tab. 79.

Tabelle 79 · Speicherkrankheiten, die eine Milzvergrößerung zur Folge haben können

Stoffwechselprodukt	Stoffwechseldefekt
Glykogen	angeborene Stoffwechselkrankheiten mit Enzymdefekten, bei denen Glykogen nicht oder nur ungenügend zu Glukose umgebaut werden kann; bisher sind 10 Typen beschrieben, einige davon können zur Splenomegalie führen
Cerebroside (*Morbus Gaucher*)	erbliche Erkrankung mit Mangel an Glucocerebrosidase; Speicherung von Cerebrosiden in den Zellen des retikulohistiozytären Systems (v.a. in Milz und markhaltigen Knochen)
Sphingomyelin (*Morbus Niemann-Pick*)	erbliche Sphingolipidose; Speicherung von Sphingomyelin im retikulohistiozytären System

Ergänzende klinische und apparative Diagnostik

- **Klinische Chemie:** Evtl. Hinweise für die Grunderkrankung bei Milzvergrößerung, z. B. erhöhte Leberwerte und erniedrigtes Albumin (Synthesereduktion) bei Lebererkrankungen, Nachweis von Tumorzellen im Blut (z. B. bei Leukämien).
- **Ultraschall:** Bestimmung von Milzgröße und -form, Hinweise für Grunderkrankung wie Leberzirrhose, Lymphknotenvergrößerungen im Bauchraum bei Lymphomen/Leukämien.
- **Knochenmarkpunktion:** Bei Hinweisen für hämatologische Erkrankung evtl. zur Diagnose und zum Staging wichtig.

12 Untersuchung der weiblichen Genitalorgane

12.1 Grundlagen

Anatomie und Physiologie von Vagina und Vulva

- **Anatomie:**
  - *Aufbau und Lage der Scheide:* Die Scheide ist ein häutig-muskuläres, dünnwandiges Rohr. Sie liegt etwa in der Beckenachse. Das hintere (tiefere) Scheidengewölbe grenzt unmittelbar an die Excavatio rectouterina („Douglas-Raum"). Das umgebende Bindegewebe (Parakolpium) stellt eine lockere Verbindung zum Rektum und eine festere Verbindung mit der Harnröhre her.
  - *Aufbau der Vulva:* Nach kaudal öffnet sich die Scheide in den Scheidenvorhof. Der Scheidenvorhof wird von den kleinen Schamlippen (= Labia minora) umschlossen, die nach kranial in je zwei Falten auslaufen. Zwischen diesen beiden Falten liegt die Klitoris („Kitzler"). Etwa 2–3 cm hinter der Klitoris liegt die äußere Öffnung der Harnröhre (Ostium urethrae externum). Nach rechts und links wird die Vulva durch die großen Schamlippen (Labia maiores) begrenzt. Im Bereich der hinteren Kommissur münden rechts und links die Ausführungsgänge der großen Vorhofdrüse (Glandula vestibularis major = Bartholin-Drüse).
  - *Blutversorgung und Lymphabfluss:*
    - Scheide: s. Uterus S. 249.
    - Vulva: A. pudenda interna, Aa. pudendae externae. Der Lymphabfluss erfolgt in die Lymphknoten der Leistenbeuge.
- **Physiologie:** Der Aufbau des Vaginalepithels ist östrogen- und gestagenabhängig, wobei die Epithelhöhe dem Östrogeneinfluss in etwa proportional ist. In der Vagina herrscht ein saurer pH-Wert von 4–4,5. Er ist Voraussetzung für die Resistenz der Vagina gegenüber aufsteigenden Infektionen.

Anatomie und Physiologie des Uterus

- **Anatomie:**
  - *Aufbau:*
    - Die Gebärmutter (Uterus) ist ein überwiegend aus glatter Muskulatur (= Myometrium) bestehendes Hohlorgan und setzt sich zusammen aus Fundus uteri, Corpus uteri und Cervix uteri.
    - Die untere „Ecke" des Cavum uteri leitet in den Zervikalkanal über und wird auch als „innerer Muttermund" bezeichnet. Das Cavum uteri ist von einer Schleimhautschicht (= Endometrium) ausgekleidet.
    - Den in die Scheide reichenden Teil des Uterus bezeichnet man als Portio vaginalis uteri oder einfach als „Portio". Der Zervikalkanal öffnet sich auf der Oberfläche der Portio in das Scheidengewölbe (= Ostium uteri oder „äußerer Muttermund").
  - Der Uterus wird überkleidet vom Peritoneum (= Perimetrium), das fest mit der Muskelschicht verwachsen ist und am seitlichen Uterusrand in das Ligamentum latum übergeht. Das Lig. latum zieht zur seitlichen Beckenwand und ist mit dem Uterus leicht nach vorne geneigt. Es teilt den Beckenraum in eine

vordere (Excavatio vesicouterina) und eine hintere Bauchfelltasche (Excavatio rectouterina = „Douglas-Raum").
- *Blutversorgung:* A. uterina (stärkster Eingeweideast der A. iliaca interna), zieht im Lig. latum zum Uterus und teilt sich in Höhe der Zervix in einen aufsteigenden Hauptast und in die absteigende A. vaginalis, die zur Scheidenwand zieht.
- *Lymphabfluss:* Aus dem Fundus und Corpus uteri und dem unteren Scheidendrittel zu den Nn. Lymphatici inguinales superficiales und interiliakalen bzw. Nn. lymphatici iliaci externi. Aus der Cervix uteri zu den Lymphknoten der A. iliaca interna und externa und der A. obturatoria, aus oberem und mittlerem Scheidendrittel zu den Nn. lymphatici sacrales und zu den Lymphknoten der A. iliaca interna.

► **Physiologie:**
- *Menstruation:* Im geschlechtsreifen Alter bewirken die Hormone des Eierstocks (s. u.) an der Uterusschleimhaut die Menstruationszyklen. Der meist 28-tägige Zyklus gliedert sich in Regenerationsphase (1.–4. Tag), Proliferationsphase (5.–15. Tag) und Sekretionsphase (15.–28. Tag).
- *Schwangerschaft:* In der Schwangerschaft ist die Gebärmutter der Fruchthalter, die Uterusmuskulatur passt sich der Vergrößerung an und wirkt bei der Geburt als „Motor".

Anatomie und Physiologie der Adnexe

► **Anatomie:**
- *Definition:* Unter dem Begriff „Adnexe" (= Anhangsgebilde) versteht man bei der Frau Eierstock (= Ovarium), Eileiter (= Tuba uterina) und deren Aufhängebänder.
- *Lage:* Das Ovar ist am Eingang zum kleinen Becken befestigt und liegt in einer Grube zwischen A. iliaca interna und externa. Der Eileiter zieht beiderseits von der oberen Begrenzung des kleinen Beckens medianwärts zum Tubenwinkel des Uterus.
- *Blutversorgung:*
  - Ovar: Aa. ovaricae, entspringen aus der Aorta und verlaufen im Bindegewebe des Lig. suspensorium ovarii; zusätzlich ist der Ramus ovaricus der A. uterina beteiligt.
  - Eileiter: Versorgung über den Ramus tubarius der A. uterina und den Ramus tubarius der A. ovarica.

► **Physiologie:**
- Im Ovar erfolgt die Follikelreifung unter dem Einfluss von FSH (= Follikel stimulierendes Hormon) aus der Hypophyse. Durch die steigende Östrogenbildung in dieser Phase wird die FSH-Ausschüttung gehemmt (negatives Feedback), die Ausschüttung von LH (= luteinisierendes Hormon) gefördert. Nach dem Eisprung bildet sich aus dem gesprungenen Follikel der Gelbkörper (= Corpus luteum), der unter dem Einfluss von LH Progesteron produziert. Kommt es nicht zur Befruchtung und Schwangerschaft und bleibt die damit einhergehende Stimulation des Gelbkörpers aus, bildet sich das Corpus luteum zurück (Atresie), die Progesteronbildung im Corpus luteum fällt ab, wodurch es zu einem erneuten FSH-Anstieg kommt.
- Die gesprungene Eizelle wird von den Fimbrien – vermittelt durch lokale Wirkstoffeinflüsse – von der Oberfläche des Ovars aufgenommen und in 4–5 Tagen zum Uterus transportiert. Da die Eizelle jedoch nur 6–12 Std. befruchtungsfähig ist, muss sie spätestens in der Ampulle befruchtet werden. Die Beförderung der Eizelle wird durch rhythmische Kontraktionen der Tube und Bewegungen des Flimmerepithels im Inneren der Tube vermittelt.

Anatomie und Physiologie der Mamma

- **Anatomie:**
  - *Aufbau:* Man unterscheidet an der weiblichen Brust den Drüsen- und den Fettkörper. Der Drüsenkörper sitzt auf der Fascia pectoralis und setzt sich aus 12–20 kegelförmigen Lappen zusammen, die in Bindegewebszüge eingefasst sind. Die Milchgänge münden auf der Mamille mit 12–20 porenförmigen Öffnungen. In der Peripherie des Warzenhofs liegen im Kreis 10–15 kleine Knötchen (Tubercula Montgomery), die Drüsen enthalten
  - *Lymphabfluss:* Das die gesamte Brustdrüse durchziehende Lymphsystem hat seinen Abfluss in den axillären, infra- und supraklavikulären Lymphknoten sowie in den parasternalen Lymphknoten.
- **Physiologie:**
  - In der Schwangerschaft sprossen die Milchgänge aus, das Bindegewebe wird zurückgedrängt, die Brust schwillt weich an. Die endständigen Knospen der Milchgänge werden zu Bläschen (Alveolen) umgeformt, die Drüse wird stark vaskularisiert.
  - Etwa 3–5 Tage postpartal kommt es zum „Milcheinschuss“: Nach Abfall von Östrogen/Progesteron durch Wegfall der Plazenta führt das Prolaktin zur Milchbildung. Die Milchabgabe wird durch Oxytocin gesteuert, das die glatten, oxytocinempfindlichen Muskelzellen in der Wand der Alveolen (Myoepithelien) zur Kontraktion bringt. Die Ausschüttung von Prolaktin und Oxytocin wird durch taktile Reizung (Saugen des Kindes) der Brustwarze unterhalten.

12.2 Anamnese

Hinweis

- Allgemeine Vorgehensweise bei der Anamneseerhebung: s. S. 1.
- Im Folgenden werden die Besonderheiten der Anamneseerhebung in der Frauenheilkunde aufgeführt.

Jetzige Anamnese

- **Welche Beschwerden?**
  - Art, Beginn, Dauer und Stärke der Beschwerden?
  - Zusammenhang mit bestimmten Tätigkeiten (z. B. bewegungsabhängig, Nahrungsaufnahme, Geschlechtsverkehr) oder periodisch (z. B. abhängig von der Tageszeit oder vom Zyklus).
- **Bei Schmerzen:** Fragen nach Lokalisation und Ausstrahlung, Intensität, Charakter (z. B. stechend, dumpf), Dauer, Verlauf (z. B. kolikartig). Mögliche Ursachen in Abhängigkeit von Lokalisation und Zusatzbefunden s. Tab. 80.

Tabelle 80 · Mögliche Ursachen von Schmerzen im Genitalbereich und Unterbauch in Abhängigkeit von Lokalisation und Zusatzbefunden

Schmerzcharakter/Begleitsymptome /-befunde	denken an
Schmerzen im Bereich von Vulva und Vagina:	
– brennender Schmerz im Introitusbereich und in der Vagina, Schmerzen beim Geschlechtsverkehr und bei der Miktion in Verbindung mit Pruritus (s. S. 255) und Fluor (s. S. 255)	– Vulvitis/Kolpitis – in Verbindung mit Bläschenbildung V.a. Herpes genitalis
– brennender Schmerz im Introitusbereich, Schmerzen beim Geschlechtsverkehr, pergamentartige Vulvahaut	– Lichen sclerosus et atrophicus
– Schmerzen im Vulvabereich mit/ohne Rötung und Überwärmung der Haut, Geschwulst im Labienbereich	– Bartholin-Abszess/-Zyste (DD: Vulvaabszess)
– Schmerzen im Vulva-/Vaginabereich in Verbindung mit Ulzera oder Tumoren im Vagina-/Vulvabereich, Wundgefühl, oft jahrelang bestehender, quälender Juckreiz	– Vaginal Vaginal-/Vulvakarzinom
Schmerzen im Bereich von Unterbauch und Rücken:	
– Schmerzen im Rücken und Unterbauch, Druckgefühl nach unten, evtl. Inkontinenz	– Descensus uteri
– wehenartige Schmerzen mit perioden- bis überperiodenstarker Blutung mit Koagel- und Gewebeabgang	– Abortus incipiens bei schwangerer Patientin – Abortus (in)completus (s. S. 275) bei schwangerer Patientin
– Unterbauchschmerzen, positive Entzündungszeichen, Fieber, vorausgegangener operativer Eingriff oder Patientin im Wochenbett	– Endomyometritis
– einseitig lokalisierte, akut einsetzende oder progrediente Unterbauchschmerzen, sekundäre Amenorrhö, positiver Schwangerschaftstest, ultrasonographisch leeres Cavum uteri	– Extrauteringravidität; bei Tubarruptur auch Zeichen des akuten Abdomens
– einseitig lokalisierter Unterbauchschmerz, Erschütterungsschmerz, Schmerzen nach heftigen Bewegungen	– Ovarialzyste, bei Stieldrehung auch Zeichen des akuten Abdomens
– akuter, oft einseitig betonter Unterbauchschmerz, beginnend nach der Periodenblutung, evtl. in Kombination mit Übelkeit/Erbrechen, eitriger Fluor, Entzündungszeichen	– Adnexitis
– Unterbauchschmerz wechselnder Stärke, Fremdkörpergefühl, Aszites, tastbare Resistenz im Adnexbereich	– Ovarial-/Tubenkarzinom
– chronischer, diffuser Unterbauchschmerz	– Adhäsionen (z. B. postentzündlich bei Adnexitis, Endometriose)
– Unterbauchschmerz in der Zyklusmitte	– Ovulationsschmerz

Eigenanamnese

- **Vorausgegangene „Unterleibserkrankungen"**, z. B. Adnexitis?
- **Operationen** (insbesondere an Uterus, Adnexe und Mamma):
  - Wann, wo behandelt, Art des Eingriffs (Bauchschnitt /Bauchspiegelung)?
  - Bei malignen Erkrankungen immer nach Tumorstadium, Art der Nachbehandlung (Radiotherapie, Chemotherapie), Zeitpunkt und Ergebnis der letzten Nachsorgeuntersuchung bzw. danach fragen, wo Unterlagen angefordert werden können (Patientinnen wissen z. B. oft nur, dass sie „Unterleibskrebs" hatten, und können keine genaueren Angaben machen!).
- **Systemerkrankungen:** Stoffwechselerkrankungen (z. B. Diabetes mellitus), Hypertonus, kardiovaskuläre Erkrankungen.
- **Vorerkrankungen.**
- **Allergien:** Medikamente, Latex, chemische Substanzen, Pflaster usw.

Geburtshilfliche Anamnese bei nicht schwangeren Frauen

- **Frühere Geburten:**
  - Entbindungsdatum, Geschlecht des Kindes, Geburtsgewicht, Entbindungsmodus (Spontangeburt mit/ohne Dammschnitt, operative Entbindung).
  - Bei operativen Entbindungen (Kaiserschnitt = Sectio caesarea, Saugglocke = Vakuumextraktion, Zangenentbindung = Forzepsentbindung) immer nach dem Grund der operativen Intervention fragen!
- **Komplikationen bei früheren Schwangerschaften,** z. B. frühere Tot- und Fehlgeburten, Schwangerschaftsabbrüche, Extrauteringravidität? Wann, in welcher Schwangerschaftswoche, Komplikationen, wo und wie behandelt?

Geburtshilfliche Anamnese bei schwangeren Frauen (s. S. 468)

Gynäkologische Anamnese

- **Zyklusanamnese:**
  - *Menarche/Menopause* in welchem Lebensalter?
  - *Zeitpunkt* (= 1. Tag der Periodenblutung) und *Art* der letzten Periodenblutung?
  - *Zykluslänge* (Zeitraum vom 1. Tag der Periodenblutung bis zum Einsetzen der nächsten Blutung), *Dauer und Stärke* der Blutung?
- **Blutungsstörungen:**
  - *Dysmenorrhö (= schmerzhafte Periodenblutung)?* Auftreten der Schmerzen bereits 1–2 Tage vor Einsetzen der Blutung oder mit einsetzender Blutung
  - *Auffälligkeiten bzgl. der Menstruationsrhythmik?*
    - Amenorrhö (= keine Periodenblutung).
    - Oligomenorrhö (= stark verlängerte Zyklen mit > 35 Tagen, s. Abb. 180).
    - Polymenorrhö (= unregelmäßig oder regelmäßig verkürzte Zyklen mit < 25 Tagen, s. Abb. 180).
  - *Abnorme Blutungsstärke?*
    - Hypermenorrhö (= verstärkte Periodenblutung mit > 5 Vorlagen/Tag, s. Abb. 180).
    - Hypomenorrhö (= verminderte Periodenblutung mit < 2 Vorlagen/Tag, s. Abb. 180).
  - *Abnorme Blutungsdauer?*
    - Menorrhagie (= verlängerte Periodenblutung mit > 6 Tagen, s. Abb. 180).
    - Brachymenorrhö (= verkürzte Periodenblutung mit < 3 Tagen).
  - *Irreguläre Blutungen außerhalb des Zyklus* (= Metrorrhagie, s. Abb. 180)?

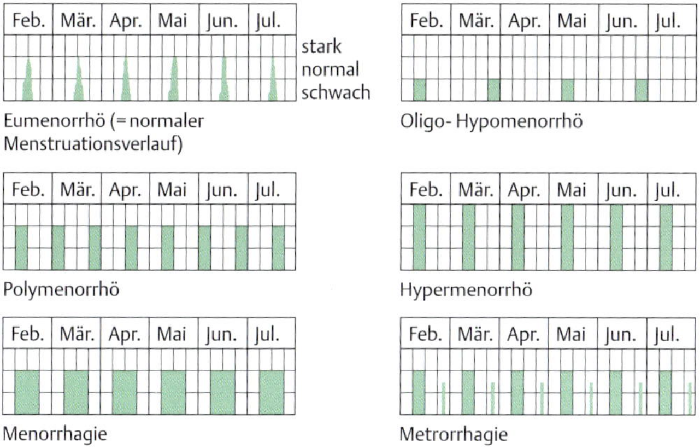

Abb. 180 Eintragung des Menstruationsverlaufs in das Kaltenbach-Schema; die Höhe der ausgefüllten Kästchen kennzeichnet die Blutungsstärke, 1 Kästchen entspricht 7 Tagen, 4 Kästchen einem Monat; Dokumentationsbeginn vermerken (hier Dokumentation ab Februar)

- Prä- oder postmenstruelle Schmierblutungen.
- Kontaktblutungen (z. B. Blutungen nach dem Geschlechtsverkehr).
- Postmenopausale Blutung.

Hinweis: Der Verlauf der Menstruation und das Auftreten irregulärer Blutungen lassen sich am übersichtlichsten mit dem sog. Kaltenbach-Schema (s. Abb. 180) darstellen.

► **Mögliche Ursachen für Blutungsstörungen:** s. Tab. 81.

Tabelle 81 **· Blutungsstörungen und mögliche Ursachen**

Art der Blutungsstörung, Begleitsymptome/-befunde	denken an
gestörte Menstruationsrhythmik:	
– sekundäre Amenorrhö	– Gravidität (häufigste Ursache) – Ovarialinsuffizienz (Wechseljahre, Morbus Addison [s. S. 71], Z.n. Radiatio/Chemotherapie) – hypophysäre Dysfunktion (z. B. Adenome des HVL, Prolaktinom, Sheehan-Syndrom) – Hypothyreose – hypothalamische Dysfunktion (Anorexie, Stress, Leistungssport) – Hyperandrogenismus (PCO-Syndrom, AGS-Syndrom)

Fortsetzung →

Tabelle 81 · Fortsetzung von Seite 253

Art der Blutungsstörung, Begleitsymptome/-befunde	denken an
abnorme Blutungsdauer:	
– Menorrhagie, schmerzhaft	– Uterus myomatosus (s. S. 274); Dauerblutung bei Endometriumhyperplasie (z. B. bei östrogenproduzierendem Ovarialtumor!) oder Follikelpersistenz
– Dauerblutung bei sonographischem Nachweis einer Zyste am Ovar	– Follikelpersistenz
abnorme Blutungsstärke:	
– Hypermenorrhö, schmerzhaft	– Uterus myomatosus (s. S. 274)
– einseitiger Unterbauchschmerz nach Amenorrhö oder abgeschwächter letzter Periodenblutung	– Hormonentzugsblutung bei Extrauteringravidität (s. S. 276)
irreguläre Blutungen außerhalb des Zyklus:	
– Postmenopausenblutung	– Endometriumhyperplasie, Korpus- und Zervixpolypen, Endometrium- und Zervixkarzinom (s. S. 275)
– Kontaktblutung (nach Geschlechtsverkehr)	– Portioektopie, Zervixkarzinom (s. S. 275), Vaginal-, Vulvakarzinom (s. u.), Zervikalpolyp
– Schmier- und Zwischenblutungen	– Korpus- und Zervixpolypen, Endometrium- und Zervixkarzinom, Zervizitis (s. S. 274), Endo(myo)metritis (s. S. 275)
– prä- u. postmenstruelle Schmierblutungen	– hormonelle Störung
– irreguläre genitale Blutung v.a. nach Geschlechtsverkehr (Kontaktblutung); gelegentlich Fremdkörpergefühl in der Vagina, misslich riechender fleischwasserfarbener Fluor	– Vaginal-, Vulvakarzinom, Zervixkarzinom
Blutungen in der Frühschwangerschaft:	
– schmerzlose Schmier- bis periodenstarke Blutung	– Missed Abortion (s. S. 276) – Abortus imminens – Extrauteringravidität
– schmerzlose, perioden- bis überperiodenstarke Blutung	– Missed Abortion (s. S. 276) – Abortus imminens
– schmerzhafte (wehenartige), perioden- bis überperiodenstarke Blutung mit Koagel- und Gewebeabgang	– Abortus incipiens (s. S. 275) – Abortus (in)completus (s. S. 275)

Fortsetzung →

Tabelle 81 · Fortsetzung von Seite 254

Art der Blutungsstörung, Begleitsymptome/-befunde	denken an
Blutungen am Ende der Schwangerschaft:	
– schmerzlose, perioden- bis überperiodenstarke Blutung	– Placenta praevia (= die Plazenta inseriert nicht wie normalerweise im oberen und mittleren Teil des Corpus uterii sondern tiefer und reicht in zervikale Bereiche und damit in den Geburtsweg hinein); wenn sich das untere Uterinsegment gegen Schwangerschaftsende immer mehr ausdehnt, kommt es zur Abscherung und schmerzlosen Ablösung bestimmter Plazentaanteile, die Blutungen auslöst; eine Blutung kann auch durch die Spekulum- oder Tastuntersuchung ausgelöst werden, deshalb diese Manipulationen unbedingt unterlassen!
– schmerzhafte, perioden- bis überperiodenstarke Blutung	– vorzeitige Plazentalösung (*Cave:* Stärke der vaginalen Blutung kein Maß für den tatsächlichen Blutverlust!)

- **Sexualanamnese:**
  - Feste Partnerschaft?
  - Dyspareunie (= Schmerzen beim Geschlechtsverkehr)?
  - Frühere sexuell übertragene Erkrankungen?
  - Verhütung: Einnahme von Ovulationshemmern (= Pille)? Liegendes Intrauterinpessar (= Spirale; seit wann, welcher Typ)?
- **Fluor** (= Ausfluss): Vermehrte Flüssigkeitsabsonderung aus der Scheide ist ein häufiges Symptom.
  - Fragen nach Farbe und Beschaffenheit, z. B. gelb, grünlich-schaumig, wässrig-dünnflüssig, quarkartig-bröckelig?
  - Mögliche Ursachen für Fluor je nach Farbe, Beschaffenheit und Entstehungsort (s. S. 261).
- **Pruritus** (= Juckreiz)? Vorkommen bei Vulvitis/Kolpitis, Lichen sclerosus et atrophicus, Karzinomen im Vulva- und Vaginalbereich, Diabetes mellitus, Leber- und Nierenerkrankungen, anderen Stoffwechselerkrankungen.
- **Mamma:**
  - Schmerzen oder Knoten in der Brust?
  - Vermehrtes Druckgefühl?
  - Überwärmung?
  - Größenzunahme oder -abnahme der Brust?
  - Flüssigkeitsabsonderungen aus der Mamille?
  - Schmerzlose Schwellung einer Extremität?
  - Datum der letzten Mammographie?

Familienanamnese, vegetative Anamnese und Medikamentenanamnese

- **Familienanamnese:** Gibt es Fälle von Brustkrebs oder anderen gynäkologischen Krebserkrankungen in der Familie?
- **Vegetative Anamnese:**
  - *Unterbauchschmerzen* (zyklusabhängig oder unabhängig)?

- *Miktion* (s. S. 9): Dysurie, Pollakisurie, Hämaturie? Inkontinenz, wenn ja, unter Belastung oder in Verbindung mit imperativem Harndrang?
- **Hinweis:** Zunahme des Bauchumfangs, Gewichtsverlust, Miktions- und Defäkationsbeschwerden (z. B. Obstipationen bis hin zum Ileus), evtl. Dyspnoe (Lungenmetastasen/Pleuraerguss) → V.a. Ovarialkarzinom.

► **Medikamentenanamnese:** Nach Ovulationshemmern und oraler Hormonsubstitutionstherapie gezielt fragen, viele Patientinnen erwähnen diese Medikamente nicht!

Sozialanamnese (s. S. 10)

12.3 Spekulumuntersuchung

Ziele

► Vor Spekulumeinstellung Inspektion des äußeren Genitales in Steinschnittlage (s. u.)
► Darstellung der Portio (vaginalis cervicis) und der Vagina zur makroskopischen Beurteilung (Inspektion, ggf. Kolposkopie).
► Ggf. Abstrichentnahme.

Praktisches Vorgehen (s. Abb. 181)

► **Vorbereitung und Lagerung der Patientin:**
- *Entleerung der Harnblase* vor der Untersuchung (Gewinnung von Urin, Erleichterung der Tastuntersuchung).
- *Steinschnittlage auf dem gynäkologischen Untersuchungsstuhl:*
  - Beinhalter des Untersuchungsstuhles so einstellen, dass die Beine gebeugt und abduziert sind.
  - Die Patientin muss so weit in Richtung des Untersuchers „rutschen“, dass das Gesäß den Rand des Untersuchungsstuhls knapp überragt.
  - Darauf achten, dass nicht nur das Gesäß, sondern auch der Bereich der LWS Kontakt zum Untersuchungsstuhl hat, die Patientin also nicht in Lendenlordose liegt, um eine mögliche Abwehrspannung zu vermindern. Die Arme liegen seitlich, der Kopf wird von einem Kissen unterstützt.

► **Inspektion des äußeren Genitales:**
- *Mons pubis:* Grenzen der Schambehaarung? Entzündliche Veränderungen? Schwellungen?
- *Perianalregion und Introitus:* Fissuren? Fisteln? Perianalthrombose? Prolabierte Hämorrhoiden, Marisken? Veränderungen der Hautfarbe (Rötung, weißliche Verfärbungen)? Defekte (Ulzera, Kratzeffekte, Atrophie)? Prominenzen (Tumoren, Bläschen)? Ekzematöse oder entzündliche Hautveränderungen? Größe der Klitoris und der kleinen Labien? Schlussfähigkeit des Introitus (Klaffen? Vorwölbung der Vaginalhaut?), Beschaffenheit des Hymens (intakt? Hymenalatresie?).
- *Press- bzw. Hustversuch:* Nach Abschluss der Vulvainspektion die Patientin auffordern, kräftig nach unten zu pressen, um eine Zysto- oder Rektozele bzw. einen Prolaps uteri zu erkennen. Auf Urinabgang beim Husten und Pressen achten!

► **Spekulumeinstellung** (s. Abb. 181):
- Bei den meist verwendeten zweiblättrigen Spekula die rechte Hand das hintere, rinnenförmige Blatt, die linke Hand hält das vordere, glatte Blatt.

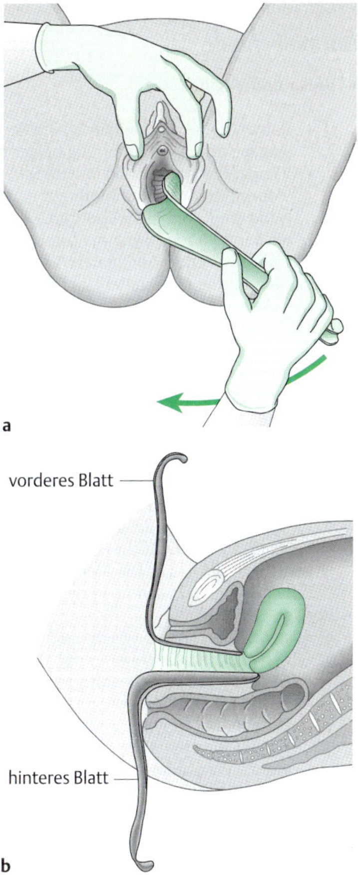

Abb. 181 Spekulumuntersuchung; **a** Einführung des hinteren Blattes, **b** zweiblättriges Spekulum in situ (seitliche Ansicht)

- Nach Entfaltung des Introitus wird das hintere Spekulum zuerst schräg eingeführt, dann unter Drehung und Vorschieben (nach hinten unten, d. h. sakralwärts) in Normallage gebracht.
- Das vordere Spekulum kann nun ganz leicht eingesetzt werden. *Cave:* Unbedingt vermeiden, das laterale Scheidengewebe zwischen beiden Blättern einzuklemmen, ausgesprochen schmerzhaft!
- Durch Anheben des vorderen Blattes wird die Vagina entfaltet und die Portio zwischen beiden Spekula sichtbar, durch Betonen der Spitze des vorderen Blattes kann die Portio "eingestellt" werden.
- Bei Verwendung von selbst haltenden Spekula diese ebenfalls schräg einführen.

► **Inspektion von Vagina und Portio:** s. S. 259.

► **Ggf. Abstrichentnahme:** s. S. 262.

Untersuchung der weiblichen Genitalorgane

- **Ggf. Kolposkopie:** s. S. 278.

Normalbefunde

- **Vulva und Vagina:**
  - *Form:*
    - Vulva: Die beiden kleinen Labien liegen aneinander, sodass der Scheideneingang erst nach Entfaltung beider Schamlippen sichtbar wird.
    - Vagina: Die vordere und hintere Scheidenwand umschließen in etwa einen H-förmigen Spalt und berühren einander. Vordere und hintere Scheidenwand sind normalerweise durch die umgebenden Strukturen fixiert und wölben sich nur wenig ins Lumen der Scheide vor.
  - *Oberfläche:* Vordere und hintere Vaginalwand tragen quer verlaufende Falten, die den mittleren Wandteil als Längswulst vorwölben.
  - *Aussehen:*
    - Vulva: Die Schambehaarung, die auf dem Mons pubis dreiecksförmig verläuft, endet auf der Außenseite der großen Labien. Die kleinen Labien imponieren als häutige, halbmondförmige Läppchen, die hinsichtlich ihrer Größe und Form sehr variabel sein können. In der Schwangerschaft können im Bereich der Labien Varizen auftreten, Vulva und Vagina bekommen aufgrund der vermehrten Durchblutung eine eher livide Farbe.
    - Vagina: Die Scheidenhaut hat eine blassrosa Farbe und ist mit einer weißlichen Flüssigkeit benetzt („Fluor"). Im Bereich des Scheideneingangs können kleine, dreiecksförmige „Hautläppchen" sichtbar sein, die Resten des Hymens (= Hymenalsaum) entsprechen.
  - *Vaginalsekret:* Weißliches Sekret, dünnflüssige bis rahmige Konsistenz, geruchlos, pH 4–4,5. Die Menge des Fluors unterliegt starken individuellen Schwankungen, Zunahme in der Schwangerschaft.
- **Portio:**
  - *Aussehen der Portiooberfläche außerhalb der Schwangerschaft:*
    - Glatte blassrosa schimmernde Oberfläche.
    - Bei Nullipara grübchenförmiger Muttermund.
    - Nach Entbindung bleibt der Muttermund lippenförmig quer gespalten.
    - Ektopie und Umwandlungszone: Häufig findet sich eine zentrale, in typischen Fällen zirkuläre Rötung des Muttermundes („Ektopie"= Verlagerung von Zervikalkanalschleimhaut auf die Portiooberfläche). Diese Grenze zwischen Platten- und Zylinderepithel wird auch als sog. „Umwandlungs- oder Transformationszone" bezeichnet, eine Prädilektionsstelle für Dysplasien und Karzinome. Vor der Menopause (= Wechseljahre, letzte reguläre Menstruationsblutung) liegt diese Grenze auf der Portiooberfläche, im Senium im Zervikalkanal.
    - Subepitheliale Retentionszysten (= „Ovula Nabothi"), die die Oberfläche der Portio vorwölben, sind ohne Bedeutung.
  - *Aussehen der Portiooberfläche in der Schwangerschaft:* Durch die vermehrte Durchblutung in der Schwangerschaft kommt es zu einer lividen Verfärbung der Portio.
  - *Zervikalsekret:* Das Zervikalsekret unterliegt in seiner Konsistenz und Menge zyklischen Veränderungen:
    - Mit steigender Östrogenproduktion (Follikelphase) Steigerung der Zervixsekretion, das Sekret wird durchsichtig, die Viskosität nimmt ab, alkalischer pH-Wert.
    - Unter Progesteroneinfluss (Lutealphase) kommt es zu einer Verminderung der Sekretion, die Viskosität nimmt wieder zu.

Pathologische Befunde und mögliche Ursachen

► **Vulva und Vagina:** s. Tab. 82.

Tabelle 82 · Pathologische Befunde und mögliche Ursachen bei der Inspektion von Vagina und Vulva

Befund	denken an
Größe und Form:	
– Vorwölbung der hinteren oder vorderen Scheidenwand ins Scheidenlumen, klaffender Introitus	– Deszensus und Bildung einer Zysto- oder Rektozele (s. S. 274)
Oberfläche und Aussehen:	
– Bläschen mit wasserklarem Inhalt von etwa 2–3 mm Größe, meist an der Innenseite der kleinen Labien	– Herpes genitalis (s. Abb. 182)
– Ulzera, scharf begrenzt, gelbliche Beläge oder Krusten	– Herpes genitalis (nach Ruptur der Bläschen)
– spitze, blumenkohlartige, meist weiche Tumoren, z.T auch beetartige Ausdehnung	– Kondylome (s. Abb. 183)
– Knoten mit oberflächlichen Blutungen, Indurationen der Vulvahaut evtl. großflächig mit in der Mitte liegendem Ulkus; blumenkohlartig vorwachsender Tumor oder Ulzera, evtl. auch beidseitig ("Abklatschmetastasen"), tastbare Leistenlymphknoten	– Vulva-/Vaginalkarzinom (s. Abb. 184)
– Rötung und Schwellung von Vulva und Vagina, Erosionen und Kratzspuren, vermehrter, auffälliger und misslich riechender Fluor (s. u.):	– Vulvitis und Kolpitis
– schmerzlose, prall-elastische Schwellung der kleinen Labie	– Bartholin-Zyste
– gerötete, dünne Haut mit Überwärmung im Bereich der kleinen Labie, Geschwulst bis zu 5cm Größe, extremer Druckschmerz	– Bartholin-Abszess

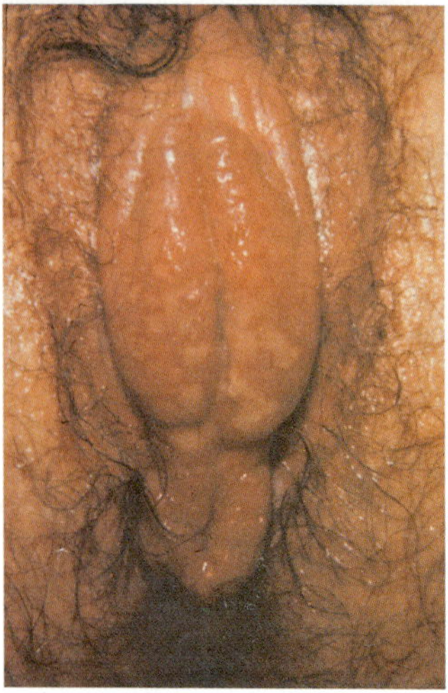

Abb. 182 Herpes genitalis

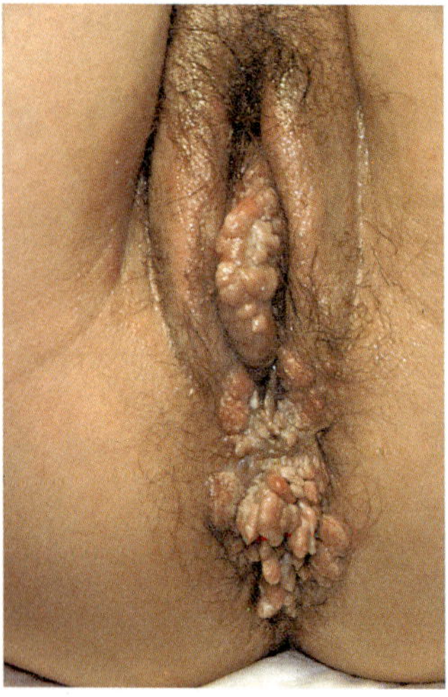

Abb. 183 Kondylome

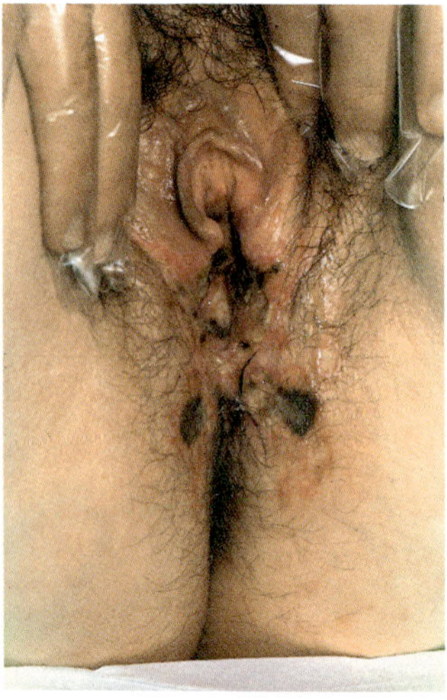

Abb. 184 Vulvakarzinom

- **Fluor vaginalis („Ausfluss"):**
  - *Mögliche Ursachen für vermehrten/pathologisch veränderten Fluor je nach Entstehungsort:* s. Tab. 83.

Tabelle 83 · Mögliche Ursachen für vermehrten/pathologisch veränderten Fluor je nach Entstehungsort

Entstehungsort	denken an
– Vulva	– Vulvitis – Vulvakarzinom
– Vagina	– Kolpitis – Vaginalkarzinom – vermehrt bei Schwangerschaft und sexueller Erregung
– Zervix	– Ektopie – Polyp – Karzinom – Zervizitis
– Corpus uteri	– Endomyometritis – Adnexitis – Korpuskarzinom

  - *Mögliche Ursachen für vermehrten/pathologisch veränderten Fluor je nach Erscheinungsbild:* s. Tab. 84 und Tab. 86.

Tabelle 84 · Mögliche Ursachen für vermehrten/pathologisch veränderten Fluor je nach Erscheinungsbild (s. auch Tab. 86)

Erscheinungsbild	denken an
– vermehrter Ausfluss	– Schwangerschaft, sexuelle Erregung
– weißlich-krümeliger Fluor, hüttenkäseartig	– Vaginalmykose (Candida albicans)
– vermehrter, weißlich-durchsichtiger, dünnflüssiger Ausfluss aus der Zervix	– Chlamydienzervizitis (v.a. bei gleichzeitiger Verletzlichkeit des Portioepithels bei der Abstrichentnahme), Polypen
– blutig („fleischwasserfarben") tingierter oder bräunlicher, übel riechender Ausfluss aus Vagina, Zervix oder Uterus	– Vagianalkarzinom, Zervix- oder Korpuskarzinome
– eitriq-gelblicher Ausfluss aus der Zervix	– Zervizitis, Adnexitis – Endomyometritis
– pH-Wert > 4,5, übel riechend, Amin-Test positiv (= fischartiger Geruch des Sekrets bei Zugabe von KOH)	– Kolpitis (= Vaginitis)

► **Portiooberfläche:** s. Tab. 85.

Tabelle 85 · **Pathologische Befunde und mögliche Ursachen an der Portio**

Befund	denken an
– atypische Transformationszone, d. h. gelb-rote, glasige, leicht erhabene Veränderungen	– s. Kolposkopie S. 278
– warzenartige Vorwölbungen	– Condylomata acuminata (s. S. 274)
– glatte, exophytische Vorwölbungen	– Zervixpolypen (sog. Plazentapolypen in der Schwangerschaft)
– unregelmäßige, vulnerable oder blutende exophytische oder endophytische Tumoren	– Zervixkarzinom

12.4 Entnahme von Abstrichen

Nativpräparat

► **Ziel:** Beurteilung der Vaginalflora bei V.a. Infektion, grobe Beurteilung des hormonellen Status (charakteristische Veränderungen der Vaginalepithelzellen im Zyklusverlauf, s. u.).

► **Praktisches Vorgehen:** Nach der Spekulumeinstellung im hinteren Blatt des Spekulums zurückbleibendes Sekret auf 2 Objektträger aufbringen. Das Sekret des einen Objektträgers mit 1 Tropfen NaCL 0,9 %, das des anderen Objektträgers mit einem Tropfen KOH mithilfe eines weiteren Objektträgers dünn ausstreichen.

► **Mikroskopischer Normalbefund:**
  - Zur physiologischen Flora gehören die sog. Döderlein-Bakterien (= Laktobazillen), die wie lange, dünne Fäden aussehen (s. Abb. 185).
  - Die abgeschilferten Vaginalepithelzellen kommen je nach Zykluszeitpunkt unterschiedlich zur Darstellung: Groß, eher rund, flach und ausgebreitet mit pyknotischem Kern (= Superfizialzellen) unter Östrogenwirkung, länglich

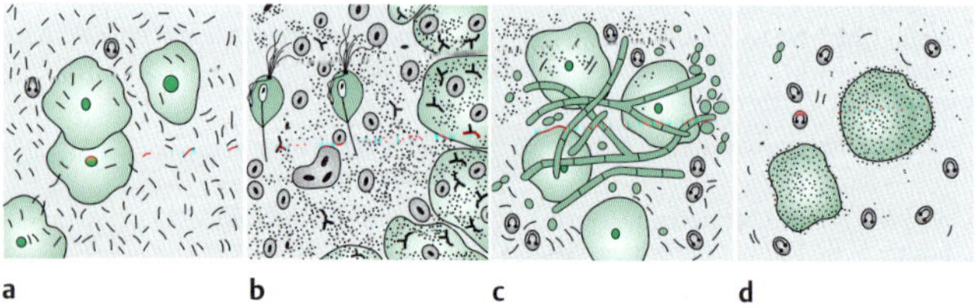

Abb. 185 **a** Mikroskopisches Bild (Vergrößerung ca. 400fach) einer physiologischen Schiedenflora mit Vaginalepithelien und Laktobazillen. **b** Trichomoniasis derScheide. Die amöboiden Einzeller tragen 2 Geißeln und sind beweglich. Sie sind 2–4-mal so groß wie ein Leukozyt. Kokken sind oft vermehrt. **c** Vaginalmykose: Pseudomyzelien, vereinzelt Sprosszellen. **d** Bakterielle Vaginose, Aminkolpitis. Ein dichter Rasen kleiner Bakterien (Gardnerella vaginalis) „weidet" auf den Vaginalepithelien (= Schlüsselzellen/Clue Cells)

und mit eingerollten Zellrändern, in Haufen liegend (= Intermediärzellen) unter Gestagenwirkung.

- **Pathologische Befunde im mikroskopischen Bild:** s. Tab. 86 und Abb. 185.

Tabelle 86 · Mikroskopische Befunde im Nativpräparat

klinischer Befund	mikroskopisches Bild	Erreger	Erkrankung
– zäher, weißlicher Fluor (wie „Hüttenkäse"), Pruritus	– KOH-Präparat (Pilzmyzel besser sichtbar!), fadenförmiges Pilzmyzel, evtl. Sprosszellen (s. Abb. 185c)	– Candida albicans oder andere Hefen	– Soorkolpitis
– verstärkter, dünnflüssiger, leicht übelriechender Fluor („fischartig" bei Zugabe von KOH), bis hin zu eitrigem Fluor, brennender Schmerz, Pruritus	– Untergrund des Präparats erscheint bei Kokken fein granuliert, die Kokken überlagern die Zellen, („Clue cells") liegen aber auch zwischen den Zellen; bei Gardnerella kurze, häufig in Klumpen zwischen den Zellen liegende Stäbchenbakterien (s. Abb. 185d)	– E. coli, Enterokokken, Kokken (Staphylo-/Streptokokken), Gardnerella vaginalis (= Haemophilus vaginalis)	– bakterielle Vaginose (Aminkolpitis)
– grünlich-schaumiger Fluor	– Protozoon, ovaler Zellleib, spindelförmiger Zellkern, 4 Geißeln mit lebhafter Bewegung bei sofortiger mikroskopischer Betrachtung (s. Abb. 185d)	– Trichomonas vaginalis	– Trichomoniasis

Abstrich zur weiterführenden mikrobiologischen Diagnostik

- **Ziel:** Differenzierung der Keime, Erstellung eines Antibiogramms.
- **Praktisches Vorgehen:** Spekulumeinstellung, mit Watteträger hinteres Scheidengewölbe/Portiooberfläche abstreichen, Watteträger unmittelbar in Nährmedium einbringen.
- **Spezielle mikrobiologische Abstriche:** Bei Chlamydienverdacht (intrazellulärer Erreger!) zusätzlichen Abstrich unter drehenden Bewegungen aus dem Zervikalkanal entnehmen. Bei V.a. Gonokokken dreifache Abstrichentnahme (Urethra, Zervix, Rektum). Bei V.a. Herpes genitalis – wenn möglich – Bläscheninhalt mit dem Watteträger aufnehmen. Für alle genannten Abstriche sind Spezialmedien erforderlich, ggf. im Labor nachfragen!

Zytologischer Abstrich

- **Ziel:** Tumorprävention („Krebsvorsorge") durch Erkennung von Karzinomvorstufen. Zweifacher Abstrich (Portiooberfläche und Zervikalkanal).
- **Praktisches Vorgehen:**
  - *1. Abstrich:* Die gesamte Portiooberfläche, d. h. die Plattenepithel-Zylinderepithel-Grenze ganz abstreichen.
  - *2. Abstrich:* Für den intrazervikalen Abstrich einen Watteträger unter drehenden Bewegungen in den Zervikalkanal hochschieben (bei engem Zervikal-

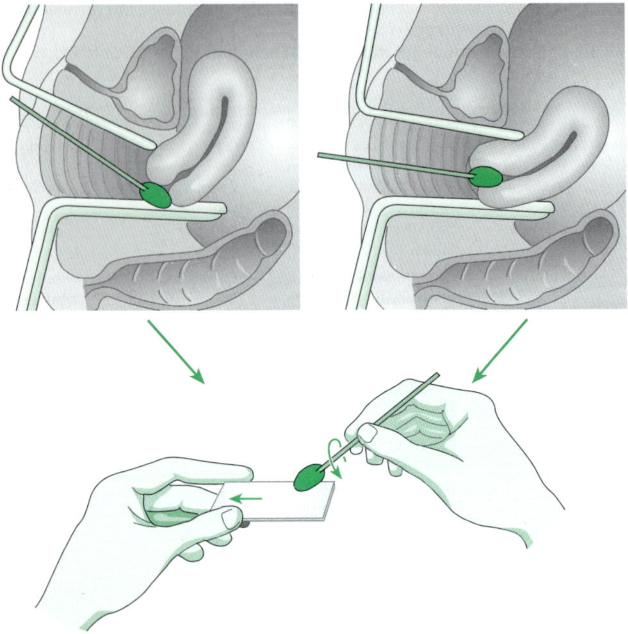

Abb. 186 Abstrichentnahme von der Portiooberfläche und Abstrichentnahme aus dem Zervikalkanal. Ausstreichen auf dem Objektträger

kanal kleiner Watteträger auf Draht oder vorsichtige Dilatation, nicht auf den Endozervikalabstrich verzichten!).

- Bei suspekten Befunden gezielt weitere Abstriche entnehmen, ggf. unter kolposkopischer Kontrolle.
- Den Wattetupfer sofort auf dem Objektträger mit rollenden Bewegungen und unter leichtem Druck ausstreichen und fixieren (z. B. Fixierspray).

► **Normalbefund:** Die Beurteilung erfolgt nach der Papanicolaou-Klassifikation, ein „Pap" Gruppe I–II entspricht einem normalen – unverdächtigen – Zellbild.

► **Pathologische Befunde:** s. Tab. 87.

Tabelle 87 · Pathologische Befunde und mögliche Ursachen beim zytologischen Abstrich

Befund	denken an
– „Pap" Gruppe III und IIID	– Zellen einer Dysplasie leichten bis mittelschweren Grades
– „Pap" Gruppe IV	– schwere Dysplasie, Carcinoma in situ (invasives Karzinom nicht auszuschließen)
– „Pap" Gruppe V	– invasives Karzinom

12.5 Bimanuelle Tastuntersuchung

Ziele

- Beurteilung des Uterus, der Portio und der Adnexe bezüglich Größe, Form, Konsistenz, Oberflächenbeschaffenheit, Druckdolenz, Beweglichkeit und Lage.
- Prüfung eines Bewegungsschmerzes der Portio (sog. „Portio-Schiebe-Lüftungsschmerzes", s. S. 265).
- Beurteilung des Douglas-Raums bezüglich Vorwölbungen, Fluktuationen, Resistenzen und Druckdolenz.
- Beurteilung der Parametrien (s. auch rektale Untersuchung S. 221) bezüglich Infiltraten, Konsistenz und Druckdolenz.
- Bei pathologischen Resistenzen sind deren Größe, Form, Konsistenz, Oberfläche, Lage, Druckempfindlichkeit, Beweglichkeit und Abgrenzbarkeit gegenüber dem Uterus zu beurteilen.

Praktisches Vorgehen (s. Abb. 187)

Beachte:
- Vor einer Palpation *immer* eine Spekulumeinstellung (s. S. 256) vornehmen!
- Bei Schmerzpatientinnen *nie* an der Stelle, wo der Schmerz angegeben wird, mit der Palpation beginnen!

- **Vorbereitung und Lagerung der Patientin:** s. S. 256.
- **Material:** Dünne, mit warmem Wasser oder Öl angefeuchtete Handschuhe.
- **Praktisches Vorgehen:**
  - Die vaginale Untersuchung erfolgt mit dem Zeige- und Mittelfinger der sog. „inneren Hand" (bei Rechtshändern die rechte Hand), die sog. „äußere Hand" liegt der Bauchdecke oberhalb der Symphyse flach auf.
  - *Vaginale Untersuchung:* Die Portio auf Zeige- und Mittelfinger „aufladen", die „innere" Hand anheben und eine evtl. Schmerzhaftigkeit beim Anheben prüfen; ebenso prüfen, ob das „Schieben" der Portio nach sakralwärts schmerzhaft ist. Durch „Umfahren" der Portio deren Länge, Konsistenz und Oberflächenbeschaffenheit prüfen. Durch vorsichtiges Betasten der Portiooberfläche kann bei schwangeren Patientinnen eine Eröffnung des äußeren Muttermundes festgestellt werden.
  - *Bimanuelle Untersuchung:*
    - Mit der „inneren" Hand nun den Uterus der äußeren Hand entgegen schieben. Mit der „äußeren" Hand dann die Bauchwand mit den Fingerbeeren des 2., 3. und 4. Fingers sanft gegen den zu palpierenden Uterus drücken.
    - Zur Beurteilung der Adnexregion mit der „inneren" Hand ins seitliche Vaginalgewölbe wandern und Kontakt mit den Adnexen suchen.

  Beachte: Bei Placenta praevia keine Spekulumuntersuchung und auch keine Palpationsuntersuchung durchführen.

Normalbefunde

- **Organgrößen:**
  - *Uterus:*
    - Der normal große, geschlechtsreife Uterus ist etwa 6–8 cm lang, (Portiolänge etwa 3–4 cm) und wiegt 80–120 g.
    - Im höheren Lebensalter tritt eine Atrophie ein, der Uterus wird kleiner.
    - In der Schwangerschaft wächst der Uterus rasch auf das 7–10fache der ursprünglichen Größe heran (s. Abb. 279, S. 472), die Portio verkürzt sich zum Ende der Schwangerschaft hin. Die schwangerschaftsbedingte Ver-

a

b

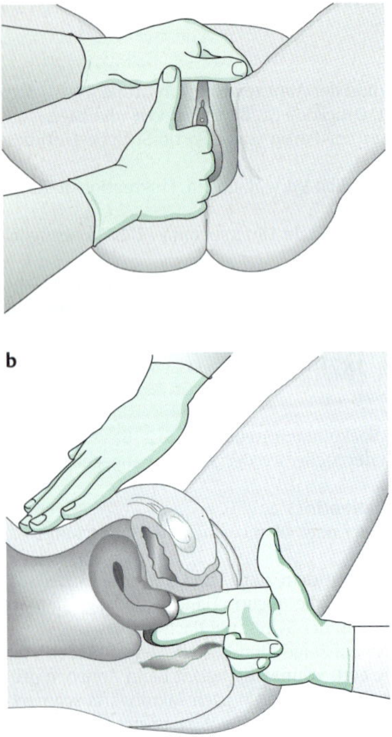

Abb. 187 Bimanuelle Tastuntersuchung

größerung des Uterus lässt sich meist etwa ab der 8. Schwangerschaftswoche erkennen.

- *Adnexe:* Handelförmig, 2–5 cm lang und 0,5–1 cm dick. In der Postmenopause atrophieren die Ovarien und sind schließlich nicht mehr palpabel (Gewicht ca. 5 g).

► **Konsistenz der zu tastenden Strukturen:**

- *Uterus:* Derb, in etwa vergleichbar mit einem angespannten Muskel. In der Schwangerschaft kommt es zu Vergrößerung und Auflockerung des Uterus, er tastet sich weicher.
- *Portio:*
  - Außerhalb der Schwangerschaft: Die Portio tastet sich wie ein derber (Konsistenz entspricht der des Uterus) Zylinder mit einer grübchenförmigen Einziehung an der Oberfläche. Bei älteren Frauen jenseits der Menopause ist die Portio meist ins Scheidenniveau eingeebnet und meist nur noch als kleine Erhebung oder gar nicht mehr zu tasten.
  - Schwangerschaft: Die Portio wird zum Ende der Schwangerschaft hin weicher, verkürzt sich, der Muttermund eröffnet sich und wird für einen oder mehrere Finger der untersuchenden inneren Hand passierbar.
- *Adnexe:* Die Ovarien sind von derber Konsistenz, die Eileiter sind nicht zu tasten.

- **Oberfläche der zu tastenden Strukturen:**
  - *Portio und Uterus:* Glatt.
  - *Adnexe:* Die Ovarien sind glatt, die normalerweise „höckrige" Oberfläche lässt sich nur bei extrem schlanken Patientinnen tasten.
- **Beweglichkeit/Druckschmerz bei der Palpation:**
  - *Vagina:* Die Scheide ist ein bewegliches und gut dehnbares rohrförmiges Hohlorgan, Schmerzen treten bei der Palpation in der Regel nicht auf.
  - *Portio und Uterus:* Schmerzfreie Beweglichkeit der Portio und des Uterus in allen Raumebenen.
  - *Adnexe:* Die Ovarien sind gut beweglich, die Palpation leicht schmerzhaft. Die Eileiter sind im Normalfall nicht zu tasten.
- **Lage der Portio bei der nicht schwangeren Frau:**
  - Die Portio uteri steht etwa in Höhe der Interspinallinie (= gedachte Linie zwischen den beiden Spinaischiadicae).
  - Der Fundus uteri erreicht etwa die Beckeneingangsebene.
  - Der Uterus ist als ganzes Organ nach vorne über die Blase zur Symphyse hin gekippt (Anteversio), der Uteruskörper ist gegenüber der Zervix nach vorne geknickt (Anteflexio, s. Abb. 188).
  - *Lagevarianten:* Retroflexio uteri (= Achsenknickung der Gebärmutter nach hinten), entweder ist der nach hinten abgeknickte Uterus dabei gut beweglich (also aufrichtbar = Retroflexio uteri mobilis), oder er wird durch Verwachsungen in dieser Lage fixiert (= Retroflexio uteri fixata).
- **Lage der Portio in der Schwangerschaft:** Unter dem zunehmenden Wachstumsdruck der Gravidität kommt es zu einer „Streckung" des Uterus aus der anteflektierten Lage. Die Portio rückt zum Termin hin mehr und mehr aus der sakralen Stellung in die Führungslinie nach medial.
- **Lage der Adnexe:** s. S. 249 ; Lagevariationen der Ovarien sind möglich (z. B. hinter dem Uterus).

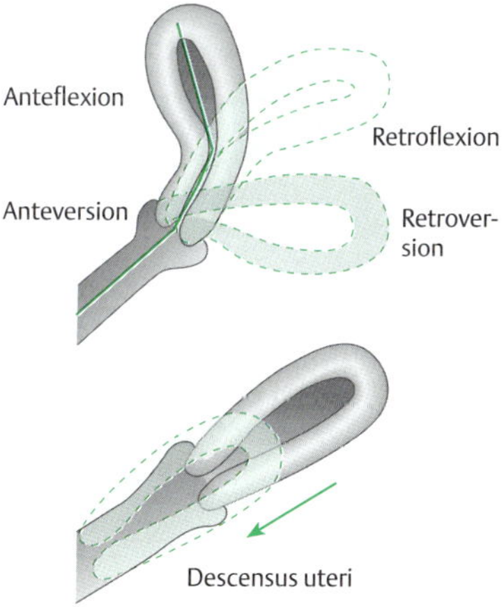

Abb. 188 Normvarianten der Lage des Uterus

Pathologische Befunde und mögliche Ursachen

► **Uterus und Portio:** s. Tab. 88.

Tabelle 88 · Pathologische Befunde am Uterus und mögliche Ursachen

Befund	denken an
Größe:	
– vergrößert	– Uterus myomatosus – Gravidität – Endometriumkarzinom mit Serometra (Sekretstau im Uterus bei verschlossenem Zervikalkanal) – fortgeschrittenes Zervixkarzinom
– verkleinert	– hypoplastischer Uterus bei Gonadendysgenesien (z. B. Ullrich-Turner-Syndrom)
Form/Oberfläche:	
– unregelmäßige Form, kartoffelähnliche Vorwölbungen	– Uterus myomatosus (DD: nicht abgrenzbarer Ovarialbefund)
– unregelmäßige Form, Uterus schlecht in seiner Form abgrenzbar	– Zervix- und Korpuskarzinom
– unregelmäßige, knotige Oberfläche mit kartoffelähnlichen Vorwölbungen	– Uterus myomatosus
Konsistenz des Uterus:	
– weich und aufgelockert	– Schwangerschaft; Verlust der derben Konsistenz bei Infiltration eines Endometriumkarzinoms, der Uterus tastet sich dann ebenfalls weich
Konsistenz der Portio außerhalb der Schwangerschaft:	
– tonnenförmige, derbe Auftreibung der Cervix uteri, exophytisch oder endophytisch wachsender Tumor mit Kraterbildung	– Zervixkarzinom (*Cave:* Bei der Palpation sind erhebliche Blutungen möglich!)
– kugelige Vorwölbungen auf der Portiooberfläche	– Polypen oder bei aus der Gebärmutter herauswachsenden Myomen (Myoma in statu nascendi)
Konsistenz der Portio in der Schwangerschaft:	
– zunehmende Verkürzung der Cervix uteri, Eröffnung des Zervikalkanals	– Zervixinsuffizienz – vorzeitige Wehentätigkeit (*Cave:* Frühgeburt)
Beweglichkeit:	
– eingeschränkte Beweglichkeit des Uterus	– Adhäsionen z. B. als Folge einer Endometriose oder postentzündlich
– Retroflexio uteri fixata	– s. S. 267
– tumoröse „Einmauerung“ des Uterus im kleinen Becken	– z. B. bei fortgeschrittenem Endometrium- oder Ovarialkarzinom

Fortsetzung →

Tabelle 88 · Fortsetzung von Seite 268

Befund	denken an
Druckschmerz bei der Palpation:	
– druckschmerzhafter Uterus	– (Endo-)Myometritis (DD: druckschmerzhaftes Blasenkissen bei Zystitis)
– Portio-Schiebe-Lüftungsschmerz (s. S. 265)	– Adnexitis – Endometriose (s. S. 276) – Extrauteringravidität – Endomyometritis
Lage:	
– Verlagerung des Uterus (und anderer Beckenorgane) nach kaudal	– Descensus uteri bis hin zum totalen Prolaps des Uterus
– Verlagerung des Uterus nach lateral	– raumfordernde Prozesse auf der Gegenseite (Myom, Adnextumor)

► **Adnexe:** s. Tab. 89.

Tabelle 89 · Pathologische Befunde an den Adnexen und mögliche Ursachen

Befund	denken an
Größe/Form:	
– tastbarer Befund im Bereich der Adnexregion	– Extrauteringravidität – Adnexitis/ Tuboovarialabszess – Hydrosalpinx (= Flüssigkeitsansammlung im Eileiter bei Tubenverschluss) – Tubenkarzinom – funktionelle Ovarialzysten – Endometriosezysten – benigne/maligne Ovarialtumoren
Konsistenz:	
– Adnexregion bzw. Ovar vergrößert, „teigige" Konsistenz, Druckschmerz	– Adnexitis – bei positivem Schwangerschaftstest Extrauteringravidität
– solider Konglomerattumor mit deutlicher Schmerzsymptomatik	– Tuboovarialabszess
– prall-elastischer Tumor in der Adnexregion	– Ovarialzyste – Endometriosezyste
– derber, fester Befund in der Adnexregion	– Dermoid – Ovarialfibrom – Tuboovarialabszess – maligner Ovarialbefund
Oberfläche:	
– glatt, gut abgrenzbarer Befund	– benigner Ovarialtumor – Ovarialzyste
– knotig-höckrig, unregelmäßig	– maligne Befunde des Ovars

Fortsetzung →

Tabelle 89 · **Fortsetzung von Seite 269**

Befund	denken an
Druckschmerz bei der Palpation:	
– druckschmerzhafter Befund im Bereich der Adnexregion, Portio-Schiebe-Lüftungsschmerz, positiver Schwangerschaftstest, Uterus kleiner als bei entsprechender SS-Woche zu erwarten	– Extrauteringravidität
– druckschmerzhafter Befund im Bereich der Adnexregion, Portio-Schiebe-Lüftungsschmerz, Uterus druckschmerzhaft, Druckschmerz im hinteren Scheidengewölbe, Leukozytose und Fieber (nicht obligat bei Adnexitis, meist vorhanden bei Tuboovarialabszess)	– Adnexitis, DD: Appendizitis
– Portio-Schiebe-Lüftungsschmerz, verminderte Beweglichkeit des Uterus, druckschmerzhafte, knotige Befunde im Douglas-Raum, ggf. prall-elastischer Tumor im Adnexbereich	– Endometriose
Beweglichkeit bei der Palpation:	
– unbeweglicher, derber, nicht abgrenzbarer Befund in der Adnexregion, knotiger Douglas-Raum	– maligner Ovarialtumor
– unbeweglicher Konglomerattumor im Bereich der Adnexregion	– Endometriose und Tuboovarialabszess

12.6 Untersuchung der Mamma

Inspektion der Mamma

- **Position der Patientin:** Stehend oder sitzend, Oberkörper vollständig entkleidet. Die Patientin soll die Arme zunächst seitlich am Körper halten, danach langsam anheben und über dem Kopf kreuzen und schließlich in die Hüften stemmen. Die Bewegungen nochmals bei vorgebeugtem Rumpf ausführen lassen.
- **Auf folgende Punkte achten:**
  - Größe und Symmetrie der Brüste mit/ohne Bewegung der Arme.
  - Einziehungen, Verziehungen und Höhendifferenzen der Mamillen, akzessorische Mamillen? Sekretion aus den Mamillen? Farbveränderungen oder ekzematöse Veränderung der Mamillen?
  - Oberflächenveränderungen der Brustwarzen und des Warzenvorhofes.
  - Hautveränderungen: Plateaubildung, Vorwölbungen, Hautverfärbungen, „Apfelsinenhaut" (s. S. 271), verstärkte Venenzeichnung.
- **Normalbefunde:**
  - *Aussehen:* Beide Mammae symmetrisch ausgebildet. Eine ungleiche Entwicklung der Brüste kann anlage- bzw. entwicklungsbedingt auftreten und hat keine krankhafte Bedeutung. Eine spätere, sich sekundär entwickelnde Ungleichheit muss allerdings ernst bewertet werden.

- *Größe:*
  - Die Größe wird weitgehend von der Größe des Fettkörpers bestimmt, normal ca. 150–400 g (bis 600 g am Ende der Schwangerschaft, 600–800 g und mehr während der Laktation).
  - Während des Zyklus kommt es nach der Ovulation durch Sprossung der Milchgänge zu einer Vergrößerung des Brustvolumens um 15–45 ml, diese Vergrößerung ist prämenstruell am ausgeprägtesten und geht bis zum 7. Zyklustag wieder zurück.
- *Form:* Halbkugelförmig, häufig ragt ein Fortsatz über den Rand des Brustmuskels in die Achselhöhle.
- *Oberfläche:* Etwas unterhalb der Brustmitte liegt die 10–12 mm hohe Brustwarze (Mamille), die leicht nach außen und oben gerichtet ist. Normvarianten können Flach- oder Hohlwarzen sein. Der Warzenvorhof (Areola mamma) ist rund, etwas dunkler gefärbt. Vermehrte Venenzeichnung in der Schwangerschaft.

► **Pathologische Befunde und mögliche Ursachen:** s. Tab. 90.

Tabelle 90 · Pathologische Befunde und mögliche Ursachen bei der Inspektion der Mamma

Befund	denken an
Größe:	
– Mikromastie	– Hypoplasie der Mammae – entwicklungsbedingt – Turner-Syndrom – androgenitales Syndrom – Anorexia nervosa
– Makromastie (= einseitige oder doppelseitige Hypertrophie des Drüsenkörpers über die normale Größe der Brust hinaus)	– Schwangerschaft – anlagebedingt
Oberfläche/Hautveränderungen:	
– umschriebene Einziehungen der Haut oder Vorwölbungen, Einziehung einer Mamille, Apfelsinenhaut (Peau d'orange = grobporige Verdickung der Haut über einem Karzinom), Ulzera, umschriebene Rötung der Haut, perimamilläre ekzematöse Hautveränderungen	– Mammakarzinom
Beweglichkeit:	
– asymmetrisches Verhalten der Brüste beim Heben und Senken der Arme	– Mammakarzinom
Aussehen:	
– umschriebene Rötungen mit Überwärmung der Haut	– Mastitis, DD: Inflammatorisches Mammakarzinom

Palpation der Mamma und der angrenzenden Lymphknoten

► **Ziel:** Erfassen von Veränderungen des Drüsenkörpers (z. B. Knotenbildungen), der Haut (Indurationen, fehlende Verschieblichkeit) und der regionären Lymphknoten (Vergrößerung, Konglomeratbildung).

► **Praktisches Vorgehen** (s. Abb. 189):
- *Palpation der Mamma:*
  - Untersuchung an der stehenden Patientin mit in die Hüfte gestemmten Armen, anschließend Palpation an der liegender Patientin, die Arme sind hinter dem Kopf verschränkt.
  - Mit flach auf der Brust aufliegenden Fingern alle 4 Quadranten systematisch abtasten. Hierzu mit beiden Händen von oben und von außen kreisförmig um die Mamillen nach innen tasten. Dabei den Kreis immer kleiner werden lassen. Die retroareolare Region extra untersuchen. Bei einer größeren Brust kann die Palaption auch zwischen beiden Händen vorgenommen werden.
  - Bei palpablen Resistenzen deren Verschieblichkeit gegen den M. pectoralis, gegen darüber liegende Haut sowie gegenüber dem restlichen Parenchym prüfen. Größenausdehnung bestimmen, Konsistenz und evtl. Schmerzhaftigkeit prüfen. Prüfung des sog. „Plateau- oder Jackson-Phänomens" über einer Resistenz (bei Kompression der Brust entsteht normalerweise zwischen den Fingern eine Vorwölbung, bei Tumorinfiltration entsteht eine Einziehung).
  - Brust von radiär nach zentral ausstreichen und Druck auf den retromamillären Bereich ausüben. Kommt es zu einem Austritt von Sekret? Bei Flüssigkeitsaustritt zytologischen Abstrich anfertigen.
- *Palpation der angrenzenden Lymphknoten:*
  - Axilla: Die fest zusammenliegenden Finger so tief wie möglich hinauf in die Axilla schieben und gegen die Rippen pressen. Die Finger mit mäßigem Druck nach kaudal ziehen, sodass evtl. vergrößerte Lymphknoten unter den Fingern deutlich tastbar „hindurchrutschen". Die Untersuchung in mehr ventraler und dorsaler Richtung wiederholen.
  - Supra- und infraklavikuläre Lymphknoten anschließend palpieren (Metastasen, entzündliche Vergrößerung).

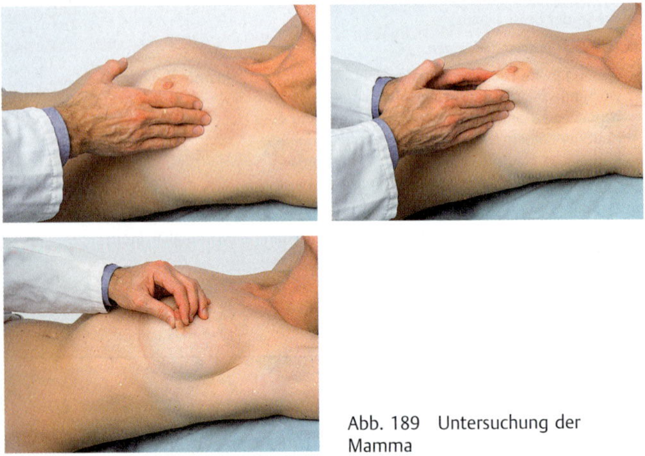

a b c

Abb. 189 Untersuchung der Mamma

► **Normalbefunde:**
- *Konsistenz:* Weich. Die laktierende Mamma tastet sich von der Konsistenz her fester. Spannungsgefühl und Überwärmung bei Milcheinschuss.
- *Beweglichkeit/Druckschmerz bei der Palpation:* Die Mammae sind auf der Rumpfwand gegen die Fascia pectoralis verschieblich. Kein Druckschmerz bei der Palpation.
- *Lage:* Die Mammae liegen zwischen Brustbein und Achselhöhle etwa in Höhe der 3.–7. Rippe.

► **Pathologische Befunde und mögliche Ursachen:** s. Tab. 91.

Hinweis: Bei tastbarem Knoten in der Brust muss immer eine Mammographie erfolgen!

Tabelle 91 · Pathologische Befunde und mögliche Ursachen bei der Palpation der Mamma

Befund	denken an
Konsistenz:	
– unterschiedlich ausgedehnte, schmerzhafte Verdichtungen des Drüsengewebes und/oder solitäre oder multiple knotige Veränderungen	– Mastopathie
Druckschmerz bei der Palpation:	
– (druck)schmerzhafte Verdichtungen des Drüsengewebes	– Mastopathie
– druckschmerzhafte, gerötete Schwellung mit Überwärmung	– Mastitis (außerhalb des Wochenbetts immer Ausschluss Mammakarzinom!)
Knoten in der Brust/palpable Lymphknoten:	
– glatter, gut begrenzter, gummiartiger, verschieblicher Tumor	– Fibroadenom
– glatter, gut begrenzter, evtl. eindrückbarer oder fluktuierender Tumor	– Zyste
– druckschmerzhaftes Infiltrat, Rötung und Überwärmung der Haut, evtl. prall-elastischer Tumor mit Fluktuation, axilläre Lymphknotenschwellung, Fieber	– Mastitis/abszedierende Mastitis DD: inflammatorisches Mammakarzinom
– solitäre, derbe, indolente Knoten, unscharf abgrenzbare Verhärtungen der Brust, gegen Haut/Unterlage fixiert (Jackson-Phänomen, palpable Lymphknoten axillär, infra- und/oder supraklavikulär	– Mammakarzinom
Mamillensekretion:	
– serös-bernsteinfarbene oder blutige Mamillensekretion	– Milchgangspapillom, duktales Mammakarzinom
– klarer/milchiger Ausfluss (= Galaktorrhö)	– Hyperprolaktinämie, z. B. bei Hypohysenadenom, medikamentös, idiopathisch, einseitige Sekretion bei Mastopathie

12.7 Beispiele klinisch wichtiger Erkrankungen

Beispiele klinisch wichtiger Erkrankungen der Vagina und Vulva

- **Vulvitis:** Entzündungen der Vulva, verursacht durch Bakterien, Viren, Protozoen (Trichomonaden), chemische Reize (z. B. Urin bei Inkontinenz, Seifen, Waschmittel), mechanische Reize oder Östrogenmangel im höheren Lebensalter. Auftreten meist in Kombination mit Kolpitis (s. u.).
- **Bartholin-Zyste:** Ausbildung einer Zyste im Bereich der Glandula Vestibularis major bei einer meist entzündlichen (Staphylokokken und Gonokokken) Verlegung des Ausführungsgangs. Bei sekundärer Infektion der Zyste oder durch primäre Infektion des Gangsystems entsteht ein Bartholin-Abszess.
- **Herpes genitalis:** Infektion mit Herpes-simplex-hominis-Typ-2-Viren im Genitalbereich. Infektion durch Sexualkontakte oder Viruspersistenz und Reaktivierung durch z. B. Menstruationsblutung. Infektion des Kindes unter der Geburt möglich.
- **Kondylome (Feigwarzen):** Gutartige Wucherungen des Epithels, die durch eine Infektion mit HPV (= humanes Papillomavirus) hervorgerufen werden (= Condylomata acuminata, DD: Condylomata lata bei Lues). Kondylome sind infektiös (Sexualpartner, Infektion des Kindes unter der Geburt). Vorkommen im Vulva-, Vaginal- und Analbereich sowie im Bereich der Portio.
- **Vulvakarzinom:** Bösartiger Tumor der Vulva, in 90 % der Fälle Plattenepithelkarzinome. Altersgipfel > 65. Lebensjahr, seltener Tumor (4 % aller weiblichen Genitaltumoren). Metastasierung in die inguinofemoralen und pelvinen Lymphknoten.
- **Kolpitis:** Entzündung der Scheide, verursacht durch Bakterien, Viren, Protozoen, bei Verdrängung der normalen Scheidenflora (z. B. bei Östrogenmangel, Antibiotikatherapie).
- **Deszensus:**
  - Isolierte oder kombinierte vertikale Verlagerung der Beckenorgane bei Insuffizienz der Haltestrukturen.
  - Beim „Tiefertreten" des Uterus (Descensus uteri) rückt die Portio in Richtung Introitus und wird je nach Schweregrad im Introitus sichtbar.
  - Ein „Vorfall" des Uterus (Prolaps uteri) bezeichnet das Vorliegen der Gebärmutter vor dem Introitus.
  - Ein Descensus der vorderen und hinteren Scheidenwand (Descensus vaginae anterior et posterior) verläuft meist unter Beteiligung der Nachbarorgane, es kommt zur Ausbildung einer Zysto- und/oder Rektozele.
- **Vaginalkarzinom:** Bösartiger Tumor der Vagina, in 90 % der Fälle Plattenepithelkarzinome. Vorkommen in jedem Lebensalter, mit 1–2 % der Genitalkarzinome selten, häufiger sind intravaginale Metastasen bei z. B. Zervixkarzinom. Metastasierung s. Lymphabflusswege S. 249.

Beispiele klinisch wichtiger Erkrankungen des Uterus

- **Myome:**
  - *Definition:* Gutartige, von der glatten Muskulatur des Uterus ausgehende Tumoren.
  - *Symptome:* Submuköse und intramurale Myome verursachen in erster Linie Blutungsstörungen und Dysmenorrhö, subseröse Myome führen zu Druck- und Verdrängungserscheinungen (z. B. Obstipationen, Schmerzen, Blasenentleerungsstörungen).

- *Komplikation:* Die „Stieldrehung“ eines subserösen Myoms kann zu einem akuten Abdomen führen.
- *In der Schwangerschaft:* Wachstumstendenz (östrogenabhängiges Wachstum!).

► **Endometriumhyperplasie:** Proliferation der Endometriumdrüsen und des Stromas durch Östrogendauerstimulation. Aus dieser sog. glandulär-zystischen Hyperplasie des Endometriums kann sich eine adenomatöse Hyperplasie entwickeln, die als Präkanzerose für das Endometriumkarzinom gilt.

► **Korpus- und Zervixpolypen:** Lokalisierte Hyperplasie des Endometriums.

► **Endo(myo)metritis:** Entzündung der Gebärmutterschleimhaut (und Muskulatur) durch aufsteigende Infektionen. Außerhalb des Wochenbettes selten, meist nach intrauterinen Eingriffen (z. B. Abortkürettage, Abrasio) oder bei liegender Spirale.

► **Endometriose:** s. S. 276.

► **Zervixkarzinom:**
- *Definition und Histologie:* Von der Transformationszone (s. S. 279) der Cervix uteri ausgehender bösartiger Tumor, in 95 % der Fälle Plattenepithelkarzinom.
- *Vorkommen:* Altersgipfel 45.–55. Lebensjahr.
- *Metastasierung:*
  - Per continuitatem: Blase und Darm (Auftreten von Fisteln), Parametrien mit Ummauerung und Kompression der Harnleiter (Hydronephrose), iliakale Gefäße (Lymphödem der unteren Extremität).
  - Lymphogen: Lymphknoten der A. iliacae interna, externa und communis paraaortale Lymphknoten.
  - Hämatogen: Selten (Lunge, Leber, Knochen).

► **Endometriumkarzinom:**
- *Definition:* Vom Endometrium ausgehender bösartiger Tumor, in 60 % der Fälle Adenokarzinom.
- *Vorkommen:* 55.–60. Lebensjahr. Häufig in Kombination mit Adipositas, Hypertonie und Diabetes mellitus.
- *Metastasierung:*
  - Per continuitatem: Ovarien, vordere Vaginalwand.
  - Lymphogen: Pelvine und paraaortale Lymphknoten.
  - Hämatogen: Lunge und Leber.

► **Abort (= Fehlgeburt):**
- *Unterscheidung nach Zeitpunkt:*
  - Frühabort (bis zur 16. Schwangerschaftswoche).
  - Spätabort (16.–28. Schwangerschaftswoche).
- *Unterscheidung nach Verlauf:*
  - Abortus imminens: Drohender Abort, Schwangerschaft intakt, Muttermund geschlossen, leichte Blutung.
  - Abortus incipiens: Im Gang befindlicher Abort, fehlende Vitalitätszeichen, Muttermund öffnet sich, stärkere Blutung, wehenartiger Schmerz.
  - Abortus completus/incompletus: Fehlende Vitalitätszeichen, Muttermund geöffnet, mittelstarke bis starke (Notfall!) Blutung mit Koagel- und Gewebeabgang, wehenartiger Schmerz. Je nachdem, ob das komplette Schwangerschaftsprodukt (Embryo, Plazenta, Eihäute) ausgestoßen wurde oder ob noch Reste in utero verbleiben, unterscheidet man zwischen einem kompletten und inkompletten Abort (inkomplett: Gefahr von Blutung, Plazentapolyp und Infektion).

- Missed Abortion (= verhaltener Abort): Die abgestorbene Frucht kann oft über Wochen in der Gebärmutter „zurückgehalten" werden. Diese Abortform äußert sich durch fehlendes Größenwachstum des Uterus und bräunliche Schmierblutungen; eine Blutung kann jedoch auch längere Zeit völlig fehlen.

► **Descensus/Prolaps uteri:** s. S. 274.

Beispiele klinisch wichtiger Erkrankungen der Adnexe

► **Tubargravidität:**
- *Definition und Vorkommen:* Die Eileiterschwangerschaft ist die häufigste Form einer Extrauteringravidität, d. h. die Einnistung einer befruchteten Eizelle außerhalb des Cavum uteri.
- *Symptome und Komplikationen:* Folge der ektopen Implantation – je nach Nidationsort – sind Schmerzen und u.U. lebensbedrohliche innere Blutungen bei Ruptur des Eileiters durch Expansion der wachsenden Frucht oder aber ein „Tubarabort" (= Abgang der Schwangerschaft durch den Fimbrientrichter in die freie Bauchhöhle). Durch die gestörten Ernährungsbedingungen und das Absterben der Frucht wird vermindert β-HCG produziert, was zu uterinen Blutungen (Entzugsblutungen der Dezidua) führt. Häufigkeit der Extrauteringravidität: 1:100–230 Geburten, häufiger nach künstlicher Befruchtung!

► **Adnexitis/Tuboovarialabszess:**
- *Definition:* Im typischen Fall bakterielle (Staphylokokken, Streptokokken, Enterobakterien, Chlamydien), aszendierende Infektion der Adnexe, die zumeist als Eileiterentzündung (= Salpingitis) beginnt.
- *Vorkommen:* Im sexuell aktiven Lebensalter, Gipfel um das 20. Lebensjahr.
- *Komplikationen:*
  - Entstehung eines Tuboovarialabszesses: Wird die Umgebung des Eileiters in den entzündlichen Prozess miteinbezogen und entwickeln sich Adhäsionen zwischen Tube, Ovar, Beckenwand und ggf. Darm und/oder Netz, kann durch Eiteransammlung in den Verklebungshöhlen ein Konglomerattumor entstehen, den man als Tuboovarialabszess bezeichnet.
  - Pelveoperitonitis bei diffuser Ausbreitung der Erreger im kleinen Becken.

► **Funktionelle Ovarialzysten:**
- *Definition:* Gutartige Zysten des Eierstocks, Entstehung durch Flüssigkeitsretention.
- *Vorkommen:* Gehäuft kurz nach der Pubertät und perimenopausal. Die häufigsten Formen sind „Follikelzyste" (= fehlender Follikelsprung, der Graaf-Follikel bleibt erhalten und produziert Flüssigkeit) und Corpus-luteum-Zyste (= Flüssigkeitsansammlung im Corpus luteum).

► **Ovarialtumore:** Am Eierstock kann eine Vielzahl von Tumoren entstehen; etwa 15 % aller Tumoren der Frau gehen von den Ovarien aus, etwa jeder 4. Eierstocktumor ist bösartig. Die Einteilung erfolgt nach Ursprungsgewebe. Sog. „Abtropfmetastasen" in den Ovarien bei Karzinomen im Magen-Darm-Trakt/Mammakarzinomen werden als sog. „Krukenberg-Tumoren" bezeichnet.

► **Endometriose:**
- *Definition:*
  - Vorkommen von Endometrium (oder Endometrium-ähnlichem Gewebe) außerhalb des Cavum uteri, z. B. in der Muskelschicht des Uterus (Endometriosis uteri interna), im Ovar, im Douglas-Raum, den Lig. sacrouterina, in Blase oder Darm oder sogar in seltenen Fällen extraperitoneal (z. B. Lunge).
  - Diese ektopen Herde verändern sich bei der geschlechtsreifen Frau zyklisch, ähnlich den Veränderungen des intrauterinen Endometriums.

- Hieraus resultieren – bei eingeschlossenen Herden und fehlender Abflussmöglichkeit für das Blut – zystische Organauftreibungen schokoladenartigen Inhalts („Teer- oder Schokoladenzysten") oder – bei Herden auf der Organoberfläche – Verwachsungen.

– *Symptome:* Treten z. B. in Form von zyklischen Schmerzen auf, die der Periode 1–3 Tage vorausgehen und mit ihrem Höhepunkt abklingen, oder auch als Dauerschmerzen bei Adhäsionen.

Beispiele klinisch wichtiger Erkrankungen der Mamma

► **Mastopathie** (= Mastopathia cystica fibrosa):
- *Definition:* Gewebsveränderung (Umbaureaktion) der Brust im Bereich der Milchgänge (→ Wucherungen des Epithels, Ausweitung der Gänge und Zystenbildung) und des Bindegewebes (→ Fibrosierung, Hyalinosen).
- *Ursachen:* Gestörte Östrogen-Gestagen-Relation peri- und postmenopausal.
- *Vorkommen:* Häufigste gutartige Erkrankung der Mamma, Altersgipfel 45.–55. Lebensjahr.
- *Gradeinteilung:* Je nach Ausprägung werden 3 Grade (Prechtel I–III) unterschieden, Grad III wird als Präkanzerose betrachtet.

► **Mastodynie:**
- *Definition:* Prämenstruelles Spannungsgefühl der Mammae und/oder diffuse, teils umschriebene Schmerzen in beiden Mammae bedingt durch die Größenzunahme der Brust in der 2. Zyklushälfte (s. o.).
- Häufig Kombination mit Übelkeit, Kopfschmerzen und Stimmungsschwankungen („prämenstruelles Syndrom" = PMS).

► **Gutartige Veränderungen:**
- *Zyste:* Enstehung aufgrund von Sekretretention im Rahmen einer fibrozystischen Mastopathie (s. o.).
- *Fibroadenom:* Häufigster gutartiger Tumor der Mamma (bindegewebig-epitheliale Geschwulst), Altersgipfel 20.—40. Lebensjahr. Meist solitäre Knoten von 1–2 cm Größe.
- *Milchgangspapillom:* Proliferation der Milchgangsepithelien, einzeln oder multipel (= Milchgangspapillomatose) auftretend, meist im Rahmen einer fibrozystischen Mastopathie (s. o.).

► **Mastitis:**
- *Definition:* Entzündung der weiblichen Brustdrüse, die meist (70 % der Fälle) im Wochenbett auftritt (Mastitis puerperalis).
- *Ursache:*
  - Die Mastitis entsteht dadurch, dass Keime (meist Staphylococcus aureus) aus dem Rachenbereich des Neugeborenen beim Stillen durch kleine Verletzungen im Bereich der Brustwarze eindringen. Die Entzündung folgt dann den Lymphbahnen und kann die gesamte Brust phlegmonös durchsetzen. Häufig bilden sich Abszesse.
  - Außerhalb der Stillzeit ist die Mastitis selten (DD: Inflammatorisches Mammakarzinom).

► **Mammakarzinom:**
- *Vorkommen:* Häufigster bösartiger Tumor der Frau (ca. 1/4 aller Malignome), jede 9. Frau erkrankt in ihrem Leben an einem Mammakarzinom. Die Erkrankungshäufigkeit steigt mit zunehmendem Lebensalter an, die meisten Tumoren werden im 5. Lebensjahrzehnt entdeckt, der Anteil der Frauen < 40. Lebensjahr nimmt zu.
- *Formen:*

- Der Tumor entsteht entweder in den Milchgängen (duktales Mammakarzinom, 85–90 %) oder in den Drüsenazini (lobuläres Mammakarzinom, 10–15 %).
- Weiterhin unterscheidet man je nach ihren Besonderheiten muzinöse, medulläre und papilläre Karzinome.
- Sonderformen sind das Paget-Karzinom im Mamillenbereich sowie das inflammatorische Mammakarzinom (ausgedehnte Karzinomausbreitung in den Lymphspalten mit Entzündungszeichen).

– *Lokalisation:* Am häufigsten sind die Karzinome im oberen äußeren Quadranten lokalisiert.

12.8 Ergänzende klinische und apparative Diagnostik

Kolposkopie

► **Definition:** Untersuchung der Portio (Vagina und Vulva) mit 6–40facher Lupenvergrößerung.

► **Essigsäureprobe:** Aufbringen von 3 %iger Essigsäure auf die Portiooberfläche, „essigweiße" Bezirke gelten als verdächtig.

► **Jodprobe:** Aufbringen von Lugol-Lösung auf die Portiooberfläche, gesundes (glykogenhaltiges) Plattenepithel färbt sich tiefbraun, jodnegative Plattenepithelbezirke gelten als verdächtig.

► **Weitere, verdächtige Befunde:** Leukoplakien (= oberflächliche Verhornungen), Punktierungen, Felderungen/Mosaike, atypische Gefäße, atypische Transformationszone (s. Abb. 190).

Ultraschall

► **Ultraschall außerhalb der Schwangerschaft:**

– *Vaginal:* Darstellung des Uterus im Längsschnitt, Lagebestimmung, Größenbestimmung des Uterus, Bestimmung der Endometriumhöhe, Beurteilung der äußeren Kontur. Darstellung der Ovarien, Größenbestimmung, Suche nach Strukturauffälligkeiten.

– *Mamma:* Bei Herdbefunden Beurteilung von Randkontur, Binnenstruktur, evtl. Schallauslöschungsphänomen oder Schallverstärkung hinter dem Befund.

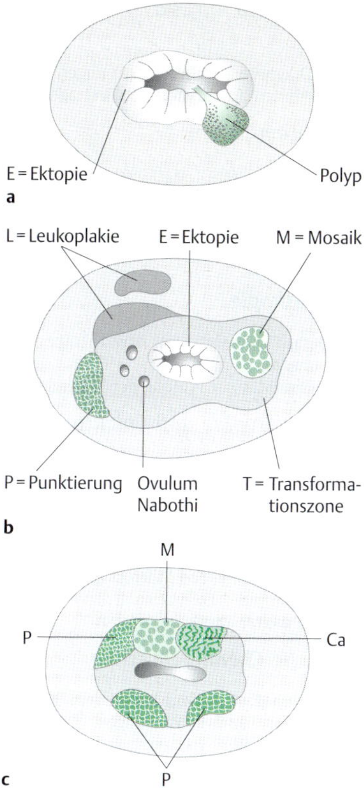

Abb. 190 Dokumentation verschiedener kolposkopischer Befunde. **a** Benigne kolposkopische Befunde; **b** Ektopie, Ovula Nabothi, Transformationszone sowie suspekte kolposkopische Befunde; **c** Beispiel einer Dokumentation, hier mit Ca (Karzinom, Carcinoma in situ)

- **Ultraschall in der Schwangerschaft** (erstes Ultraschallscreening meist vaginal):
  - Vermessung des Fruchtsackdurchmessers und der Scheitel-Steiß-Länge (SSL) des Embryos in der Frühschwangerschaft, Nachweis einer Herzaktion.
  - Kontrolle des zeitgerechten fetalen Wachstums („Biometrie") durch z. B. Messung des biparietalen Durchmessers (BIP), der Femurlänge (FL) und des Abdomentransversaldurchmessers (ATD).
  - Lokalisation der Plazenta, Fruchtwassermenge, Missbildungsdiagnostik. Transvaginale Messung der Zervixlänge.

Hysteroskopie

- Endoskopische Untersuchung der Gebärmutter.
- Entfaltung des Cavum uteri durch Instillation von Flüssigkeit oder CO_2-Gas. Entfernung intrakavitärer Myome, Durchtrennung von Synechien, Resektion von Septen („Hysteroresektoskopie", operativer Eingriff in Narkose).

Fraktionierte Abrasio

- Operativer Eingriff, Narkose.
- Zur Diagnose bei Blutungsstörungen und sonographisch verdächtigen Befunden. Getrennte („fraktionierte") Kürettage der Cervix uteri und des Cavum uteri.

Konisation

- Operativer Eingriff, Narkose.
- Entnahme eines kegelförmigen Areals aus der Zervix uteri, das die gesamte Transformationszone umfassen sollte.
- Zur histologischen Untersuchung bei höhergradigen Dysplasien oder V.a. Zervixkarzinom.

Laparoskopie

- Operativ-diagnostischer bzw. therapeutischer Eingriff bei unklaren Unterbauchschmerzen.
- Bei Sterilität zur Prüfung der Tubendurchgängigkeit („Chromopertubation").

Mammographie und Galaktographie

- **Mammographie:** Röntgenuntersuchung der Brust bei aufrecht stehender Patientin in 2 Ebenen je Brust (kraniokaudaler und mediolateraler Strahlengang).
- **Galaktographie:** Bei Absonderungen aus der Mamille kann der betroffene Milchgang vorsichtig sondiert werden. Nach Injektion von Kontrastmittel in den entsprechenden Milchgang wird eine Mammographie angefertigt. Kontrastmittelumpülte Formationen bzw. Gangabbrüche sollten durch operative Eingriffe weiter abgeklärt werden.

Klinische Chemie, Beispiele

- **Blutbild:** Evtl. Anämie bei ausgeprägten Hyper- und Menorr-/Metrorrhagien, bei malignen Tumorerkrankungen.
- **Blutbild, CRP:** Evtl. Leukozytose und CRP-Anstieg bei Bartholin-Abszess, Endomyometritis, Adnexitis, immer bei Tuboovarialabszess.
- **β-HCG:** Kein regulärer β-HCG-Anstieg bei Extrauteringravidität und gestörter Frühschwangerschaft (normalerweise Verdopplung der β-HCG-Werte alle 2 Tage bei intakter Schwangerschaft).
- **Tumormarker** (kein diagnostisches Mittel, Verlaufskontrolle!):
  - SCC erhöht bei Plattenepithelkarzinomen.
  - CEA und CA 12–5 bei Ovarialkarzinomen.
  - CA 15–3 bei Mammakarzinom.

13 Untersuchung der Niere und ableitenden Harnwege

13.1 Grundlagen

Anatomie

- **Nieren:** Die Nieren sind paarig angelegt, liegen links und rechts neben der Wirbelsäule und sind im Retroperitoneum in einem fettgewebigen Lager eingebettet. Im medial gelegenen Nierenhilus liegen die Gefäße und das Nierenbecken. Die Nierenarterien entspringen der Aorta, die Nierenvenen münden in die Vena cava. Beide teilen sich im Nierenhilus in stark variierende Äste auf.
- **Nierenbecken und Ureter:** Nierenbecken und Ureter werden als die oberen harnableitenden Organe bezeichnet. Es sind Hohlorgane aus einer Wand mit glatter Muskulatur (innere Längs-, äußere Ringmuskelschicht), deren Lumen mit einer Schleimhaut aus Übergangsepithel (Urothel) ausgekleidet ist. Die Ureter haben eine Länge von 25–30 cm. Sie weisen drei physiologische Engen auf, die von klinischer Relevanz sein können: Pyeloureteraler Übergang, Kreuzung mit den Beckenstammgefäßen, Eintritt in die Blase (Ostium).
- **Blase und Urethra:**
  - *Blase:*
    - Die Blase ist ein Hohlorgan mit einer Wand aus drei Schichten glatter Muskulatur (Detrusor), einer inneren und äußeren Längsmuskelschicht und einer mittleren mehr zirkulär verlaufende Muskelschicht. Sie ist mit Übergangsepithel (Urothel) ausgekleidet. Der Blasengrund (Fundus) ist der einzige, im subperitonealen Beckenbindegewebe fixierte Anteil des sonst freien und extraperitoneal gelegenen Organs.
    - Die schräg durch die Blasenwand ziehenden Ureter enden als sog. Ostien im Trigonum. Das Trigonum und der schräge Durchtritt der Ureter sind für einen nicht refluxiven Verschluss gegenüber des oberen Harntraktes verantwortlich.
    - Am Blasenauslass (Blasenhals) verlaufen die Detrusormuskelschichten zirkulär und sind damit an der Kontinenzfunktion mitbeteiligt.
  - *Urethra:*
    - Die Urethra ist proximal von Übergangsepithel ausgekleidet, das in den distalen Millimetern in ein unverhorntes Plattenepithel übergeht.
    - Die männliche Urethra ist ca. 20 cm lang und unterteilt sich in drei Abschnitte: 1. Pars prostatica, ca. 3 cm lang, durchzieht die Prostata, in ihr münden die Samenwege im Colliculus seminalis zusammen mit den Ausführungsgängen von Prostata und Samenblasen (s. S. 295); 2. Pars membranacea, durchzieht den Beckenboden (Diaphragma urogenitale); 3. Pars spongiosa, ca. 15 cm lang, führt zum Meatus urethrae externus, wird vom Corpus spongiosum begleitet und sitzt auf den Corpora cavernosa, in ihr münden die Cowper- und Littre-Drüsen.
    - Die weibliche Urethra ist 3–5 cm lang. Sie wird gestützt durch die Vaginalvorderwand.

Physiologie

- **Niere:**
  - Die Nieren werden pro Minute mit 1300 ml Blut perfundiert, dies entspricht ca. 25 % des Herzminutenvolumens. Durch den Filtrationsdruck in den Glomeruli wird durch die als Filter wirkende Glomerulusmembran, die die korpuskulären Blutbestandteile zurückhält, der sog. Primärharn in das Tubulussystem ausfiltriert. Produktion pro 24 Std. 180 l = 125ml/Min.
  - Im distalen Tubulus und in den Sammelrohren erfolgt die endgültige Urinzusammensetzung. Hier spielen das Aldosteron und das antidiuretische Hormon eine entscheidende Rolle.
  - Die tägliche Endharnmenge hängt vom Hydratationszustand, von Flüssigkeitsverlusten über andere Organe und der Nierenfunktion ab und variiert meist zwischen 800–1500 ml/24 Std.
- **Nierenbecken und Ureter:**
  - Nierenbecken und Ureter sind Transportorgane. Eine Ureterkolik (durch Steine, abgehende Papillennekrosen oder Blutkoagel ausgelöst) bedeutet den charakteristischen Schmerz eines Hohlorgans aus glatter Muskulatur mit Transportfunktion, innerviert vom vegetativen Nervensystem.
  - Beim Uretereintritt in die Blase (Ureterostium, zusammen mit dem Trigonum der Blase) handelt es sich um ein komplex anatomisch aufgebautes und innerviertes Ventilsystem, das das Rückfließen des Urins aus der Blase in das obere Hohlsystem verhindert. Bei Versagen desselben tritt die sog. Refluxerkrankung (s. S. 290) auf.
- **Blase und Urethra:**
  - *Blase:*
    - Die Blase ist Reservoir (normalerweise 300–500 ml) und verantwortlich für eine resturinfreie Entleerung.
    - Der Parasympathikus ist zur Hauptsache verantwortlich für die Kontraktion des Detrusors und damit für die Miktion.
    - Der Sympathikus antagonisiert den Einfluss der parasympathischen Innervation und trägt damit zur Reservoirfunktion der Blase bei; anderseits ist er verantwortlich für die kompliziert vernetzte Funktion der Eröffnung der hinteren Harnröhre und deren Verschluss (Kontinenz).
    - Das Übergangsepithel der Blase verhindert eine Rückresorption von harnpflichtigen Substanzen und Elektrolyten.
  - *Urethra:* Aufgaben der Urethra sind:
    - Harntransport.
    - Verschlussfunktion (Kontinenz) durch die in der hinteren Harnröhre (beim Mann Pars prostatica, bei der Frau proximales Urethradrittel) eingelagerte glatte Muskulatur zusammen mit der quer gestreiften Beckenbodenmuskulatur.
    - Beim Mann zusätzlich prograder Transport des Ejakulats: Das Ejakulat wird in einer ersten Phase in der hinteren Harnröhre bereitgestellt, um anschließend prograd ausgeschleudert zu werden, wobei der simultane Blasenhalsverschluss eine retrograde Ejakulation verhindert.

13.2 Anamnese

Schmerzen

- **Allgemeines Vorgehen bei der Schmerzanamnese:** s. S. 4.
- **Speziell fragen nach:**
  - *Schmerzen im Bereich der Nieren und Ureter:*
    - Kolikartige Schmerzen? Bei einer Kolik handelt es sich im Gegensatz zu einem Dauerschmerz um einen wellenförmigen Schmerzverlauf, der einen steilen Anstieg mit heftigsten Schmerzsensationen aufweist, welche mehr oder weniger rasch wieder abnehmen, um sich aber innerhalb von Minuten zu wiederholen. Eine typische Kolik präsentiert sich mittels des eigentlichen Schmerzzentrums (meist des Rückens, absteigend über Flanken in den Unterbauch) und zusätzlicher typischer Schmerzausstrahlungen (Oberschenkelinnenseite, Skrotum, Labien).
    - Sog. „Nierenschmerzen" (Flankenschmerzen)?
  - *Schmerzen im Bereich der Harnblase:* Unterbauchschmerzen? Druck im Unterbauch?
  - *Schmerzen beim Wasserlassen:* s. u.
- **Schmerzsymptome und mögliche Ursachen:** s. Tab. 92.

Tabelle 92 · Schmerzen im Bereich der Niere und der ableitenden Harnwege und mögliche Ursachen

Symptom	denken an
Niere und Ureter:	
– kolikartige Schmerzen	– endoluminale Obstruktion durch Steine – abgehende Papillennekrosen – Blutkoagel
– sog. „Nierenschmerzen" (Flankenschmerzen)	– Stauung der oberen Hohlorgane (Obstruktion, Reflux)
Harnblase:	
– Druck im Unterbauch	– übervolle Blase (oft mit Harndrang verbunden)
– sich steigernde, äußerst starke Unterbauchschmerzen	– Harnverhaltung (= Unvermögen einer Blasenentleerung, verbunden mit starkem Harndrang) – obstruierende Prostatahyperplasie, Prostata-CA, Blasensteine
Schmerzen bei der Miktion: s. Tab. 93	

Miktionsstörungen

- **Fragen nach:**
  - *Schmerzen beim Wasserlassen? Qualität der Schmerzen?*
  - *Frequenz:*
    - Wie oft müssen Sie am Tag Wasser lassen?
    - Nykturie (= nächtliches Wasserlassen)?
  - *Urinmenge:* Wie viel in 24 Std.?
  - Harndrang ohne Wasser lassen zu können?
  - Hat der Harnstrahl beim Wasserlassen abgenommen?

- *Inkontinenz:* Verlieren Sie unfreiwillig Urin? Wenn ja, in welcher Situation?
- *Makrohämaturie:* Haben/hatten Sie Blut im Urin? Blutungen aus der Harnröhre?

► **Normalbefunde:**
- Keine Schmerzen beim Wasserlassen.
- Miktionsfrequenz 3- bis 4-mal/Tag.
- Durchschlafen ohne Miktionsreiz.

► **Miktionsstörungen und mögliche Ursachen:** s. Tab. 93.

Tabelle 93 · Miktionsstörungen und mögliche Ursachen

Miktionsstörung	denken an
Schmerzen beim Wasserlassen:	
– Dysurie (= unangenehm empfundene Miktion):	
• Algurie (= brennende Miktionsschmerzen)	– Entzündung von Urethra und Blase (die Schmerzen werden auch bei Affektionen in der proximalen Urethra aus Gründen der sensiblen Innervation beim Mann immer im Bereich der Penisspitze angegeben) – akute Prostatitis
• Strangurie (= krampfartige Miktionsschmerzen mit zwanghaftem Wasserlassen)	
pathologische Urinmenge: s. Tab. 94	
pathologische Miktionsfrequenz:	
– Pollakisurie (= gehäufte Miktionsfrequenz)	– Zystitis – Resturin – neurogene Blase
Inkontinenz (= unfreiwilliger Urinverlust):	
– Stressinkontinenz (bei intraabdominaler Druckerhöhung, z. B. Husten, Niesen, Lachen, Tragen schwerer Lasten)	– Beckenbodenschwäche – Sphinkterinkompetenz
– Urgeinkontinenz/ Dranginkontinenz (= spritzerartiges Urinabgehen wegen unfreiwilliger Detrusorkontraktionen)	– Entzündungen – neurogene hyperaktive Blase
– dauernde Inkontinenz	– muskuläre oder neurogene Schädigungen
weitere Miktionsstörungen/Blutung aus der Urethra:	
– Harnstrahlabnahme	– Obstruktion, z. B. Prostatahyperplasie, Urethrastriktur
– Nykturie	– Herzinsuffizienz – Prostatahyperplasie
– Harnverhalt (= Unvermögen einer Blasenentleerung verbunden mit starkem Harndrang und sich steigernden, äußerst starken Unterbauchschmerzen)	– ausgeprägte Urethrastrikturen – traumatischer Harnröhrenabriss – Prostatahyperplasie

Fortsetzung →

Tabelle 93 · Fortsetzung von Seite 284

Miktionsstörung	denken an
– unvollständige Blasenentleerung/Resturin (= Urinvolumen, das nach einer vollständigen Miktion in der Blase zurückbleibt; signifikant ab 50–70 ml; Bestimmung mittels Ultraschall s. Abb. 197 oder Blasenkatheter)	– infravesikale Obstruktion bei Prostatahyperplasie/-karzinom – neurogene Gründe (Querschnittsymptomatik, z. B. traumatisch, Tumoren, neurologische Erkrankungen) *Beachte:* Kann in eine sog. Überlaufinkontinenz übergehen. *Cave:* Resturin führt mit der Zeit zu Harnwegsinfekten, Blasensteinbildung und Niereninsuffizienz.
– Blutung aus der Harnröhre ohne Miktion	– Urethraverletzungen – Urethratumoren

Weitere wichtige Fragen

- **Fieber?**
- ***Beachte:*** Koliken oder „Nierenschmerzen" verbunden mit Fieber bedeuten meist einen Infekt des oberen Harntraktes und zwingen zum raschen Eingreifen.
- **Genussmittel:** Nikotinabusus? Abbauprodukte von Nikotin können einen Faktor in der Genese eines Übergangsepithelkarzinoms darstellen.
- **Früher oft Harnwegsinfekte?**

13.3 Untersuchung

Untersuchung der Nieren

- ***Hinweis:*** Die klinisch/praktische Untersuchung der Nieren ist wegen ihrer schlechten Zugänglichkeit kaum möglich. Indirekte Zeichen (s. u.) und zusätzliche Untersuchungsmethoden (s. S. 292) sind daher notwendig.
- **Palpation:**
  - *Praktisches Vorgehen* (s. Abb. 191):
    - Position des Patienten: Am besten in Rückenlage, mit entspannter Abdominal- sowie Rückenmuskulatur.
    - Die Nieren werden beidseits bimanuell untersucht. Zur Untersuchung der rechten Niere am besten rechts neben dem Patienten stehen und mit der linken Hand die rechte Lendengegend des Patienten nach ventral drücken. Die Fingerkuppen der rechten Hand unterhalb des rechten Rippenbogens auf das Abdomen legen. Während der Inspiration des Patienten beide Hände kräftig gegeneinander drücken und mit den Fingerspitzen der rechten Hand versuchen, den rechten unteren Nierenpol zu tasten. Die Palpation der linken Niere erfolgt analog zur rechten, wobei man zweckmäßigerweise von der linken Seite des Patienten aus untersucht.
  - *Normalbefund:* In der Regel tastet man von einer nicht vergrößerten rechten Niere wenn überhaupt nur den unteren Pol, häufig ist die Niere gar nicht palpabel. Die normale linke Niere ist nur selten palpabel, da sie höher steht als die rechte.

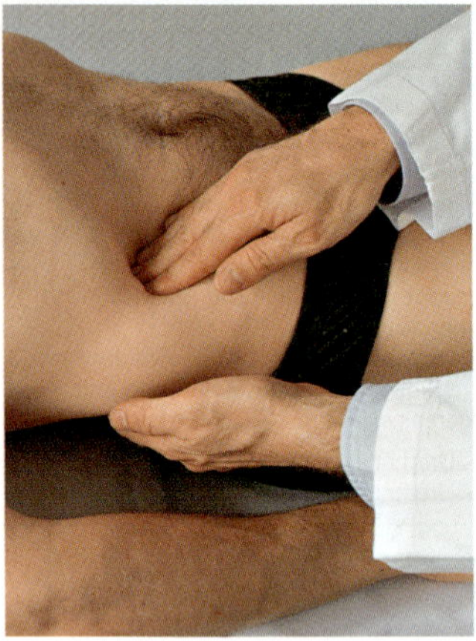

Abb. 191 Palpation der rechten Niere

- *Pathologische Befunde und mögliche Ursachen:*
  - Bei der Palpation leicht zu erreichende Nieren → denken an Senk- oder Wanderniere.
  - Vergrößerung der Niere → denken an: Nierenzysten, Zystennieren, Tumoren (derbe, gelegentlich schlecht bewegliche Tumormassen, welche die Abdominalwand hervortreten lassen).
- **Perkussion** (Prüfung auf Klopfschmerzhaftigkeit der Nierenlager):
  - *Praktisches Vorgehen:* Der Patient sitzt auf dem Bett. Mit der Faust oder der Handkante beide Flanken beklopfen, zunächst vorsichtig und orientierend, bei negativer Reaktion nochmals etwas stärker (s. Abb. 192).
  - *Normalbefund:* Kein Klopf- oder Druckschmerz in den Nierenlogen.
  - *Pathologische Befunde und mögliche Ursachen:* Druck- und klopfdolente Nierenlogen → denken an: Entzündliche Nierenprozesse wie z. B. Pyelonephritis, Abszess (Seitendifferenz beachten!), Harnstau.

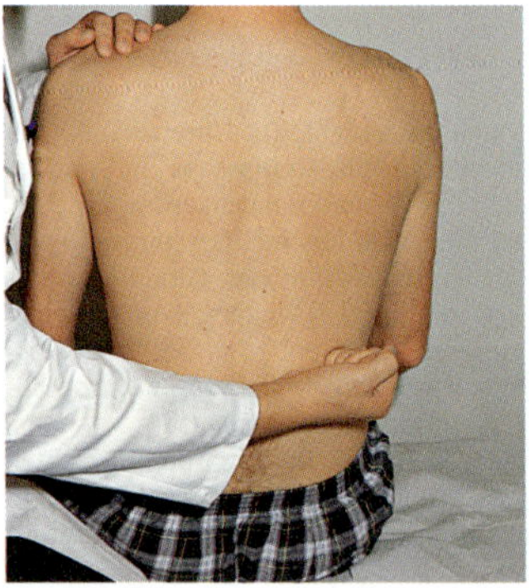

Abb. 192 Perkussion der rechten Niere

- **Auskultation** der Abgänge der Nierenarterien: s. S. 204.
- **Suche nach indirekten Zeichen bei Nierenerkrankungen:**
  - *Ödeme:* Lid-/Gesichtsödeme, später generalisierte Ödeme mit Aszites und Pleuraergüssen, Lungen- und Hirnödem bei fortschreitendem nephrotischen Syndrom (s. S. 289).
  - *Hypertonie:* Kann Folge sein von Nierengefäßerkrankungen (Stenosen, Arteriosklerose), Glomerulonephritis oder nephrotischem Syndrom (s. S. 289).
  - *Urämische Zeichen bei chronischer Niereninsuffizienz:* Allgemeinzustandsverschlechterung, Foetor uraemicus, Pruritus, Polyneuropathie, Hypertonie, Herzinsuffizienz, Dyspnoe, Übelkeit, Erbrechen, Koma.

Untersuchung von Ureter, Blase und Urethra

Hinweise:
- Der Ureter ist der Palpation nicht zugänglich.
- Eine übervolle Blase (z. B. bei Harnverhalt, große Resturinmengen) kann sowohl palpatorisch wie auch perkutorisch erfasst und gelegentlich als eine Vorwölbung des Unterbauches inspektorisch erkannt werden.
- Die leere Blase ist nicht zu sehen, nicht tastbar und nicht zu perkutieren, keine Schmerzen beim Wasserlassen.
- Chronische Strikturen oder eingeklemmte Urethrasteine können entlang des Harnröhrenverlaufs palpiert werden.

- **Perkussion der Blase:**
  - *Praktisches Vorgehen:* Start der Perkussion in Höhe des Umbilicus. Die als Plessimeter dienende Hand senkrecht zur lateralen Bauchwand auflegen. Perkussion alle 1–2 cm nach kaudal bis zum Nachweis einer Dämpfung wiederholen.
  - *Pathologische Befunde und mögliche Ursachen:* Gedämpfter Klopfschall bei gefüllter Blase → Prostatahyperlasie, neurogene Blase.

Urinuntersuchungen

- **Bestimmung der Urinmenge in 24 Std.:**
  - *Normalbefund:* Abhängig von Hydratationszustand, Flüssigkeitsverlusten über andere Organe und Nierenfunktion.
  - *Pathologische Befunde und mögliche Ursachen:* s. Tab. 94.

Tabelle 94 · Pathologische Urinmenge in 24 Std. und mögliche Ursachen

Urinmenge	denken an
– Polyurie (> 3 l/24 Std., spezifisches Gewicht <1010)	– Diabetes mellitus – Diabetes insipidus – Herzinsuffizienz – Diuretika
– Oligurie (< 500 ml/24 Std.)	– kardiovaskuläre Schockzustände – entzündliches Geschehen der Nieren
– Anurie (< 100 ml/24 Std.)	– Harnverhalt – Nierenversagen

► **Erheben des Urinstatus:**
- *Untersuchung auf* Blut (Erythrozyten; Erythrozytenmorphologie zur Differenzierung glomerulärer und nicht glomerulärer Erythrozyten), Eiweiß, Sediment (Leukozyten, Bakterien, Plattenepithelien, Rundepithelien, Salze/Kristalle, Schleim, Zylinder [= Tubulusausgüsse, die aus Eiweißpräzipitaten, Zellaggregationen oder abgestoßenen Strukturelementen von Tubuluszellen bestehen]).
- *Pathologische Befunde und mögliche Ursachen:* s. Tab. 95.

Tabelle 95 · Pathologische Befunde im Urinstatus und mögliche Ursachen

Befund	denken an
Hämaturie:	
– Mikrohämaturie	– alle Erkrankungen des Harnsystems (Entzündungen, Tumoren, Konkremente)
– Makrohämaturie (Differenzierung s. Drei-Gläser-Probe s. u.)	– häufiger bei Tumoren (der ableitenden Harnwege, aber auch der Prostata) – Steine
– Leukozyturie/Bakteriurie	– Harnwegsinfekt – Prostatitis/Epididymitis (nicht obligat) (s. S. 298) – akute Prostatitis (s. S. 298)
Proteinurie	– Glomerulonephritis, Pyelonephritis – exzessiv bei nephrotischem Syndrom (s. S. 289)

► **Urinkultur:**
- Bestimmung aus Mittelstrahlurin zur Erreger- und Resistenzbestimmung (Mittestrahlgewinnung: Erste und letzte Urinportion wegen möglicher Kontamination mit Urethrakeimen verwerfen, zweite Urinportion in sterilem Gefäß auffangen).
- Bei Keimzahlen $\leq 10^3$/ml ist ein Infekt unwahrscheinlich, bei 10^4/ml ist die Wiederholung der Untersuchung indiziert, bei Keimzahlen von $\geq 10^5$/ml ist ein Infekt sehr wahrscheinlich.

► **Drei-Gläser-Probe** (s. Abb. 193): Hilfreich in der Diagnostik bei Makrohämaturie.
- *Praktisches Vorgehen:* Den Patienten auffordern, bei voller Blase den Urin in 3 Gefäße zu entleeren. In das erste eine kleine Portion, in das zweite annähernd den gesamten Blaseninhalt, in das dritte letzte Milliliter.
- *Auswertung:*
  - Initiale Makrohämaturie: Blutungsquelle in Harnröhre, evtl. Prostata.
  - Totale Makrohämaturie: Blutungsquelle in Blase oder oberem Harntrakt.
  - Terminale Makrohämaturie: Blutungsquelle im Bereich des Blasenhalses (Tumor, Stein, Tuberkulose).

► **24-Std.-Sammelurin**, z. B. zur Quantifizierung der Ausscheidung von harnpflichtigen Substanzen, Elektrolyten, Eiweißen; außerdem zur Diagnose einer Urogenitaltuberkulose: Urin vorzugsweise an 3 aufeinander folgenden Tagen sammeln. Zur Diagnostik einer Urogenitaltuberkulose mittels Direktnachweis und Anlegen von Kulturen.

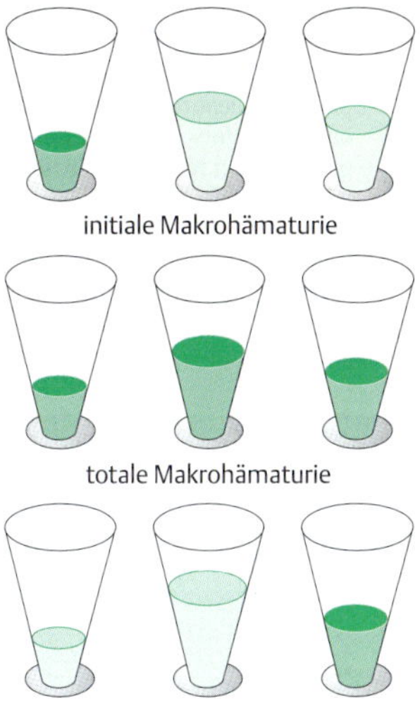

Abb. 193 Drei-Gläser-Probe

- **Bestimmung der Kreatinin-Clearance:**
  - Semiquantitative Messung der glomerulären Filtrationsrate, mit der nicht invasiv die ungefähre Gesamtfunktion der Nieren abgeschätzt werden kann.
  - Berechnet sich aus dem Produkt der Kreatininkonzentration im Urin und des 24-Std.-Urinvolumens, geteilt durch die Kreatinin-Plasmakonzentration: $\left(\frac{\text{Krea [U]} \times \text{V [U]}}{\text{Krea [P]}}\right)$. Für genauere und insbesondere seitengetrennte Nierenfunktionsbestimmungen wird heute die Isotopen-Nephrographie hinzugezogen.
- **Urinzytologie:** Zur Tumordiagnostik, unzuverlässig.

Beispiele klinisch wichtiger Erkrankungen der Niere

- **Akutes Nierenversagen:**
  - *Definition:* Rasch progredientes, häufig reversibles Versagen der Nierenfunktion. Führt zur Oligurie (< 500 ml Urin/24 Std.) bis Anurie (< 100 ml/24 Std.).
  - *Ursachen:* Prärenal (kardiovaskulärer Schock), renal (Parenchymentzündungen, Toxikosen) oder postrenal (Obstruktion oder Kompression der ableitenden Harnwege).
- **Chronische Niereninsuffizienz/Urämie:**
  - *Definition:* Irreversible progrediente Funktionseinschränkung der Niere.
  - *Ursachen:* Arteriosklerose („Nephrosklerose"), Entzündungen, nephrotisches Syndrom (s. u.), chronische Stauungsnieren.
- **Nephrotisches Syndrom:**
  - Das nephrotische Syndrom ist Folge massiver Eiweißverluste bei glomerulären Erkrankungen; führt zu Hypoproteinämie.
  - *Ursachen:* Glomerulonephritis, Toxikosen, Kollagenosen, selten schwere Systemerkrankungen (EPH-Gestosen, maligner Hypertonus, Amyloidose).

- *Symptome:* Lid-, Gesichtsödeme, später generalisierte Ödeme mit Aszites, Pleuraergüssen, Lungen- und Hirnödem, Gewichtszunahme.

- **Entzündliche Erkrankungen der Niere:**
  - *Glomerulonephritis:* Akuter oder chronischer Verlauf, oft durch Streptokokken hervorgerufen. Bei chronischen Formen meist Immungeschehen, führt zur progressiven Niereninsuffizienz.
  - *Pyelonephritis:* Ausnahmslos bakteriell, Ursprung im ableitenden Harnsystem. Symptome sind Fieber, Dysurie, Flankenschmerzen und klopfschmerzhaftes Nierenlager. Mögliche Ursachen sind Obstruktion, Nierenbeckensteine, Nierenbeckentumoren, Refluxkrankheit (s. u.).
- **Nierenzellkarzinom** (häufigster Nierentumor, Ultraschallaufnahme s. Abb. 194): Oft lange asymptomatischer Verlauf, Leitsymptom ist die Makrohämaturie.

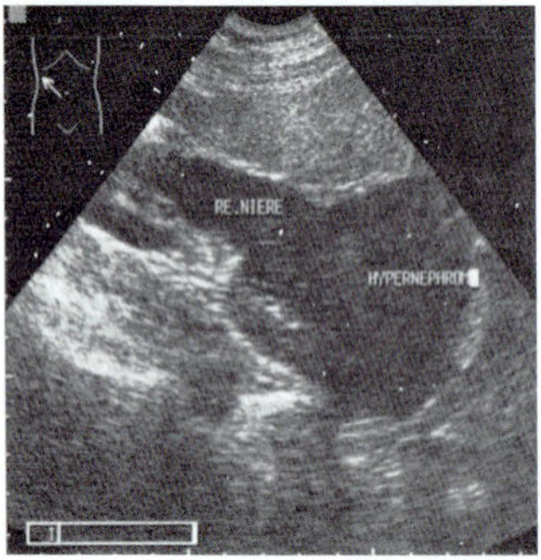

Abb. 194 Hypoechogener Nierentumor

- **Nierenzysten:** Klinisch von geringer Bedeutung, können bei exzessivem Wachstum zu Schmerzen und Hypertonie führen. Bei bilateralen Zystennieren handelt es sich um eine vererbbare Erkrankung, welche langsam zur Niereninsuffizienz führt.
- **Nierensteine:**
  - *Entstehung:* Ausdruck einer Dysbalance im Filtrations-/Resorptionsprozess lithogener Substanzen (Ca, Mg, Phosphat, Oxalat, Harnsäure). Seltene Mikroorganismen können an einem Steinentstehen beteiligt sein.
  - *Symptome:* Koliken, Schmerzen, rezidivierende Harnwegsinfekte, Mikro-/Makrohämaturie.

Beispiele klinisch wichtiger Erkrankungen von Nierenbecken und Ureter

- **Ureterkolik:**
  - *Pathophysiologie:* Aus Gründen endoluminaler Obstruktion wird der Urintransport wegen klonischer Kontraktion der glatten Uretermuskulatur gestört.
  - *Ursachen:* Steine, abgehende Papillennekrosen, Blutkoagel.
- **Refluxerkrankung:** Bei Inkompetenz des Ureterostiums/Trigonums kann der zurückfließende Urin rezidivierende Harnwegsinfekte unterhalten. Bei längerer Dauer kann es zu einer progressiven Niereninsuffizienz kommen.

- **Nierenbeckenabgangsstenose:**
  - *Definition:* Angeborene oder erworbene Verengung am pyeloureteralen Übergang.
  - *Mögliche Komplikationen:* Stauungsschmerzen, Entzündungen, Steinbildung, Niereninsuffizienz.
- **„Doppelnieren"** (Anlageanomalien):
  - Doppelanlage von Nierenbecken und Ureter wegen embryonaler Entwicklung zweier Ureterknospen (häufigste Fehlbildung der Harnwege meist ohne klinische Konsequenzen).
  - Der „Ureter fissus" mündet mit einem Ostium, der „Ureter duplex" mit zwei Ostien in die Blase, wobei die distale Uretereinmündung dem kranialen Anteil des Nierenhohlsystems zugeordnet ist.
  - *Mögliche Komplikationen:* Infekte, Stauung des Hohlsystems wegen mechanischer oder innervatorischer Urintransportschwierigkeiten.
- **Tumoren der Ureter:** Nikotin- und Anilinderivate können Übergangsepithelkarzinome verursachen.

Beispiele klinisch wichtiger Erkrankungen von Blase und Urethra

- **Zystitis:**
  - *Vorkommen:* Häufig bei Frauen (kurze Harnröhre!), bei Männern durch vergrößerte Prostata bedingtem Resturin erst ab 50–60 Jahren zu erwarten.
  - *Symptome:* Sog. „zystitische" Symptome wie Algurie/Strangurie bis zur Inkontinenz, Pollakisurie/Nykturie, gelegentlich Makrohämaturie. *Beachte:* „Zystitische Symptome" verbunden mit Fieber deuten auf entzündliche Erkrankungen des oberen Harntraktes und weniger auf ein isoliertes Blasengeschehen.
- **Blasentumoren:** Können lange asymptomatisch verlaufen. Leitsymptom ist die Hämaturie → bei Hämaturie urologische Abklärung absolut erforderlich. Bei rezidivierenden „therapieresistenten" Bakteriurien muss auch an einen nekrotisch zerfallenden Blasentumor gedacht werden.
- **Neurogene Blase:** Neurogen bedingte Dysregulation von Detrusor und/oder Sphinktersystem. Ursache sind neurogene Krankheiten (z. B. multiple Sklerose, Morbus Parkinson, Tumoren), Traumata (Schädel-/Hirn-/Wirbelsäulentraumata). Umfasst die klinischen Symptome „unvollständige Entleerung" bis „Inkontinenz". Eine endgültige Diagnostik erfordert ausgedehnte urodynamische und neurophysiologische Abklärungen.
- **Entzündliche Erkrankungen der Urethra:**
  - *Ursachen:* Im Prinzip sind alle harnpathogenen und venerischen Erreger mitbeteiligt, seltenere Erreger sind Chlamydien, Trichomonaden, Candida. Prädisponierende Faktoren sind Diabetes mellitus, immunsupprimierte und chemotherapierte Patienten, Östrogenmangel nach Menopause, Urethrastrikturen/ -divertikel, vorausgegangene Manipulationen wie Katheterismus, Endoskopie, transurethrale Operationen, durch den Patienten eingeführte Fremdkörper.
  - *Symptome:* Dysurie, Mikro-, selten Makrohämaturie.
- **Urethraverletzungen:**
  - *Formen:*
    - Traumatisch, offen oder geschlossen: Bei Beckenfrakturen oder direkter Gewalteinwirkung auf den Damm, oft kombiniert mit einem totalen Abriss der hinteren Harnröhre. Die vordere Harnröhre ist seltener betroffen: Quetschungen, Strangulationen.

- Iatrogen oder durch den Patienten: Bei fehlerhafter Instrumentierung oder durch den Patienten erfolgte Manipulationen ist häufiger die vordere Harnröhre betroffen.
- *Symptome:* Hämaturie, Dysurie, Harnverhalten.

► **Urethrastrikturen:**
- *Ursachen:* Durch Entzündungen, nach Verletzungen durch Instrumentation oder Manipulation.
- *Symptome:* Dysurie, evtl. Infekt, Harnstrahlabnahme.

Ergänzende klinische und apparative Diagnostik

► **Blutuntersuchungen:**
- *Nierenpflichtige Substanzen (Harnstoff/Kreatinin):* Erhöht bei Nierengefäßerkrankungen, entzündlichen Prozessen, Stauungsnieren, Hinweis auf sekundäre Niereninsuffizienz.
- *Hyperkalzämie:* Hinweis auf primären Hyperparathyreoidismus (erhöhte Funktion der Nebenschilddrüsen); bedarf besonderer Beachtung bei rezidivierender Urolithiasis.

► **Sonographie:**
- *Nieren:* Bei akuten Entzündungen unspezifisch, oft Parenchymreflexabschwächung wegen Ödem; bei chronischem Entzündungsverlauf Parenchymschwund, bei Tumoren ab einer Tumorgröße von einigen Zentimetern recht zuverlässiges diagnostisches Hinweisverfahren (s. Abb. 194); Steine ab 1 cm Durchmesser sind mit ihrem Schallschatten zuverlässig erkennbar (s. Abb. 195).

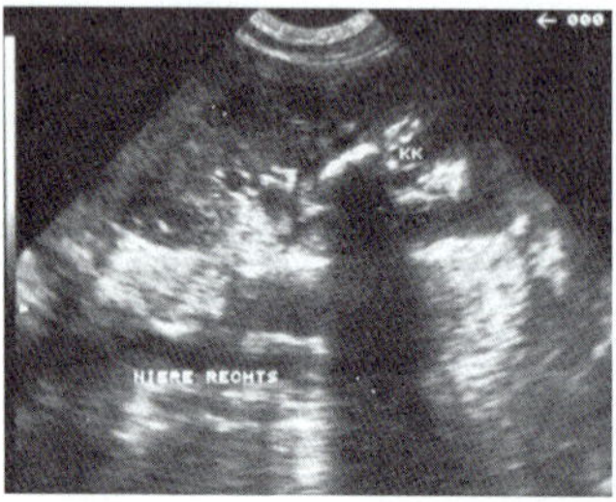

Abb. 195 Nierenstein mit Schallschatten

- *Nierenbecken und Ureter* (s. Abb. 196): Ein normales Nierenbeckenkelchsystem ist im Gegensatz zu einem normalen Ureter problemlos zu orten und zu beurteilen. Lediglich ein gestauter Ureter ist gelegentlich sichtbar. Dementsprechend ist die Steindiagnostik von Uretersteinen problematisch bis unmöglich.
- *Blase:* Vorzugsweise zur Restharnbestimmung (s. Abb. 197), größere Tumoren und Steine lassen sich bei voller Blase erkennen (s. Abb. 198).

► **IV-Urographie**: Bei Urolithiasis und Stauung im oberen Hohlsystem Abklärungsverfahren erster Wahl. Auch Tumoren im Hohlsystem lassen sich damit erkennen. Es wird nicht nur die Morphologie von Nierenhohlsystem und Ureter sichtbar, zusätzlich kann die Nierenfunktion abgeschätzt werden. Verliert an Aussagekraft bei zunehmender Niereninsuffizienz.

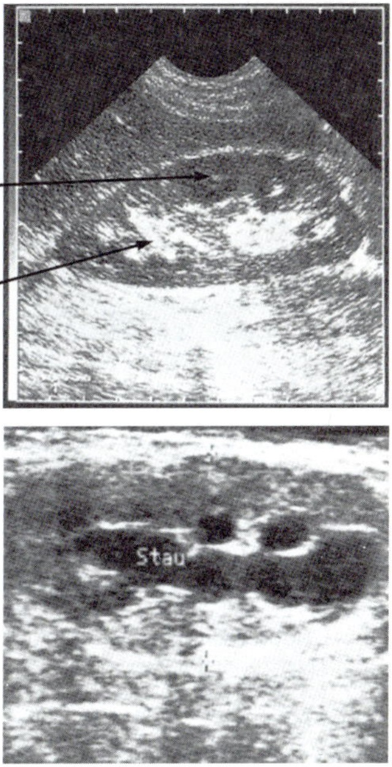

Abb. 196 **a** Sonographischer Normalbefund des Nierenbeckens; **b** Nierenbecken einer gestauten Niere

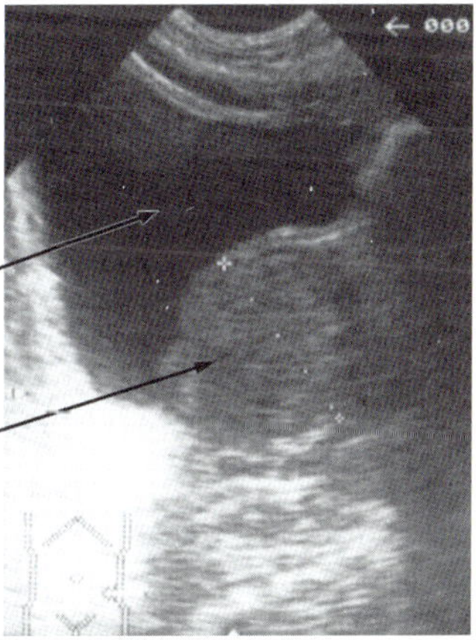

Abb. 197 Restharnbestimmung: Sagittales Bild mit BPH (= benigne Prostatahypertrophie)

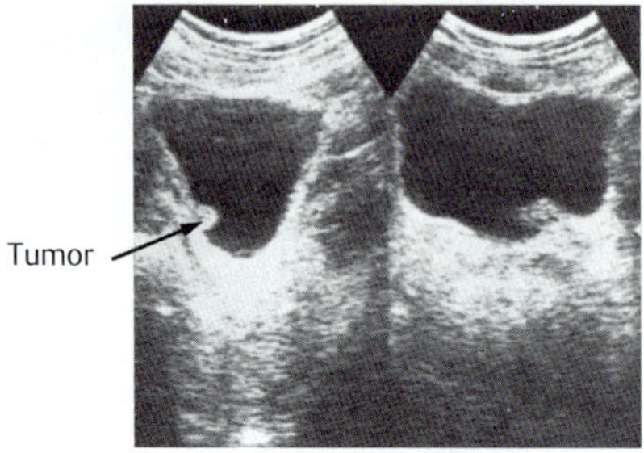

Abb. 198 Blasentumor;
a längs,
b quer

- **Computertomographie/Magnetresonanztomographie**:
  - *Niere:* Zuverlässige Tumordiagnostik. Erlaubt zusätzlich eine Beurteilung bezüglich evtl. Lymphknotenmetastasen und möglicher Tumorinvasion in das Venensystem.
  - *Nierenbecken und Ureter:* Steht lediglich bei unklarer Diagnostik von Nierenbecken-/Nierenkelchtumoren zur Diskussion.
  - *Blase und Urethra:* Zur ungefähren Abschätzung der Infiltrationstiefe eines Blasentumors in die Blasenwand. Zusätzliche Diagnostik betreffend Lymphknotenbefall, jedoch von unzuverlässiger Aussagekraft.
- **Nuklearmedizinische Untersuchungen** (z. B. Isotopen-Nephrographie): Vorwiegend zur Beurteilung der seitengetrennten Nierenfunktion.
- **Zystoskopie:** Einzige und sicherste Untersuchungsmethode zur Diagnostik und Verlaufskontrolle bei Blasentumoren
- **Refluxzystographie:** Zur Diagnostik eines vesikoureteralen/-renalen Reflux. Dabei wird durch Röntgenkontrastmittelinstillation in die Blase die Funktion der Ureterostien beobachtet.
- **Ureterorenoskopie:** Endoskopische Diagnostik von Ureter und Nierenbeckenkelchsystem. Wesentlich in der Diagnostik unklarer bildgebender Befunde.
- **Urodynamische Untersuchungen:** Fluss-/Druckmessungen und neurologische Tests zwecks funktioneller Untersuchungen des unteren Harntraktes.
- **Uroflowmetrie:** Quantitative und qualitative Messung des Harnstrahles (Urodynamik), dient zur Diagnostik und postoperativen Verlaufskontrolle von Urethrastrikturen, neurogenen Blasenfunktionsstörungen.

14 Untersuchung der männlichen Geschlechtsorgane

14.1 Prostata und Samenblase

Grundlagen

- **Anatomie:**
  - Die Prostata ist kastaniengroß, ca. 20 g schwer, liegt unmittelbar distal des Blasenhalses und umfasst die prostatische Harnröhre. Sie ist zusammengesetzt aus einem glandulären (drüsigen) und einem stromalen (bestehend aus glatter Muskulatur und Bindegewebe) Anteil im Verhältnis von ungefähr 1:2. Sie wird unterteilt in die periurethrale Zone (umgibt die Urethra oberhalb des Colliculus, aus ihr erwächst die benigne Prostatahyperplasie), die Innenzone (= Transitionalzone, endet im Bereich des Colliculus) und die Außenzone (aus diesem Anteil, wie auch aus der Innenzone, kann sich das Prostatakarzinom entwickeln).
  - Die Samenblasen liegen hinter der Blase, sind am Blasengrund angewachsen und liegen lateral der Ductus deferentes (Samenleiter). Sie münden mit den Ductuli ejaculatorii gemeinsam mit den Ausführungsgängen der Prostata im Colliculus seminalis in die hintere Harnröhre.
- **Physiologie:**
  - Das im peripheren Blutkreislauf nachweisbare Testosteron muss in der Prostatazelle in den Metaboliten Dihydrotestosteron umgewandelt werden, um aktiv wirksam zu sein.
  - Während der Ejakulation wird in einer ersten Phase das Sekret der Prostata durch die Ductuli ejaculatorii in die hintere Harnröhre ausgeschieden und dort bereitgestellt. Zusammen mit dem Sekret der Samenblasen macht dies ca. 90 % des Ejakulatgesamtvolumens aus.
  - Das Sekret hat unter anderem einen Einfluss auf den Testosteronmetabolismus (Zink) und dient als Aktivator für die Spermatozoenmotilität (Spermin), wobei die Proteasen zusätzlich für die Ejakulatverflüssigung verantwortlich sind.

Anamnese

- **Fragen:**
  - Müssen Sie beim Wasserlassen warten, bis der Harnstrahl sich löst? Hat der Harnstrahl abgenommen? Kommt es am Ende zum Nachträufeln?
  - Müssen Sie häufig Wasser lassen? Müssen Sie nachts Wasser lassen?
  - Haben Sie das Gefühl, dass sich die Blase nicht vollständig leert?
  - Haben Sie häufig Harnwegsinfekte?
- **Symptome und mögliche Ursachen:** s. Tab. 96.

Tabelle 96 · Symptome und mögliche Ursachen bei Erkrankungen von Prostata und Samenblase

Symptom	denken an
sog. Prostatikerzeichen:	
– initiales Warten, bis der Harnstrahl sich löst	– Prostatavergrößerung
– Harnstrahlabnahme	
– terminales Nachträufeln	
– Pollakisurie (s. S. 284), Nykturie (s. S. 284)	
komplizierende Prostatikerzeichen:	
– Resturingefühl	– fortgeschrittene Prostatavergrößerung
– rezidivierende Harnwegsinfekte (bei Restharn)	
– Blasensteine (bei Restharn)	
– Harnverhalt	
– Inkontinenz	
– Hämaturie	
– urämische Zeichen (Gewichtsabnahme, Exsikkose, Foetor ex ore, Somnolenz/Koma)	
zusätzlich:	
– Abnahme von Allgemeinzustand und Körpergewicht	– Prostatakarzinom
– Hämatospermie (blutiges Ejakulat)	
– Skelettschmerzen (ossäre Metastasen)	
– starke Algurie/Strangurie	– akute Prostatitis
– oft Harnwegsinfekt	
– Fieber/Schüttelfrost	
– Dysurie, Schmerz perineal/sakral, oft kombiniert mit psychomotorischen Beschwerden und Sexualproblemen	– chronische Prostatitis

Inspektion bei V.a. Prostataerkrankung

- **Allgemeine Inspektion:** Urämische Zeichen?
- **Inspektion des Unterbauches:** Eine Überlaufblase kann gelegentlich bei schlanken Patienten als Vorwölbung des Unterbauches im Liegen beobachtet werden.

Palpation von Prostata und Samenblasen bei der rektalen Untersuchung

- **Praktisches Vorgehen** bei der rektalen Untersuchung: s. S. 220 und Abb. 199.
- **Beurteilung der Prostata** bzgl. Größe, Konsistenz, Knoten, Abgrenzbarkeit und Verschieblichkeit der Rektalschleimhaut.
- **Normalbefund der Prostata:**
  - *Größe:* Ca. 3,5 cm groß, tastbarer Sulkus in der Mitte, ragt ca. 0,5–1 cm in das Rektum vor.
  - *Form:* Zweilappig, mit tastbarem Sulkus in der Mitte.
  - *Oberfläche:* Glatt.
  - *Konsistenz:* Entspricht einem angespannten Daumenballen.

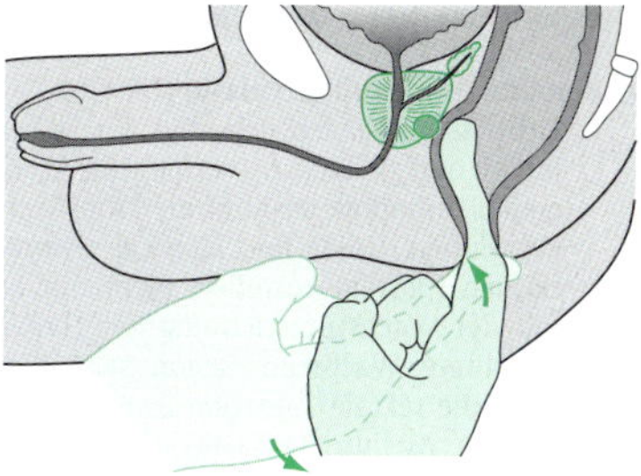

Abb. 199 Schema der rektalen Palpation: Durch Druck der Fingerkuppe (nicht der Fingerspitze!) wird der Analring aufgedehnt, danach kann der Finger ohne reflektorische Anspannung des Analsphinkters in das Rektum eingeführt werden; in Rückenlage des Patienten mit angestemmten Beinen und erschlaffter Beckenbodenmuskulatur lässt sich die Prostata ohne stärkere Beeinträchtigung des Patienten zuverlässig tasten

► **Pathologische Befunde und mögliche Ursachen:** s. Tab. 97.

Tabelle 97 · Pathologische Befunde und mögliche Ursachen bei Palpation von Prostata und Samenblase

Befund	denken an
Größe:	
– vergrößert	– Prostatitis (leicht vergrößert, druckdolent) – evtl. bei Prostatahyperplasie (prall-elastisch, indolent)
Konsistenz:	
– elastisch, prall-elastisch	– Adenom (in der Regel symmetrisch)
– steinhart	– Verkalkung, Karzinom
– derb, holzhart	– Karzinom
– weich, ödematös	– Prostatitis – Prostataabszess
– fluktuierende Stelle	– Prostataabszess
Oberfläche:	
– knotige Einlagerungen	– Adenomknoten
weitere Befunde:	
– Knirschen, Krepitieren	– Prostatakonkremente
– Druckdolenz	Prostatitis

Hinweis: Im Gegensatz zur Prostata sind die Samenbläschen nur bei Entzündungen oder Verkalkungen (z. B. nach Tuberkulose) tastbar. Gestaute Samenblasen (bei Empyem, Abszess) sind stark druckdolent, fluktuierend, kraniolateral der Prostata zu tasten. Ein Samenblasenkarzinom ist als derber Tumor zu tasten und oft von einem, die Organgrenze überschreitenden Prostatakarzinom schlecht zu unterscheiden.

Beispiele klinisch wichtiger Erkrankungen

- **Benigne Prostatahyperplasie (BPH):**
  - *Entstehung:* Wegen des physiologischen Absinkens des Testosterons ab 50 Jahren und gleichzeitig vermehrter Aromatisierung des Testosterons in Östrogenabkömmlinge beginnt die Transformation in die benigne Hyperplasie.
  - *Korrelation, Größe und klinische Symptomatik:* Die Größe einer hyperplastischen Prostata korreliert nicht mit der klinischen Symptomatik, sondern mit der Wachstumsrichtung der Hyperplasie. Da das gegen die Harnröhre gerichtete Wachstum schon schnell zu obstruktiver Symptomatik führt, kann die rektale Palpation in Bezug auf Diagnose und Prognose wenig beisteuern. Aus urologischer Sicht muss die rektale Palpation zum Ausschluss oder Beweis eines Prostatakarzinoms dienen.
  - *Tastbefund:* Prostata meist vergrößert, zweilappig, prall-elastisch, gut abgrenzbar, indolent. Eine nicht vergrößerte Prostata schließt eine prostatogene Obstruktion nicht aus, da der endourethrale Anteil palpatorisch nicht erfassbar ist.
  - *Komplikation:* BPH mit über längere Zeit bestehendem Resturin führt zur Niereninsuffizienz und muss deshalb mittels Dauerkatheterableitung vorher behandelt werden.
- **Prostatakarzinom:**
  - *Häufigkeit:* Häufigstes Karzinom im Urogenitaltrakt und häufigster maligner Tumor des über 50-jährigen Mannes.
  - *Entstehung:* Bei noch nicht gesicherter Entstehungsursache stehen sein Wachstum und seine Ausbreitung (Metastasierung) unter dem Einfluss der Androgene (Testosteron).
  - *Das Frühkarzinom* ist mittels Operation heilbar. Da das Prostatakarzinom zu Beginn asymptomatisch verläuft, lohnt sich eine Vorsorgeuntersuchung.
  - *Tastbefund:* Derber Knoten oder gesamtes Organ derb; zu Beginn auf das Organ begrenzt, später Organgrenze überschreitend; keine Druckdolenz; im Spätstadium kann das Rektum befallen sein, wobei zu Beginn die Rektalschleimhaut gegenüber der Prostata nicht mehr verschieblich ist.
- **Akute Prostatitis:**
  - *Definition und Symptomatik:* Bakterielle Entzündung mit eindrücklicher Symptomatik in Form von starker Algurie/Strangurie, oft kombiniert mit einem Harnwegsinfekt, Fieber/Schüttelfrost.
  - *Infektionsweg:* Hämatogen (ausgehend von Furunkel, Tonsillen, Zahngranulomen, etc.), aber auch lymphogen oder kanalikulär (chronische Harnwegsinfekte, Katheter, Urethrastriktur).
  - *Ausbreitung und Verlauf:* Häufig deszendierend entlang der Samenwege → Epididymitis acuta (Nebenhodenentzündung). Aus Einschmelzungsprozessen kann ein Prostataabszess entstehen.
  - *Tastbefund:* Prostata leicht vergrößert, schlecht abgrenzbar, überwärmt, hochgradig druckdolent, teigig, vermehrt kongestionierte Partien.
- **Chronische Prostatitis:**
  - *Entstehung:* Die chronische Prostatitis kann aus einer unvollständig behandelten oder nicht abgeheilten akuten Prostatitis entstehen, aber auch ohne vorausgegangenen Infekt. Im letzteren Fall handelt es sich in der Regel um eine sog. abakterielle Prostatitis, welche möglicherweise auf immunologische Geschehen zurückzuführen ist.
  - *Symptome:* Dysurie, perinealer/sakraler Schmerz, oft kombiniert mit psychomotorischen Beschwerden und Sexualproblemen.

- *Tastbefund:* Prostata indolent, derbe Infiltrate, die oft schwer gegenüber einem Karzinom zu differenzieren sind.
- ► **Tuberkulöse Prostatitis**: Die Urogenitaltuberkulose hat wegen zunehmender Unkenntnis und Verharmlosung der Tbc steigende Tendenz. Meist hämatogene Streuung einer Nierentuberkulose.

Ergänzende apparative und klinische Untersuchungen

- ► **Urinuntersuchungen:**
  - Urinbakteriologie (s. S. 288) bei V.a. akute Prostatitis. Bei chronischer Prostatitis ist eine Leukozyturie nicht obligat.
  - Bei V.a. Tuberkulose entsprechende Untersuchungen (s. S. 288).
  - Makrohämaturie häufiger bei Prostatakarzinom.
  - Bei V.a. Samenblasenerkrankung sehr oft unzuverlässig.
- ► **Urethraabstrich** bei akuter Prostatitis kann den Erregernachweis erbringen (Fluor urethralis).
- ► **Blutuntersuchungen:**
  - *Blutbild:*
    - Anämie bei fortgeschrittenem Prostatakarzinom
    - Leukozytose bei Infektgeschehen
  - *Prostataspezifisches Antigen (PSA):*
    - Gewebespezifischer, nicht tumorspezifischer Marker.
    - PSA wird von den Karzinomzellen in ca. 10-mal höherer Konzentration an das Blutserum abgegeben als von benignen Prostataepithelzellen.
    - Dient zusammen mit der Rektalpalpation zur Früherkennung des Prostatakarzinoms.
  - *Harnstoff/Kreatinin:* Erhöhte Werte weisen auf eine beginnende stauungsbedingte Niereninsuffizienz hin.
- ► **Ejakulatuntersuchung:** Kann bei einer akuten Prostatitis die bakteriologische Diagnose erbringen, ist bei einer chronischen Prostatitis unzuverlässig. Eine Hämatospermie (auch lediglich mikroskopisch festgestellt) ist oft bei Entzündungen vorhanden, wird jedoch auch bei Tumoren beobachtet.
- ► **Resturinbestimmung** (s. S. 285): Mittels Ultraschall oder Katheterismus; ist bei der BPH von hohem Wert in Bezug auf Diagnostik und Verlaufskontrollen.
- ► **Biopsie** (transrektal, evtl. ultraschallgestützt): Erbringt bei V.a. Karzinom bei Prostata und Samenblase die histologische Diagnose.
- ► **Sonographie** Prostata (am zuverlässigsten auf transrektalem Weg):
  - Da nicht pathognomonisch als alleinige diagnostische Maßnahme unzureichend.
  - Zusammen mit einer Biopsie aus verdächtigen Herden von hohem diagnostischen Wert.
- ► **Skelettszintigraphie** (s. Abb. 200):
  - Nachweis ossärer Metastasen beim Prostatakarzinom.
  - Da mittels Szintigraphie lediglich ein vermehrter Knochenumbau nachgewiesen werden kann, sind die typischen Veränderungen nicht pathognomonisch, sondern lediglich hinweisend.

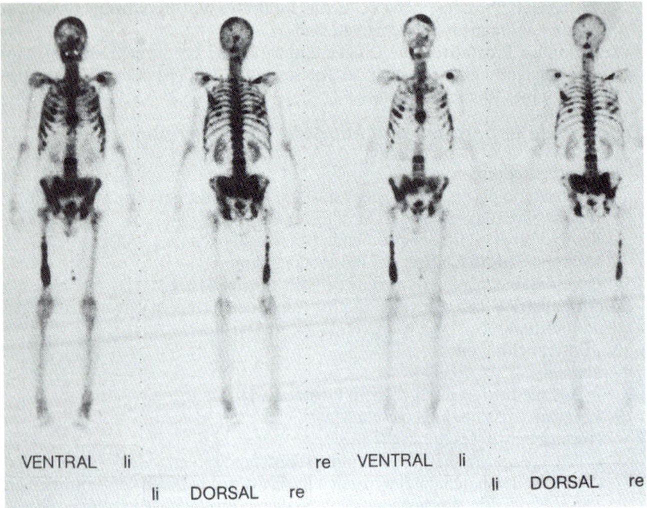

Abb. 200 Skelettszintigraphie: Anreicherungen durch multiple Metastasen eines Prostatakarzinoms in Beckenskelett, Wirbelsäule, Rippenthorax, Schädelkalotte, Oberschenkeln

14.2 Skrotum, Hoden, Nebenhoden und Samenstrang

Anatomie

- **Hoden:** Der Hoden hat ein Volumen von 20–25 ml und wiegt zusammen mit dem Nebenhoden 20–30 g. Das Keimgewebe (Hodenparenchym) besteht aus einzelnen Hodenläppchen (Lobuli), welche aus den einzelnen Samenkanälchen (Tubuli seminiferi) aufgebaut sind, die das Keimepithel enthalten. Die Sertoli-Zellen bilden ein netzartiges Grundgerüst, auf welchem das Keimepithel aufgebaut ist. Die Leydig-Zellen liegen außerhalb der Hodenkanälchen im Interstitium. Das Rete testis ist die Verbindung zum Nebenhoden, worin ca. 1500 Samenkanälchen münden. Die drainierenden Lymphknoten der Hoden liegen retroperitoneal.
- **Nebenhoden** (Epididymis): Der Nebenhoden liegt an der Hilusseite dem Hoden an und verläuft dorsolateral als längliches Organ vom kranialen bis zum kaudalen Hodenpol. Die Ductuli efferentes haben am oberen Hodenpol Anschluss an das Rete testis und münden dort in den Ductus epididymis. Der Ductus epididymis verläuft stark geschlängelt, weist verschiedene Gangabschnitte mit unterschiedlichem Wandaufbau und unterschiedlich weiter Lichtung auf und hat eine Länge von ca. 6 m (!). Hoden und Nebenhoden werden durch eine glatte seröse Haut (Epiorchium) überzogen, welche an der Abgangsstelle des Samenstranges vom Hoden in das Periorchium umschlägt.

- **Samenstrang:** Er verbindet den Hoden mit der Bauchhöhle und besteht im Wesentlichen aus Faszienhüllen und dem glattmuskeligen M. cremaster. Er beinhaltet den Samenleiter (Ductus deferens), 2 Arterienäste (Aa. testiculares), das Venengeflecht (Plexus pampiniformis), Lymphgefäße und vegetative Nervenfasern.
- **Der Processus vaginalis** ist eine Invagination des Peritoneums, welches bei der Hodenmigration ins Skrotum mitgeführt worden ist. Normalerweise verschließt sich dieser Processus entlang seiner ganzen Strecke zwischen Inguina und Skrotum. Bei Fehlen dieses physiologischen Verschlusses bleibt eine Verbindung mit der Abdominalhöhle zurück → kongenitale Inguinoskrotalhernie. Fehlt dieser Verschluss im Inguinalkanal, entsteht eine Inguinalhernie.

Physiologie

- **Skrotum:** Der Hoden braucht für die Entwicklung reifer Samenzellen eine Temperatur von mindestens 2 °C unterhalb der Körpertemperatur. Die in der Skrotalhaut eingelagerten Schweißdrüsen sorgen für Verdunstungskälte. Auf Kältereiz können die Myofibroblasten die Epidermis des Skrotums in starke Falten legen und dadurch die Wärmeabgabe des Hodens vermindern.
- **Hoden:**
  - *Spermatogenese:* Vermehrung der Keimzellen im Keimepithel sowie Differenzierung zu Samenzellen (Spermatozoen) durch Reifeteilung.
  - *Leydig-Zellen:* Sie produzieren Testosteron, fördern damit die Entwicklung der sekundären Geschlechtsmerkmale, der Libido und der Potenz.
  - *Sertoli-Zellen:* Sie reduzieren Testosteron zum stärker wirksamen Dihydrotestosteron und produzieren das androgenbindende Protein.
- **Nebenhoden:**
  - Der Ductus epididymis dient als Transportorgan für die Spermatozoen. Die Transportzeit beträgt 8–17 Tage. Während des Transportes erfahren die Spermatozoen ihre endgültige Ausreifung.
  - In der Cauda epididymis werden die Spermatozoen bis zur nächsten Ejakulation gelagert.

Anamnese

- **Fragen:**
  - Haben Sie eine Hodenvergrößerung festgestellt?
  - Verspüren Sie Schmerzen im Bereich des Hodens?
  - Haben/hatten Sie Fieber?
  - Hat ein Unfall stattgefunden mit Verletzung der Genitalregion? Stumpf/penetrierend?
  - Hat bereits eine Operation im Urogenitalbereich stattgefunden? Wenn ja, was wurde wann operiert?
  - Ist eine Infertilität bekannt? Bestehen Potenzprobleme? Haben/hatten Sie eine Entzündung der Speicheldrüsen (Parotitis kann über eine Orchitis zur Infertilität führen)?
- **Symptome und mögliche Ursachen:** s. Tab. 98.

Inspektion

- **Position des Patienten:** Im Liegen und Stehen.
- **Achten auf:**
  - *Skrotum:* Hautverfärbung, Hautrelief, evtl. Volumenzunahme.
  - *Hoden:*
    - Fehlender Hoden (s. Kryptorchismus S. 306)?

Tabelle 98 · Symptome und mögliche Ursachen bei Erkrankungen des Hodens

Symptom	denken an
– Hodenvergrößerung	– Entzündung – Tumor
– Schmerzen	– Entzündung – Tumor
• ausgesprochen starke und plötzlich auftretende Hodenschmerzen	– Samenstrangtorsion
• unklarer Skrotalschmerz	– Tumor
– Fieber	– Entzündung
– Infertilität	– lange bestehende Varikozele – postentzündlich, Aplasie der Samenwege

Tabelle 99 · Pathologische Befunde und mögliche Ursachen bei Inspektion des Hodens

Befund	denken an
Skrotum:	
– Verfärbung:	
• Rötung	– akute Epididymitis (s. Abb. 201) – Fournier-Gangrän (s. S. 305)
• bläulich verfärbt	– Skrotalhämatom (s. S. 305)
• bläulich verfärbt, ödematös gestaut	– Samenstrangtorsion
– verstrichenes Skrotalhautrelief	– akute Epididymitis (s. Abb. 201) – Skrotalödem (s. S. 305) – Lymphödem (s. S. 20)
– Skrotalvolumenvermehrung	– Skrotalödem – Lymphödem
Hoden und Nebenhoden:	
– fehlender Hoden	– Kryptorchismus (s. S. 306)
– Hodenhochstand	– Samenstrangtorsion
– Hodenvergrößerung, Volumenzunahme	– Entzündung von Hoden und/oder Nebenhoden – Tumoren – Ödeme
Samenstrang:	
– gestaute, geschlängelte „krampfaderartige“ Venenzeichnung und Volumenzunahme	– Varikozele (s. Abb. 202), (oft unter Valsalva-Manöver (= intraabdominale Druckerhöhung durch Pressen bei zugehaltener Nase akzentuiert)

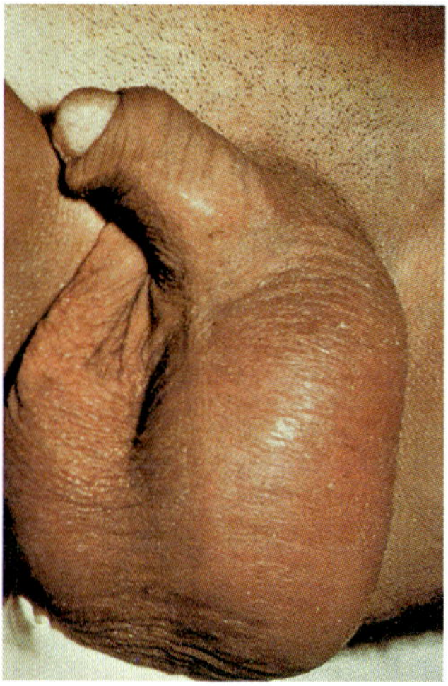

Abb. 201 Akute Epididymitis unter Mitbeteiligung der Skrotalhaut

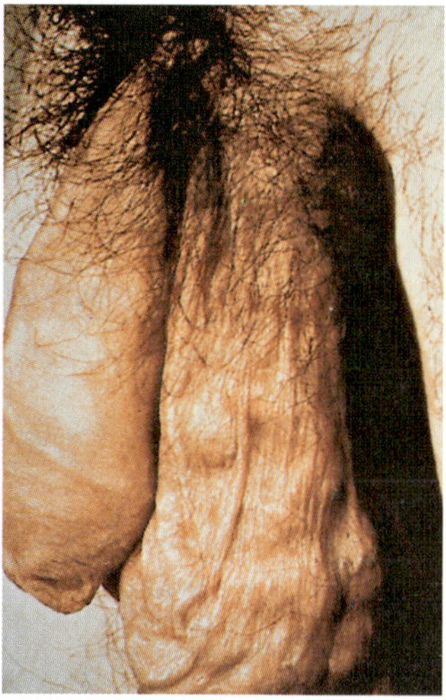

Abb. 202 Varikozele

- „Hodenvergrößerungen“? Haben in der Regel mit Erkrankungen der Hodenhüllen zu tun.
- *Nebenhoden:* Rötung? Verändertes Skrotalrelief?
- *Hodenhüllen:* Volumenzunahme des jeweiligen Skrotalfaches?
- *Samenstrang:* Hodenhochstand? Venenzeichnung?

► **Normale Befunde:** Die Skrotalhaut ist dünn, gerunzelt und stärker pigmentiert als die übrige Haut. Im Stehen liegt der linke Hoden meist etwas tiefer im Skrotalfach als der rechte.

► **Pathologische Befunde und mögliche Ursachen:** s. Tab. 99.

Palpation

► **Praktisches Vorgehen:**
- *Skrotum:* Abtasten, sind beide Hoden vorhanden?
- *Hoden:* Die Hoden einzeln von kranial nach kaudal palpieren. Dabei die beiden Pole zwischen Daumen und Zeigefinger der linken Hand fixieren und die Dorsal- und Ventralseite mit der rechten Hand palpieren. Dabei achten auf: Größe und Konsistenz, Verhärtung, Vorwölbung, druckdolente Stellen. Seitenvergleich vornehmen!
  - ***Hinweis:*** Bei sorgfältiger Palpation sind die allermeisten Hodentumoren bereits ohne weitere Hilfe zu diagnostizieren.
- *Nebenhoden:* Liegt dem Hoden dorsolateral an. Auch hier suchen nach druckschmerzhaften Stellen, Knötchen oder Raumforderungen.

- **Hinweis:** Ein vergrößerter Nebenhoden kann und soll in der Regel vom Hoden abgegrenzt werden können.
  - *Samenstrang:* Den Patienten bitten, den Penis leicht anzuheben, und mit beiden Händen gleichzeitig zwischen Daumen und Zeigefinger die etwa stricknadeldicken Samenstränge palpieren. Man fühlt im Samenstrang den Ductus deferens. Diesen bis zum äußeren Leistenring verfolgen und hierbei gleichzeitig mit dem kleinen Finger überprüfen, ob eine Leistenhernie vorliegt (s. S. 212). Prüfung im Stehen!
- **Normalbefund:** Die Hoden sind beim Erwachsenen 3,5–5,5 cm groß, ihre Konsistenz unterliegt tagesrhythmischen Schwankungen und wird als prall-elastisch bezeichnet. Der Ductus deferens hat einen Durchmesser von ca. 2–4 mm.
- **Pathologische Befunde und mögliche Ursachen:** s. Tab. 100.

Tabelle 100 · Pathologische Befunde und mögliche Ursachen bei Palpation des Hodens

Befund	denken an
Skrotum:	
– leeres Skrotalfach	– Kryptorchismus (s. S. 306)
– zusätzliche Organe im Skrotum	– Inguinoskrotalhernie (hier können evtl. Darmgeräusche auskultiert werden)
Hoden und Hodenhüllen:	
– zystische, glatte, meist indolente, prall-elastische, gegenüber der Skrotalhaut gut verschiebliche Tumoren	– Hydrozele (s. S. 306), bei großen Hydrozelen kann der Hoden nicht mehr vom Nebenhoden abgegrenzt, evtl. gar nicht mehr palpiert werden
– Volumenabnahme des Hodens	– länger bestehende Varikozele
– druckschmerzhafter Hoden	– Orchitis – Samenstrangtorsion (starke Druckdolenz), DD mithilfe des Prehn-Zeichens (s. u.)
Nebenhoden:	
– stark druckdolenter Nebenhoden	– akute Epididymitis
Samenstrang:	
– deutlich palpierbare Gefäße	– gestaute Venenkonvolute

Beachte DD Hodenschmerz mithilfe des Prehn-Zeichens: Durch Anheben des Hodens verstärken sich die Schmerzen bei einer Samenstrangtorsion (= positives Prehn Zeichen), da die Torsion und damit die Gefäßkonstriktion zunehmen. Bei einer akuten Epididymitis gehen die Schmerzen wegen Entlastung zurück (negatives Prehn-Zeichen).

Diaphanoskopie

- **Prinzip:** Untersuchung zur Differenzierung von Schwellungen im Bereich des Skrotums.
- **Praktisches Vorgehen:** In einem etwas abgedunkelten Raum das Skrotalfach mittels einer starken Lichtquelle durchleuchten.
- **Pathologische Befunde und mögliche Ursachen:** s. Tab. 101.

Tabelle 101 · Befunde und Interpretation bei der Diaphanoskopie

Befund	Bezeichnung	denken an
– hellrotes Aufleuchten, Hoden oft als dunkler Schatten erkennbar	– Diaphanoskopie-positiver Befund	– mit Flüssigkeit gefüllte Hydrozele – Spermatozele
– keine Transparenz	– Diaphanoskopie-negativer Befund	– solide Prozesse – Einblutung in Hydrozele (Hämatozele)

Beispiele klinisch wichtiger Erkrankungen des Skrotums

- **Dermatologische Erkrankungen:**
  - *Intertrigo:* Entzündliche Geschehen der Skrotalhaut und Inguinalregion bei Adipositas, Diabetes mellitus, schlechter Hygiene. Oft sekundär mit Bakterien und Pilzen besiedelt.
  - *Ekzeme:* Toxisch durch Seifen, Desinfektionsmittel, Deodorantien; allergisch durch Salben, Kleidungsgegenstände (Gummi, Kunstfasern); bei Urininkontinenz und schlechter Hygiene.
- **Skrotalhämatom:**
  - *Definition:* Einblutung in die Skrotalhaut oder in den Skrotalraum.
  - *Ursachen:* Traumata, iatrogen nach Operationen oder invasiven Untersuchungen.
  - *Befunde und Symptome:* Anschwellen meist des gesamten Genitale mit gleichzeitiger Rot- bis Violettverfärbung, oft lokale Schmerzen.
- **Skrotalödem:**
  - *Ursachen:* Gelegentlich vorübergehend nach Dauerkathetereinlage, nach Operationen am Genitale oder im kleinen Becken, bei Rechtsherzinsuffizienz, bei nephrotischem Syndrom.
  - *Befunde:* Skrotalvolumenvermehrung, aufgehobene Fältelung der Skrotalhaut.
- **Fournier-Gangrän:**
  - *Definition:* Nekrotisierende Fasziitis der perinealen, genitalen oder perianalen Region.
  - *Ursache:* Häufig Aerobier (E. Coli, Streptokokken, Clostridien).
  - *Befunde:* Hochfebriles Krankheitsbild mit vorerst starker Rötung, später nekrotisch gangränösem Übergang der Skrotal-/Penishaut.
  - *Maßnahmen:* Erfordert rasches chirurgisches Débridement, da sonst eine hohe Mortalitätsrate besteht.

Beispiele klinisch wichtiger Erkrankungen des Hodens

- **Entzündliche Erkrankungen (Orchitis):**
  - *Ursachen:* Meist durch hämatogene Streuung von Mumpsviren, Pneumokokken, Bruzellen, Tbc, seltener Übergreifen einer akuten Epididymitis → Orchiepididymitis.
  - *Befunde und Symptome:* Starke Schmerzen, Fieber, Schwellung des Hodens mit nachfolgender Schwellung und Rötung der Skrotalhaut.
- **Tumoren:**
  - *Vorkommen und Häufigkeit:* Häufigster Tumor des adoleszenten und jungen Mannes. Häufigste Tumorformen sind das Seminom, Terrato-Karzinom und Mischtumoren.

- *Symptome:* Erste klinische Manifestationen sind „Hodenvergrößerung", unklare Skrotalschmerzen.

► **Kryptorchismus:**
- *Definition:* Sistieren des Descensus testis.
- *Komplikationen:* Führt zur Infertilität, das Risiko eines Hodentumors ist 20-mal höher als beim normal deszendierten Hoden.
- *Befunde und Symptome:* Hoden fehlt im Skrotalfach oder ist im hohen Leistenkanal zu tasten (Ektopie?). Oft kombiniert mit Hypo- oder Epispadie (s. S. 311).

► **Hodenatrophie:** Angeboren bei Kryptorchismus, nach direktem Trauma, postentzündlich vor allem nach Mumpsorchitis, nach unsorgfältig durchgeführten Operationen am Samenstrang oder von Inguinalhernien (Ischämie).

► **Impotenz:**
- *Mögliche Ursachen:* Primärer oder sekundärer Hypogonadismus, nach Kastration.

Hinweis: Nur ein sehr kleiner Prozentsatz aller Männer mit Erektionsproblemen leidet an einer erektilen Dysfunktion wegen eines Hormondefizits.

Beispiele klinisch wichtiger Erkrankungen an den Hodenhüllen

► **Hydrozele:**
- *Entstehung:* Ist das Cavum serosum testis abnorm groß entwickelt oder besteht vermehrte Flüssigkeitsproduktion, entsteht eine Hydrozele.
- *Ätiologie:* Kongenital, idiopathisch, bei Entzündungen und Tumoren von Hoden und Nebenhoden.
- *Befunde:* Langsam zunehmender zystischer Tumor in einem oder beiden Skrotalfächern (Hydrocele funiculi entlang des Samenstranges), Diaphanoskopie positiv.
- *Komplikationen:* Schmerzhafte Einblutung (Hämatozele), Infekt.
- *Hinweis:* Bei unklarem klinischen Befund empfiehlt sich eine operative Freilegung des Hodens, da sich ein Hodentumor dahinter verbergen kann.

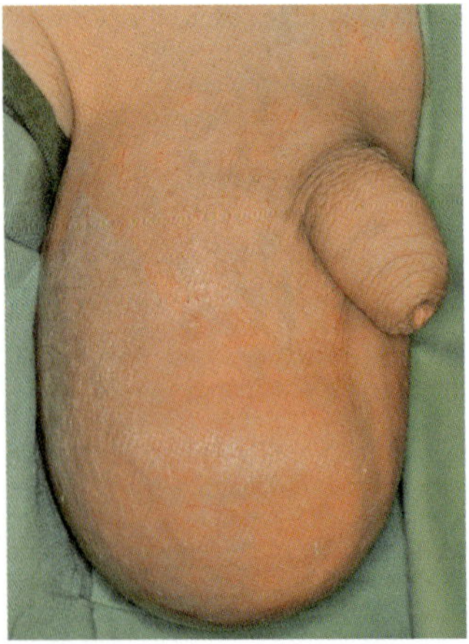

Abb. 203 Hydrozele

- **Spermatozele:**
  - Im engeren Sinn keine Erkrankung der Hodenhüllen. Es handelt sich um Zysten mit Spermieninhalt, meist als Reste des Wolff- oder Müller-Ganges.
  - *Befunde und Symptome:* Im Allgemeinen asymptomatischer Verlauf, kleiner zystischer Tumor im Bereich des Nebenhodenkopfes, vom Hoden problemlos abzugrenzen, Diaphanoskopie positiv.

Beispiele klinisch wichtiger Erkrankungen des Nebenhodens

- **Akute Epididymitis:**
  - *Ätiologie:* Am häufigsten kanalikulär entstanden bei vorbestehender Prostatitis/Urethritis, transurethraler Manipulation, hämatogene Streuung bei Urogenital-Tbc.
  - *Befunde und Symptome:* Fieber, meist langsam zunehmende starke Schmerzen, oft ausstrahlend in die Leiste (Funikulitis/Deferentitis), Rötung und Schwellung der Skrotalhaut. Eine palpierbare Fluktuation deutet auf eine baldige Perforation durch die Skrotalhaut.
- **Chronische Epididymitis:** Manifestiert sich als eine teilweise oder komplette, meist wenig druckdolente Induration des Nebenhodens, meist nach unvollständiger Abheilung einer akuten Epididymitis. Führt bei beidseitigem Befall oft zur Infertilität.

Beispiele klinisch wichtiger Erkrankungen des Samenstranges

- **Samenstrangtorsion** (fälschlicherweise oft als „Hodentorsion" bezeichnet):
  - Primär ist der Funiculus spermaticus betroffen, sekundär dreht sich auch der Hoden, der dadurch geschädigt wird.
  - *Prädisponierende Faktoren:* Kryptorcher Hoden, abnorm weite Tunica vaginalis mit abnorm hoher Insertion der schräg verlaufenden Kremasterfasern am Samenstrang → Torsionselement, Nebenhoden durch zu langes Mesorchium am Hoden fixiert → Torsionsfaktor.
  - *Vorkommen:* Findet fast ausschließlich in den Jahren unmittelbar vor und nach der Pubertät statt.
  - *Befunde und Symptome:* Starke Schmerzen, begleitet von gastrointestinalen und vegetativen Symptomen wie Nausea, Erbrechen, Schock.
  - *Maßnahmen:* Erfordert operative Detorsion innerhalb der ersten 4–6 Std., da sonst Hodennekrose droht.
- **Varikozele:**
  - *Definition:* Venöse Stase des Plexus pampiniformis.
  - *Formen:*
    - Idiopathische Varikozele: Häufigste Form; in über 90 % linksseitig auftretend wegen der hämodynamisch ungünstigeren rechtwinkligen Einmündung der V. testicularis in die linke V. renalis (rechts: spitzwinklige Einmündung in die V. cava).
    - Symptomatische Varikozele: Auftreten beidseits in gleicher Häufigkeit durch Kompression oder thrombotischen Verschluss der V. spermatica durch retroperitoneale Tumoren (Nieren, Nierenbecken, Ureter, Lymphome).
  - *Komplikationen:* Eine über längere Zeit bestehende Varikozele führt zur Infertilität wegen erhöhter Kerntemperatur des Hodens. Die Varikozele wirkt wie eine Heizspirale. Darüber hinaus führt die venöse Stase einerseits zu erhöhter CO_2-Spannung im Gewebe, anderseits zum Reflux von Katecholaminen aus der Nebenniere, was wiederum zur Vasokonstriktion führt, auch auf der Gegenseite!).

Ergänzende klinische und apparative Diagnostik

- **Sonographie:**
  - *Hodenhüllen:* Bei Hydrozele erscheint diese oft gekammert, der Hoden ist gut erkennbar und abgrenzbar. Die Spermatozele imponiert als flüssigkeitsgefüllte Raumforderung im Bereich des Nebenhodenkopfes.
  - *Hoden:* Zur Differenzierung von Hoden und Nebenhoden bei entzündlichen Erkrankungen. Wichtig in der Hodentumordiagnostik.
  - *Abdomen:* Retroperitoneale Metastasen beim Hodentumor, evtl. intraabdominal sichtbarer Hoden beim Kryptorchismus.
  - *Nebenhoden:* Bei der Epididymitis ist der Nebenhoden vergrößert mit inhomogenen Echomustern, oft Begleithydrozele.
  - *Samenstrang:* Bei Samenstrangtorsion zeigen Hoden, Nebenhoden, Samenstrang vermehrt liquide Anteile. Gelegentlich atypische Lage des Nebenhodens darstellbar.
- **Spermiogramm:** Spermienzahl, Spermienmorphologie und Spermienbeweglichkeit ermöglichen eine Aussage bezüglich Fertilität. Sie ist erst 5 Tage nach der letzten Ejakulation aussagekräftig. Bei kinderloser Ehe v.a. nach durchgemachter akuter und/oder chronischer Epididymitis sinnvoll. Bestimmt evtl. das Prozedere, sicher aber die Verlaufskontrolle bei einer Varikozele.
- **Urinuntersuchungen:**
  - Bei Hodenentzündung ist die Bakteriologie meist unergiebig.
  - Bestimmung von 17-Ketosteroiden und Gonadotropinen zur Differenzierung zwischen primärem und sekundärem Hypogonadismus.
  - Bei akuter Epididymitis Leukozyturie und oft signifikante Bakteriurie, bei chronischer Epididymitis meist unergiebig.
- **Blutuntersuchungen** (Hoden):
  - *Tumormarker bei Hodentumoren:* α-feto-Protein, β-HCG (humanes Choriongonadotropin).
  - *Sexualhormonbestimmung bei Impotenz:* Testosteron, FSH, LH.
  - *Bei akuter Epididymitis:* Meist positive Entzündungszeichen.
  - *Bei Samenstrangtorsion* zeitlich stark verzögerte Leukozytose möglich.
- **Computertomographie/Magnetresonanztomographie**: Darstellung retroperitonealer und thorakaler Lymphknotenmetastasen bei Tumoren.
- **IV-Urographie/Urethrographie:** Bei Epididymitis zur Suche nach extragenitalen Infektionsherden wie Niere (Tbc), Steine, Strikturen.
- **Farbkodierte Duplexsonographie:** Bei V.a. Samenstrangtorsion, nicht sehr zuverlässig.

14.3 Penis

Grundlagen

- **Anatomie:**
  - Der Penis besteht aus den paarigen Corpora cavernosa (Schwellkörper), der Harnröhre und dem die Urethra umfassenden Corpus spongiosum, dem vorne die Glans penis (Eichel) aufsitzt.
  - Der Aufbau der Corpora cavernosa ähnelt einem Badeschwamm, wobei das Gerüst (Trabekel) aus glatter Muskulatur, Gefäßen und Nerven besteht, welches die mit Blut gefüllten Hohlräume (Kavernen) umscheidet.

- Normalerweise bildet die Penishaut distal eine zirkuläre Falte (Präputium), welche zu zwei Dritteln oder mehr die Glans penis bedeckt.

- **Physiologie:** Bei der Erektion werden durch sehr komplizierte neuronale Vorgänge nach Relaxation der glatten Trabekelmuskulatur die Kavernen mit einem vermehrten arteriellen Blutzustrom gefüllt. Das Corpus spongiosum wird nicht in gleichem Maße erigiert und dient zum Offenhalten der Urethra.

Hinweis: Anamnese, Inspektion und Palpation stehen bei Peniserkrankungen an erster Stelle und bestimmen die gelegentlich sehr aufwendige nachfolgende Diagnostik.

Anamnese

- Besteht Pruritus? Meist mit ekzematösen Veränderungen auf der Glans penis und dem Präputialsaum verbunden.
- Schmerzen im Bereich des Penis? Oft in Verbindung mit entzündlichen (Kavernitis, Phlegmone) oder tumorösen (Peniskarzinom, Induratio penis plastica) Erkrankungen.
- Durchgemachte venerische Entzündungen?
- Erektionsprobleme?

Inspektion

- **Achten auf:** Form, Größe, Hautveränderungen, Tumoren, Fehlbildungen (Hypospadie [s. S. 311], Epispadie [s. S. 311], kongenitale Penisdeviationen).
- **Pathologische Befunde und mögliche Ursachen:** s. Tab. 102.

Tabelle 102 · Pathologische Befunde und mögliche Ursachen bei der Inspektion des Penis

Befund	denken an
– rötliche Effloreszenzen	– Mykosen – Ekzeme
– Bläschen	– Herpes genitalis
– Ulzerationen	– luetischer Primäraffekt
– Tumoren	– primäres Peniskarzinom – Metastasen
– Hämatome	– traumatisch – Penisfraktur anlässlich eines Geschlechtsverkehrs
– zu langes, rüsselförmiges narbiges Präputium	– Phimose (s. Abb. 204)

Palpation

- **Praktisches Vorgehen:**
  - Abtasten des Penis auf Verhärtungen.
  - Untersuchung der Vorhaut (Präputium): Bedeckt die Vorhaut die Glans penis, oder liegt diese frei? Die Vorhaut vorsichtig zurückschieben und beurteilen, wie eng sie sich um die Glans schließt. Liegt eine Phimose (s. S. 310) vor? Veränderungen unter der Vorhaut? *Cave:* Das Präputium nicht gegen Widerstand zurückschieben (Verletzungsgefahr!) und nach der Untersuchung wie-

der reponieren, da sonst Gefahr einer Einklemmung der Glans penis (Paraphimose, s. u.!).

► **Pathologische Befunde und mögliche Ursachen:** s. Tab. 103.

Tabelle 103 · Pathologische Befunde und mögliche Ursachen bei Palpation des Penis

Befund	denken an
– Verhärtungen	– Karzinom – Induratio penis plastica
– Retraktion des Präputiums nicht möglich	– Phimose (s. Abb. 204)
– tumorartige Veränderungen unter dem Präputium	– Peniskarzinom

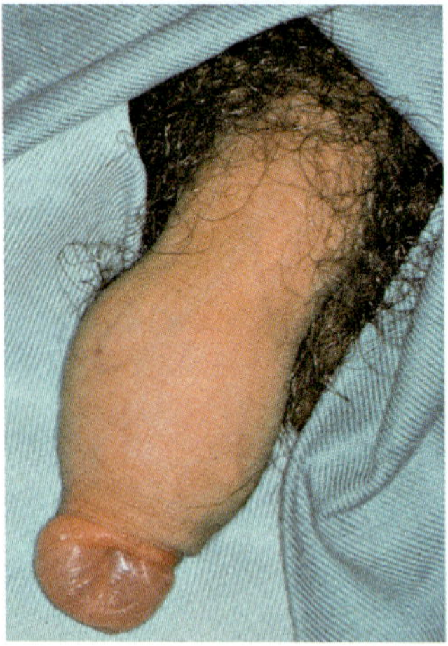

Abb. 204 Phimose

Beispiele klinisch wichtiger Erkrankungen des Penis

► **Entzündliche Erkrankungen:**
- *Balanitis/Balanoposthitis:* Entzündung von Glans penis und innerem Vorhautblatt; oft bei nicht retrahierbarer Phimose und schlechter Hygiene.
- *Phlegmone/Erysipel:* Streptokokkeninfekte.
- *Herpes progenitalis:* Durch Geschlechtsverkehr übertragbar.

► **Tumoren:** Oft unter der Vorhaut versteckt!

► **Phimose** (s. Abb. 204): Schwierig oder nicht mehr zu retrahierendes Präputium. Angeboren oder erworben (Infekte).

► **Paraphimose:** Das hinter die Glans penis zurückgestreifte Präputium lässt sich nicht mehr nach vorne verschieben und schwillt ödematös auf.

- **Erektionsprobleme:**
  - *Erektile Dysfunktion:* Unfähigkeit, einen Geschlechtsverkehr durchzuführen mangels ausreichender Rigidität.
  - *Ätiologie:* Gefäßbedingt bei Arteriosklerose, Hypercholesterinämie; neurogen z. B. bei Diabetes mellitus; Hormondefizit z. B. bei Hypogonadismus, Kastration; psychogen.
- **Priapismus:**
  - *Definition und Verlauf:* Pathologisch über Stunden verlängerte Erektion. Sie endet, wenn nicht innerhalb von 24 Stunden behandelt wird, in einer definitiven Impotenz wegen Schwellkörperfibrose.
  - *Ätiologie:* Unbekannte Dysregulation der nervösen Steuerung während eines Erektionsablaufs; Sichelzellenanämie als gesicherter pathogenetischer Faktor (erhöhte Blutgerinnung).
- **Angeborene Fehlbildungen:**
  - *Hypospadie* (s. Abb. 205): Meatus urethrae externus entlang der Ventralseite des Penis zurückversetzt. Meist kombiniert mit einer Penisdeviation nach ventral. Oft kombiniert mit einem Kryptorchismus.
  - *Epispadie:* Meatus urethrae externus mündet zurückversetzt auf der Dorsalseite des Penis. Bei Urethramündung im proximalen Penisbereich oft kombiniert mit einer Blasenextrophie (Blase besteht lediglich aus einer offen in die Bauchwand eingelagerten „Blasenplatte").

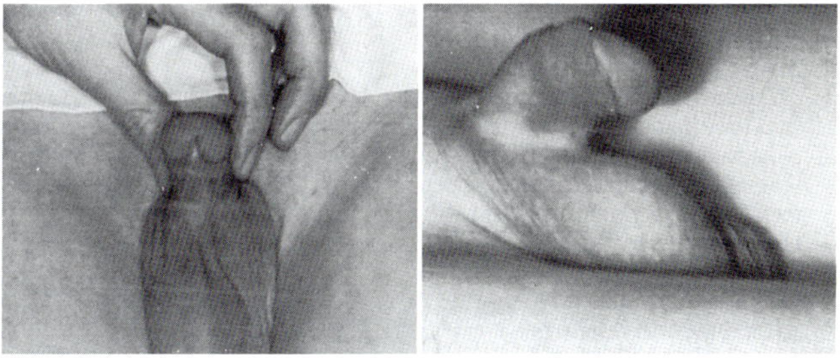

Abb. 205 Hypospadie

Ergänzende klinische und apparative Diagnostik

- **Mikroskopischer Nachweis** von Mikroorganismen: z. B. Dermatophyten, Candida etc.
- **Biopsien:** Bei Karzinomverdacht oder seltenen dermatologischen Affektionen.
- Oft sehr aufwendige radiologische und neurophysiologischen Verfahren: Zur Abklärung der erektilen Dysfunktion.

15 Untersuchung des Bewegungsapparates

15.1 Grundlagen, Anamnese

Anatomie

- **Bestandteile der Funktionseinheit eines peripheren Gelenks am Bewegungsapparat** sind Strukturen des gelenknahen Knochens, artikulierende Gelenkflächen mit hyalinem Knorpelüberzug, Synovialmembran, Gelenkkapsel, Bandapparat, Sehnenansätze, Sehnen und Sehnenscheiden, Bursen und umgebende Weichteile der Muskulatur, Faszien und Haut, versorgende Blutgefäße und Nerven.
- **Bestandteile der analogen Funktionseinheit des Stammskeletts (= Bewegungssegment der Wirbelsäule)** sind Wirbelkörper, Bandscheibe, Nervenwurzel, zugeordnete Weichteile (Muskeln, Sehnenansätze).

Beachte: Im Gegensatz zum Gelenkknorpel sind Gelenkkapsel und Bandapparat sensibel versorgt, sodass Erkrankungen der letzteren Strukturen für den Patienten oft äußerst schmerzhaft sind.

Anamnese

- **Mögliche Ursachen für Erkrankungen des Bewegungsapparats:** Traumata (z. B. Kreuzbandruptur), entzündliche Erkrankungen (z. B. rheumatoide Arthritis, Kollagenosen), Neoplasien (z. B. Knochentumor, Metastasen), neurologische Erkrankungen (z. B. Lähmungserscheinungen bei Apoplex), endokrine bzw. metabolische Störungen (z. B. Speichererkrankungen).
- **Fragen nach den 4 Leitsymptomen** Schmerz, Bewegungseinschränkung, Deformität, Schwellung.
- **Fragen zur Schmerzanamnese:**
  - *Die 5 „W" der Schmerzanamnese:* s. Tab. 104.

Tabelle 104 · Bewegungsapparat: Die 5 „W" der Schmerzanamnese

Wo?	– Gelenke oder Umgebung der Gelenke, Muskulatur, Knochen
	– Wirbelsäule, Rückenmuskulatur
	– Schultergürtel, Beckengürtel
	– monartikulär, oligoartikulär, polyartikulär
Wann?	– in Ruhe, bei Bewegung, Belastung, bei Bewegungsbeginn (Anlaufschmerz)
	– Tagesrhythmus: morgens, am Tag zunehmend, nachts
	– seit wann, wie oft
	– chronisch, rezidivierend, episodisch, anhaltend

Fortsetzung →

Tabelle 104 · Fortsetzung von Seite 312

Wie?	– akut oder schleichend begonnen
	– lokalisiert, ausstrahlend, sich ausbreitend
	– dumpf, stechend, brennend, leichtgradig, quälend
	– spontan oder auslösbar (wodurch?)
Was bessert/ verschlechtert?	– Kälte, Wärme
	– Ruhe, Bewegung
	– psychische Belastung/Entlastung
Warum?	– kürzlich zurückliegende Infektion oder Trauma
	– Medikamenteneinnahme, Allergien
	– berufliche Tätigkeiten, Belastungen, Erschütterungen
	– Lageabhängigkeit
	– Witterungseinflüsse, Kälteexposition
	– psychische Belastungssituationen

– *Fragen zur Differenzierung entzündlicher und nicht entzündlicher Schmerzen:* Durch wenige Fragen zur Schmerzqualität gelingt häufig schon die Differenzierung zwischen nicht entzündlichem und entzündlichem Schmerz (s. Tab. 105).

Tabelle 105 · Differenzierung zwischen entzündlichem und nicht entzündlichem Schmerz

Schmerzen, die für eine entzündliche Ursache sprechen:	
Schmerzqualität	**denken an**
– Schmerzen in Ruhe, die sich durch Bewegung bessern – Nacht- und Aufwachschmerzen verbunden mit morgendlicher Steifigkeit – in den Schüben einer entzündlichen Gelenkerkrankung häufig Besserung der Schmerzen durch Kälte	– chronische Arthritiden und Spondylitiden
– starke Schmerzen, die zur Schonhaltung führen und bereits durch leichte Bewegungen verstärkt werden	– hochakute, z. B. septische Arthritis
Schmerzen, die für eine degenerative Ursache sprechen:	
Schmerzqualität	**denken an**
– Belastungs- und Anlaufschmerz – Schmerzmaximum nicht am Morgen, sondern eher im Tagesverlauf – Linderung meist durch Applikation milder Wärme	– Arthrose
– Mitauslösung und Verstärkung durch psychische Belastungssituation	– Weichteilrheumatische, nicht entzündliche Schmerzzustände der Muskulatur und Sehnenansätze

- ***Beachte:*** Klinisch sehr wichtig ist die Unterscheidung zwischen akut einsetzenden Schmerzen (z. B. Schmerzen im Großzehengrundgelenk bei Gichtanfall, posttraumatische Schmerzen) und allmählich einsetzenden Schmerzen (z. B. bei Morbus Bechterew und rheumatoider Arthritis).

- **Frage nach Bewegungseinschränkung:** Welche Bewegungen sind nur eingeschränkt möglich?
- **Frage nach Deformität und Schwellung:** Haben sich Form, Aussehen der Gelenke/des Gelenks verändert?
- **Fragen zur Erfassung rheumatischer Systemerkrankungen:** Bei den meisten entzündlich-rheumatischen Krankheiten handelt es sich um „Systemerkrankungen", d. h. um Erkrankungen, die neben muskuloskelettalen Strukturen auch innere Organe und das Nervensystem befallen und zu entzündlichen Allgemeinsymptomen führen können. Daher sind gezielte Fragen nach Begleitsymptomen (s. Tab. 106) essenziell.

Tabelle 106 **· Gezielte Fragen nach Begleitsymptomen bei V.a. rheumatische Systemerkrankungen**

Begleitsymptome	denken an
– subfebrile Temperaturen/Fieber?	– autoimmune Bindegewebserkrankungen (Kollagenosen) – rheumatoide Arthritis – entzündliche Erkrankung von Gefäßen (Vaskulitis)
– Müdigkeit, Abgeschlagenheit, allgemeine Schwäche?	
– Hautausschläge?	– virusinduzierte Arthritiden – Kollagenosen (z. B. Lupus erythematodes)
– Sensibilitätsstörungen oder Parästhesien von Füßen und Händen?	– Mitbeteiligung peripherer Nerven (Polyneuropathie)
– neurologische Symptomatik (vielfältig), z. B. Kopfschmerzen, zerebrale Insulte, fokale Krampfanfälle, psychische Veränderungen?	– Manifestationen im zentralen Nervensystem im Rahmen von Kollagenosen und Vaskulitiden
– Durchblutungsstörungen mit Weißfärbung der Finger und Zehen bei Kälte mit schmerzhafter Wiedererwärmung (Raynaud-Phänomen) ?	– Frühsymptom von Kollagenosen und Vaskulitiden
– Ödeme, Lidschwellungen, neu aufgetretene Blutdruckerhöhung?	– Nierenbeteiligung
– Durchfall und Bauchschmerzen?	– begleitende Symptome von chronisch-entzündlichen Darmerkrankungen, assoziiert bei verschiedenen Formen der sog. Spondarthritiden (Entzündungen der peripheren Gelenke – meist oligoartikulär – und der Wirbelsäule/Iliosakralgelenke)

- **Fragen zur Familienanamnese:**
  - Gibt es rheumatische Erkrankungen gehäuft in der Familie? Bei einer Reihe rheumatischer Erkrankungen mit familiärer Häufung (z. B. M. Bechterew, Psoriasisarthritis) kann die Familienanamnese bereits wertvolle diagnostische Hinweise geben.
  - Sind zurzeit Menschen der unmittelbaren Umgebung an einer Infektionskrankheit erkrankt? (So weisen z. B. Ringelröteln bei Kindern einer Frau mit unklarer Polyarthritis auf eine virale Genese der Gelenkentzündungen hin.)

Beachte altersabhängige Häufung von Erkrankungen: Bei Kindern auch an angeborene Erkrankungen (z. B. Klumpfuß, Hüftgelenkdysplasie), bei jungen Erwachsenen an Morbus Bechterew oder reaktive Arthritis, im mittleren Alter an Gichtarthritis oder rheumatoide Arthritis, im hohen Alter an Arthrosen denken.

15.2 Untersuchung des Bewegungsapparats allgemein

Hinweise

- **Inspektion, Palpation und Funktionsprüfung** sollten zunächst Aufschluss darüber geben, ob ein krankhafter Prozess artikulär, periartikulär (Bandapparat, Sehnen, Muskeln) oder gelenknah-ossär lokalisiert ist, wobei ein ossärer Prozess häufig erst durch weiterführende bildgebende Verfahren ausgeschlossen werden kann. Folgende Befunde gelten als unsichere bzw. sichere Frakturzeichen:
  - *Unsichere Frakturzeichen:* Schwellung, Spontanschmerzen im Bruchbereich, Druckschmerz, Ödem/Hämatom, Funktionsstörung, Sensibilitätsstörung.
  - *Sichere Frakturzeichen:* Dislokation des gebrochenen Knochens, Fehlstellung, abnorme Beweglichkeit der Knochenstümpfe gegeneinander, Krepitation durch Reiben der Fragmentenden gegeneinander, sichtbare Knochenfragmente bei offenen Brüchen und Krepitationen.
- **Ergänzung durch internistische Untersuchung:** Die Untersuchung des Bewegungsapparats sollte in der Regel durch eine komplette internistische Untersuchung ergänzt werden (Hinweise für Organbeteiligungen bei rheumatischen Erkrankungen? Bestehen Begleiterkrankungen? Operationsfähigkeit des Patienten?).

Inspektion

- **Ziele:**
  - *Erfassen von Schwellungen von Gelenken, Knochen oder Weichteilen.*
  - *Erfassen von Haltungsanomalien, Deformitäten und Bewegungsabläufen* (oft kombiniert mit Funktionsprüfungen, s. S. 320). Bei Deformitäten kommt es zu einer partiellen Verschiebung (= Subluxation) oder vollständigen Verschiebung (= Luxation) der Gelenkflächen zueinander (z. B. traumatische Schulterluxation).
  - *Beurteilung der Muskulatur* (s. S. 316).
  - *Beurteilung der Haut über Gelenken* (s. S. 316).
- **Position des Patienten:**
  - Wenn möglich die Inspektion am stehenden Patienten von ventral und dorsal vornehmen.

- Ergänzend ggf. das Gangbild des Patienten analysieren: Bewegungseinschränkung? Neurologische Störungen? Muskelschwäche?

► **Inspektion von Gelenken:**
- *Ziel:* Beurteilung von Gelenkstellung und Gelenkkontur.
- *Normalbefunde:* Gelenkstellung achsengerecht und symmetrisch, Gelenkkonturen glatt abgrenzbar, keine Schwellung.
- *Pathologische Befunde und mögliche Ursachen:* s. Tab. 107.

Tabelle 107 · Pathologische Befunde bei Inspektion der Gelenke

Befund	denken an
Gelenkstellung:	
– Deformitäten, Subluxationen und Achsenfehlstellungen	– Zerstörungen der artikulierenden Gelenkflächen oder des Kapsel-/Bandapparates, z. B. bei Trauma oder rheumatoider Arthritis
Gelenkkontur:	
– Gelenkschwellung (4 mögliche Ursachen für Gelenkschwellungen: Gelenkerguss, Weichteilschwellung, Zyste, Exostosen = knöcherne Vorwölbungen an zumeist degenerativ veränderten Geweben)	– jede Form der Arthritis oder auch Arthrose (Ausnahme: frühe Stadien einer Arthrose), posttraumatisch
◘ *Beachte:* Extraartikuläre Fettpolster können v. a. am Kniegelenk eine Gelenkschwellung vortäuschen.	
– Schwellung im Verlauf von Sehnenscheiden bzw. Schwellung von Bursen	– z. B. Fingerbeugetenosynovitiden oder dorsale Tenosynovitis am Handrücken bei rheumatoider Arthritis bzw. Bursitis olecrani

► **Inspektion der Muskulatur:**
- *Ziel:* Erkennen von Hinweisen auf Muskelatrophien (z. B. posttraumatisch, bei rheumatoider Arthritis) oder auf Paresen.
- *Pathologische Befunde und mögliche Ursachen:*
  - Symmetrische Atrophie der Mm. interossei beider Handrücken → bereits relativ früh bei rheumatoider Arthritis.
  - Daumenballenatrophien bei rheumatoider Arthritis, aber auch bei der Daumenwurzelarthrose.

► **Inspektion der Haut über Wirbelsäule und Gelenken:**
- *Ziel:* Erfassen von Verfärbungen der Haut über erkrankten Strukturen, Hautveränderungen bei muskuloskelettalen Erkrankungen und Durchblutungsstörungen.
- *Normalbefunde:* Symmetrische Hautfalten, normale Hautfarbe, kein Exanthem, kein Hautödem.
- *Pathologische Befunde und mögliche Ursachen:* s. Tab. 108.

Tabelle 108 · Pathologische Befunde bei Inspektion der Haut über Wirbelsäule und Gelenken

Befund	denken an
– vermehrte Hautfältelung („Tannenbaumphänomen") der Rückenhaut	– Osteoporose mit konsekutiven Wirbelkörperimpressionsfrakturen
– livide periartikuläre Hautverfärbung	– chronische Arthritiden – Dermatomyositis
– Hautrötung über Gelenken	– akute Arthritis (z. B. bakteriell bedingt) – akute Gicht
– durch Kälte zu provozierende Durchblutungsstörung mit Blau- und Weißfärbung einzelner oder mehrerer Finger bzw. Zehen mit anschließender schmerzhafter Erwärmung	– Raynaud-Phänomen, kommt isoliert als vasospastischer (idiopathischer) M. Raynaud vor, kann aber auch Ausdruck einer organischen Systemerkrankung wie einer Kollagenose oder Vaskulitis sein
– Hautnekrosen (besonders an den Akren) und Nagelfalz-„Splits"	– Vaskulitiden, Kollagenosen
– Nagelpsoriasis s. Abb. 206	– Arthritis psoriatica (gelegentlich die einzig sichtbare Manifestation einer Psoriasis vulgaris, s. S. 65)

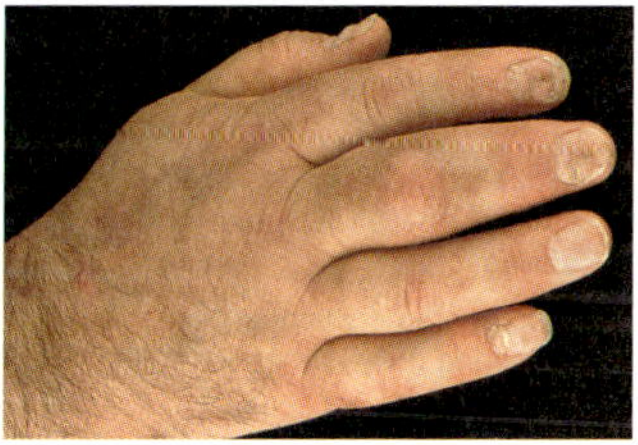

Abb. 206 Psoriatische Nagelveränderungen und Arthritis im Strahl (am Mittelfinger [„Wurstfinger"]) sowie der Endgelenke bei Arthritis psoriatica

Palpation

► **Ziele:**
- In Ergänzung zur Inspektion genauere Zuordnung einer Schwellung zu den unterschiedlichen anatomischen Strukturen.
- Unterscheidung zwischen weichen, fluktuierenden und derben Schwellungen.
  - ***Beachte:*** Schwellungen bei Gelenkergüssen „fluktuieren", d. h. sie lassen sich von einem Gelenkkompartiment in ein anderes verschieben. Weichteilschwellungen fluktuieren dagegen nicht.
- Abschätzung des Entzündungsgrades (z. B. ausgeprägte Schwellung mit Überwärmung eines Gelenkes bei ausgeprägter akuter Entzündung).
- Tasten von Krepitationen (fühlbares Knacken bei Gelenkbewegungen).
- Prüfung der Druckschmerzhaftigkeit von Gelenken, Sehneninsertionen, Muskeln oder Bändern.

- **Palpation von Gelenken und Bursen:**
  - *Praktisches Vorgehen:*
    - Bei der Palpation eines Gelenks zwischen knöcherner Schwellung (z. B. durch Knochenanbauten, Osteophyten), Kapselschwellung, Gewebsvermehrung (z. B. bei proliferativen Prozessen) und Gelenkerguss unterscheiden.
    - Knöcherne Schwellungen sind gegenüber der Unterlage nicht verschieblich, Kapselschwellungen lassen sich imprimieren.
    - Durch Kompression und „Ausstreichen" eines Gelenks durch die palpierenden Finger lassen sich (auch kleinere) Ergüsse erfassen („fluktuierende weiche Schwellung").
  - *Normalbefund:*
    - Knöcherne Konturen tastbar ohne Ergussbildung oder Kapselschwellung, keine Schmerzangabe bei Palpation, die periartikuläre Hauttemperatur entspricht derjenigen proximal und distal des Gelenks.
    - Bursen: Nicht tastbar geschwollen oder druckdolent.
  - *Pathologische Befunde und mögliche Ursachen:*
    - Druckschmerz bei Palpation spricht für entzündliche Gelenkprozesse.
    - Weitere Befunde: s. Tab. 109.

Tabelle 109 · Pathologische Befunde und mögliche Ursachen bei Palpation der Gelenke allgemein

Befunde	denken an
– palpable Schwellungen, die bei Druck schmerzhaft sind	– Arthritiden, Trauma
– palpable druckschmerzhafte Schwellungen mit zusätzlicher Überwärmung und Rötung	– akute Arthritis (z. B. Gicht, septische Arthritis)
– weniger schmerzhafte und nicht oder nur gering überwärmte Schwellungen	– chronische Arthritiden
– derbe, knöcherne oder kapsuläre, nicht fluktuierende Schwellungen, zumeist nicht schmerzhaft	– Arthrosen; *Beachte:* Aktivierte Arthrosen können ebenfalls mit Ergussbildungen und Druckschmerzhaftigkeit einhergehen

    - Poplitealzyste (Baker-Zyste) (s. Abb. 207): Entzündung der Bursa gastrocnemiosemimembranosa im Sinne einer Mitbeteiligung durch die anatomische Verbindung zum Gelenkinnenraum und Aussackung bei Kniegelenkergüssen. Die prall-elastische Zyste liegt in der Kniekehle und kann bis in die Wade hinein tastbar sein. *Beachte:* Die Baker-Zyste ist eine wichtige Differenzialdiagnose zur Unterschenkelthrombose bei Patienten mit Gonarthritis oder aktivierter Gonarthrose.
- **Palpation von Muskulatur und Sehnen:**
  - *Praktisches Vorgehen:*
    - Muskeltonussteigerungen am besten durch Palpation am entspannten Muskel erfassen.
    - Umschriebene Verhärtungen (Myogelosen), Verspannungen und Druckdolenz ertasten durch Kompression der Muskulatur zwischen Daumen, Zeige- und Mittelfinger.

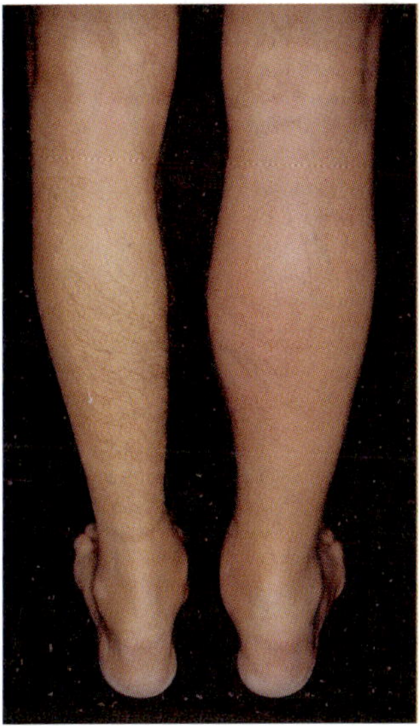

a

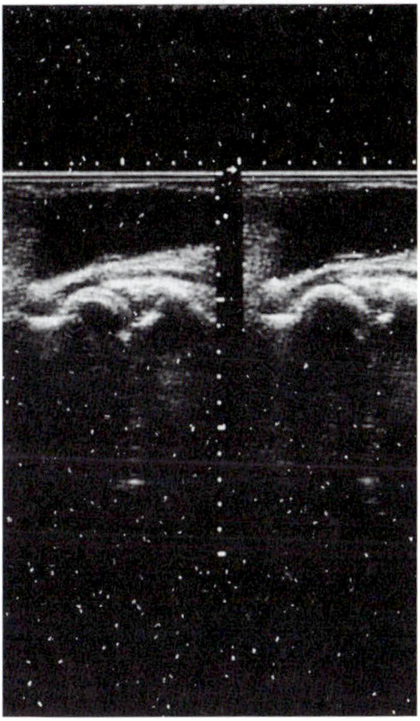

b

Abb. 207 Baker-Zyste rechts bei einem Mann mit chronischer Polyarthritis; **a** klinischer Aspekt, **b** sonographischer Befund

- Um leichtere Muskelhypotonien zu ertasten, den Patienten auffordern, den betroffenen Muskel anzuspannen, und gleichzeitig mit der auf den betreffenden Muskel aufgelegten Hand tasten.
- Die Ansätze von Sehnen durch Druck mit dem Daumen auf Druckschmerzhaftigkeit untersuchen.

– *Normalbefund:* Muskulatur normal tonisiert ohne Druckschmerz oder umschriebene Verhärtungen. Sehnenansätze nicht druckschmerzhaft.
– *Pathologische Befunde und mögliche Ursachen:* s. Tab. 110.

Tabelle 110 · Pathologische Befunde bei der Palpation von Muskulatur und Sehnenansätzen

Befunde	denken an
– fühlbar gesteigerter Muskeltonus	– Hartspann ganzer Muskeln oder Muskelgruppen (z. B. der paravertebralen Muskulatur bei Überlastungssyndromen)
– Druckschmerz der Muskulatur in der Schulter- und Beckenregion einschließlich der Oberarme und Oberschenkel zusammen mit Ruheschmerz und Steifigkeitsgefühl	– Polymyalgia rheumatica – Polymyositis/Dermatomyositis (bei chronischem Verlauf letzterer Erkrankung zudem progrediente Muskelschwäche und Muskelatrophien)

Fortsetzung →

Tabelle 110 · Fortsetzung von Seite 319

Befunde	denken an
– tastbare Muskelverkalkungen	– Polymyositis/Dermatomyositis – systemische Sklerose
– druckschmerzhafte Sehnenansätze	– monolokuläre oder multilokuläre nicht entzündliche Insertionstendinosen – entzündliche Insertionstendinitiden (Enthesitiden), z. B. im Rahmen von Spondylarthropathien

Funktionsprüfungen

- **Ziele:**
  - Untersuchung des Bewegungsausmaßes einzelner Gelenke oder komplexer Bewegungsabläufe durch passive Funktionsprüfung nach der Neutral-Null-Methode (s. u.) oder Aufforderung zu aktiven Bewegungen. Dokumentation der Schmerzangaben des Patienten.
  - Testung der Muskelkraft (s. S. 357).
- **Neutral-Null-Methode:**
  - *Prinzip:* Nach der Neutral-Null-Methode werden die Bewegungen eines Gelenks von einer definierten Neutralstellung (sog. 0-Stellung) aus gemessen. Der gemessene Winkelwert gibt das Ausmaß der Bewegung an.
  - *Praktisches Vorgehen:*
    - Die 0-Stellung der Gelenke bezieht sich auf die anatomische Normalstellung eines aufrecht stehenden Menschen mit hängenden Armen und mit nach ventral gerichtetem Daumen (s. Abb. 208).

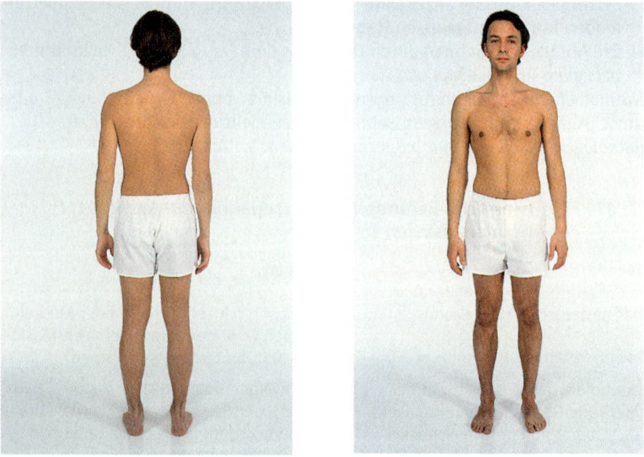

Abb. 208 **a** + **b** Ausgangsstellung zur Gelenkmessung

  - Die Normwerte (s. Tab. 117, Tab. 118, Tab. 119) entsprechen den durchschnittlichen Bewegungsbereichen gesunder Erwachsener.
  - Gemessen werden in der Regel die aktiven und passiven Bewegungsausmaße der Gelenke; die passiven sind meistens größer.
  - Jede Gelenkbewegung wird mit 3 Zahlen definiert: Die beiden entsprechenden Endausschläge und die 0-Stellung. Wird die 0-Stellung passiert, so steht die Null zwischen den beiden gemessenen Endstellungswerten (Bsp. s. S. 331).
- *Pathologische Befunde und mögliche Ursachen:*
  - Hinweise auf verminderte Beweglichkeit als Folge von degenerativen oder entzündlichen Gelenkerkrankungen, Kapselschrumpfungen, Sehnen- oder Muskelverkürzungen.
  - Eine Kontraktur eines Gelenks fällt dadurch auf, dass die Null-Grad-Position nicht durchlaufen werden kann.

► **Maximale passive Flexion, Extension, Supination oder Pronation der einzelnen Gelenke:** Prüfung auf Endphasenschmerzhaftigkeit. Schmerzangabe in der Endphase der Bewegung gegen Widerstand spricht für (frühe) entzündliche Veränderungen.

► **Testung komplexer Bewegungen:** z. B. im Schultergelenk (s. S. 333) oder im Bereich der Hand (s. S. 331).

15.3 Untersuchung der Wirbelsäule

Inspektion der Wirbelsäule

► **Position des Patienten:** s. S. 315.

► **Normalbefunde:** Wirbelsäulenhaltung aufrecht, symmetrisch und funktionell elastisch, physiologische HWS- und LWS-Lordosierung und BWS-Kyphosierung.

► **Pathologische Befunde und mögliche Ursachen:** s. Tab. 111.

Tabelle 111 · Pathologische Befunde und mögliche Ursachen bei Inspektion der Wirbelsäule (Wirbelsäulenhaltung)

Befund	denken an
– Flachrücken	– funktionelle Haltungsanomalie (oft)
– gebeugte Haltung, Hyperkyphosierung	– Osteoporose (Frauen!) – Rundrücken des Adoleszenten mit Morbus Scheuermann
– versteifte Wirbelsäule in aufrechter oder typischer gebeugter Haltung, die Lendenlordose bleibt bei Rumpfbeugung bestehen	fortgeschrittener Morbus Bechterew (Spondylitis ankylosans)
– abnorme Geradhaltung	– schmerzbedingte Zwangshaltung der LWS oder HWS bei Bandscheibenprolaps

Fortsetzung →

Tabelle 111 · Fortsetzung von Seite 321

Befund	denken an
– akut oder subakut aufgetretene skoliotische Verkrümmmung	– laterale Bandscheibenvorfälle, meist zur Gegenseite – am häufigsten degenerativ bedingte Bandscheibenerkrankungen – rheumatische Erkrankungen (M. Bechterew) oder multiple Wirbelkörperkompressions frakturen (bei Osteoporose)
– Skoliose der Wirbelsäule (= Seitbiegung, die rechts- oder linkskonvex oder S-förmig ausgeprägt sein kann, s. Abb. 209)	– funktionelle Skoliosen z. B. bei Beckenschiefstand infolge einer einseitigen Beinverkürzung (gleichen sich bei Rumpfbeugung aus); strukturelle (Torsions-)Skoliosen mit Rippenbuckelbildung (bleiben bei Rumpfbeugung bestehen bzw. verstärken sich)
– Gibbus (= umschriebene segmentale, spitzwinklige Kyphose)	– Folge eines Einbruchs zweier benachbarter Wirbel bei tuberkulöser Spondylitis („Pott“-Buckel) oder eines Unfalls

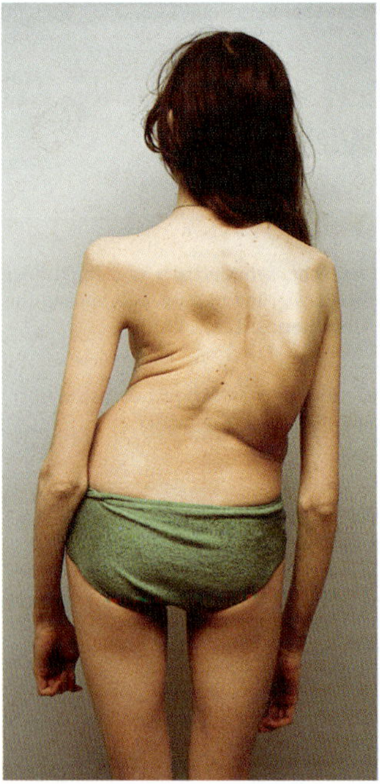

a

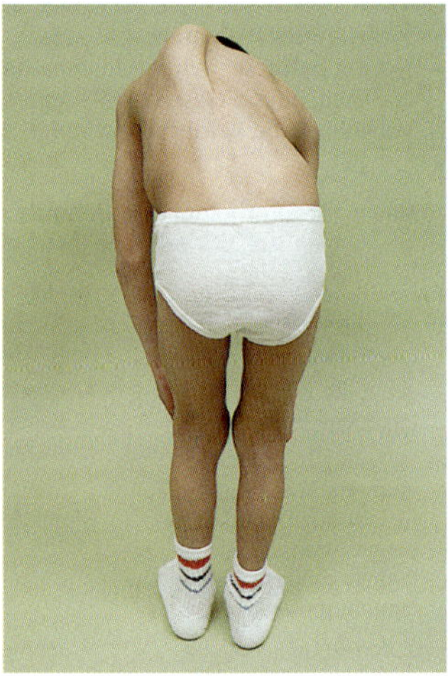

b

Abb. 209 Thorakale Skoliose; **a** Rumpfdeformität bei einer Patientin mit ausgeprägter thorakaler Skoliose, **b** Patient mit einer thorakalen Skoliose von 90° beim Vorbeugetest (beim Vorbeugetest sind bereits beginnende Skoliosen anhand der Niveauunterschiede durch Beurteilung der Rückensymmetrie diagnostizierbar)

Palpation der Wirbelsäule

- **Praktisches Vorgehen:**
  - *Druckschmerzhaftigkeit der Ligamenta interspinosa prüfen:* Mit dem Daumen einen federnden Druck zwischen den einzelnen Dornfortsätzen ausüben.
  - *Klopfschmerz über den Wirbelkörpern prüfen* (s. Abb. 210): Mit der Faust über die einzelnen Wirbelkörper klopfen, der Patient sitzt dabei, den Rumpf leicht gebeugt.
  - *Rüttelschmerz der Wirbelkörper prüfen:* Rütteln der Dornfortsätze in Bauchlage des Patienten. Ein Rüttelschmerz kann für eine Spondylitis, eine lokale Instabilität oder eine Wirbelkörperfraktur sprechen.

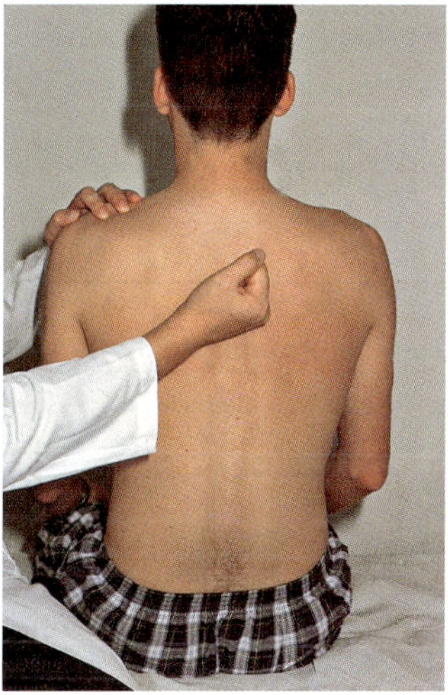

Abb. 210 Prüfen von Klopfschmerzen über den Wirbelkörpern

- **Normalbefunde:** Kein interspinaler Druckschmerz, kein Klopf- oder Rüttelschmerz umschriebener Wirbelkörper oder der Iliosakralgelenke.
- **Pathologische Befunde und mögliche Ursachen:** s. Tab. 112.

Tabelle 112 · Pathologische Befunde bei Palpation der Wirbelsäule

Befund	denken an
– interspinaler Druckschmerz (= Druckschmerz der Ligamente zwischen den Dornfortsätzen benachbarter Wirbel)	– degenerative und entzündliche Prozesse (z. B. Spondarthritiden)

Fortsetzung →

Tabelle 112 · Fortsetzung von Seite 323

Befund	denken an
Klopfschmerz:	
– diffuser Klopfschmerz	– Osteoporose, Osteomalazie, Spondylitis ankylosans oder andere Spondarthritiden – maligne Erkrankungen wie hämatologische Systemerkrankungen (multiples Myelom, maligne Lymphome) und diffuse Wirbelsäulenmetastasierung
– Klopfschmerz umschriebener Wirbelkörper (meist kombiniert mit einem Rüttel- oder Ventralisationsschmerz)	– charakteristisch für Wirbelkörperfrakturen (traumatisch oder spontan) und Spondylitiden – Bandscheibenvorfälle – intraspinaler Tumor oder Wirbelkörpertumor – spinaler Abszess
– Klopfschmerzen über einem oder beiden Iliosakralgelenken	– Iliosakralarthritis bei Spondylitis ankylosans (s. u.) und allen Spondarthritiden, aber auch bakterielle Genese (meist einseitig lokalisiert) möglich

Funktionsprüfungen der Wirbelsäule

- **Neutral-Null-Methode** zur Messung des Bewegungsausmaßes von LWS, BWS und HWS.
  - *Normalbefunde:* s. Tab. 113.

Tabelle 113 · Bewegungsausmaß der Wirbelsäule nach der Neutral-Null-Methode

	Bewegungen in der Sagittalebene (Ventral-, Dorsalextension)	Bewegungen in der Frontalebene (Seitneigung)	Bewegungen in der Transversalebene (Rotation)
Halswirbelsäule	35°–45°/0°/35°–45°	45°/0°/45°	80°/0°/80°
Brust- und Lendenwirbelsäule		30°–40°/0°/30°–4 0°	30°/0°/30°

  - *Pathologische Befunde und mögliche Ursachen:*
    - Eingeschränkte und schmerzhafte Seitneigung oder Flexion der LWS/BWS bei entzündlichen und degenerativen Wirbelsäulenveränderungen.
    - Eingeschränkte Bewegungen der HWS in allen Ebenen z. B. bei Spondylitis ankylosans (s. S. 340).
- **Prüfen des Finger-Boden-Abstands, des Hinterhaupt-Wand-Abstandes (Flèche) und des Kinn-Jugulum-Abstandes in cm.**
  - *Normalbefund:* Der Finger-Boden-Abstand, der Hinterhaupt-Wand-Abstand (Flèche) und der Kinn-Jugulum-Abstand betragen im Normalfall 0 cm. Bei normaler BWS- und LWS-Beweglichkeit erreichen die Fingerspitzen den Boden.

- *Pathologischer Befund und mögliche Ursachen:*
  - Erhöhter Hinterhaupt-Wand-Abstand oder Kinn-Jugulum-Abstand bei HWS-Beteiligung im Rahmen einer Spondylitis ankylosans (= chronisch-entzündlich-rheumatische Erkrankung des Achsenskeletts, der Extremitätengelenke und Sehnenansätze).
  - Erhöhter Finger-Boden-Abstand bei Spondylitis ankylosans, Bandscheibenvorfall und Spondylosen.

► **Schober-Zeichen und Ott-Zeichen:**

Hinweis:
  - Während der Finger-Boden-Abstand auch von der Beweglichkeit in den Hüftgelenken beeinflusst wird, beschreibt das Schober-Maß die Entfaltbarkeit der LWS bei Flexion und analog das Ott-Maß die Entfaltbarkeit der BWS.
  - Nachweis von Bewegungseinschränkungen der LWS und BWS. Sie sind charakteristisch für die Spondylitis ankylosans und die Krankheitsgruppe der Spondarthritiden.
- *Praktisches Vorgehen, Normalwerte und pathologische Werte:*
  - Schober-Maß (s. Abb. 211): Den 1. Sakralwirbel und einen Punkt 10 cm kranial des Sakralwirbels markieren. Bei LWS-Flexion verlängert sich dieser Abstand physiologischerweise von 10 cm auf 13–15 cm, eine Abstandsverlängerung auf weniger als 13 cm ist pathologisch.
  - Ott-Maß: Markierung über C7 und 30 cm kaudal von diesem Punkt. Bei der Vorbeugung des Rumpfes sollte eine Entfaltung dieses Abstands auf 31–33 cm erfolgen.

a
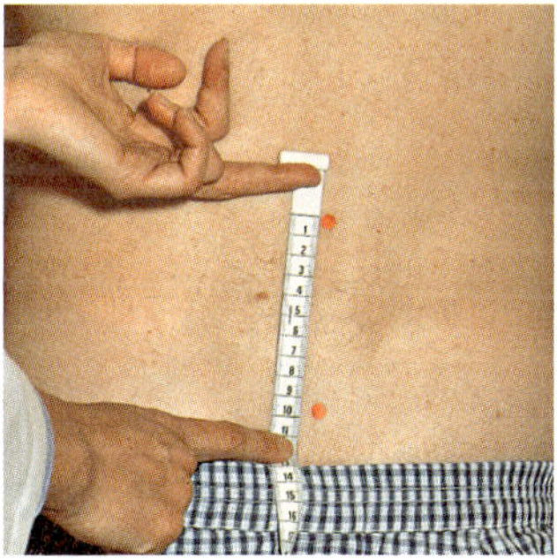

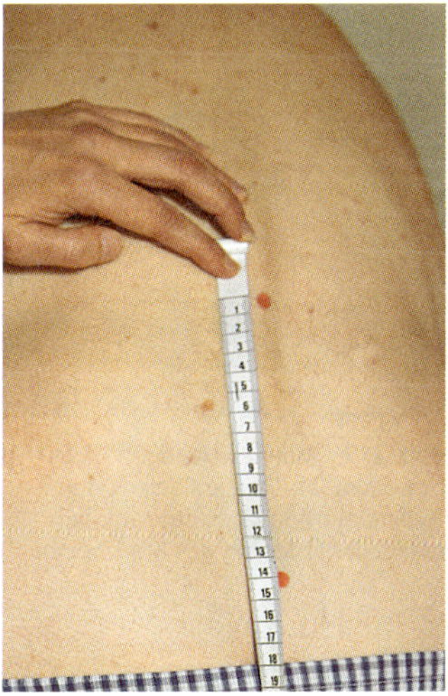
b

Abb. 211 Durchführung des Schober-Tests: Markierung in aufrechter Körperhaltung (10 cm) (**a**) und Aufdehnung der flektierten LWS bei Rumpfbeugung auf normalerweise 13–15 cm (**b**)

- **Mennell-Handgriff:**
  - *Praktisches Vorgehen* (s. Abb. 212):
    - Der Patient befindet sich in Seitenlage (alternativ auch in Bauchlage).
    - Mit der einen Hand das Kreuzbein fixieren und mit der anderen Hand eine Hyperextension des gestreckten Beines im Hüftgelenk ausführen.
    - Dadurch werden Kreuz- und Darmbein gegeneinander bewegt (Schermechanismus), und es kommt im Falle einer Entzündung im Iliosakralgelenk zur Schmerzangabe.
  - *Pathologischer Befund:* Die schmerzhafte Scherbewegung im Iliosakralgelenk spricht für eine Schädigung oder Entzündung des Gelenks (Iliosakralarthritis, z. B. bei Spondylitis ankylosans oder anderen Spondarthritiden).

Prüfen von Nervendehnungszeichen

- **Praktisches Vorgehen:**
  - *Lumbal:* Das gestreckte Bein des auf dem Rücken liegenden Patienten im Hüftgelenk beugen (s. Abb. 213) oder in Bauchlage das Bein im Hüftgelenk strecken.
  - *Zervikal:* Den gestreckten Arm im Schultergelenk nach hinten bewegen.

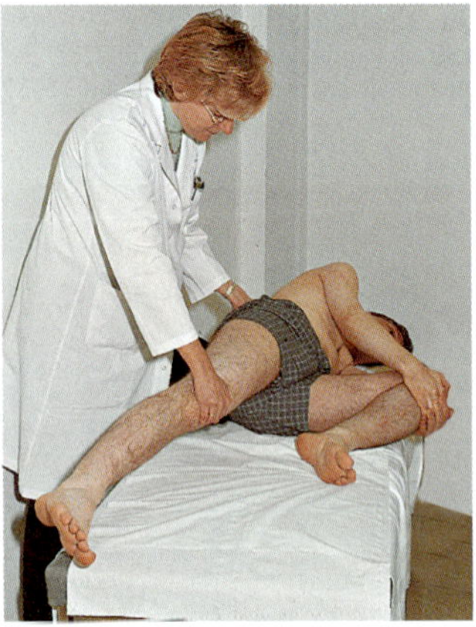

Abb. 212 Mennell-Handgriff: Scherbewegung im Iliosakralgelenk durch Hyperextension im Hüftgelenk bei manueller Fixierung des Kreuzbeines

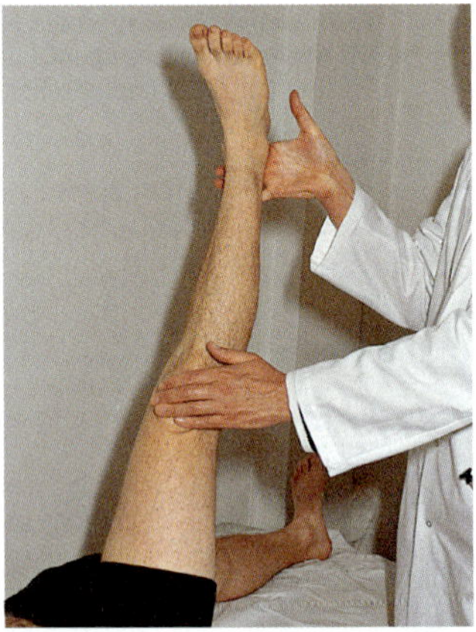

Abb. 213 Prüfen des Lasègue-Zeichens

► **Pathologische Befunde und mögliche Ursachen:** s. Tab. 114.

Tabelle 114 · Nervendehnungsschmerzen

Bezeichnung	Beschreibung	denken an
– *Lasègue-Zeichen*	– Schmerzen in der Kniekehle, an der Oberschenkelhinterseite und im Gesäß auf der betroffenen Seite bei Beugung des gleichseitigen gestreckten Beines im Hüftgelenk (s. Abb. 213)	– lumbosakrale und zervikale Wurzelsyndrome: • meist degenerativ bedingt (Bandscheibenprotusion/-prolaps, Spondylarthrose, Spinalkanalstenose) • seltener neoplastisch (z. B. Meningeosis carcinomatosa), traumatisch (z. B. Wirbelfrakturen) • entzündlich (z. B. Neuroborreliose, Zosterradikulitis), • metabolisch (z. B. diabetische Radikulopathie)
– *Bragard-Zeichen*	– wenn das gestreckte Bein auf der betroffenen Seite bis kurz vor Auftreten des Lasègue-Zeichens angehoben wird, tritt bei Dorsalflexion des Fußes der gleiche Schmerz wie beim Lasègue-Zeichen auf	
– *umgekehrtes Lasègue-Zeichen*	– Schmerzen auf der betroffenen Seite bei Streckung des gleichseitigen Beines im Hüftgelenk in Bauchlage (bei hohem lumbalen Bandscheibenvorfall)	
– *zervikale Dehnungszeichen*	– in den Arm ausstrahlende Schmerzen, wenn der gestreckte Arm im Schultergelenk nach hinten bewegt wird oder wenn der zur Seite der Schädigung geneigte Kopf nach unten gestaucht wird	

Beachte:

- Bei einem *medialen lumbalen Massenprolaps* kommt es zur Kompression der Cauda equina mit einer schlaffen Paraparese der Beine und abgeschwächten/ausgefallenen Muskeldehnungsreflexen, einer Reithosenanästhesie und Blasen- und Mastdarmstörungen.
- Ein *medialer zervikaler Massenprolaps* führt zur Myelonkompression, wobei das Vollbild neben segmentalen radikulären Paresen eine spastische Paraparese der Beine mit gesteigerten Muskeldehnungsreflexen, positiven Pyramidenbahnzeichen, eine sensible Querschnittsymptomatik und eine Blasenstörung umfasst. (Beide Situationen sind *neurochirurgische Notfälle.*)
- Lumbosakrale und zervikale Wurzelsyndrome bei akuten Bandscheibenerkrankungen sind meist mit einem vertebragenen Schmerzsyndrom mit schmerzbedingter Fehlhaltung und Bewegungsblockierung sowie mit radiku-

lären sensiblen und/oder motorischen Ausfällen verbunden (radikuläre Hypalgesie/-ästhesie, radikulär zuzuordnende Paresen, Abschwächung oder Ausfall entsprechender Muskeldehnungsreflexe).

15.4 Untersuchung der oberen Extremität

Hand

- **Inspektion und Palpation der Fingergelenke:**
  - *Praktisches Vorgehen bei der Inspektion:* s. S. 315.
  - *Praktisches Vorgehen bei der Palpation:*
    - Die Palpation erfolgt bimanuell durch alternierenden Druck der Daumen des Untersuchenden auf die dorsolaterale Seite des Gelenks (s. Abb. 214). Die Zeigefingerkuppen des Untersuchers dienen als Widerlager auf der ventralen Seite des Gelenks. Ein Druckschmerz lässt sich bei pathologischen Prozessen sowohl bei diesem Manöver als auch bei einer seitlichen Kompression der Gelenke zwischen Untersucherdaumen und -zeigefinger auslösen.
    - Gänslen-Test: Querkompression der gesamten Fingergrundgelenksreihe (Metacarpophalangeal II–V) oder der Zehengrundgelenksreihe (Metatarsophalangeal I–V), bei Arthritiden schmerzhaft positiv.
    - Extraartikuläre Schwellungen wie Rheumaknoten, Ganglien oder Sehnenknoten ertasten und prüfen, ob diese gegen die Unterlage verschieblich sind oder nicht.
  - *Pathologische Befunde und mögliche Ursachen:* s. Tab. 115.

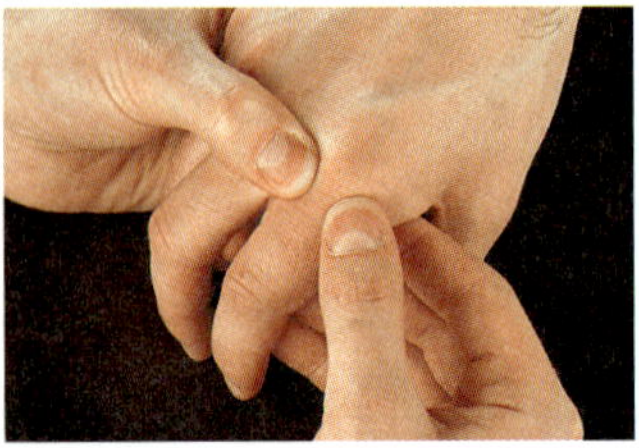

Abb. 214 Palpation kleiner Fingergelenke zur Detektion kleiner Gelenkergüsse oder Kapselschwellungen

Tabelle 115 · Pathologische Befunde und mögliche Ursachen bei Inspektion und Palpation der Fingergelenke

Befund	denken an
– Gelenkschwellung	– jede Form der Arthritis oder auch Arthrose – posttraumatisch

Fortsetzung →

Tabelle 115 · **Fortsetzung von Seite 328**

Befund	denken an
Cave: Schwellungen der Fingergundgelenke (oder Zehengrundgelenke) werden häufig erst bei Flexion dieser Gelenke sichtbar durch ein Verstreichen der Konturen und der zwischen den Gelenken gelegenen Zwischenräume.	
– Ulnardeviation der Finger (= Subluxation der Finger in den Grundgelenken nach ulnar, häufig kombiniert auch nach palmar)	– rheumatoide Arthritis
– Schwanenhalsdeformität der Finger (= Überstreckung im Mittelgelenk und Beugekontraktur im Endgelenk) (s. Abb. 215)	– rheumatoide Arthritis
– Knopflochdeformität der Finger (= fixierte Beugung im Fingermittelgelenk bei gleichzeitiger Überstreckung im Endgelenk)	– rheumatoide Arthritis
– 90/90°-Deformierung des Daumens (= fixierte Beugung im Grundgelenk und Überstreckung im Interphalangealgelenk)	– rheumatoide Arthritis
– Beugekontrakturen	– Sklerosierungs- und Atrophieprozesse der Haut, z. B. bei Sklerodermie
– Dupuytren-Kontraktur (= progressive Beugekontrakturen der Finger 4 und 5 in Verbindung mit knotigen Verdickungen der fibrosierten Palmaraponeurose über den Beugesehnen 4 und 5)	– Leberzirrhose, auch idiopathisch
– Heberden-Arthrosen (= radiale oder ulnare Subluxation einzelner Fingerendglieder, meist kombiniert mit dem Bild der Heberden-Knoten) s. Abb. 10 b	– Arthrosen
– Rhizarthrose (= palmare Subluxationen der Daumenwurzelgelenke)	– Arthrosen
– positives Gänslen-Zeichen (s. o.)	– Arthritis
– diffuse Schwellungen der Handrücken und Finger	– M. Sudeck (vasomotorisches Schulter-Hand-Syndrom), Lymphödem, „Sklerödem“ bei früher Sklerodermie oder bei Sharp-Syndrom

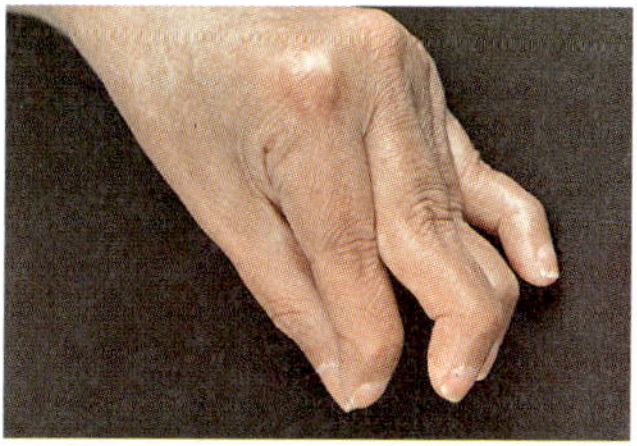

Abb. 215 Schwanenhalsdeformität

Hinweis: Oft können bereits ein typisches Gelenkbefallsmuster und die grobe Einteilung nach entzündlichem versus nicht entzündlichen Gelenkschwellungen wichtige Hinweise auf die Diagnose geben: s. Tab. 116.

Tabelle 116 · Typisches Befallsmuster der Fingergelenke bei verschiedenen Erkrankungen

Krankheitsbild	typisches Befallsmuster
– rheumatoide Arthritis	– symmetrischer Befall der kleinen Zehen- und Fingergelenke (Metacarpophalangealgelenke MCP und proximale Interphalangealgelenke PIP) – kein Befall der Fingerendgelenke (distale Interphalangealgelenke, DIP)
– Arthritis der Schuppenflechte (Arthritis psoriatica)	– Endgelenksarthritis – Befall im Strahl (Arthritis des Grund-, Mittel- und Endgelenks eines Fingers oder Zehs) – Daktylitis („Wurstfinger", „Wurstzehe") – Oligoarthritis eher mittelgroßer und großer Gelenke
– Fingerpolyarthrose	– Befall der Fingermittel- (Bouchard-Arthrose) und/oder Endgelenke (Heberden-Arthrose) – oft auch der Daumenwurzelgelenke (Rhizarthrose)

► **Palpation der Handsehnen:**
- *Praktisches Vorgehen:*
  - Abtasten der Sehnen- und Sehnenscheiden der Fingerstrecker- und -flexorensehnen im Verlauf; Schwellung? Druckschmerz?
  - Pinch-Test: Abheben der Haut über den Fingergrundgelenken von palmar, beim Gesunden leicht möglich.
  - Durch Ausstreichen von Flüssigkeit in der gemeinsamen Sehnenscheide der Fingerstrecker von proximal nach distal lässt sich die distale Begrenzung der Sehnenscheide etwa in Handrückenmitte gut markieren (s. Abb. 216).
- *Pathologische Befunde und mögliche Ursachen:*

  Hinweis: Erkrankungen von Sehnen und Sehnenscheiden an der Hand sind häufig, Ursachen können posttraumatisch, entzündlich oder degenerativ sein.
  - *Sog. „schnellender Finger":* Hier kommt es zu einer Auftreibung einer Handsehne mit einem Missverhältnis der Größe von Sehne und Sehnenscheide. Ein Gleiten der Sehne durch die Sehnenscheide wird erschwert; klinisch zeigt sich dies in einem Schnellen des Fingers bei Flexion/Extension.

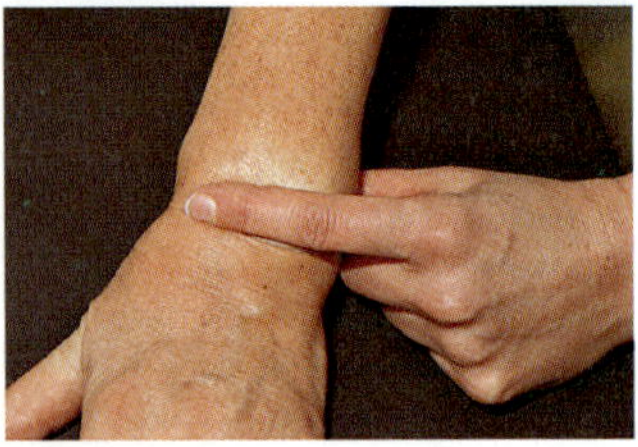

Abb. 216 Darstellung einer Strecksehnentenosynovitis des Handgelenks bei rheumatoider Arthritis

- Abheben der Haut über den Fingergrundgelenken von palmar ist bei Beugesehnentenosynovitis nicht möglich.

- **Palpation des Handgelenks:**
  - *Praktisches Vorgehen:*
    - Palpation distal des Ulnaköpfchens und des Processus styloideus radii. Hier lassen sich fluktuierende Schwellungen bevorzugt tasten.
    - Artikuläre Schwellungen müssen von (zusätzlichen) Sehnenscheidenschwellungen im Bereich der Beugesehnen und der Fingerextensoren-Sehnenscheide abgegrenzt werden.
  - *Pathologische Befunde:*
    - Caput ulnae-Syndrom: Abnormes Hervorstehen eines geschwollenen Caput ulnae, bei Druck häufig Schmerzhaftigkeit, Federn und Krepitation. Vorkommen besonders bei rheumatoider Arthritis. Gefahr der Strecksehnenläsion der Finger IV und V.
    - Geschwollene Sehnenscheiden über dem palmaren Handgelenk ggf. mit Medianuskompressionssyndrom assoziiert.
- **Funktionsprüfungen von Hand- und Fingergelenken:**
  - *Neutral-Null-Methode:* Normale Bewegungsausmaße der Hand- und Fingergelenke nach der Neutral-Null-Methode (s. Tab. 117 und Abb. 217).

Tabelle 117 · Bewegungsausmaß der Hand- und Fingergelenke nach der Neutral-Null-Methode

	Flexion/Extension	Radial-/Ulnarabduktion
Handgelenk	35°–60°/0°/50–60°	25°–30°/0°/30°–40°
Fingergrundgelenke	90°/0°/45°	
Fingermittelgelenke	100°/0°/0°	
Fingerendgelenke	80°/0°/10°	

  - *Spreizung der Finger* (Abduktion oder Adduktion): Normalerweise 20°.
  - *Faustschluss:* Im Normalfall kann die Hand zur Faust geschlossen werden. Große Faust mit opponiertem Daumen, kleine Faust mit extendiertem Daumen, wobei die Fingerspitzen die palmaren Fingergrundgelenke berühren.
  - *Spitzgriff:* Im Normalfall kann ein Patient einen Gegenstand (z. B. Stift) zwischen Daumen und Zeigefinger greifen. Dieser sog. Spitzgriff ist besonders wichtig für die normale Handfunktion und dient dem Abschätzen einer eventuellen Behinderung.

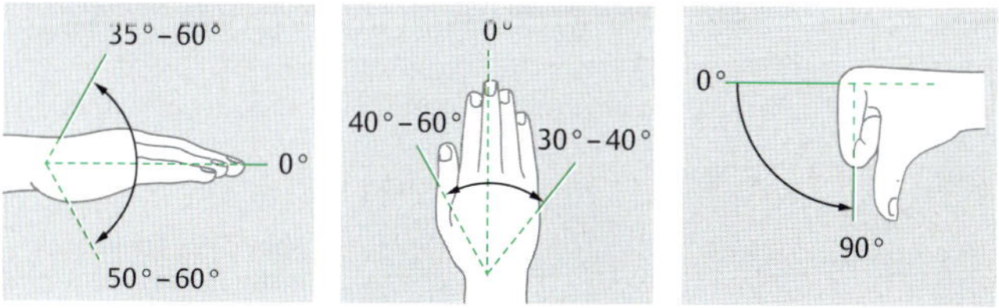

a b c

Abb. 217 Funktionsmaße für das Handgelenk nach der Neutral-Null-Methode

- *Phalen-Zeichen:* Maximale Dorsalextension der Hand über eine Minute führt bei Patienten mit Karpaltunnelsyndrom zu Taubheitsgefühl und Parästhesien an der Beugeseite der ersten drei Finger (Medianusausbreitungsgebiet).
- *Tinel-Zeichen:* Beklopfen der Volarseite des Handgelenks mit dem Reflexhammer über dem Karpaltunnel führt bei Patienten mit Karpaltunnelsyndrom zu Schmerzen im Handgelenkbereich und brennendem Prickeln im Medianusausbreitungsgebiet.

Ellenbogen

► **Palpation des Ellenbogengelenks:**
- *Praktisches Vorgehen:* Synoviale, intraartikuläre Schwellungen am besten durch Palpation mit Zeige- und Mittelfinger oder mit dem Daumen zwischen Olekranon und den Epikondylen tasten (s. Abb. 218).
- *Pathologische Befunde:*
  - Eine verschiebliche flüssigkeitsgefüllte Schwellung über dem Olekranon entspricht einer Erkrankung der Bursa olecrani.
  - Umschriebene Druckschmerzen des Epicondylus humeri radialis („Tennisellenbogen") oder ulnaris („Golferellenbogen") findet man bei Insertionstendopathien (Schädigung der Sehnen im Ansatzgebiet; eventuell mit partieller Sehnenruptur oder Verkalkungen/Verknöcherungen).

► **Funktionsprüfung des Ellenbogengelenks nach der Neutral-Null-Methode** (s. auch Abb. 219); normale Bewegungsausmaße:
- *Flexion/Extension:* 150°/0°/0°.
- *Pronation/Supination* (der Oberarm sollte am Körper herabhängen): 80°/0°/80°.

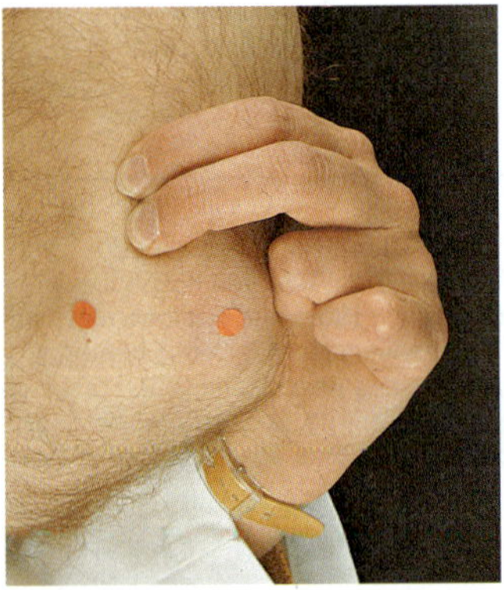

Abb. 218 Palpation eines intraartikulären Ergusses zwischen Epicondylus humeri radialis und Olekranonspitze

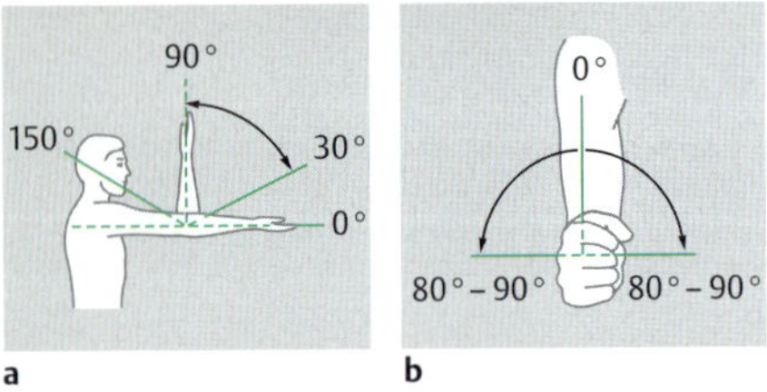

Abb. 219 Funktionsmaße für das Ellenbogengelenk nach der Neutral-Null-Methode

Schultergelenk

- **Palpation des Schultergelenks:**
  - *Praktisches Vorgehen:* Sehnenansätze und Bursen sind die häufigsten Ursprünge von Schmerzzuständen im Schulterbereich und werden hinsichtlich ihrer Druckdolenz untersucht. Abtasten von Tuberculum majus (Ansatz Außenrotatoren), Tuberculum minus (Ansatz Innenrotatoren), Bursa subacromialis, Suclus intertubercularis (lange Bizepssehne), Tuberositas subdeltoidea, Processus coracoideus.
  - *Pathologische Befunde:* Ergussbildungen im Schultergelenk sind wegen des Weichteilmantels häufig nicht tastbar, wohl aber Schwellungen des Akromioklavikulargelenks.
- **Funktionsprüfungen des Schultergelenks:**
  - *Neutral-Null-Methode:*
    - Normale Bewegungsausmaße der Schultergelenke nach der Neutral-Null-Methode s. Tab. 118 und Abb. 220.
    - Normalerweise schmerzfreie Adduktion des gesamten Oberarmes bis zur Vertikalen und kein Krepitieren bei der Bewegungsprüfung tastbar.

Tabelle 118 · Bewegungsausmaß des Schultergelenks nach der Neutral-Null-Methode

	Flexion (Anteversion)/ Extension (Retroversion)	Abduktion/Adduktion	Innenrotation/ Außenrotation
Schultergelenk	scapulohumeral 90° oder total 170°/0°/40°	scapulohumeral 90° oder total 180°/0°/40°	95°/0°/60° bei anliegendem Oberarm und in 90° flektiertem Ellenbogen

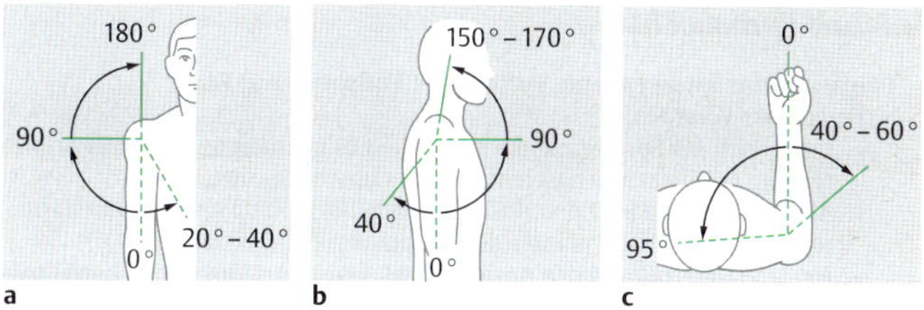

Abb. 220 Funktionsmaße für das Schultergelenk nach der Neutral-Null-Methode

  - *Schürzengriff:* Kombinationsbewegung aus Innenrotation, Adduktion und Extension. Dabei Messung des Daumen-Vertebra-prominens-Abstands. Normalerweise schmerzfrei möglich.
  - *Nackengriff:* Kombination aus Außenrotation, Abduktion und Elevation. Normalerweise schmerzfrei möglich.

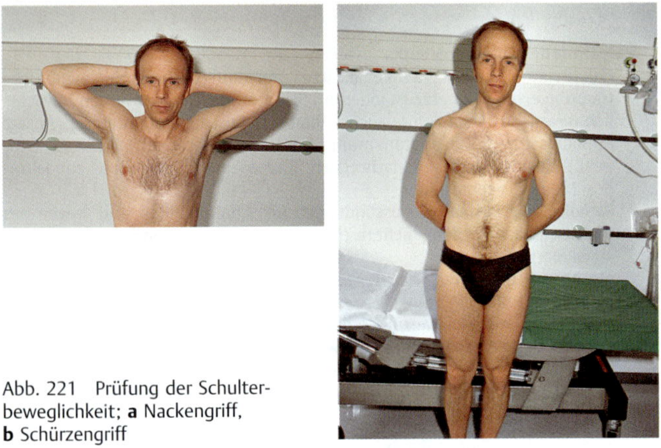

a

b

Abb. 221 Prüfung der Schulterbeweglichkeit; **a** Nackengriff, **b** Schürzengriff

- *Pathologischer Befund:* Schmerzhafter Bogen („painful arc") des Schultergelenks: Bei Abduktion des Armes tritt im Falle einer Erkrankung der Rotatorenmanschette und der Bursa subacromialis ein Schmerz zwischen 45° und ca. 150° Abduktion auf. Dabei werden Teile der Bursa subacromialis bzw. der Rotatorenmanschette zwischen Tuberculum majus und Akromion eingeklemmt (Impingement-Syndrom).

15.5 Untersuchung der unteren Extremität

Fuß und Sprunggelenk

► **Palpation von Sprunggelenk, Fußrücken, Fußsohle und Ferse:**
- *Praktisches Vorgehen:*
  - Im Bereich der Sprunggelenke den Malleolus medialis und lateralis palpieren, am Fußrücken den Gelenkspalt des oberen Sprunggelenks.
  - Am Fersenbein dorsal den Ansatz der Achillessehne palpieren (mit darunter gelegener Bursa), plantar den Ansatz der Plantarfaszie.
  - Am lateralen Fußrand den Ansatz von M. peronaeus longus und brevis palpieren, Prädilektionsstelle für Sehneninsertionsschmerzen.
  - Über dem Fußrücken Verlauf der Sehnenscheiden der Zehenextensoren palpieren.
- *Pathologische Befunde:*
  - Schwellung und Druckschmerzen bei Palpation nach Frakturen (10% aller Frakturen betreffen das Sprunggelenk) oder Bandrupturen im oberen Sprunggelenk (häufigste Bandverletzungen des Menschen).
  - Druckdolenzen, Verdickungen und Krepitationen bei Sehnenerkrankungen.

► **Palpation der kleinen Zehengelenke:**
- *Praktisches Vorgehen:* s. Palpation der Fingergelenke S. 328.
- *Pathologische Befunde:*
  - Positives Gänslen-Zeichen: s. S. 328.

- Das hoch entzündete Großzehengrundgelenk gilt als „Indikatorgelenk“ der akuten Gichtarthritis.

► **Funktionsprüfungen von Sprunggelenk und Zehengelenken:**
- *Neutral-Null-Methode:* Normale Bewegungsausmaße der Zehen- und Sprunggelenke nach der Neutral-Null-Methode s. Tab. 119 und Abb. 222.
- *Abrollen des Fußes:* Für ein schmerzloses Abrollen des Fußes ist ein komplexer Bewegungsablauf notwendig.

Tabelle 119 · Bewegungsausmaß der Sprunggelenke und Zehengelenke nach der Neutral-Null-Methode

	Plantarflexion/Dorsalextension	Eversion (Pronation)/ Inversion (Supination)
Sprunggelenke	50°/0°/30°	30°/0°/60°
Mittelfuß- und Zehengelenke	45°/0°/70°	15°/0°/35°

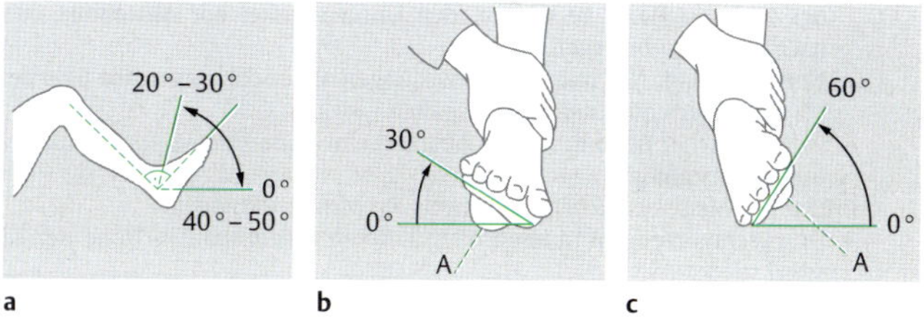

Abb. 222 Funktionsmaße für das Sprunggelenk nach der Neutral-Null-Methode
a = Plantarflexion/dorsal, **b** = Pronation, **c** = Supination

Knie

► **Palpation des Kniegelenks:**
- *Praktisches Vorgehen:*
  - Zu tastende Strukturen: Medialer Kniegelenkspalt mit Epicondylus medialis femoris und tibiae und Sehnenansatz der Pes-anserinus-Muskelgruppe; lateraler Kniegelenkspalt mit Epicondylus lateralis femoris und Fibulaköpfchen sowie Ansatz des M. iliotibialis; oberer und unterer Patellapol, Tuberositas tibiae (ein Prädilektionspunkt für Enthesitiden), infrapatellarer Fettkörper, Kniekehle mit evtl. Ergüssen oder Zysten und oberer Kniegelenkrezessus.
  - Vorgehen bei Kniegelenkerguss: Am liegenden Patienten bei gestrecktem Bein bimanuell das Kniegelenk mit beiden Händen komprimieren und von distal und proximal „ausstreichen“. Mit den Zeigefingern kann dann die Patella federnd gegen den Femur gedrückt werden, sodass das Phänomen der „tanzenden Patella“ ausgelöst wird (s. Abb. 223).
- *Pathologische Befunde und mögliche Ursachen:*
  - Tanzende Patella bei Kniegelenkerguss bei Arthritis, aktivierter Arthrose oder traumatisch.
  - Schwellung der Kniekehle bei Baker-Zyste (s. Abb. 318).

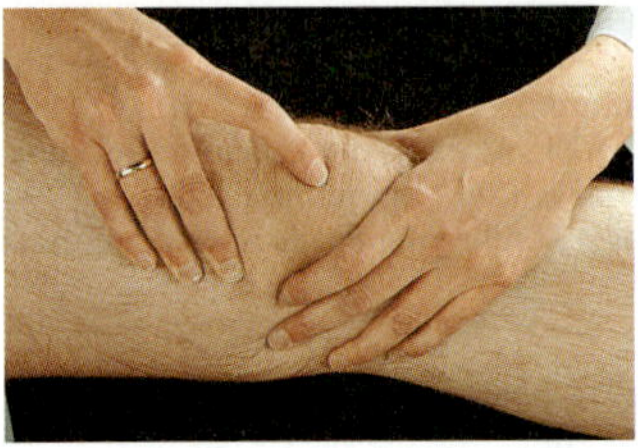

Abb. 223 Palpation eines Kniegelenkergusses und Auslösung des Phänomens der „tanzenden Patella“

- **Funktionsprüfung des Kniegelenks** (vgl. auch Abb. 224):
  - *Neutral-Null-Methode:* Normalerweise Flexion/Extension: 150°/0°/10°.
  - *Rotatorische Gleitbewegung* von ca. 10° Innenrotation und 30° Außenrotation möglich.
  - *Prüfung der Seitenbandstabilität:* (s. Abb. 225)
    - Praktisches Vorgehen: Bei gestrecktem Knie die untersuchende Hand entweder auf die Innen- oder die Außenseite des Kniegelenks legen und mit der anderen Hand versuchen, den Unterschenkel zur Mittellinie oder nach außen zu bewegen.
    - Normalbefund: Nur minimale Bewegungen ohne Schmerzangabe über den Seitenbändern oder den Gelenkspalten möglich.
    - Pathologischer Befund: Aufklappbarkeit eines Kniegelenks spricht für Seitenbandinstabilität.
  - *Prüfen von Meniskuszeichen als Hinweis auf Meniskusläsionen:*
    1. Druckschmerzen am inneren oder äußeren Gelenkspalt in Höhe der Läsion?
    2. Schmerzhafte Gelenkeinklemmung mit akuter Streckhemmung durch einen in das Gelenk eingeschlagenen Meniskusteil?

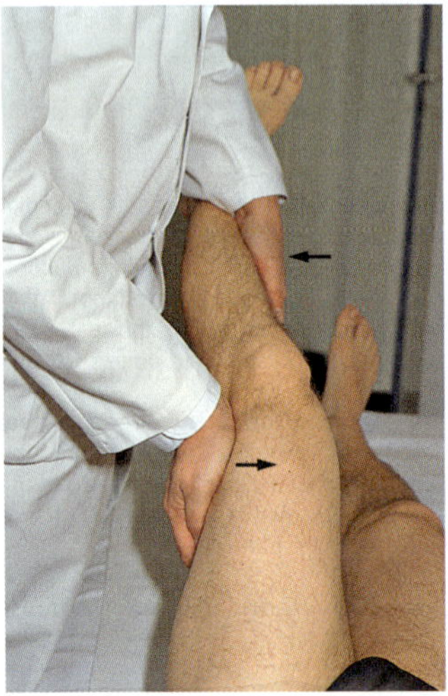

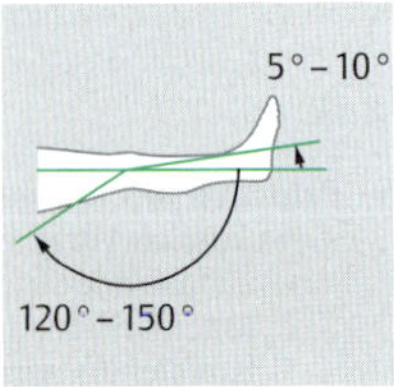

Abb. 224 Funktionsmaße für das Kniegelenk nach der Neutral-Null-Methode

Abb. 225 Prüfung der Seitenbandstabilität (mediales Collateralband am linken Kniegelenk)

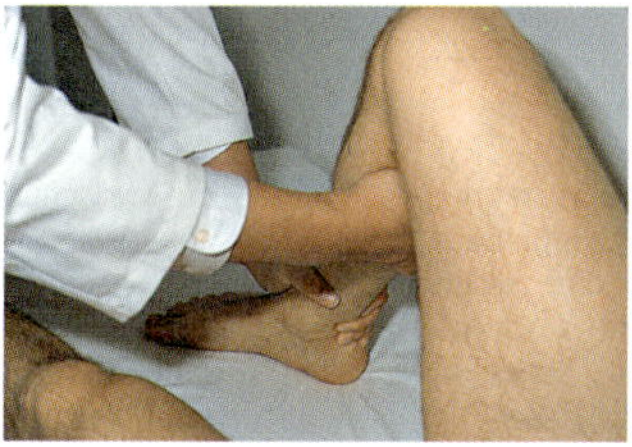

Abb. 226 Steinmann I

3. Überstreckungsschmerz?
4. Böhler-Zeichen: Ab- oder Adduktionsschmerz des gestreckten Kniegelenks bei Außen- (s. Abb. 226) bzw. Innenmeniskusschaden?
5. Steinmann I (s. Abb. 226): Schmerzen am inneren (äußeren) Gelenkspalt bei ruckartiger Außenrotation des um 30° gebeugten Kniegelenkes bei Innen-(Außen-)meniskusschaden?
6. Steinmann II: Von ventral nach dorsal wandernder Druckschmerzpunkt bei zunehmender Beugung des Kniegelenks aus einer Streckstellung heraus?
7. Payr-Zeichen: Schmerzen am inneren Gelenkspalt bei Varusstress (O-Bein-Stellung) im Schneidersitz als Hinweis auf Innenmeniskusschaden?

- *Schubladentest zur Prüfung der Kreuzbandstabilität der Kniegelenke:* In 90°-Beugung und bei fixiertem Fuß den Unterschenkel umfassen und nach vorne oder hinten bewegen (s. Abb. 227a), normalerweise schmerzfreie Durchführung ohne Hinweis auf Instabilitäten. Abnorme Beweglichkeit des Unterschenkels nach vorne bei gleichzeitiger Kapselverletzung spricht für Läsion des vorderen Kreuzbandes. Abnorme Beweglichkeit des Unterschenkels nach hinten bei gleichzeitiger Kapselverletzung spricht für Läsion des hinteren Kreuzbandes.

  Beachte: Eine isolierte vordere Kreuzbandruptur kann durch Testung einer sagittalen Stabilität bei 30° statt bei 90° besonders gut geprüft werden (sog. Lachmann-Test, s. Abb. 227b), da in dieser Position Tractus iliotibialis und Seitenband weniger zur Kniegelenkstabilität beitragen.

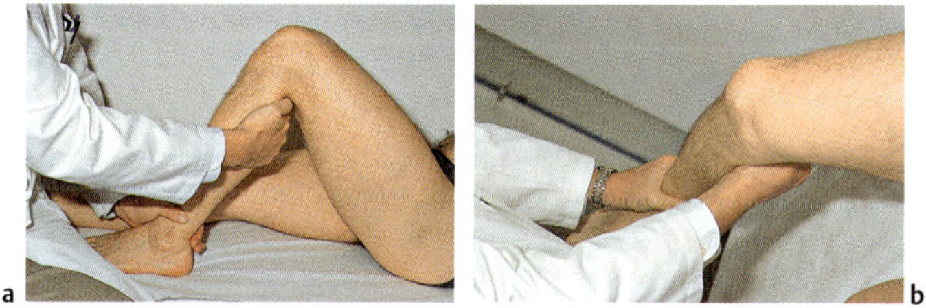

Abb. 227 Prüfung der Kreuzbandstabilität; **a** Prüfung der vorderen Schublade; **b** Lachmann-Test

Hüfte und Becken

- **Palpation von Hüftgelenk und Becken:**
  - *Praktisches Vorgehen:*
    - Palpationspunkt des Hüftgelenks: Leistenbeuge in der Mitte zwischen Spina iliaca anterior superior und Symphyse.
    - Wichtige Palpationspunkte des Beckens zur Erfassung von Insertionstendinosen, Enthesitiden oder Bursitiden: Trochanter major (Bursa trochanterica, Ansatz Mm. glutaei piriformis), Spina iliaca posterior superior, Iliosakralfuge, Tuber ischiadicum (Ursprung der ischiokruralen Muskeln), Spina iliaca superior, Trochanter minor (Ansatz M. Iliopsoas), Symphyse, unterer Schambeinast (Ansatz der Adduktorenmuskeln), Gluteaimuskeln.

    Beachte: Ein vom Patient als „Hüftschmerz" angegebener Schmerz entspricht in vielen Fällen einem Schmerz über dem Trochanter major.
  - *Pathologische Befunde:* Bei Hüftdysplasie eventuell leere Pfanne tastbar, bei Arthritis im Hüftgelenk sowie nach Trauma eventuell palpable Schwellung und lokale Druckschmerzen.
- **Funktionsprüfungen des Hüftgelenks** (vgl. auch Abb. 228):
  - *Neutral-Null-Methode:*
    - Normale Bewegungsausmaße Flexion/Extension: 120°–140°/0°/15°.
    - Normale Bewegungsausmaße Abduktion/Adduktion: 40°/0°/30°, Innenrotation/Außenrotation (bei flektiertem Knie): 40°/0°/50°.
  - *Thomas-Handgriff:*
    - Test zur Aufdeckung einer einseitigen Beugekontraktur im Hüftgelenk durch Aufhebung einer verstärkten Lendenlordose.
    - Praktisches Vorgehen: Der Patient liegt auf dem Rücken und beugt mit Unterstützung beider Hände sein gesundes Hüftgelenk maximal durch Anpressen des gebeugten Oberschenkels an den Oberkörper. Dadurch wird die Lendenlordose aufgehoben, und das zuvor flach auf der Unter-

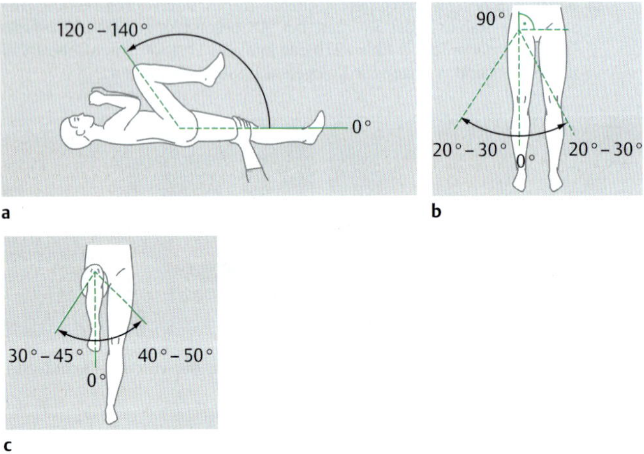

Abb. 228 Funktionsmaße für das Hüftgelenk nach der Neutral-Null-Methode

suchungsliege liegende kontralaterale erkrankte Bein hebt sich in Beugekontrakturstellung ab.

- *Trendelenburg-Zeichen:*
  - Test zur Erkennung einer insuffizienten Glutealmuskulatur.
  - Praktisches Vorgehen: Der Patient steht mit dem Rücken zum Untersucher und wird aufgefordert, das Bein anzuheben. Bei suffizienter Muskulatur bleibt das Becken bei Einbandstand gerade; die Darmbeinschaufeln bleiben somit beidseits auf gleicher Höhe. Bei Insuffizienz der Glutealmuskulatur sinkt das Becken zur gesunden Seite ab.

15.6 Beispiele klinisch wichtiger Erkrankungen

Wichtige Beispiele aus Rheumatologie und Innerer Medizin

► **Rheumatoide Arthritis (chronische Polyarthritis):**
- *Definition und Vorkommen:* Häufigste entzündlich-rheumatische Systemerkrankung, Frauen etwa doppelt so häufig betroffen wie Männer.
- *Gelenkbefall:* Typisch ist der polyartikuläre und symmetrische Befall besonders der Handgelenke, Fingergrund- und Mittelgelenke sowie der Vorfüße.
- *Differenzialdiagnose Arthrose/chronische Arthritis/akute Arthritis:* s. Tab. 120

Tabelle 120 · Inspektion, Palpation und Schmerzangabe zur Unterscheidung von Arthrose, chronischer oder akuter Arthritis

	Arthrose	akute Arthritis	chronische Arthritis
Inspektion	– „grobe" Schwellung, ohne Verfärbung	– Schwellung, Rötung, Haut oft glänzend	– Schwellung, leichtere livide Verfärbung
Palpation	– derbe Schwellung, bei Aktivierung Erguss	– weiche fluktuierende Schwellung	– weiche fluktuierende Schwellung
	– keine Überwärmung	– Überwärmung	– evtl. leichte Überwärmung
	– Krepitation	– keine Krepitation	– (Krepitation)
Schmerzangabe	– belastungsabhängig, Anlaufschmerz	– spontan in Ruhe, verstärkt bei Bewegung	– morgendlicher Schmerz mit Steifigkeit, Endphasenschmerz, Besserung bei leichter Bewegung

► **Kollagenosen:**
- *Definition:* Oberbegriff für eine Gruppe von Erkrankungen, die vorzugsweise das Bindegewebe betreffen und z. T. durch generalisierte Autoimmunprozesse bedingt sind.
- *Beispiele:*
  - Lupus erythematodes mit Polyarthritis, Schmetterlingserythem an den Wangen sowie Nierenschädigungen durch Glomerulonephritis.
  - Sklerodermie mit Fibrose der Haut und der inneren Organe, v.a. Niere und Lunge.

- Dermatomyositis mit Entzündung der proximalen Extremitätenmuskeln mit Muskelschwäche und Myalgien, Erythem an der Haut.

► **Psoriasisarthritis:**
- *Definition:* Entzündliche Gelenkerkrankung, gelegentlich auch mit Wirbelsäulenbefall, die bei ca. 10% aller Patienten mit Psoriasis vulgaris der Haut (s. S. 65) auftritt, keine Geschlechtsbevorzugung.
- *Gelenkbefall:* Typischerweise asymmetrisch, oligo- oder polyartikulär, pathognomonisch sind ein Befall im Strahl (ein ganzer Finger oder Zeh) und ein entzündlicher Endgelenkbefall.

► **Morbus Bechterew (Spondylitis ankylosans):**
- *Definition und Vorkommen:* Wichtigster Vertreter der Spondarthritiden. Spondarthritiden sind entzündliche Wirbelsäulen- und Gelenkerkrankungen, die zu Versteifungen und Knochenneubildung/Ankylose neigen. Dominanz des männlichen Geschlechts.
- *Symptome und Befunde:* Typisch sind nächtliche tief sitzende Kreuzschmerzen mit Aufwachschmerz und Besserung im Laufe des Morgens. Oft Mitbeteiligung von Sehnenansätzen (Achillessehnenschmerz) und großer peripherer Gelenke.

► **Arthritis urica (akute Gichtarthritis):** Typisches Beispiel einer hoch akuten Arthritis im Rahmen einer Hyperurikämie (Harnsäurestoffwechselstörung). Es kann zu Ausfällungen von Mononatrium-Uratkristallen im Gelenk kommen mit akuter Entzündungsreaktion und meist spontaner Restitution. Bevorzugte Lokalisation für Gichtanfälle sind das Großzehengrundgelenk und weniger häufig die Kniegelenke oder Handgelenke.

► **Polimyalgia rheumatica:** Mit ausgeprägten symmetrischen Schulter-/ Beckengürtelschmerzen einhergehende hoch entzündliche Erkrankung, häufig mit einer Riesenzellarteriitis assoziiert.

Wichtige Beispiele aus Orthopädie und Traumatologie

► **Hüftdysplasie und -luxation:**
- *Definition und Vorkommen:* Die Hüftdysplasie ist die häufigste angeborene Fehlbildung im Bereich der Orthopädie (2–3% der Säuglinge), bei der eine Störung der Entwicklung des Hüftgelenks auftritt, die zur Hüftgelenkluxation führen kann.
- *Befunde:* Klinisch hinweisend können eine Abspreizbehinderung des Hüftgelenkes, eine Gelenkinstabilität, Veränderung der Hüftkonturen oder ein hinkendes Gangbild sein. *Beachte:* Die Diagnosesicherung erfolgt durch Sonographie und ggf. Röntgenuntersuchungen der Hüfte.

► **Klumpfuß:**
- *Definition und Vorkommen:* Der Klumpfuß (Pes equino varus-adductus-excavatus) ist die zweithäufigste angeborene Missbildung im Bereich der Orthopädie (ca. 1% der Neugeborenen).
- *Befunde:* Klinisch typisch sind eine Adduktion des Vorfußes, eine Supination des ganzen Fußes, eine Spitzfußstellung und eine Varusfehlstellung des Rückfußes.

► **Arthrosen:** Durch Knorpeldegenerationen bedingte, im Alter gehäuft auftretende, nicht entzündliche Arthropathien. Arthrosen sind gekennzeichnet durch Verschmälerung des Gelenkspaltes, Reaktionen des benachbarten Knochens (Zysten, Sklerosierungen, Randanbauten [= sog. Osteophyten]) und sekundäre Instabilitäten des Kapsel-Bandapparats. Man unterteilt in:

- *Fingerpolyarthrosen:* Sie betreffen die Daumenwurzelgelenke (Rhizarthrosen), Fingerendgelenke (Heberden-Arthrosen) und Mittelgelenke (Bouchard-Arthrosen), nicht aber die Fingergrundgelenke.
- *Coxarthrosen und Gonarthrosen:* Von den großen Gelenken sind vor allem die gewichttragenden Hüft- und Kniegelenke durch degenerative Veränderungen betroffen.
- *Spondylosen, Spondylarthrosen:* Die degenerativen Veränderungen der Wirbelkörper (Spondylosen) und der kleinen Wirbelgelenke (Spondylarthrosen) werden durch Bandscheibendegenerationen, körperliche Belastungen und Fehlhaltungen begünstigt.

► **Strukturelle Skoliose:**
- *Definition und Vorkommen:* Achsenabweichungen der Wirbelsäule in der Frontalebene (ca. 1–2 % der Bevölkerung), die zu einer Einschränkung der Beweglichkeit von Wirbelsäulenabschnitten führen und mit einer Rotation von Wirbelkörpern (Entstehung von sog. Rippenbuckeln) assoziiert sind. Vorkommen vor allem im Alter von 10–14 Jahren (80 % der Skoliosen sind idiopathisch).
- *Symptome und Befunde:* Möglich sind Beckenschiefstand, Thoraxasymmetrie, Rippenbuckel und Bewegungseinschränkung der Wirbelsäule.

► **Morbus Scheuermann (Adoleszentenkyphose):** Bei jungen Menschen auftretende Erkrankung unklarer Genese, die durch eine Wachstumsstörung an der Grenze zwischen Wirbelkörpern und Bandscheiben charakterisiert ist und zu einer Kyphose und einer geringen Skoliose der Brustwirbelsäule führt. Klinisch treten Rückenschmerzen, eine fixierte Fehlhaltung und eine reduzierte Beweglichkeit der Wirbelsäule auf.

► **Bandscheibenprolaps**
- *Definition:* Vorfall einer degenerierten Bandscheibe in den Spinalkanal, die zu einer mechanischen Schädigung von Nervenwurzeln (v.a. in Höhe der unteren Lendenwirbelsäule) führen kann.
- *Symptome:* Oft akut einsetzende Schmerzen nach einer den Prolaps auslösenden Alltagsbewegung. Der Patient kann sich nicht mehr aufrichten („Hexenschuss"), die Schmerzen strahlen entlang der bedrängten Nervenwurzeln in die untere Extremität aus (sog. radikuläre Schmerzen) und werden durch Husten und Pressen verstärkt.

► **Supraspinatussehnen-Syndrom (Rotatorenmanschetten-Tendinitis):**
- *Definition:* Degeneration am Sehnenansatz der Supraspinatussehne, die zu einer Sehnenruptur führen kann.
- *Symptome und Befunde:* Wegweisend sind oft Schulterschmerzen bei Elevation des Armes, wobei es während des Durchgleitens der Sehne zwischen Tuberculum majus und Ligamentum coracoacromiale zur Schmerzverstärkung kommt (Impingement), evtl. auch nächtliche Schmerzen beim Liegen auf der erkrankten Seite.

► **Bandverletzungen:**
- *Definition und Vorkommen:* Häufige Erkrankungen in der Orthopädie und Traumatologie. Je nach Schweregrad wird zwischen einer Dehnung, Zerrung (Teilruptur) und Ruptur unterschieden.
- *Befunde:* Bei Rupturen oft Instabilitäten, Gelenkschwellungen und z. T. blutige Gelenkergüsse; so kann z. B. am Kniegelenk durch Ruptur der lateralen oder medialen Seitenbänder eine Varus- bzw. Valgusinstabilität entstehen, bei der vorderen Kreuzbandruptur kommt es zu einer sagittalen Instabilität.

- **Knochenfrakturen:**
  - *Ursachen:*
    - Traumata, inadäquate Einwirkungen am vorgeschädigten Knochen (z. B. Spontanfrakturen bei Osteoporose im Alter oder sog. pathologische Frakturen bei Tumormetastasen im Knochen), Überlastung des Knochens durch sich wiederholende Mikrotraumen (Ermüdungsbrüche: z. B. „Marschfrakturen" an den Metatarsalknochen oder der Fibula bei Soldaten).
    - Traumatisch bedingte Frakturen entstehen entweder durch direkte Gewalteinwirkung (z. B. Tibiafraktur durch Autostoßstange) oder indirekt durch Hebelwirkung (z. B. Humerusfraktur nach Sturz auf den ausgestreckten Arm).
  - Die Durchtrennung des Knochens kann unvollständig (unvollständiger Bruch, Fissur [Haarriss]) oder vollständig sein.
  - *Symptome und Befunde:* s. unsichere und sichere Frakturzeichen S. 315.

15.7 Ergänzende klinische und apparative Diagnostik

Laboruntersuchungen

Hinweis: Laboruntersuchungen können hilfreich sein zur Differenzierung zwischen entzündlichen und nicht entzündlichen Prozessen und der genauen Zuordnung zu definierten rheumatologischen Krankheitsbildern.

- **Entzündungsparameter:** Blutsenkungsgeschwindigkeit (BSG), C-reaktives Protein (CRP), Elektrophorese zur Differenzierung zwischen entzündlichen und nicht entzündlichen Erkrankungen. Hohe Gammaglobulinkonzentrationen bei chronischen Autoimmunprozessen wie Kollagenosen und rheumatoider Arthritis.
- **Klinische Chemie:**
  - *Kreatinkinase (CK):* Erhöht bei Myositiden und Muskeltrauma.
  - *Harnpflichtige Substanzen (Kreatinin, Harnstoff, Harnsäure)* zur Erfassung einer Nierenbeteiligung/-insuffizienz im Rahmen rheumatischer Systemerkrankungen.
  - *Harnsäure:* Erhöht bei der Gicht.
  - *Transaminasen und gamma-GT* häufig unspezifisch erhöht bei Kollagenosen oder als hepatische Nebenwirkungen von Antirheumatika.
- **Blutbild mit Differenzierung:**
  - *Erythrozyten:* Erkennen einer Entzündungsanämie, Blutungsanämie oder einer insbesondere bei systemischem Lupus erythematodes (SLE) auftretenden hämolytischen Anämie.
  - *Leukozyten:* Erkennen einer Lymphopenie oder einer typischerweise bei SLE vorkommenden Leukozytopenie. Bei Entzündungen Leukozytose.
  - *Thrombozyten:* Erkennen einer Thrombozytopenie.
- **Urinstatus:** Bei allen entzündlich-rheumatischen Systemerkrankungen mit der Frage nach renaler Beteiligung (Glomerulonephritis, interstitielle Nephritis).
  - *Spezielle Autoimmunserologie.*
  - *Rheumafaktoren* (Latex-Test oder Waler-Rose-Test) bei der rheumatoiden Arthritis, kann aber auch bei Kollagenosen und bei nicht rheumatischen Erkrankungen positiv sein (im höheren Lebensalter, bei Lebererkrankungen, Epstein-Barr-Virusinfektionen, Endocarditis lenta, Tuberkulose).

- *Antinukleäre Antikörper (ANA)* bei Kollagenosen, *Antikörper gegen extrahierbare nukleäre Antigene (ENA)* häufig wegweisend für spezifische Kollagenosen, *Antikörper gegen Doppelstrang-DNS.*
- **Infektserologien:**
  - Bei V.a. reaktive Arthritiden bzw. Morbus Reiter Antikörper gegen Chlamydien, Yersinien, Salmonellen, Campylobacter jejuni (meist signifikanter Titerverlauf zur Diagnostik notwendig), bei Zeckenstichanamnese Antikörper gegen Borrelia burgdorferi.
  - Antistreptolysintiter bei V.a. rheumatisches Fieber (heute eine Rarität).

Sonographie

- **Arthrosonographie:** Erkennung von Gelenkergüssen, Synovialisverdickungen, Bursitiden, Tendovaginitiden, Knochenerosionen, Kapselrupturen (insbesondere am Schultergelenk); ferner zur Feststellung einer Hüftgelenkdysplasie.
- **Sonographie des Abdomens:** Nierengröße und -struktur, Leberparenchymveränderungen, Splenomegalie. Aszites und/oder Pleuritis als Ausdruck einer Serositis bei Kollagenosen.
- **Duplexsonographie:**
  - *Arteria temporalis:* Typisches Halo-Phänomen bei Arteriitis temporalis.
  - Nierenarterienveränderungen bei Vaskulitiden.
- **Echokardiographie:** Bei V.a. Herzbeteiligung im Rahmen von Kollagenosen, Vaskulitiden, rheumatischem Fieber, Spondylitis ankylosans (Morbus Bechterew), Morbus Reiter.

Radiologische Untersuchungen

- **Konventionelle Röntgenaufnahmen:** Beurteilung der Gelenkkonturen, Gelenkspalt. Frage nach entzündlichen Erosionen, zystischen Läsionen, Sklerosierungen, knöchernen Anbauten, tumorverdächtigen Veränderungen, Frakturen.
- **Computertomographie, Magnetresonanztomographie:** Im Vergleich zum konventionellen Röntgen bessere Beurteilung früher Läsionen der Gelenke (z. B. Iliosakralgelenke), der Bandscheiben, des Spinalkanals und der Weichteile
- **Gelenk- und Knochenszintigraphie:** Erkennung entzündlicher Veränderungen (Hyperämie in Frühaufnahmen), degenerativer oder malignomverdächtiger Anreicherungen.

Untersuchung der Synovia

- **Synoviaanalyse:** Mikroskopische und klinisch-chemische sowie bei Bedarf mikrobiologische Untersuchung von Gelenkpunktaten.
- **Synovialbiopsie:** Feingewebliche Untersuchung von offen oder arthroskopisch bzw. nadelbioptisch gewonnenen Proben der Synovialmembran.

16 Untersuchung des Nervensystems

16.1 Untersuchung von Kopf und Hirnnerven

Grundlagen

- **Anatomie:**
  - *Anatomische Strukturen des Kopfes:* s. S. 68.
  - *Hirnnerven:*
    - Die 12 paarigen Hirnnerven (Nervi craniales) treten durch die Schädelbasis ein bzw. aus. Sie werden von rostral nach kaudal mit römischen Ziffern bezeichnet.
    - Die (ca. 20) Nn. olfactorii werden von den Axonen der in der Riechschleimhaut gelegenen Sinneszellen gebildet, die synaptisch an Nervenzellen des Bulbus olfactorius enden. Deren Axone bilden den Tractus olfactorius, der ein zentrales Bahnsystem und kein peripherer Nerv ist.
    - Der N. opticus ist eigentlich ein Anteil des Zwischenhirns, und die in ihm verlaufenden Axone sind ebenfalls ein zentrales Bahnsystem und kein peripherer Nerv.
    - Die übrigen Hirnnerven III–XII sind ihrem Aufbau nach periphere Nerven. Ihre Myelinisierung erfolgt vor Eintritt in bzw. nach Austritt aus dem Hirnstamm von Schwann-Zellen. Ihre Kerngebiete liegen im Hirnstamm.
- **Physiologie:**
  - *Funktionen der Hirnnerven:* s. Tab. 121.

Tabelle 121 · Namen und Funktionen der 12 Hirnnerven

	Hirnnerv	Funktionen
I	*Nervi olfactorii*	– riechen
II	*N. opticus*	– sehen
III	*N. oculomotorius*	1. Innervation des M. rectus medialis, M. rectus superior, M. rectus inferior, M. obliquus inferior, M. levator palpebrae 2. parasympathische Innervation von M. sphincter pupillae und M. ciliaris
IV	*N. trochlearis*	– Innervation des M. obliquus superior
V	*N. trigeminus*	1. sensible Innervation von Gesicht, Nase und Mundhöhle 2. Innervation der Kaumuskulatur 3. propriozeptive Afferenzen von der Kaumuskulatur
VI	*N. abducens*	– Innervation des M. rectus lateralis
VII	*N. facialis*	1. Innervation der mimischen Muskulatur und des Platysma 2. Innervation von Tränendrüsen, Glandulae sublingualis und submandibularis (Tränen- und Speichelsekretion) 3. Geschmack: Afferenzen von den vorderen 2/3 der Zunge 4. sensible Afferenzen von Mittelohr und Tuba Eustachii

Fortsetzung →

Tabelle 121 · Fortsetzung von Seite 344

	Hirnnerv	Funktionen
VIII	*N. vestibulocochlearis*	1. Afferenzen vom Labyrinth (Gleichgewicht) 2. Afferenzen von der Cochlea (Gehör)
IX	*N. glossopharyngeus*	1. Innervation der Pharynxmuskulatur (mit N. X) 2. Innervation der Glandula parotis (Speichelsekretion) 3. Geschmack: Afferenzen des hinteren 1/3 der Zunge 4. sensible Afferenzen des hinteren Drittel der Zunge und des Rachens 5. sensible Afferenzen von Mittelohr und Tuba Eustachii
X	*N. vagus*	1. Innervation der Pharynx- und Larynxmuskulatur (mit N. IX) 2. parasympathische Innervation der Brust- und Bauchorgane 3. Afferenzen der Bauchorgane
XI	*N. accessorius*	– Innervation von M. sternocleidomastoideus und M. trapezius
XII	*N. hypoglossus*	– Innervation der Zungenmuskulatur

- **Ziele der Untersuchung:** Nachweis oder Ausschluss gestörter Hirnnervenfunktionen oder anderer pathologischer Prozesse im Kopfbereich.

Untersuchung des Kopfes (s. auch S. 69)

- **Inspektion:** Beurteilung von Form und evtl. Zwangshaltungen des Kopfes.
- **Palpation:**
  - Untersuchung der Schädelkalotte auf Klopfschmerzhaftigkeit: s. S. 71.
  - Untersuchung der Trigeminusaustrittspunkte auf Druckschmerzhaftigkeit: s. S. 72.
- **Prüfung eines Meningismus** (s. Abb. 229): Meningismus ist eine schmerzhafte Einschränkung der Beugung des Kopfes bei fehlender (oder deutlich geringer eingeschränkter) Drehung des Kopfes. Dabei wird häufig eine Schmerzausstrahlung die Wirbelsäule hinab oder nach okzipital angegeben. *Beachte*: Von einem Meningismus ist das Lhermitte-Zeichen abzugrenzen. Hiermit wird ein elektrisierendes Gefühl bezeichnet, das bei Nackenbeugung auftritt und die Wirbelsäule entlang nach lumbal, z.T auch bis in beide Beine, ausstrahlt.
- **Prüfung der aktiven und passiven Beweglichkeit des Kopfes.**
- **Pathologische Befunde und mögliche Ursachen:** s. Tab. 122 und S. 68.

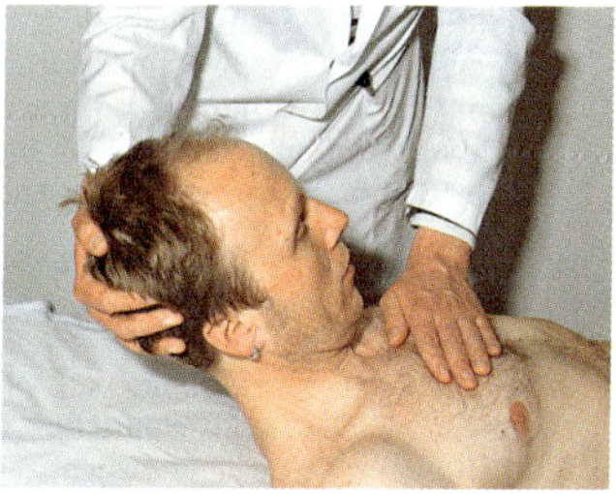

Abb. 229 Meningismusprüfung

Tabelle 122 · Pathologische Befunde und mögliche Ursachen bei der neurologischen Untersuchung des Kopfes

Befund	denken an
– Meningismus	– akut entzündliche, die Hirnhäute befallende bzw. mit einbeziehende Erkrankungen, z. B. Meningitis (s. S. 383), Enzephalitis (s. S. 383) – Meningeosis carcinomatosa – Tumoren der hinteren Schädelgrube oder des kranio-zervikalen Übergangs – Prozesse, die mit einer intrakraniellen Drucksteigerung einhergehen, z. B. hirneigene Tumoren, Hirnmetastasen, hypertensive Massenblutungen (dann meist zusätzlich fokal-neurologische Symptome, s. S. 380) – Subarachnoidalblutung (s. S. 383)
– Lhermitte-Zeichen	– Entzündung des Halsmarks (z. B. im Rahmen einer Multiplen Sklerose) oder andere Prozesse (z. B. Tumoren) im Bereich des Halsmarks
– schmerzhaft fixierte Fehlhaltung der Halswirbelsäule mit verspannten paravertebralen Muskeln	– akute zervikale Prozesse, meist Bandscheibenvorfall, auch zervikal lokalisierte Tumoren, Abzesse

Untersuchung der Nervi olfactorii

► **Praktisches Vorgehen:**
- Jede Nasenseite einzeln bei geschlossenen Augen prüfen. Hierzu Fläschchen mit verschiedenen aromatischen Geruchsstoffen (z. B. Kaffee, Zimt, Anis) nacheinander unter die Nasenöffnung halten und den Geruch bestimmen lassen.

Beachte: Bei Verdacht auf Simulation Trigeminusreizstoffe (z. B. Ammoniak) anbieten. Auch bei ausgefallener Riechfähigkeit werden diese Stoffe als Reizung der Nasenschleimhaut wahrgenommen. Fehlt hierbei jede Reaktion, liegt eher eine psychogene Störung oder Simulation vor.

► **Pathologische Befunde und mögliche Ursachen:**
- *Vermindertes oder ausgefallenes Riechvermögen (Hyp- bzw. Anosmie)* bei Prozessen der frontalen Schädelbasis (z. B. Tumoren, insbesondere Olfaktoriusmeningeome), nach Frakturen der Schädelbasis oder Schädel-Hirn-Trauma (Abriss der Filia olfactoria), nach Entzündungen im Nasen-Rachen-Raum mit Befall der Riechschleimhaut.

Beachte: Bei einer Anosmie ist immer auch das Schmecken beeinträchtigt, da komplexere Geschmackssensationen nicht nur aus „süß“, „sauer“, „salzig“, „bitter“ zusammengesetzt sind, sondern zusätzlicher, über die Riechschleimhaut aufgenommener Geruchssensationen bedürfen (s. auch S. 96).

Untersuchung des N. opticus

► **Praktisches Vorgehen:**
- *Orientierende Visusprüfung:* s. S. 115.
- *Orientierende Gesichtsfeldprüfung mit der Fingerperimetrie:*

  Hinweis: Das eigene Gesichtsfeld zum Vergleich heranziehen.

  - Der Patient fixiert mit einem Auge das gegenüberliegende Auge des Untersuchers (das andere Auge wird abgedeckt).

  - Den ausgestreckten Zeigefinger aus verschiedenen Richtungen von der Peripherie her ins Gesichtsfeld des Patienten führen; der Patient soll den Zeitpunkt angeben, an dem er den Finger sieht.
- *Simultane Prüfung der Gesichtsfelder:* Der Patient sieht den Untersucher mit beiden Augen an. Als Untersucher die Hände in der Peripherie des rechten und linken Gesichtsfeldes halten und die Finger wahllos auf einer oder simultan auf beiden Seiten bewegen. Der Patient soll angeben, auf welcher(n) Seite(n) die Finger bewegt werden.
- *Spiegelung des Augenhintergrundes zur Beurteilung der Sehnervenpapille:* s. S. 127.

► **Pathologische Befunde und mögliche Ursachen:** s. Tab. 123.

Tabelle 123 · Pathologische Befunde und mögliche Ursachen bei Prüfung des N. opticus

Befund	denken an
Visusprüfung:	
– einseitige Visusminderung	– Schädigungen des N. opticus vor dem Chiasma opticum (z. B. papillennahe oder retrobulbäre Neuritis nervi optici, vordere ischämische Optikusneuropathie, Tumoren des N. opticus, Kompression des N. opticus durch benachbarte Tumoren)
Gesichtsfeldprüfung (s. auch Abb. 230):	
– monokularer Gesichtsfelddefekt (s. 1 in Abb. 230)	– prächiasmal gelegene Läsionen
– bitemporale Hemianopsie (s. 3 in Abb. 230)	– Läsionen im Bereich des Chiasma opticum, wenn die hier kreuzenden Fasern der temporalen Gesichtsfelder geschädigt werden; Ursache meist Hypophysenadenome, gelegentlich auch hier lokalisierte entzündliche Veränderungen (z. B. bei multipler Sklerose)
– homonyme Hemianopsie (s. 4 + 5 in Abb. 230)	– Läsionen der kontralateralen Sehrinde oder der sehrindennahen Sehstrahlung; meist Infarkte, seltener Tumoren oder Entzündungen
Augenhintergrundspiegelung (vgl. auch S. 127):	
– Stauungspapille (s. Abb. 96):	
• beidseitig	– Prozesse, die mit einer intrakraniellen Drucksteigerung einhergehen, z. B. hirneigene Tumoren, Hirnmetastasen, Pseudotumor cerebri. Anfangs oft keine relevante Einschränkung der Sehfähigkeit. ▶ *Beachte:* Eine fehlende Stauungspapille schließt eine intrakranielle Drucksteigerung keineswegs aus
• einseitig	– raumfordernde Prozesse im Verlauf des retrobulbären N. opticus vor der Sehnervenkreuzung, die zur Kompression des Nervs führen
– Sehnervenpapille blass bzw. weiß, evtl. auch eingesunken	– Optikusatrophie (s. S. 383)

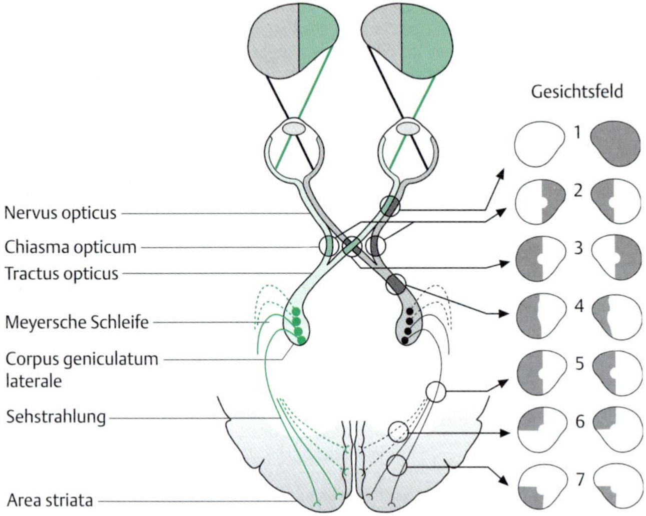

Abb. 230 Charakteristische Gesichtsfelddefekte bei Läsionen im Verlauf der Sehbahn (nach Masuhr, Neumann). 1 = monokularer Gesichtsfelddefekt; 2 = heteronyme binasale Hemianopsie; 3 = heteronyme bitemporale Hemianopsie; 4 = homonyme Hemianopsie (chiasmanahe Läsion); 5 = homonyme Hemianopsie (Läsion der gesamten Sehstrahlung); 6 = Quadrantenanopsie nach oben; 7 = Quadrantenanopsie nach unten

Untersuchung der Augenmotilität – N. oculomotorius, N. trochlearis, N. abducens (okulomotorische Hirnnerven)

- **Inspektion der Augenlider** (s. auch S. 117):
  - *Praktisches Vorgehen:* s. S. 117.
  - *Pathologische Befunde und mögliche Ursachen:* s. Tab. 124 und Tab. 33, S. 118.
- **Inspektion der Pupille:**
  - *Prinzip:* Beurteilung der Funktion des M. sphincter pupillae (überprüft werden hierbei auch die sympathischen Fasern, die den M. dilatator pupillae innervieren, die afferenten Bahnen der Pupillomotorik, Netzhaut, N. opticus und Tractus opticus).
  - *Praktisches Vorgehen:*
    - Inspektion der spontanen Pupillenweite.
    - Danach Prüfung der Pupillenverengung bei direkter Beleuchtung mit einer kleinen Lichtquelle. Der Patient blickt hierzu bei leicht abgedunkeltem Raum in die Ferne, da sonst eine Naheinstellungsmiosis ausgelöst wird. Mit der flachen Hand senkrecht auf dem Nasenrücken des Patienten die Augen voneinander trennen und die Pupille jeweils von unten beleuchten, da sonst durch starke Blendung (Beleuchtung der Makula) Artefakte auftreten. Zunächst die Lichtreaktion des beleuchteten Auges, dann die des nicht beleuchteten Auges beobachten.

- Danach Prüfung der Konvergenz: Den Patienten auffordern, den Zeigefinger des Untersuchers zu fixieren, der von unten auf die Nasenspitze des Patienten zubewegt wird. Alternativ kann man den Patienten auch bitten, abwechselnd ein weit entferntes Objekt und den vor die Nasenspitze gehaltenen Zeigefinger zu fixieren.

– *Normalbefund:* Normal sind eine seitengleiche Pupillengröße und -form sowie eine prompte und ergiebige Verengung der Pupille auf Licht und Konvergenz ohne Seitenunterschied.
– *Pathologische Befunde und mögliche Ursachen:* s. Tab. 124.

Tabelle 124 · Pathologische Befunde und mögliche Ursachen bei Untersuchung von Augenlidern und Pupille

Befund	denken an
– herabhängendes Oberlid (= Ptose)	– Lähmung des M. levator palpebrae
– Miosis und Ptosis auf der gleichen Seite (= Horner Syndrom)	– Schädigung der zentralen Sympathikusbahn im ipsilateralen Hypothalamus, Hirnstamm oder Halsmark, evtl. mit weiteren Zeichen einer Hirnstamm- oder Halsmarkläsion oder einer peripheren Schädigung des sympathischen Grenzstrangs oder des Plexus caroticus
– beidseits enge, lichtreagible Pupillen	– Pons- oder Thalamusläsionen (durch Infarkt, Blutung, Tumor), Intoxikationen (z. B. Morphinderivate)
– beidseits weite, nicht lichtreagible Pupillen	– Mittelhirnläsionen
– Mydriasis ohne Verengung bei direkter Beleuchtung oder Belichtung der Gegenseite	– Okulomotoriusparese (parasympathischer M. sphincter pupillae)
– keine Verengung der Pupille bei direkter Belichtung, wohl aber bei Beleuchtung der Gegenseite	– amaurotische Pupillenstarre, Ursache ist ein(e) hochgradige Visusminderung/-Verlust des betroffenen Auges
– einseitige Pupillenerweiterung, die sich erst nach sehr langer Belichtung verengt, bei Konvergenz dagegen eine prompte Verengung zeigt	– Pupillotonie (Adie-Pupille); oft zusätzlich abgeschwächte/ausgefallene Muskeldehnungsreflexe an den Beinen; Ursache letztlich unbekannt
– beidseits enge, entrundete Pupille, die sich nicht auf Licht, aber auf Konvergenz verengt	– reflektorische Pupillenstarre (Argyll-Robertson); Ursache meist Neurolues

Mydriasis = weite Pupille, Miosis = enge Pupille

► **Prüfung der langsamen Folgebewegungen:**
– *Praktisches Vorgehen:*
- Den Patienten auffordern, mit den Augen den Zeigefinger des Untersuchers (oder ein anderes kleines Sehobjekt) zu verfolgen, der langsam im Gesichtsfeld bewegt wird.

- Hierbei achten auf:
  1. Schielfehlstellungen beim Blick geradeaus.
  2. Evtl. Bewegungseinschränkungen eines oder beider Augen beim Blick in die Hauptblickrichtungen (geradeaus, geradeaus oben, geradeaus unten, rechts, rechts oben, rechts unten, links, links oben, links unten).
  3. Ruckartigen Bewegungsablauf bei Folgebewegungen (= sakkadierte Blickfolge).
- *Normalbefund:* Koordinierte und in alle Richtungen uneingeschränkte Bewegungen der Augen. Kein Auftreten von Nystagmen.
- *Pathologische Befunde und mögliche Ursachen:* s. Tab. 125.

Tabelle 125 · Pathologische Befunde bei Untersuchung der langsamen Folgebewegungen

Befund	denken an	
eingeschränkte Bewegungen eines Auges:		
	Muskelparese	*Nervenschädigung*
– Adduktion eingeschränkt	– M. rectus medialis	– N. oculomotorius
		– auch Schädigung des Fasciculus longitudinalis medialis möglich
– Hebung eingeschränkt	– M. rectus superior	– N. oculomotorius
	– (M. obliquus inferior)	– (N. oculomotorius)
		– auch bei Mittelhirnschädigung möglich
– Senkung eingeschränkt	– M. rectus inferior	– N. oculomotorius
	– (M. obliquus superior)	– (N. trochlearis)
– Außendrehung eingeschränkt	– M. obliquus inferior	– N. oculomotorius
	– (M. rectus inferior)	– (N. oculomotorius)
– Innendrehung eingeschränkt	– M. obliquus superior	– N. trochlearis
	– (M. rectus superior)	– (N. oculomotorius)
– Abduktion eingeschränkt	– M. rectus lateralis	– N. abducens
Blickparesen:		
– horizontale Blickparese (= Blickwendung zur Seite eingeschränkt)	– Schädigung der ipsilateralen Brücke bzw. des kontralateralen meso-dienzephalen Übergangs oder Schädigung in der kontralateralen Großhirnhemisphäre (Infarkt, Tumor, Blutung, Entmarkung)	
– vertikale Blickparese (= Blickwendung nach oben oder unten eingeschränkt)	– ein- oder beidseitige Mittelhirnschädigung (Infarkt, Tumor, Blutung, Entmarkung)	
– internukleäre Ophthalmoplegie (= ein- oder beidseitige Adduktionsparese bei erhaltener Adduktion bei Konvergenz)	– ponto-mesenzephale Läsionen des Fasciculus longitudinalis medialis auf der Seite der Parese, meist durch Entmarkungen bei Multipler Sklerose (s. S. 388) oder bei Hirnstamminfarkten (s. S. 384)	

Fortsetzung →

Tabelle 125 · Fortsetzung von Seite 350

Befund	denken an
Nystagmen:	
– Nystagmen (= teils spontan, d. h. bei Blick geradeaus, teils auch erst bei Blick in eine bestimmte Richtung auftretende rhythmische Hin- und Her- oder Auf- und Abbewegung beider Augen)	– meist Hirnstamm- und/oder Kleinhirnschädigung (z. B. Entmarkungen bei multipler Sklerose, Hirnstamminfarkte)

Hinweis: Häufigste Ursachen der Schädigung okulomotorischer Hirnnerven sind Aneurysmen (v.a. N. oculomotorius), Schädel-Hirn-Traumen (v.a. N. trochlearis), intrakranielle Tumoren (v.a. N. abducens); die 3 Nerven werden häufig auch in ihrem Verlauf inner- und außerhalb des Hirnstammes geschädigt (z. B. Tumoren, intrakranielle Drucksteigerung, Entzündungen)

Beachte: Die Untersuchung der Augenlider, der Pupille, der langsamen Folgebewegungen und der Konvergenz ist Bestandteil jeder neurologischen Untersuchung. Die im Folgenden genannten Untersuchungen der Sakkaden, des optokinetischen Nystagmus und des vestibulo-okulären Reflexes werden bei eingeschränkten Folgebewegungen und bei vermuteten Störungen der Hirnstammfunktion (Infarkt, Blutung, Entmarkung bei multipler Sklerose) ergänzt.

- **Prüfung von Sakkaden** (= rasche Augenbewegungen zur Erfassung eines neuen Sehzieles):
  - *Praktisches Vorgehen:*
    - Horizontale Sakkaden: Den Patienten bitten, den Kopf mit beiden Händen zu halten, um Kopfwendungen zu vermeiden. Beide Zeigefinger des Untersuchers ca. 1 m voneinander entfernt in Augenhöhe des Patienten in einem Abstand von 0,5–1 m halten. Der Patient soll nun auf Kommando abwechselnd rasch auf den rechten bzw. linken Finger schauen.
    - Vertikale Sakkaden: Prüfung analog, indem die Zeigefinger ober- und unterhalb der Ebene des Geradeausblicks gehalten werden.
    - Achten auf Bewegungseinschränkungen oder eine verlangsamte Ausführung auf einem oder beiden Augen beim Blick in eine (oder mehrere) Richtung(en). Wird das beabsichtigte Blickziel erreicht oder sind Korrekturbewegungen erforderlich? Überschießende Sakkaden erkennt man am besten, wenn man den Abstand der Zeigefinger auf 20–30 cm reduziert.
- **Prüfung des vestibulo-okulären Reflexes:**
  - *Praktisches Vorgehen:* Den Patienten auffordern, die Nase des Untersuchers zu fixieren. Den Kopf des Patienten dann passiv nach rechts, links, oben und unten bewegen.
  - *Normalbefund:* Es treten normalerweise langsame konjugierte Augenbewegungen entgegen der Drehrichtung des Kopfes auf, deren Geschwindigkeit und Amplitude zur Geschwindigkeit und zum Ausmaß der Kopfdrehung korreliert.
  - *Pathologische Befunde und mögliche Ursachen:* Bewegungseinschränkungen eines oder beider Augen in eine (oder mehrere) Richtung(en).
- **Prüfung des optokinetischen Nystagmus:**
  - *Indikation:* s. o.; zusätzlich bei vermuteten Störungen des Großhirns.

- *Praktisches Vorgehen:* Den Patienten bitten, auf eine drehbare Trommel zu schauen, auf der z. B. alternierend schwarz-weiße Balken oder andere Motive aufgebracht sind. Die Trommel wird dann langsam nach rechts, links, oben und unten gedreht.
- *Normalbefund:* Es treten langsame Folgebewegungen der Augen in Drehrichtung der Trommel auf, denen rasche Augenbewegungen in Gegenrichtung folgen (= optokinetischer Nystagmus, OKN, mit raschen Phasen entgegen der jeweiligen Drehrichtung). Achten auf Unterschiede in der Ausprägung zwischen rechtem und linkem Auge bzw. auf Richtungsasymmetrien zwischen dem OKN nach rechts und links bzw. oben und unten.

Untersuchung des N. trigeminus

► **Praktisches Vorgehen:**
- *Prüfung der sensiblen Funktionen:* Die Haut im Gesichtsbereich leicht mit der Zeigefingerspitze oder einem Watteträger berühren (Berührungsempfinden) oder mit der Spitze eines durchgebrochenen Holzstäbchens „stechen" (Schmerzempfinden). Beurteilt werden evtl. Seitenunterschiede und deren Zuordnung zu einer peripheren oder zentralen Schädigung (s. Abb. 231). Normalbefund ist ein seitengleiches regelrechtes Berührungs- und Schmerzempfinden im Gesicht.

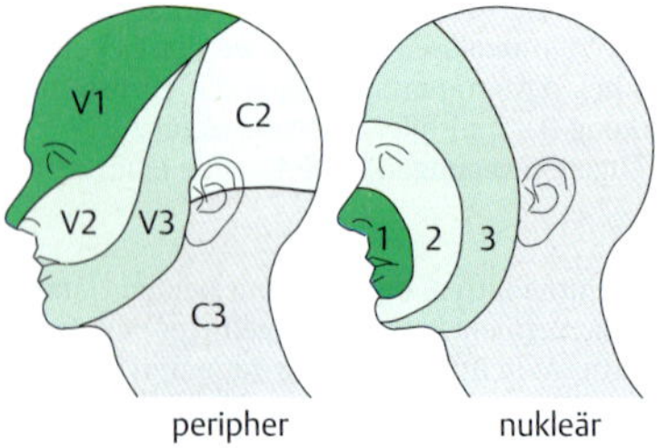

Abb. 231 Verteilung sensibler Störungen bei peripheren Schädigungen des N. trigeminus (links) und zentralen Schädigungen des N. trigeminus (Trigeminuskerns) (rechts)

- *Prüfung des Korneareflexes:* Die Kornea einseitig von lateral mit Watte berühren. Dies führt zu einem beidseits kräftigen Lidschluss. Normalbefund ist ein seitengleicher Reflex.
- *Prüfung des Masseterreflexes:* Hierzu einen Schlag mit dem Reflexhammer von oben auf den quer über den leicht geöffneten Unterkiefer gelegten Zeigefinger des Untersuchers ausüben. Die normale Reflexantwort besteht in einer beidseitigen Masseterkontraktion, was als phasische Bewegung des Unterkiefers nach oben gefühlt werden kann.
- *Kraftprüfung des M. masseter:* Den Patienten bitten, fest zuzubeißen, und den Muskel palpieren. Beim Mundöffnen auch auf ein etwaiges Abweichen zur Seite achten. Normalbefund ist die seitengleiche volle Kraft im M. masseter.

► **Pathologische Befunde und mögliche Ursachen bei Untersuchung des N. trigeminus:** s. Tab. 126.

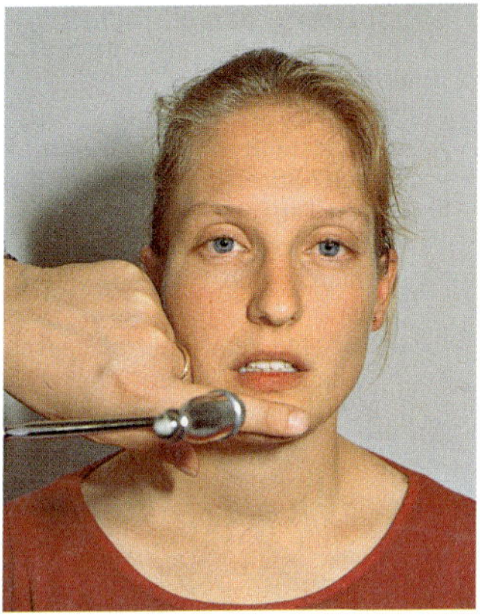

Abb. 232 Masseter-Reflex

Tabelle 126 · Pathologische Befunde und mögliche Ursachen bei Untersuchung des N. trigeminus

Befund	denken an	
– vermindertes Berührungs- und Schmerzempfinden entsprechend der in Abb. 231 gezeigten Verteilung	– periphere Trigeminusschädigung	– Meningitiden – Schädelbasisfrakturen und -metastasen – selten Prozesse im Sinus cavernosus (nur 1. Trigeminusast betroffen) (Thrombose, intrakavernöses Karotisaneurysma)
– Parese des M. masseter	– periphere Läsionen des 3. Trigeminusastes – auch Schädigung des Nucleus motorius nervi trigemini möglich	
– zwiebelschalenförmig verteilte Sensibilitätsstörungen (s. Abb. 231)	– zentrale Trigeminusschädigung (Trigeminuskerngebiet); den oralen Kernanteilen entspricht ein periorales Innervationsgebiet, hieran angrenzende Störungen sind umso weiter peripher gelegen, je kaudaler Kernanteile betroffen sind	– Hirnstamminfarkte – Blutungen – Tumoren
– Parese des M. masseter	– zentrale Trigeminusschädigung, Beteiligung des Nucleus motorius nervi trigemini – auch periphere Schädigung möglich	

Untersuchung des N. facialis

- **Praktisches Vorgehen:**
  - *Prüfung der Mimik:*
    - Inspektion: Nasolabialfalten seitengleich tief? Lidspalten seitengleich weit? Stirnfalten seitengleich ausgeprägt?
    - Den Patienten auffordern, die vom N. facialis innervierten Muskeln zu innervieren, z. B. Stirnrunzeln (s. Abb. 233), Augenschluss gegen Widerstand (s. Abb. 233), Augen fest zukneifen, Zähne zeigen (s. Abb. 233), pfeifen.
    - Auf eine evtl. unterschiedliche Ausprägung einer einseitigen Parese bei willkürlicher Innervation und unwillkürlichen emotionalen Ausdrucksbewegungen (lachen, weinen) achten.

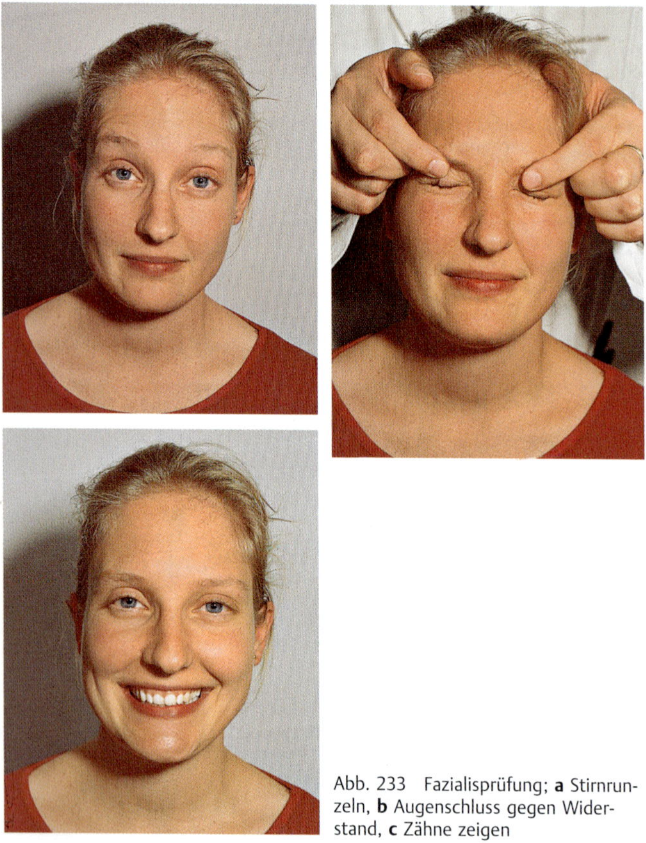

a b c

Abb. 233 Fazialisprüfung; **a** Stirnrunzeln, **b** Augenschluss gegen Widerstand, **c** Zähne zeigen

- *Geschmacksprüfung:* Mit einem Watteträger auf die herausgestreckte Zungenhälfte eine süße, saure, salzige oder bittere Lösung aufbringen. Der Patient muss den jeweiligen Geschmack bei herausgestreckter Zunge erkennen. Beurteilt werden das richtige Erkennen und evtl. Seitenunterschiede.

► **Normalbefunde:**
- Seitengleiche Innervation der Gesichtsmuskulatur bei willkürlicher Innervation und unwillkürlichen mimischen Ausdrucksbewegungen.
- Ungestörtes Geschmacksempfinden auf den vorderen 2/3 der Zunge.

► **Pathologische Befunde bei Fazialisschädigung in kompletter Ausprägung:**
- Einseitige Lähmung der gesamten mimischen Muskulatur.
- Gestörtes Geschmacksempfinden auf den vorderen 2/3 der Zunge.
- Verminderte Tränensekretion.
- Hyperakusis.

Denken an: Die Ursache bleibt meist unklar (idiopathische Fazialisparese bzw. Bell-Parese), wobei hier eine virale bzw. immunologisch vermittelte entzündliche Genese vermutet wird. Wichtig – weil ursächlich behandelbar –, sind ein- oder beidseitige Fazialisparesen durch eine Borrelia-burgdorferi-Infektion. Weitere mögliche Ursachen sind Otitis media (s. S. 89), Zoster oticus (s. S. 83), Tumor in der Glandula parotis oder im Kleinhirnbrückenwinkel, Felsenbeinfraktur, Mittelohr- oder Parotisoperation.

Untersuchung des N. vestibulocochlearis (s. orientierende Gleichgewichtsprüfung S. 87 und orientierende Hörprüfung S. 86)

Untersuchung von N. glossopharyngeus und N. vagus

► **Praktisches Vorgehen:**
- *Auf etwaige Heiserkeit achten.*
- *Inspektion von Gaumensegel und Zäpfchen:* Stehen die Gaumensegel gleich hoch? Ist das Zäpfchen mittelständig? Bei Phonation beachten, ob die Gaumensegel seitengleich angehoben werden und das Zäpfchen hierbei mittelständig bleibt.
- *Prüfung des Würgereflexes:* Im Seitenvergleich durch Berührung der Rachenhinterwand mit einem Watteträger.

► **Normalbefunde:** Mittelständiges, bei Phonation seitengleich angehobenes Gaumensegel, ungestörter Schluckakt, keine heisere Stimme, intaktes Geschmacksempfinden auf dem hinteren Zungendrittel.

► **Pathologische Befunde und mögliche Ursachen**: s. Tab. 127.

Tabelle 127 · Pathologische Befunde und mögliche Ursachen bei Untersuchung des N. vagus und N. glossopharyngeus

Befund	denken an
- einseitig tiefer stehendes Gaumensegel, das bei Phonation mit der Rachenhinterwand zur gesunden Seite verzogen wird („Kulissenphänomen") - abgeschwächter Würgreflex - Dysphagie (= Schwierigkeiten beim Schlucken) - evtl. Heiserkeit infolge Stimmbandlähmung	- Hirnstamminfarkte - Entmarkungsherde - Hirnstamm- oder Epipharynxtumore - kranio-zervikale Übergangsanomalien

Untersuchung des N. accessorius

- **Praktisches Vorgehen:** Seitengetrennte Kraftprüfung von M. sternocleidomastoideus und M. trapezius durch Drehung des Kopfes zur Gegenseite bzw. Anheben der Schulter gegen Widerstand des Untersuchers.
- **Normalbefund:** Seitengleich volle Kraft im M. sternocleidomastoideus und M. trapezius.
- **Pathologische Befunde und mögliche Ursachen:** s. Tab. 128.

Tabelle 128 · **Pathologische Befunde und mögliche Ursachen bei Untersuchung des N. accessorius**

Befund	denken an
– Schultertiefstand mit Lähmung der Schulterhebung (M. trapezius)	– iatrogen (am häufigsten, z. B. nach Lymphknotenbiopsie) – kraniozervikale Übergangsanomalien – Tumoren nahe des Foramen jugulare (seltener)
– Schwäche, den Kopf zur gesunden Seite zu drehen (M. sternocleidomastoideus)	

Untersuchung des N. hypoglossus

- **Praktisches Vorgehen:**
  - Den Patienten bitten, die Zunge gerade herauszustrecken und auf ein evtl. Abweichen achten.
  - Alternativ den Patienten bitten, die Zunge mit aller Kraft von innen gegen die Wange zu drücken, wobei der Untersucher von außen gegendrückt, sodass die Kraftentwicklung im Seitenvergleich beurteilt werden kann.
- **Normalbefund:** Normalerweise wird die Zunge gerade heraus gestreckt, ist gut beweglich und zeigt keine Atrophie.
- **Pathologischer Befund und mögliche Ursachen:** Abweichen der gerade herausgestreckten Zunge zur Seite der Parese. Einseitiges Auftreten bei Schädelbasisfrakturen, kraniozervikalen Übergangsanomalien, Tumoren der Schädelbasis, Aneurysma dissecans der A. carotis interna, beidseitig atrophe Paresen am häufigsten als Teilsymptom der amyotrophen Lateralsklerose (s. S. 384) mit weiteren teils peripher-atrophen, teils zentral-spastischen Paresen an Armen und Beinen.

16.2 Untersuchung der Motorik

Grundlagen

- **Anatomie:** Verlauf der Bahnen des efferenten willkürmotorischen Systems:
  - Die 1. motorischen Neurone in der Großhirnrinde (Gyrus praecentralis) ziehen durch die Capsula interna (Knie und angrenzende Anteile), die Hirnschenkel und den Pons in die Pyramis der Medulla oblongata. Sie kreuzen dann zum überwiegenden Teil in der kaudalen Medulla oblongata zur Gegenseite und deszendieren weiter zu den α-Motorneuronen (2. motorische Neu-

rone) im Vorderhorn des Rückenmarks (Tractus pyramidalis lateralis). Der weitaus geringere Anteil zieht ungekreuzt zum Rückenmark (Tractus pyramidalis anterior).
  - Die Axone der α-Motorneurone verlassen über die motorischen Vorderwurzeln das Rückenmark und ziehen in den peripheren Nerven zu den quer gestreiften Skelettmuskeln.
- **Physiologie:** Kontrolle, Steuerung und Ausführung der Willkürmotorik.
- **Die Untersuchung der Motorik umfasst unter funktionellen Gesichtspunkten folgende Aspekte:**
  - Grobe Kraft (s. u.).
  - Halte-(Positions-)Versuche (s. u.).
  - Reflexe und Pyramidenbahnzeichen (s. S. 359).
  - Muskeltonus (s. S. 364).
  - Muskeltrophik (s. S. 364).

Grobe Kraft

- **Ziel:** Nachweis (oder Ausschluss) umschriebener oder generalisierter Paresen.
- **Praktisches Vorgehen:**
  - Geprüft wird die Kraftentwicklung einzelner Muskeln bzw. Muskelgruppen.
  - Hierbei muss der Patient Bewegungen in Funktionsrichtung des jeweils untersuchten Muskels gegen den Widerstand des Untersuchers mit der ihm möglichen maximalen Kraft ausführen:
  - *Quantifizierung der maximal möglichen Kraftentwicklung:* s. Tab. 129.

Tabelle 129 · **Quantifizierung der maximal möglichen Kraftentwicklung**

Kraftgrad	Muskelfunktion
0	vollständiger Funktionsausfall des jeweiligen Muskels
1	sichtbare Muskelkontraktion ohne Bewegungseffekt
2	Bewegungen unter Ausschaltung der Schwerkraft möglich
3	Bewegungen gegen die Schwerkraft möglich
4	Bewegungen gegen mäßigen Widerstand möglich
5	volle Kraft

- **Normalbefund:** Seitengleich volle Kraftentwicklung an Armen und Beinen.
- **Pathologische Befunde und mögliche Ursachen:** Störungen der groben Kraft manifestieren sich in Paresen (Lähmungen) einzelner Muskeln oder Muskelgruppen. Hier ist zunächst zwischen zentralen und peripheren Paresen zu unterscheiden. Zur Differenzierung zwischen peripheren und zentralen Paresen dienen die folgenden Untersuchungen.

Halte-(Positions-)Versuche

- **Ziel:** Nachweis (oder Ausschluss) (latenter) zentraler Paresen.
- **Armhalteversuch:**
  - *Praktisches Vorgehen:* Den auf dem Rücken liegenden Patienten auffordern, die nach vorn erhobenen supinierten Arme mit gestreckten und adduzierten Fingern bei geschlossenen Augen auf gleicher Höhe zu halten (s. Abb. 234).

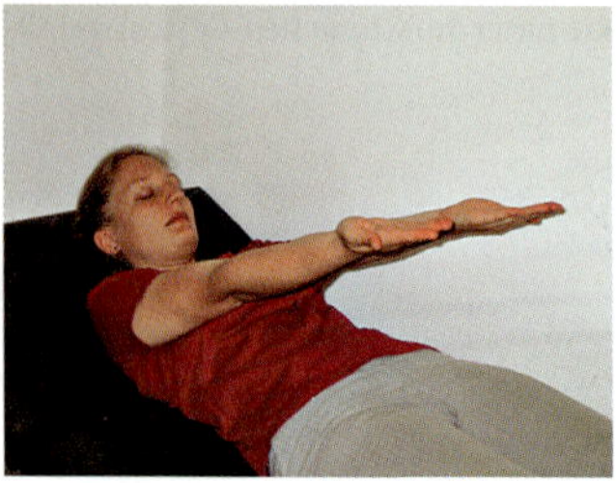

Abb. 234 Armhalteversuch

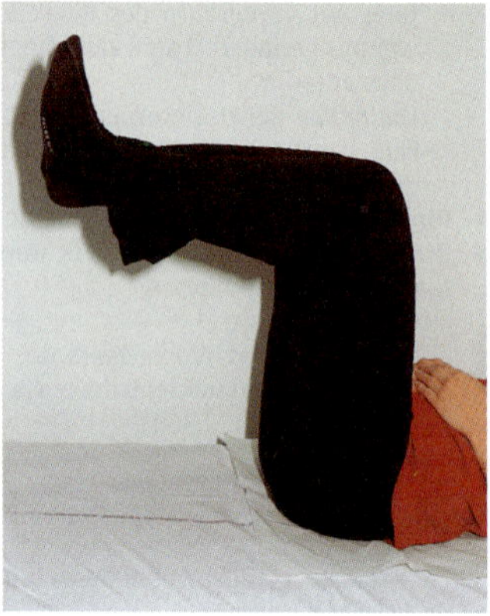

Abb. 235 Beinhalteversuch

- *Normalbefund:* Normal erfolgt kein Absinken, kein Abspreizen des Kleinfingers, keine Beugung der Finger, keine Pronation.
- *Pathologische Befunde und mögliche Ursachen:* s. Tab. 130.

► **Beinhalteversuch:**
- *Praktisches Vorgehen:* Den auf dem Rücken liegenden Patienten auffordern, bei geschlossenen Augen die in der Hüfte und im Knie gebeugten Beine auf gleicher Höhe in der Luft zu halten. Dabei dürfen sich die Beine nicht berühren (s. Abb. 235). Alternativ kann der Patient auch auf dem Bauch liegen und die (im Kniegelenk etwa rechtwinklig) gebeugten Unterschenkel auf gleicher Höhe halten.
- *Normalbefund:* Kein Absinken der Beine.
- *Pathologische Befunde und mögliche Ursachen:* s. Tab. 130.

Tabelle 130 · Pathologische Befunde und mögliche Ursachen bei Prüfung der Halteversuche

Befund	denken an
Armhalteversuch:	
– Abspreizen des Kleinfingers (signe de l'index) und Beugen der Finger	– ipsilaterale zentrale Parese (sensibelstes Zeichen)
– zusätzlich Pronieren des Unterarmes und Absinken des Armes	– stärkere Ausprägung einer ipsilateralen zentralen Parese. *Beachte:* Absinken des Armes auch bei ausgeprägter proximaler peripherer Parese, hierbei aber abgeschwächte Muskeldehnungsreflexe (s. S. 359)
Beinhalteversuch:	
– Absinken des Beines	– ipsilaterale zentrale Parese, aber auch bei ausgeprägter proximaler peripherer Parese, dann mit abgeschwächten Muskeldehnungsreflexen (s. S. 359)

Muskeldehnungsreflexe (Eigenreflexe)

- **Definition:** Muskeldehnungsreflexe, fälschlicherweise auch als „Sehnenreflexe" bezeichnet, sind sog. Eigenreflexe, d. h. Reizort und Erfolgsorgan sind identisch.
- **Ziel:** Nachweis (oder Ausschluss) gesteigerter, abgeschwächter oder ausgefallener Reflexe.
- **Praktisches Vorgehen:** Untersuchung am entspannt liegenden Patienten. Den Reflex durch den Schlag mit einem Reflexhammer auf die Sehne des entsprechenden Muskels auslösen, was zu einer kurzen raschen Dehnung des Muskels und der Muskelspindeln führt. Die Reflexantwort besteht in einer monosynaptisch verschalteten reflektorischen Kontraktion des gedehnten Muskels. Zur Basisuntersuchung zählen an den Armen der Bizeps-, Trizeps- und Brachioradialisreflex, an den Beinen der Quadrizeps- und Gastroknemiusreflex (s. Tab. 131).

Tabelle 131 · Untersuchung der klinisch wichtigsten Muskeldehnungsreflexe

Reflex	Auslösung	Reflexantwort
Basisuntersuchung:		
– Bizepsreflex (BSR) (s. Abb. 236)	– Schlag auf die Sehne des M. biceps brachii bei gebeugtem Ellenbogen	– Beugung im Ellenbogen
– Trizepsreflex (TSR) (s. Abb. 237)	– Schlag auf die Sehne des M. trizeps oberhalb des gebeugten Ellenbogens	– Streckung im Ellenbogen
– Brachioradialisreflex (= Radiusperiostreflex, RPR) (s. Abb. 238)	– Schlag auf das distale Radiusende bei leicht gebeugtem und proniertem Unterarm	– Beugung im Ellenbogen
– Quadrizepsreflex (= Patellarsehnenreflex, PSR) (s. Abb. 240)	– Schlag auf die Sehne des M. quadriceps unterhalb der Kniescheibe bei gebeugtem Knie	– Streckung im Kniegelenk
– Gastrocnemiusreflex (= Achillessehnenreflex, ASR) (s. Abb. 241)	– Schlag auf die Sehne des M. gastrocnemius (= Achillessehne)	– Plantarflexion des Fußes
erweiterte Untersuchung:		
– Pectoralisreflex	– Schlag auf die Pektoralissehne in der Axillarlinie	– Ventralduktion der Schulter
– Trömner-Reflex (s. Abb. 239)	– Schlag von volar gegen die Fingerendglieder	Beugung der Fingerendglieder
– Adduktoren-Reflex	– Schlag auf die Adduktorensehne oberhalb des Epicondylus medialis femoris	– Adduktion des Beines
– Tibialis-posterior-Reflex (s. Abb. 242)	– Schlag auf die Sehne des M. tibialis posterior hinter dem Innenknöchel*	– Supination des Fußes

* Nur inkonstant auslösbar; ein Ausfall kann nur gewertet werden, wenn der Reflex auf der Gegenseite eindeutig erhältlich ist

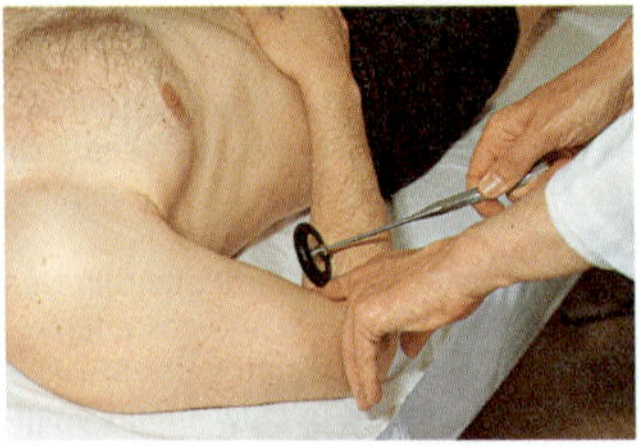

Abb. 236 Auslösen des Bizepsreflexes

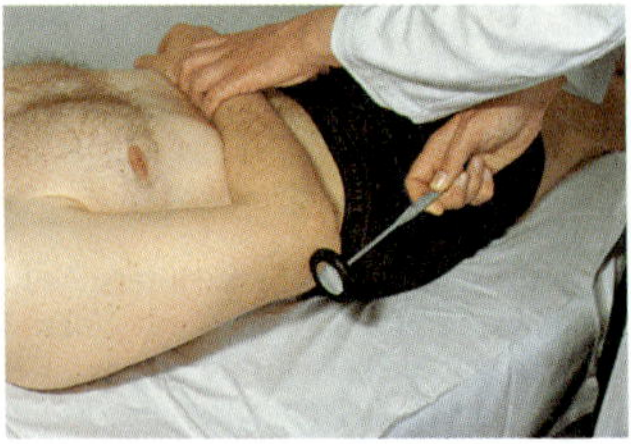

Abb. 237 Auslösen des Trizepsreflexes

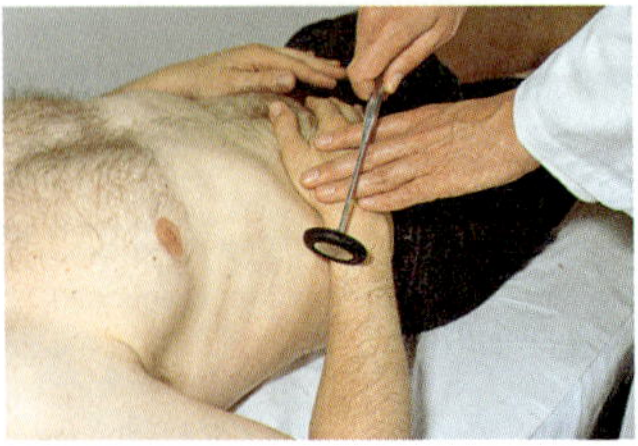

Abb. 238 Auslösen des Brachio-radialisreflexes

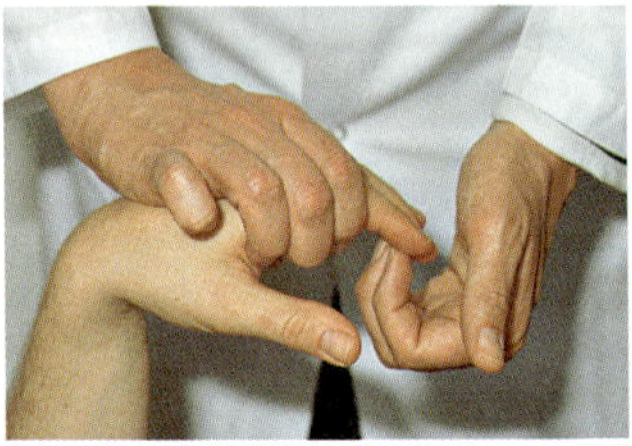

Abb. 239 Auslösen des Trömner-Reflexes

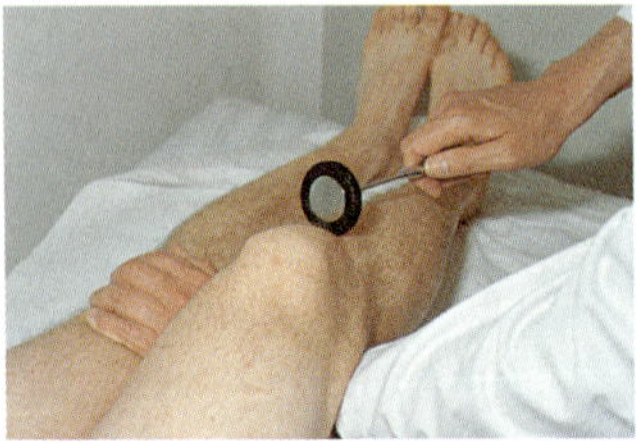

Abb. 240 Auslösen des Quadrizeps-reflexes

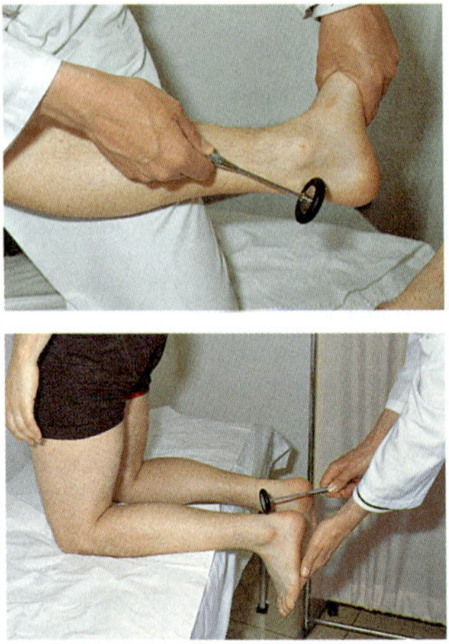

a

b

Abb. 241 **a** + **b** Auslösen des Achillessehnenreflexes

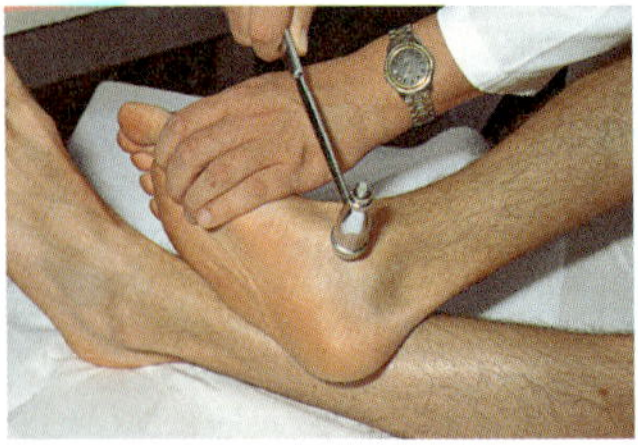

Abb. 242 Auslösen des Tibialis-posterior-Reflexes

- **Beurteilung:**
  - Seitengleiche Auslösbarkeit?
  - Verbreiterung der Reflexzone? z. B. Auslösbarkeit des Quadrizepsreflexes beim Schlag auf das distale Schienbein, Kontraktion der Adduktoren beim Schlag auf die Achillessehne?
  - Besteht ein Klonus (= Serie kurzer Kontraktionen des gedehnten Muskels nach einmaliger Reflexauslösung)?
  - Abgeschwächte oder ausgefallene Muskeldehnungsreflexe?

Beachte: Bei schwach auslösbaren Reflexen kann durch kräftiges Aufeinanderbeißen der Zähne eine Bahnung der Muskeldehnungsreflexe an Armen und Beinen erreicht werden. Der *Jendrassik-Handgriff* (= kräftiger Zug an den ineinander verhakten Fingern, s. Abb. 243) führt zu einer Bahnung an den Beinen.

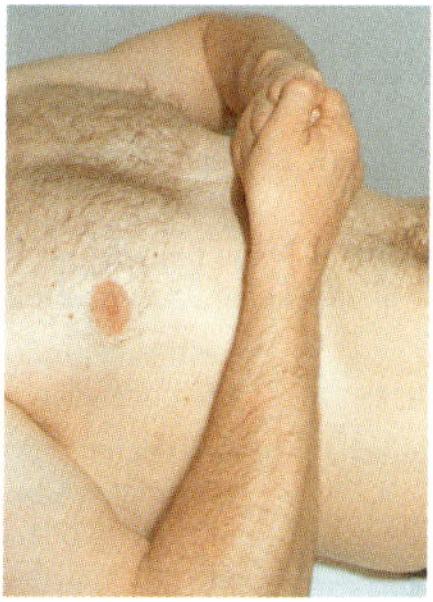

Abb. 243 Jendrassik-Handgriff

- **Normalbefund:** Seitengleich mittellebhaft auslösbare Muskeldehnungsreflexe.
- **Pathologische Befunde und mögliche Ursachen:** s. Tab. 132.

Tabelle 132 · Pathologische Befunde und mögliche Ursachen bei Auslösung der Muskeldehnungsreflexe

Befunde	denken an
– gesteigerte Muskeldehnungsreflexe	– zentrale Parese = Pyramidenbahnschädigung
– abgeschwächte/ ausgefallene Muskeldehnungsreflexe	– periphere Parese = Schädigung peripherer Nerven oder der α-Motoneuronen oder der Muskeln
– beidseits abgeschwächter/ausgefallener Gastroknemiusreflex, ggf. auch geringer abgeschwächter Quadrizepsreflex	– distal symmetrische Neuropathie

Fremdreflexe

- **Definition:** Bei den sog. Fremdreflexen sind Reizort und Erfolgsorgan unterschiedlich.
- **Praktisches Vorgehen:** Zur Basisuntersuchung zählen die in Tab. 133 aufgeführten Reflexe.

Tabelle 133 · Untersuchung der klinisch wichtigsten Fremdreflexe

Reflex	Auslösung	Reflexantwort
– Pupillenreflex	s. Untersuchung der Hirnnerven S. 348, 352 und 355	
– Kornealreflex		
– Würgereflex		
– Mayer-Grundgelenks-reflex (s. Abb. 244)	– passive Beugung des Mittel- und Ringfingers	– Adduktions- und Oppostions-bewegung des Daumens (*Beachte:* Einseitige Abschwächung oder Fehlen des Reflexes ist nur bei eindeutigem Vorhandensein auf der Gegenseite verwertbar)
– Bauchhautreflexe	– rasches Bestreichen der Bauchhaut von lateral nach medial	– Verschiebung von Bauchhaut und Nabel zur gereizten Seite
Beachte: Einem beidseitigen Ausfall der Bauchhautreflexe allein kommt bei schlaffen adipösen Bauchdecken keine pathologische Bedeutung zu. Darüber hinaus sind bei 10–20 % der Gesunden keine Bauchhautreflexe auslösbar.		
– Analreflex	– Bestreichen oder Stechen der perianalen Haut	– sichtbare Kontraktion am Anus
– Kremaster-Reflex	– Bestreichen der Haut an der proximalen Oberschenkel-innenseite oder Kneifen in die proximalen Adduktoren	– Hochsteigen des Hodens auf der gereizten Seite

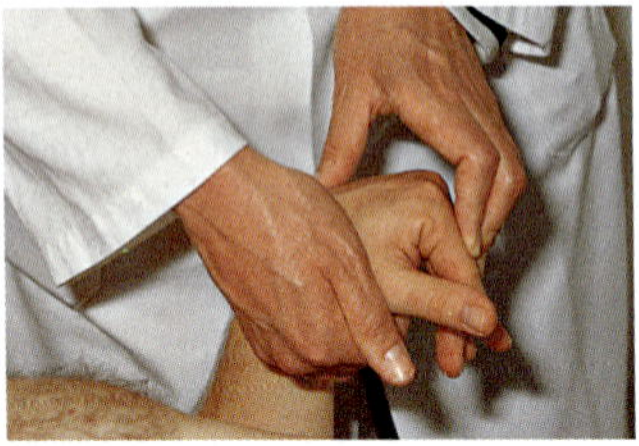

Abb. 244 Auslösen des Mayer-Grundgelenksreflexes

- **Normalbefund:** Seitengleich mittellebhaft auslösbare Fremdreflexe.
- **Pathologische Befunde und mögliche Ursachen:** s. Tab. 134.

Tabelle 134 · Pathologische Befunde und mögliche Ursachen bei Auslösung der Fremdreflexe

Befund	denken an
– abgeschwächte/ ausgefallene Fremdreflexe	– ipsilaterale zentrale Parese
– segmental abgeschwächte/ausgefallene Fremdreflexe	– lokale Schädigungen der BWS, z. B. Bandscheibenvorfall oder Tumor

Pyramidenbahnzeichen

- **Definition:** Symptome, die bei Läsionen des 1. motorischen Neurons auftreten.
- **Praktisches Vorgehen:** s. Tab. 135.

Tabelle 135 · Pyramidenbahnzeichen

Pyramidenbahn-zeichen	Auslösung	pathologische Reaktion
– Babinski-Zeichen (s. Abb. 245)	– Bestreichen der lateralen Fußsohle von proximal nach distal	tonische Dorsalextension der Großzehe
– Chaddock-Zeichen	– Bestreichen des lateralen Fußrückens von proximal nach distal	
– Gordon-Zeichen	– Kneifen in die Wade	
– Oppenheim-Zeichen (s. Abb. 245)	– kräftiges Bestreichen der Schienenbeinkante von proximal nach distal	

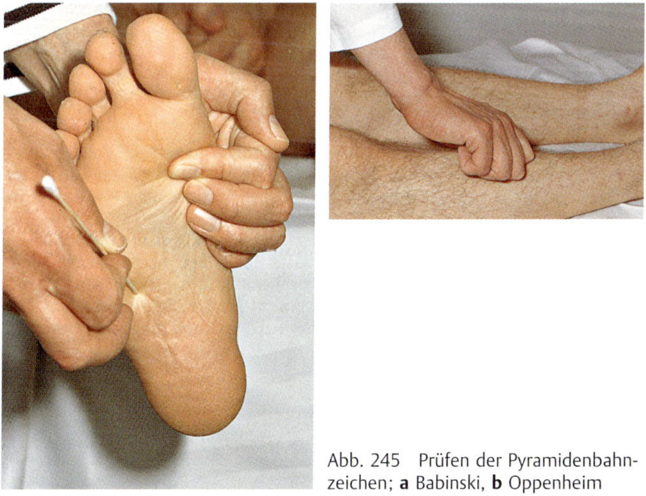

a b

Abb. 245 Prüfen der Pyramidenbahnzeichen; **a** Babinski, **b** Oppenheim

- **Normalbefund:** Beidseits negative Pyramidenbahnzeichen.
- **Pathologische Befunde:** s. Tab. 135. Positive Pyramidenbahnzeichen sprechen für eine ipsilaterale zentrale Parese bzw. eine ipsilaterale Pyramidenbahnschädigung.

Muskeltonus

- **Ziel:** Nachweis (oder Ausschluss) etwaiger Störungen des Muskeltonus.
- **Praktisches Vorgehen:** Passive Bewegungen in den großen und kleinen Gelenken von Armen und Beinen mit verschiedenen Geschwindigkeiten durchführen.
- **Normalbefund:** Seitengleich regelrechter Muskeltonus.
- **Pathologische Befunde und mögliche Ursachen:** s. Tab. 136.

Tabelle 136 · Pathologische Befunde und mögliche Ursachen bei Prüfung des Muskeltonus

Befunde	denken an
– schlaffer Tonus der betroffenen Muskeln	– periphere Parese
– spastische Tonuserhöhung der betroffenen Muskeln ohne relevante Atrophie	– zentrale Parese

Muskeltrophik

- **Ziel:** Nachweis (oder Ausschluss) evtl. trophischer Störungen.
- **Praktisches Vorgehen:** Inspektion der Muskulatur.
- **Normalbefund:** Keine Atrophien, keine Faszikulationen (= unwillkürliche synchrone Kontraktionen wechselnder Muskelfasergruppen).
- **Pathologische Befunde und mögliche Ursachen:** Atrophie der betroffenen Muskeln → an periphere Paresen denken. Faszikulationen → an eine Schädigung der motorischen Vorderhornzellen im Rückenmark denken; seltener auch bei Nerven- oder Wurzelschädigungen. Kann auch bei gesunden Menschen, besonders in den Waden, vorkommen (= benignes Faszikulieren).

Pathologischer Befund: Zentrale Parese

- **Befunde, die für eine zentrale Parese sprechen:** Gesteigerte Muskeldehnungsreflexe, abgeschwächte/ausgefallene Fremdreflexe, positive Pyramidenbahnzeichen, spastische Tonuserhöhung der betroffenen Muskeln ohne relevante Atrophie.
- **Mögliche Ursachen:** Schädigungen des 1. motorischen Neurons oder dessen absteigender Projektionen zum Rückenmark durch Infarkte, Blutungen, Tumoren, Entmarkungen oder eine Systemdegeneration des motorischen Systems. Dabei wird die Verteilung der Paresen vom Ort der Schädigung bestimmt.
- **Typische Erscheinungsbilder zentraler Paresen und mögliche Ursachen:** s. Tab. 137.

Tabelle 137 · Typische Erscheinungsbilder zentraler Paresen, möglicher Läsionsort und mögliche Ursachen

Hemiparese (= Halbseitenlähmung):

mögliche Läsion	denken an
– Läsion der Großhirnrinde – Läsion an einer Stelle im gesamten Verlauf der absteigenden Pyramidenbahn	– zerebrale Ischämien, meist infolge arterio-arterieller Embolien, ausgehend von arteriosklerotischen Gefäßwandveränderungen mit und ohne höhergradige Stenosen oder infolge kardialer Embolien (seltener), z. B. bei absoluter Arrhythmie bei Vorhofflimmern – intrazerebrale Blutungen (seltener), z. B. bei Hypertonus – hirneigene Tumoren oder Metastasen (seltener)

Beachte:
- Halbseitenlähmungen durch Infarkte oder Blutungen treten schlagartig („Schlaganfall") auf, wohingegen Halbseitenlähmungen durch hirneigene Tumoren oder Metastasen sich meist progredient über Tage bis Wochen entwickeln.
- Wichtige Gefäßsyndrome mit Halbseitenlähmung: Mediainfarkt (s. S. 384), Anteriorinfarkt (s. S. 384), Hirnstammsyndrome (s. S. 384).

zentrale Monoparese einer Extremität:

mögliche Läsion	denken an
– meist umschriebene Läsion der kontralateralen Großhirnrinde	– umschriebene Infarkte – Tumoren

zentrale Paraparese der Beine:

mögliche Läsion	denken an
– typisch für Rückenmarkschädigung (Brust – oder Halsmark)	– entzündliche Prozesse (z. B. Myelitis bei multipler Sklerose, virale Myelitis, intraspinaler Abzess mit Rückenmarkskompression) – Raumforderungen (Rückenmarkstumoren, Rückenmarkskompression von außen durch Tumoren oder Bandscheiben) – seltener Vitamin-B_{12}-Mangel (= funikuläre Spinalerkrankung, funikuläre Myelose) oder spinale Ischämie

Beachte:
- Zervikale Prozesse können auch zusätzliche Paresen beider Arme verursachen.
- Häufig zusätzlich sensibler Querschnitt durch Beteiligung benachbart verlaufender Bahnen.
- Prozesse, die das Rückenmark von außen komprimieren, können einige Segmente höher liegen, als auf Grund der klinischen Symptomatik zu vermuten ist. So kann eine Paraparese der Beine nicht nur bei einer thorakalen Schädigung auftreten, sondern auch Ausdruck eines zervikalen Prozesses sein.

mögliche Läsion	denken an
– selten parasagittale Großhirnprozesse mit beidseitiger Beteiligung der Mantelkante	– Meningeom oder andere Tumoren

Pathologischer Befund: Periphere Parese

- **Befunde, die für eine periphere Parese sprechen:** Abgeschwächte/ ausgefallene Muskeldehnungsreflexe, negative Pyramidenbahnzeichen, schlaffer Tonus und Atrophie der betroffenen Muskeln. Störungen der neuromuskulären Übertragung führen allerdings zu peripheren Paresen ohne Atrophien.
- **Ursachen:** Schädigungen des 2. motorischen Neurons, der motorischen Vorderwurzel, der peripheren Nerven oder der Muskulatur selbst. Schädigungen des 2. motorischen Neurons (= α-Motorneuron) kommen v.a bei Systemdegenerationen des motorischen Systems vor.

16.3 Untersuchung der Koordination

Grundlagen

- **Anatomie:** Die wichtigsten Afferenzen des Kleinhirns verlaufen über den Pedunculus cerebellaris inferior (vom Tractus spinocerebellaris) und den Pedunculus cerebellaris medius. Eine wichtige efferente Verbindung verläuft im Pedunculus cerebellaris superior zum Nucleus ruber der Gegenseite und von hier nach einer weiteren Kreuzung auf Höhe des Nucleus ruber als Tractus rubrospinalis zum Rückenmark.
- **Physiologie:** Das Kleinhirn hat eine zentrale Bedeutung bei der Koordination von Bewegungsabläufen, der zielgenauen Steuerung koordinierter Bewegungen, der Aufrechterhaltung des Gleichgewichts sowie der Regulation des Muskeltonus.

Stand, Gang und freies Sitzen

- **Praktisches Vorgehen:**
  - *Freier Stand und Gang:* Den Patienten bitten, frei zu stehen und anschließend frei zu gehen. Hierbei darauf achten, ob eine gerichtete oder ungerichtete Fallneigung besteht und ob der Gang breitbasig ist, d. h. die Beine mit weitem Abstand aufgesetzt werden.
  - *Strich- bzw. Seiltänzergang:* Den Patienten auffordern, die Fersen des einen jeweils direkt vor der Fußspitze des anderen Fußes aufzusetzen. Hierbei auf das Auftreten bzw. die Zunahme einer gerichteten oder ungerichteten Fallneigung achten.
  - *Hacken- und Zehengang:* Den Patienten bitten, auf den Zehenspitzen bzw. den Fersen zu gehen.
  - *Freies Sitzen:* Den Patienten auffordern, mit vor der Brust verschränkten Armen frei auf einem Stuhl oder der Bettkante zu sitzen. Hierbei auf eine evtl. Fallneigung und deren Richtung achten.
- **Normalbefund:** Sicherer Stand mit offenen und geschlossenen Augen. Unauffälliges Gangbild ohne gerichtete oder ungerichtete Fallneigung. Sicheres freies Sitzen ohne Fallneigung.
- **Pathologische Befunde und mögliche Ursachen:** s. Tab. 138.

Tabelle 138 · Pathologische Befunde bei der Untersuchung von Stand, Gang und freiem Sitzen

Befund	denken an
– ungerichtete Fallneigung beim Stehen mit geschlossenen Füßen bzw. beim Gehen (evtl. erst beim Strichgang) bei breitbasigem Gangbild („wie volltrunken")	– zerebelläre Störungen, z. B. degenerative oder äthyltoxisch bedingte atrophische Veränderungen, Entmarkungen zerebellärer Efferenzen bei multipler Sklerose
– ungerichtete Fallneigung und zusätzlich reduziertes oder ausgefallenes Vibrations- und Lageempfinden (s. auch S. 372)	– Störungen der Hinterstränge, z. B. durch spinalen Tumor, Entmarkungen bei Multipler Sklerose, funikuläre Spinalerkrankung bei Vitamin-B_{12}-Mangel – sensible oder sensomotorische Neuropathien
– gerichtete, d. h. in eine bestimmte Richtung gehende Fallneigung beim Stehen und Gehen	– einseitige zerebelläre Läsionen oder ipsilaterale Hirnstammläsionen, meist durch Infarkte, Blutungen, Tumoren oder Entmarkungen bei Multipler Sklerose

Romberg-Stehversuch

- **Praktisches Vorgehen:** Den Patienten auffordern, mit direkt nebeneinander aufgesetzten Füßen zunächst mit geöffneten, dann mit geschlossenen Augen ruhig auf der Stelle zu stehen. Hierbei achten auf eine evtl. gerichtete oder ungerichtete Unsicherheit und auf den Einfluss der fehlenden Blickkontrolle bei Schließen der Augen.
- **Normalbefund:** Sicherer Stand mit offenen und geschlossenen Augen.
- **Pathologische Befunde und mögliche Ursachen:** s. Tab. 139.

Tabelle 139 · Pathologische Befunde und mögliche Ursachen beim Romberg-Stehversuch

Befund	denken an
– erhebliche Zunahme bzw. Auftreten einer ungerichteten Fallneigung bei Augenschluss	– sensible Ataxie, d. h. Störungen der Hinterstränge (s. S. 375) – sensible oder sensomotorische Neuropathie
– gerichtete Fallneigung	– einseitige zerebelläre Läsion – ipsilaterale Hirnstammläsion

Unterberger-Tretversuch

- **Praktisches Vorgehen:**
  - Der Patient soll bei geschlossenen Augen mit nach vorn erhobenen und supinierten Armen mindestens 50 Schritte auf der Stelle gehen. Dabei als Untersucher jedes Geräusch vermeiden, um eine akustische Orientierung des Untersuchten zu vermeiden.
  - Kommt es zu einer Drehung zu einer Seite? Falls ja, ist diese Drehung bezüglich ihrer Richtung bei anderen Ausgangsstellungen reproduzierbar?
- **Normalbefund:** Kein Drehen beim Gehen auf der Stelle.

- **Pathologischer Befund:** Drehung zur Seite von mehr als 45° bei 50 Schritten, die bei verschiedenen Ausgangsstellungen reproduzierbar sein sollte; Drehung zur Seite einer peripher-vestibulären Schädigung oder zur Seite einer einseitigen zerebellären Schädigung.

Finger-Nase-Versuch und Knie-Hacke-Versuch

- **Praktisches Vorgehen:**
  - *Finger-Nase-Versuch:* Den Patienten auffordern, bei geschlossenen und geöffneten Augen mit dem Zeigefinger seine Nase zu berühren, ohne den Arm dabei aufzustützen (s. Abb. 246).
  - *Knie-Hacke-Versuch:* Den Patienten auffordern, bei geschlossenen und geöffneten Augen die Ferse des einen auf die Kniescheibe des anderen Beines zu setzen und auf dem Schienbein nach distal zu bewegen (s. Abb. 247).
  - *Achten auf:* Bewegungsablauf und Zielsicherheit der Bewegung und etwaiges Auftreten eines Tremors.
- **Normalbefund:** Zielgenaue Ausführung mit ungestörtem Bewegungsablauf und ohne Auftreten eines Tremors.
- **Pathologische Befunde:**
  - Ruckartiger Bewegungsablauf = gliedkinetische Ataxie.
  - Vorbeizeigen am intendierten Ziel = Dysmetrie.
  - Tremor, dessen Ausprägung mit zunehmender Annäherung an das intendierte Ziel zunimmt, sog. Intentionstremor.
- **Mögliche Ursachen** Meist Schädigungen der Kleinhirnhemisphären oder zerebellärer Efferenzen durch degenerative Erkrankungen, Infarkt, Blutung, Tumor, Multiple Sklerose.

a 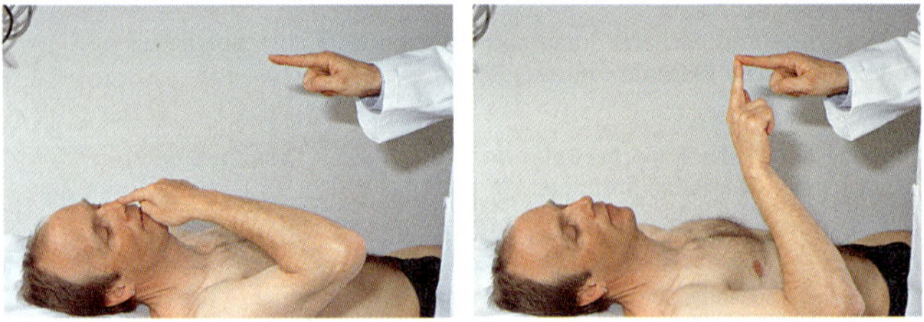 b

Abb. 246 **a** + **b** Finger-Nase-Versuch

a 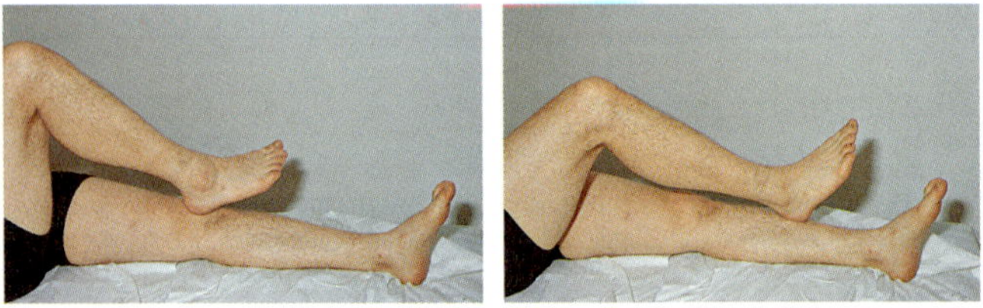 b

Abb. 247 **a** + **b** Knie-Hacke-Versuch

Bárány-Zeigeversuch

- **Praktisches Vorgehen:** Den Patienten auffordern, bei geschlossenen Augen mit dem Zeigefinger auf ein zuvor anvisiertes Ziel zu zeigen, wobei der erhobene Arm auf dieses Ziel herabgesenkt werden soll.
- **Normalbefund:** Zielgenaue Ausführung.
- **Pathologischer Befund:** Vorbeizeigen zur Seite einer peripher-vestibulären Schädigung (z. B. bei akuter peripherer Vestibulopathie) oder einer einseitigen zerebellären Läsion.

Diadochokinese

- **Praktisches Vorgehen:** Den Patienten auffordern, Pro- und Supinationsbewegungen von Hand und Unterarm („Glühbirne einschrauben") rasch alternierend auszuführen. Hierbei den Bewegungsablauf beurteilen.
- **Normalbefund:** Flüssige Ausführung rasch alternierender Pro- und Supination der Hände.
- **Pathologischer Befund:** Verlangsamte oder nicht flüssige („abgehackt" wirkende) Ausführung rasch alternierender Pro- und Supination der Hände (*Brady- bzw. Dysdiadochokinese*) bei einseitigen (ipsilateralen) oder beidseitigen (diffusen bzw. degenerativen) zerebellären Erkrankungen (Kleinhirninfarkte, Kleinhirntumoren, Multiple Sklerose, alkoholtoxische Kleinhirnschädigung, degenerative Kleinhirnerkrankungen).

Rebound-Phänomen

- **Praktisches Vorgehen:** Der frei sitzende Patient soll seinen Arm gegen den Widerstand des Untersuchers gebeugt halten. Den Widerstand plötzlich aufgeben, sodass der Patient die nun folgende Bewegung seines Armes abbremsen muss, Beurteilung der Abbremsbewegung. *Beachte:* Die Bewegungsrichtung des Armes nicht zum Kopf des Patienten hin ausrichten, da sich der Patient bei einem gestörten Abbremsen der Bewegung selbst an den Kopf schlagen würde.
- **Normalbefund:** Abbremsen der Bewegung des losgelassenen Armes ohne ausgeprägtere Ausgleichsbewegungen des Rumpfes.
- **Pathologischer Befund:** Unfähigkeit, den losgelassenen Arm plötzlich abzubremsen. Spricht bei Einseitigkeit für ipsilaterale einseitige zerebelläre Läsionen durch Infarkt, Blutung, Tumor und bei Beidseitigkeit für eine beidseitige, meist degenerative Kleinhirnschädigung.

16.4 Untersuchung der Basalganglienfunktion

Grundlagen

- **Anatomie:** Als Basalganglien wird eine Gruppe von 5 subkortikalen Kerngebieten zusammengefasst, die ausgedehnte Verbindungen untereinander aufweisen. Zu ihnen zählen Nucleus caudatus und Putamen (werden als Striatum zusammengefasst), Globus pallidus, Nucleus subthalamicus und Substantia nigra.
- **Physiologie:** Die Basalganglien sind an der Planung motorischer und mentaler Aktionen beteiligt. Afferenzen stammen aus großen Teilen der Großhirnrinde und erreichen die Basalganglienschleife über das Striatum. Efferenzen stammen vom inneren Pallidumsegment sowie von der Pars reticulata der Substantia nigra und erreichen über den Thalamus vor allem das Frontalhirn (supplementär-motorischer und prämotorischer Kortex).

Untersuchung

- **Ziel:** Nachweis (oder Ausschluss) von Störungen der Basalganglienfunktionen.
- **Praktisches Vorgehen:**
  - Die Inspektion hat zentrale Bedeutung.
  - *Achten auf:*
    - Unwillkürlich auftretende Bewegungen. Art und Ablauf der Bewegungen sowie vorwiegend beteiligte Muskelgruppen.
    - Etwaige Bewegungsarmut, verarmte Mimik, Verlangsamung der Denkabläufe.
    - Gangbild und Tonus der Muskulatur bei passiven Bewegungen.
- **Normalbefunde:** Keine unwillkürlich auftretenden Bewegungen, keine Bewegungsarmut, aufrechter Gang mit normaler Schrittlänge und guten seitengleichen Mitbewegungen der Arme, regelrechte unwillkürliche mimische Ausdrucksbewegungen, keine verlangsamten Denkabläufe.
- **Pathologische Befunde und mögliche Ursachen:**
  - *Chorea:*
    - Beschreibung: Unwillkürliche, abrupt einschießende, nicht repetitive rasche Bewegungen von kurzer Dauer, die mit distaler Betonung irregulär am ganzen Körper auftreten.
    - Denken an: Chorea Huntington (autosomal dominant vererbt, mit zusätzlicher Demenz), seltener Schädel-Hirn-Trauma, Tumor, systemischer Lupus erythematodes, Entzündungen, Hyperthyreose, Hyponatriämie, Hypokalzämie, Hypomagnesiämie.
  - *Hemiballismus:*
    - Beschreibung: Heftige, schleudernd ausfahrende Bewegungen durch unwillkürliche Kontraktionen proximal betonter Muskelgruppen einer Körperseite (Schulter und Hüfte).
    - Denken an: Schädigung des kontralateralen Nucl. subthalamicus durch Infarkt, Blutung, Tumor, Entzündung.
  - *Dystonie:*
    - Beschreibung: Protrahierte, unterschiedlich lang andauernde, umschriebene oder generalisierte tonische Muskelkontraktionen mit hieraus resultierender(n) Fehlhaltung(en). Typische umschriebene Dystonien sind z. B.:
    - → Schreibkrampf mit beim Schreiben auftretenden unwillkürlichen Kontraktionen der Hand und/oder Armmuskulatur.
    - → Blepharospasmus mit unwillkürlichen Kontraktionen des M. orbicularis oculi → beidseitiger Augenschluss.
    - → Zervikale Dystonie mit unwillkürlich auftretenden abnormen Kopfbewegungen und -haltungen („Schiefhals").
    - Denken an: Am ehesten Störung im Bereich der Basalganglien; evtl. Teilsymptom bei neurodegenerativen Erkrankungen, z. B. Multisystematrophie, M. Parkinson (s. S. 387), seltener bei Stoffwechselstörungen, z. B. Gangliosidosen, M. Wilson (s. S. 124). Dystonien können auch ganz akut als Nebenwirkung von Neuroleptika auftreten (z. B. Zungen-Schlundkrämpfe, zervikale Dystonien) und sistieren dann prompt auf Gabe des Antagonisten Biperiden (Akineton) i.v.
  - *Tremor:*
    - Beschreibung: Unwillkürliche, rhythmische, repetitive Bewegungen mit zumeist distaler Betonung (verschiedene Formen s. Tab. 140).
    - Denken an: Essenziellen Tremor, zerebelläre Schädigung bei degenerativen Prozessen des Kleinhirns oder Multiple Sklerose (s. S. 388), M. Parkinson (s. S. 387).

Tabelle 140 · Charakteristika verschiedener Tremorformen (Ausprägung von + = gering bzw. selten bis ++++ = immer bzw. stark ausgeprägt)

	Ruhetremor	Haltetremor	Intentions-tremor	Tremor-frequenz
physiologischer Tremor	+	++++	++	6–12 Hz
Parkinson-Tremor	++++	++	++	3–7 Hz
essenzieller Tremor	+	+++	++	4–8 Hz
zerebellärer Tremor	+	+++	++++	3–5 Hz

16.5 Untersuchung der Sensibilität

Grundlagen

- **Vorbemerkung:** Untersuchungen der Sensibilität setzen die aktive Mitarbeit des Patienten voraus. Das Ergebnis ist u. a. auch von der Intelligenz des Untersuchten abhängig und basiert allein auf dessen Angaben. Die Untersuchung der Sensibilität umfasst routinemäßig das Berührungs- und Schmerz- sowie das Vibrationsempfinden. In Abhängigkeit von den geschilderten Beschwerden bzw. den angegebenen Störungen sind weitere Untersuchungen zu ergänzen.
- **Anatomie:** Die Perzeption verschiedener sensibler Reize erfolgt in der Peripherie über entsprechend differenzierte Rezeptoren oder freie Nervenendigungen und wird in den peripheren Nerven nach zentral weitergeleitet. Dabei liegen die Zellkörper des peripheren sensiblen Neurons (1. Neuron) in den Spinalganglien der Hinterwurzeln. Die zentralen Projektionen dieser Nervenzellen verlaufen für die verschiedenen sensiblen Qualitäten unterschiedlich.
  - *Empfinden für Leichte Berührung, Vibrations- und Lageempfinden:* Leitung über das Hinterstrangsystem zur Medulla oblongata (2. Neuron), dann gekreuzt zum Thalamus (3. Neuron) und von dort über Capsula interna und Corona radiata zum sensorischen Kortex (v.a. im Gyrus postcentralis).
  - *Temperatur- und Schmerzempfinden*: Leitung ebenfalls zunächst in den Hintersträngen, ungekreuztes Aufsteigen über einige Segmente und Wechsel zum 2. Neuron in der grauen Substanz des Hinterhorns, dort Kreuzung und Aufsteigen zum Thalamus (3. Neuron) über den Vorderseitenstrang, von dort zum Gyrus postcentralis und zu den angrenzenden Kortexanteilen.
- **Physiologie:**
  - Sensible Afferenzen sind Bestandteil von Schutzreflexen, z. B. ziehen wir die Hand oder den Fuß rasch weg, wenn wird uns verbrennen oder auf etwas Spitzes treten.
  - Darüber hinaus sind besonders die Informationen über die Stellungen der Gelenke zueinander und der Extremitäten zum Rumpf bei der Bewegungskoordination von Bedeutung, so dass bei ausgeprägten sensiblen Störungen die Gebrauchsfähigkeit einer Extremität trotz normaler Kraft erheblich eingeschränkt sein bzw. eine ausgeprägte Stand- und Gangunsicherheit bestehen kann.

Berührungs-, Schmerz- und Temperaturempfinden

- **Praktisches Vorgehen:** Je nach zu prüfender Qualität (Berührung, Schmerz, Temperatur) unterschiedliche Reize an korrespondierenden Hautabschnitten setzen. Achten auf evtl. Seitendifferenzen und Vergleiche zwischen distalen und proximalen Extremitätenabschnitten vornehmen.
  - *Berührungsempfinden:* Reize mit Zeigefingerspitze oder Watteträger setzen.
  - *Schmerzempfinden:* Kneifen der Haut bzw. „stechen" mit einem spitzen Gegenstand (z. B. Spitze eines durchgebrochenen Holzstäbchens). *Beachte:* Keine Nagelräder oder Sicherheitsnadeln verwenden wegen der Gefahr der Verletzung und der Übertragung von Erkrankungen (z. B. Hepatitis B, HIV-Infektion).
  - *Temperaturempfinden:* Reagenzgläser, die mit Eiswasser oder warmem Wasser gefüllt sind, im Seitenvergleich an korrespondierende Hautabschnitte aufsetzen. Fähigkeit, bei geschlossenen Augen „warm" und „kalt" richtig anzugeben, beurteilen.
- **Normalbefund:** Seitengleiches Berührungs-, Schmerz- und Temperaturempfinden ohne Unterschied zwischen distalen und proximalen Extremitätenabschnitten.
- **Pathologische Befunde und mögliche Ursachen:** s. Tab. 141 und 142.

Vibrationsempfinden

- **Praktisches Vorgehen:**
  - Eine schwingende Stimmgabel (128 Hz) auf einen Knochenvorsprung (z. B. Außenknöchel, Handgelenk) aufsetzen. Dabei soll der Patient den Zeitpunkt angeben, an dem er das Vibrieren nicht mehr spürt. Dieser Zeitpunkt kann bei Graduierung der Stimmgabel als numerischer Wert angegeben werden. Beurteilung bzgl. einer etwaigen Erniedrigung.
  - Alternativ die nicht mehr als vibrierend empfundene Stimmgabel sofort auf die entsprechende eigene Körperstelle aufsetzen. Wenn der Untersucher noch ein Vibrieren spürt, ist eine Störung beim Patienten anzunehmen (sofern der Untersucher gesund ist).
- **Normalbefund:** Seitengleiches Vibrationsempfinden. Dabei sollten an den Außenknöcheln bei graduierten Stimmgabeln noch mindestens 6/8 und am Handgelenk mindestens 7/8 empfunden werden.
- **Pathologische Befunde und mögliche Ursachen:** s. Tab. 141 und 142.

Lagesinn

- **Praktisches Vorgehen:** Zur Prüfung die distalen Abschnitte von Fingern und Zehen seitlich fassen und in wahlloser Reihenfolge nach oben und unten bewegen. Der Patient soll bei geschlossenen Augen die jeweilige Richtungsänderung angeben, wobei ihm zuvor genau gezeigt werden muss, welche Bewegung „oben" und welche „unten" ist. Beurteilen, ob kleine Auslenkungen richtig erkannt werden.
- **Normalbefund:** Die Richtungsänderungen werden sicher erkannt, wobei an den Fingern Auslenkungen von mindestens 5 mm, an den Zehen von 10 mm erkannt werden.
- **Pathologische Befunde und mögliche Ursachen:** s. Tab. 141 und 142.

Räumliches Auflösungsvermögen

- **2-Punkte-Diskrimination:**
  - *Praktisches Vorgehen:* Wahllos hintereinander 1 oder 2 simultane Reize (z. B. mit den Spitzen durchgebrochener Holzstäbchen) auf der Haut setzen (z. B. Finger- und Zehenbeere, Fuß- und Handrücken). Den minimalen Abstand bestimmen, bei dem der Patient die 2 Reize voneinander unterscheiden kann.
  - *Normalbefunde:* 3–5 mm an den Fingerspitzen, 8–15 mm an der Handfläche, 20–30 mm am Handrücken, 5–10 mm an der Großzehenbeere, 30–40 mm am Fußrücken, 40–50 mm am Rücken.
  - *Pathologische Befunde und mögliche Ursachen:* s. Tab. 141 und 142.
- **Zahlen erkennen:**
  - *Praktisches Vorgehen:* Mit einem Watteträger Zahlen auf die Haut „schreiben“, der Patient hält die Augen geschlossen. Fähigkeit beurteilen, die Zahlen richtig zu erkennen. Beachte, dass die Zahlen aus „Sicht“ des Patienten nicht auf dem Kopf stehen.
  - *Normalbefund:* Die auf die Haut geschriebenen Zahlen werden sicher erkannt.
  - *Pathologische Befunde und mögliche Ursachen:* s. Tab. 141 und 142.

Pathologische Befunde und mögliche Ursachen

- **Sensible Reizsymptome:** Brennschmerzen, Kribbelmissempfindungen und Dysästhesien. Denken an Läsionen peripherer Nerven, Neuropathie, radikuläre Läsion, Schädigung im Hinterstrangsystem, Rückenmarkserkrankungen.
- **Sensible Ausfallssymptome:** Vermindertes/ausgefallenes Berührungs-, Schmerz- und Temperaturempfinden, gestörtes/ausgefallenes Vibrations- und Lageempfinden. Da die Afferenzen der verschiedenen peripheren Rezeptoren gemeinsam in den peripheren Nerven nach zentral weitergeleitet werden und die zentralen Projektionen der verschiedenen sensiblen Neurone an bestimmten Stellen des ZNS enge anatomische Beziehungen zueinander haben, sind meist mehrere sensible Qualitäten gleichzeitig gestört. Dabei lassen sich recht charakteristische Schädigungsmuster bei peripheren und zentralen Läsionen unterscheiden (s. Tab. 141 und 142).

Tabelle 141 · Pathologische Befunde bei Prüfung der Sensibilität, die für periphere Störungen sprechen

Befund	denken an
– abgeschwächtes/ausgefallenes Berührungs- und/oder Schmerzempfinden im Versorgungsgebiet einzelner peripherer Nerven (s. Abb. 248)	– Läsionen peripherer Nerven (s. auch S. 385), meist Druckschädigungen in anatomischen Engen oder durch falsche Lagerung oder bei pathologischen Prozessen in der Nähe des peripheren Nervenverlaufs; dabei ist das Schmerzempfinden oft früher bzw. ausgeprägter gestört
– radikuläre Schädigungen = abgeschwächtes/ausgefallenes Berührungs- und/oder Schmerzempfinden im Versorgungsgebiet einzelner Nervenwurzeln (s. Abb. 248)	– laterale Bandscheibenvorfälle oder knöcherne Einengungen der Formina intervertebralia; dabei ist ein gestörtes Schmerzempfinden der sensiblere Parameter, da sich die Dermatome bezüglich des Berührungsempfindens stärker überlappen

Fortsetzung →

Untersuchung des Nervensystems

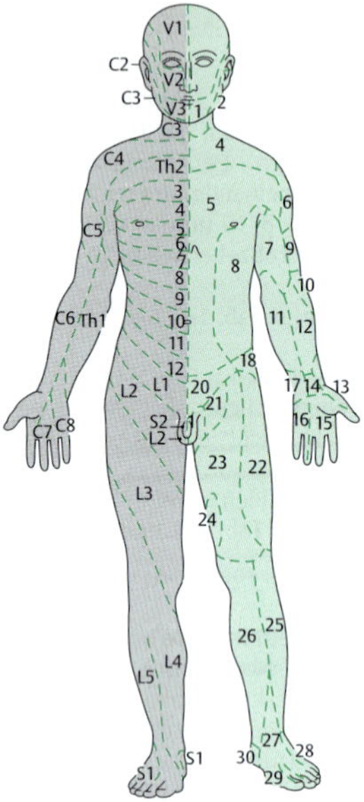

a Ansicht von vorn
rechte Körperseite: radikuläre
linke Körperseite: periphere Innervation

1 N. trigeminus
2 N. auricularis magnus
3 N. transversus colli
4 Nn. supraclaviculares
5 Rr. cutanei anteriores nn. intercostalium
6 N. cutaneus brachii lateralis superior (n. axillaris)
7 N. cutaneus brachii medalis
8 Rr. mammarii laterales nn. intercostalium
9 N. cutaneus brachii posterior (N. radialis)
10 N. cutaneus antebrachii posterior
11 N. cutaneus antebrachii medialis
12 N. cutaneus antebrachii laterali
13 R. superficialis n. radialis
14 R. palmaris n. mediani
15 N. medianus
16 Nn. digitales palmares comm. (n. ulnaris)
17 R. palmaris n. ulnaris
18 N. iliohypogastricus (R. cut. lat.)
19 N. ilioinguinalis (Nn. scrotales anteriores)
20 N. iliohypogastricus (R. cutaneus anterior)
21 N. genitofemoralis (R. femoralis)
22 N. cutaneus surae lateralis
23 N. femoralis (Rr. cutanei anteriores)
24 N. obturatorius (R. cut.)
25 N. cutaneus surae lateralis
26 N. sahenus
27 N. peronaeus superficialis
28 N. suralis
29 N. peronaeus profundus
30 N. tibialis (Rr. calcanei)

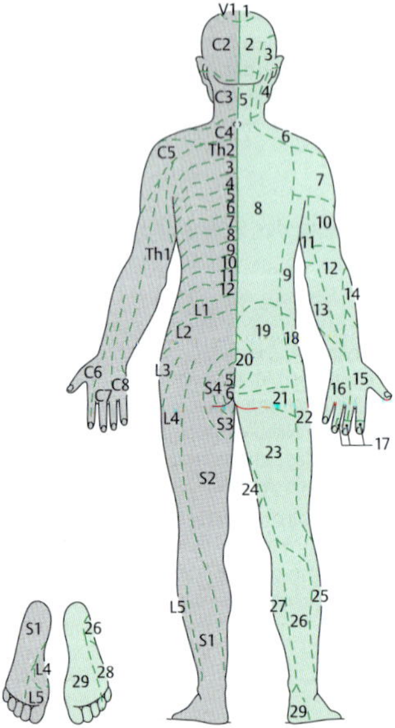

b Ansicht von hinten
rechte Körperseite: periphere
linke Körperseite: radikuläre Innervation

1 N. frontalis (V1)
2 N. occipitalis major
3 N. occipitalis minor
4 N. auricularis magnus
5 Rr. dorsales nn. cervicalium
6 Nn. supraclaviculares
7 N. cutaneus brachii lateralis superior (N. axillaris)
8 Rr. dors. nn. spin. cervic., thorc., lumb.
9 Rr. cutanei laterales nn. intercostalium
10 N. cutaneus brachii posterior
11 N. cutaneus brachii medialis
12 N. cutaneus antebrachii posterior
13 N. cutaneus antebrachii medialis
14 N. cutaneus antebrachii laterali
15 R. superficialis n. ulnaris
16 R. dorsalis n. ulnaris
17 N. medianus
18 N. iliohypogastricus (R. cut. lat.)
19 Nn. clunium superiores
20 Nn. clunium medii
21 Nn. clunium inferiores
22 N. cutaneus femoris lateralis
23 N. cutaneus femoris posterior
24 N. obturatorius (R. cut.)
25 N. cutaneus surae lateralis
26 N. suralis (n. tib.)
27 N. saphenus
28 N. plantaris laeralis (n. tib.)
29 N. plantaris medialis (n. tib.)

◀ Abb. 248 Sensible periphere (linke Körperhälfte) und radikuläre (rechte Körperhälfte) Innervationsgebiete

Tabelle 141 · Forsetzung von Seite 373

Befund	denken an
– distal symmetrische Neuropathien = abgeschwächtes/ausgefallenes Berührungs- und Schmerzempfinden mit strumpf- bzw. handschuhförmiger Begrenzung	– metabolisch (z. B. Diabetes mellitus, Leber- oder Nierenerkrankungen), toxisch (z. B. Alkohol) – oft auch ohne erkennbare Ursache (= idiopathisch) ▶ *Hinweis:* Die Beine sind typischerweise früher und stärker als die Arme betroffen; empfindlichste Parameter sind eine vergröberte 2-Punkte-Diskrimination an den Zehenbeeren und ein vermindertes Vibrationsempfinden an den Außenknöcheln

Tabelle 142 · Pathologische Befunde bei Prüfung der Sensibilität, die für zentrale Störungen sprechen

Befund	denken an
– halbseitige Störungen des Berührungsempfindens (oft zusammen mit halbseitigen zentralen Lähmungen)	– einseitige Schädigungen zentraler Verbindungen (durch Infarkt, Tumor, Blutung, Entzündung); Lokalisierung unspezifisch (z. B. gleichseitige Schädigung von Rückenmark oder Medulla oblongata, kontralaterale Läsion von Pons, Mittelhirn, Thalamus, Capsula interna, Corona radiata, sensibler Kortex)
– sensibler Querschnitt = beidseitige Störungen von Berührungs- und/oder Schmerz- und/oder Temperatur- und/oder Vibrations- und/oder Lageempfinden ab einem bestimmten (thorakalen oder zervikalen) Niveau	– Schädigungen des Rückenmarks, z. B. Tumoren des Rückenmarks oder das Rückenmark von außen komprimierende Tumoren – thorakale oder zervikale Bandscheibenvorfälle mit Rückenmarkskompression – Rückenmarkentzündungen oder -ischämien
▶ *Beachte:* Das Niveau des sensiblen Querschnitts muss nicht exakt die Läsionshöhe anzeigen. Besonders Prozesse, die das Rückenmark von außen komprimieren, können einige Segmente höher liegen (z. B. thorakales sensibles Niveau bei zervikalem Prozess). Oft, aber nicht obligat, besteht auf Höhe der Läsion ein Sprung im Vibrationsempfinden, das unterhalb der Läsion gestört ist.	
– dissoziierte Empfindungsstörung = gestörtes Schmerz- und Temperaturempfinden bei erhaltenem Berührungsempfinden	– Rückenmarksschädigungen (Syringomyelie, zentraler Tumor) – Schädigungen der dorsolateralen Medulla oblongata
– sensible Ataxie = ungerichtete Stand- und Gangunsicherheit mit deutlicher Zunahme bei Augenschluss oder im Dunkeln	– Störungen der Hinterstrangfunktion (erheblich gestörter Vibrations- und Lagesinn), z. B. durch intraspinale Tumoren, Entmarkungsherde der Hinterstränge, Hinterstrangerkrankung aufgrund eines Vitamin-B_{12}-Mangels – auch bei ausgeprägten Neuropathien möglich, dann meist mit ausgeprägten peripheren Paresen
– disseminierte (fleckförmige) Sensibilitätsstörungen	– entzündliche Prozesse (z. B. Multiple Sklerose) – auch psychogene Störungen

16.6 Neuropsychologische Untersuchung

Grundlagen

- **Definition:** Als kognitive Funktionen werden Leistungen zusammengefasst, die mit dem Denken, der Wahrnehmung und Erkenntnis der Welt verbunden sind.
- Sie sind an die Intaktheit der Großhirnrinde gebunden. Die abgrenzbaren Einzelleistungen wie Sprache, Rechnen, Schreiben, Lesen, Gedächtnis, Erkennen von Personen und Gegenständen, räumliche Orientierung etc. sind z. T. bestimmten Hirnregionen zuzuordnen.

Bewusstseinslage und psychischer Zustand

- **Ziel:** Überblick über Orientierung, Vigilanz und Verhalten des Patienten.
- **Praktisches Vorgehen:**
  - *Prüfen der Orientierung des Patienten bezüglich Person, Zeit und Ort:* Patienten bitten, Angaben zu Namen und Geburtsdatum, Ort und Gebäude, wo er sich gerade aufhält, Jahr, aktuellem Monat, Wochentag und Datum zu machen.
  - *Schon während des Anamnesegesprächs achten auf:*
    - Prompte, angemessene und korrekte Beantwortung der Fragen und situationsgerechtes Verhalten.
    - Intellektuelle Leistungsfähigkeit einschließlich Aufmerksamkeit, Konzentrations- und Kritikfähigkeit.
    - Ist der Patient psychomotorisch unruhig und nur schwer oder gar nicht zu beruhigen?
    - Zeichen einer Entzugssymptomatik (z. B. Tachykardie, Fingertremor, gerötete Augen, Erhöhung der Körpertemperatur)?
- **Normalbefund:** Wacher, allseits orientierter Patient. Situationsadäquates Verhalten, kooperativ und zugewandt.
- **Pathologische Befunde und mögliche Ursachen:** Desorientierter Patient, evtl. mit psychomotorischer Unruhe und situativer Verkennung → denken an vaskuläre oder degenerative hirnatrophische Prozesse, akutes Auftreten bei Meningitiden und/oder Enzephalitiden, hochfieberhaften internistischen Erkrankungen oder nach Operationen („Durchgangssyndrom").

Sprache

- **Ziel:** Nachweis (oder Ausschluss) einer Störung der Sprache (Aphasie).
- **Praktisches Vorgehen:**

  Hinweis: Bei jedem Aphasietyp sind in unterschiedlichem Ausmaß sowohl die expressiven Sprachfunktionen (= Fähigkeit, sich sprachlich mitzuteilen) als auch die impressiven Sprachfunktionen (= Sprach- und Leseverständnis) gestört.
  - Spontansprache hinsichtlich Sprechanstrengung, Sprechgeschwindigkeit, Sprachmelodie und -rhythmus, Artikulation, Satzlänge, Satzstruktur und Wortstruktur beurteilen.
  - Den Patienten bitten, einfache Gegenstände zu benennen und zunächst einfache, dann immer komplexere Sätze nachzusprechen.
- **Normalbefund:** Keine Sprechanstrengung, normale Sprechgeschwindigkeit, regelrechte Sprachmelodie und -rhythmus, ungestörte Artikulation, normal lange Sätze mit intakter grammatikalischer Struktur, keine Fehler beim Benennen von Gegenständen und Nachsprechen von Sätzen.
- **Pathologische Befunde und mögliche Ursachen:**

– *Häufig auftretende Symptomkonstellationen:* s. Tab. 143.

Tabelle 143 · Grob-orientierende Einteilung von Aphasien

	nicht flüssige Aphasie	flüssige Aphasie	denken an
Sprechanstrengung	ja	nein	Schädigungen der sprachdominanten linken Hemisphäre (flüssige Aphasien hinter der Fissura Sylvii, nicht flüssige davor); meist Hirninfarkte, seltener Blutungen, Tumoren oder Entzündungen
Sprechgeschwindigkeit	verlangsamt	normal	
Artikulation	dysarthrophonisch	normal	
Sprachmelodie und -rhythmus	gestört	normal	
Satzlänge	verkürzt	verlängert	
Paraphasien*	wenige, meist phonematisch	viele, phonematisch und semantisch	
Sprachinhalt	viele Substantive, wenig Füllworte	wenig Substantive, viele Füllworte	
	wenige Worte, viel Information	***viele Worte, wenig Information***	

* *Phonematische Paraphasie:* Lautliche Veränderung eines Wortes durch Auslassung, Umstellung oder Substitution einzelner Laute (z. B. Mecksel *statt* Messer, Geschwinkeit *statt* Geschwindigkeit)
Semantische Paraphasie: Fehlerhafte Verwendung eines Wortes (Mutter *statt* Frau; Bart *statt* Hemd)

Ausführung einzelner oder sequenzieller Bewegungen

- **Ziel:** Nachweis (oder Ausschluss) einer Störung in der Ausführung einzelner oder sequenzieller Bewegungen (Apraxie).
- **Praktisches Vorgehen:**
  – *Ideomotorische Apraxie* (= nicht paresebedingte Störungen bei der Ausführung einzelner Gesten): Den Patienten bitten, pantomimisch einfache Bewegungsfolgen auszuführen. Bei Prüfung auf eine bukkofaziale Apraxie den Patienten z. B. eine Kerze ausblasen, die Lippen lecken, schnalzen, die Zunge herausstrecken lassen; bei Prüfung einer Apraxie des Armes den Patienten z. B. bitten, sich zu kämmen, eine Zigarette zu rauchen, einen Vogel zu zeigen etc.
  – *Ideatorische Apraxie* (= nicht paresebedingte Störungen bei der sequenziellen Ausführung von Bewegungen): Den Patienten bitten, komplexere Bewegungsfolgen auszuführen, z. B. einen Brief versandfertig zu machen (falten, ins Kuvert legen, Kuvert schließen und Briefmarke aufkleben) oder Tee oder Kaffee zu kochen. Dabei müssen die jeweils benötigten Gegenstände dem Patienten verfügbar sein.

- **Normalbefund:** Fehlerfreie Ausführung einzelner oder sequentieller Bewegungen.
- **Pathologische Befunde und mögliche Ursachen:**
  - *Fehlerhafte Ausführung einzelner Bewegungen* (= ideomotorische Apraxie) → denken an Läsionen der sprachdominanten Hemisphäre durch Hirninfarkt, Blutung, Tumor, Entzündung.
  - *Fehlerhafte Ausführung sequenzieller Bewegungen* (ideatorische Apraxie) → denken an temporoparietale Läsionen der sprachdominanten Hemisphäre durch Hirninfarkt, Blutung, Tumor, Entzündung.

Orientierende Untersuchung des Gedächtnisses

- **Ziel:** Überblick über die Funktion des Gedächtnisses.
- **Praktisches Vorgehen:**
  - *Orientierende Prüfung des Kurzzeitgedächtnisses*:
    - Dem Patienten eine einfache kurze Geschichte erzählen und ihn anschließend nacherzählen lassen. Hierbei darauf achten, ob vollständig nacherzählt wird bzw. ob wichtige Details vergessen werden.
    - Alternativ dem Patienten 10 Wörter aus 3 verschiedenen semantischen Gruppen vorgeben, z. B. 1. Hase, Igel, Reh; 2. Baum, Wald, grün; 3. Meer, See, Himmel, blau. Diese Worte dem Patienten 3-mal langsam vorsprechen, der sie dann sofort und nach ca. 15 Min. wiederholen soll.
  - *Orientierende Prüfung des Altgedächtnisses:* Fragen nach politischen Ereignissen und bekannten Persönlichkeiten des öffentlichen Lebens.
  - *Überprüfung der Konzentrationsfähigkeit:* Den Patienten auffordern, von der Zahl 100 ausgehend immer 7 abzuziehen (100–93–86–79 usw.).
- **Normalbefund:** Orientierende Untersuchung des Gedächtnisses und der Konzentrationsfähigkeit ohne Hinweis auf Störungen.
- **Pathologische Befunde und mögliche Ursachen:** Störungen besonders des Neugedächtnisses sind unspezifische Zeichen verschiedener vaskulärer oder degenerativer hirnatrophischer Prozesse bzw. metabolisch bedingter zerebraler Störungen (z. B. hepatische Enzephalopathie). Die Überprüfung der Konzentrationsfähigkeit dient insbesondere zur Verlaufsbeobachtung bei hepatischer Enzephalopathie.

16.7 Untersuchung komatöser Patienten

Grundlagen

- **Definition:** Koma bezeichnet einen Zustand, in dem der Patient bewusstlos und selbst durch stärkste Schmerzreize nicht mehr erweckbar ist. Der klinische Befund lässt nur sehr beschränkte Rückschlüsse auf die Ursache eines Komas zu.
- **Pathophysiologie:** Das Koma ist eine einförmige Reaktion des Gehirns auf eine Vielzahl, das Gehirn direkt oder indirekt betreffende Ursachen, die zu einer strukturellen oder funktionellen Schädigung und so zum Koma führen.
- **Entwicklung des Komas:**
  - Die Entwicklung kann wichtige Hinweise auf die Ursache geben. Häufig steht das Koma am Ende einer progredienten Bewusstseinstrübung, wobei die verschiedenen Stadien nicht scharf voneinander abgegrenzt sind, sondern fließend ineinander übergehen.

- *Stufen der Komaentwicklung:*
  - Somnolenz (Schläfrigkeit): Der Patient ist durch Anrufen oder leichte taktile Reize erweckbar.
  - Sopor (starke Schläfrigkeit): Der Patient ist durch starke Schmerzreize nur noch kurz erweckbar.
  - Koma (Bewusstlosigkeit): Der Patient ist selbst durch stärkste Schmerzreize nicht mehr erweckbar.
- **Ziele der Untersuchung:**
  - *Erkennen einer behandelbaren Koma-Ursache,* da die Komadauer ein wesentlicher prognostischer Parameter ist.
  - *Bestimmung der Schwere der Erkrankung bzw. der Tiefe des Komas,* die vom Ausmaß gestörter Hirnstammfunktionen bestimmt wird.
  - *Festlegen des weiteren Untersuchungsgangs,* d. h. Art und Umfang ergänzender diagnostischer Maßnahmen.
- **Reihenfolge bei der Untersuchung des komatösen Patienten:** s. u.

1. Fremdanamnese

- **Beginn und Entwicklung des Komas:** Akut, rasch/langsam progredient?
- **Begleitsymptome:** Kopfschmerzen, Übelkeit, Erbrechen, Fieber, epileptische Anfälle, Lähmungen?
- **Vorerkrankungen:** Diabetes mellitus, Hypertonus, Epilepsie?
- **Medikamente- und Drogenanamnese:** Antikoagulanzien, Antikonvulsiva, Antidiabetika, Antidepressiva, Antihypertensiva, Alkoholabusus?

2. Allgemeine Inspektion und Erheben der Vitalparameter

- **Inspektion:**
  - *Allgemeinzustand, Ernährungszustand* (s. S. 16).
  - *Verletzungen, Einstiche?*
  - *Atmung:* Normal? Zentrales Atemmuster, z. B. Cheyne-Stokes-Atmung (s. S. 143), Maschinenatmung, ataktische Atmung, Schnappatmung?
- **Vitalparameter:** Blutdruck (s. S. 35), Puls (s. S. 22), Temperatur (s. S. 31).

3. Herz- und Lungenbefund

4. Untersuchung von Bewegungsreaktionen

- **Spontane motorische Entäußerungen:** Seitengleiche oder seitendifferente spontane Bewegungen?
- **Beuge- oder Strecksynergismen?**
- **Myoklonien?**
- **Reaktion auf Schmerz:** Gezielt? Ungezielt? Beuge- oder Strecksynergismen? Keine Reaktion?

5. Untersuchung okulärer Symptome

- **Weite und Form der Pupillen:** Seitengleich weit? Seitengleich eng? Seitendifferenz?
- **Augenstellung:** Abweichen beider Augen zur Seite? Nach oben? Nach unten? Nach außen? Abweichen eines Auges nach innen? Nach außen? Nach oben? Nach unten?
- **Spontane Augenbewegungen:** „Schwimmende" Augenbewegungen zur Seite? Rasche Bewegungen beider Augen nach unten oder oben mit langsamer Rückkehr zur Ausgangsstellung?

6. Prüfen der Hirnstammreflexe

- **Lichtreaktion der Pupille** (s. S. 348): Erhalten? Seitengleich? Ein- oder beidseitig ausgefallen oder abgeschwächt?
- **Kornealreflex** (s. S. 352): Auslösbar? Seitengleich? Ein- oder beidseitig ausgefallen oder abgeschwächt?
- **Vestibulo-okulärer Reflex** (s. S. 351): Auslösbar? Ausfall in eine oder mehrere Richtungen? Gleiche Ausprägung auf beiden Augen?
- **Reaktion auf Schmerz im Gesicht:** Verziehen des Gesichts? Seitengleich? Seitendifferent?
- **Würgereflex** (s. S. 355): Auslösbar? Ausgefallen?

7. Prüfen des Muskeltonus

- **Inspektion der Muskulatur:** Umschriebene oder generalisierte Atrophien?
- **Passives Bewegen der Extremitäten:** Verminderter Tonus? Erhöhter Tonus, z. B. konstanter oder abnehmender Widerstand während der Bewegung?

8. Prüfen der Muskeleigenreflexe und Pyramidenbahnzeichen

- **Muskeleigenreflexe** (s. S. 359): Seitengleiche Auslösbarkeit? Seitendifferenz?
- **Pyramidenbahnzeichen** (s. S. 363): Ein- oder beidseitig positives Babinski-Zeichen (s. S. 363)?

9. Prüfen des Vorliegens fokal-neurologischer (hirnlokaler) Zeichen

- **Hemiparese:** Seitendifferente spontane Bewegungen, seitendifferenter Muskeltonus, seitendifferenter Kornealreflex, einseitig herabhängender Mundwinkel, seitendifferente Schmerzreaktion, seitendifferente Muskeleigenreflexe, einseitig positives Babinski-Zeichen?
- **Blickdeviation zur Seite:** Ipsilaterale supratentorielle Schädigung oder kontralaterale pontine Schädigung?
- **Einseitig weite Pupille:** Ipsilaterale Schädigung des N. oculomotorius oder ipsilaterale Mittelhirnschädigung?

10. Prüfen von Schwere der Erkrankung bzw. Tiefe des Komas

Hinweis: Die Schwere der Erkrankung bzw. die Tiefe des Komas wird vom Ausmaß gestörter Hirnstammfunktionen bestimmt, wobei mit zunehmender Tiefe des Komas fokal-neurologische Zeichen zunehmend in den Hintergrund treten.

- **Wichtige Parameter der Hirnstammbeteiligung:** Pupillo- und Okulomotorik, Hirnstammreflexe und vegetative Funktionen (Blutdruck, Atmung).
- **Typische Entwicklung des kraniokaudalen Ausfalls der Hirnstammfunktion bei einer progredienten intrakraniellen Volumenzunahme** (z. B. bei Massenblutung, hirneigenen Tumoren, Metastasen, Hirnödem nach Reanimation oder bei Leberausfallkoma): s. Tab. 144.

Tabelle 144 · Beispiel typischer Befundkonstellationen beim kraniokaudalen Ausfall der Hirnstammfunktion

Stufe	Befunde
I (frühestes Zeichen)	– Streckung der Beine auf Schmerzreize – konvergent oder wechselnd konvergent-divergent stehende Augen – erhaltene Hirnstammreflexe – Cheyne-Stokes Atmung (s. S. 143). *Beachte:* Eine Cheyne-Stokes Atmung kann auch Ausdruck einer ausgedehnten beidseitigen Großhirnschädigung sein
II	– spontan auftretende oder durch Schmerzreize provozierbare Beuge- oder Strecksynergismen von Armen und/oder Beinen – enge, auf Licht reagierende Pupillen – erhaltene Hirnstammreflexe – beschleunigte Atmung
III (Befundkonstellation entspricht einem sog. Mittelhirnsyndrom)	– generalisierte Streckkrämpfe der Extremitäten – weite Pupillen ohne Reaktion auf Licht – vestibulo-okulärer Reflex („Puppenkopfphänomen") ausgefallen – Atmung gleichmäßig, sehr frequent und meist oberflächlich („Maschinenatmung")
IV (Endstadium; Befundkonstellation entspricht einem sog. Bulbärhirnsyndrom, das in den Hirntod übergeht bzw. dem Hirntod entspricht)	– schlaffer Muskeltonus, keinerlei Reaktion auf Außenreize – weite lichtstarre Pupillen – fehlender vestibulo-okulärer, Korneal-, Würge- und Hustenreflex – Spontanatmung erloschen

Beachte:
- Die Befundkonstellationen sind nicht streng voneinander abzugrenzen, sondern gehen fließend ineinander über.
- Zur exakten Verlaufsbeobachtung ist ein sorgfältig erhobener klinischer Befund erforderlich und einer nicht weiter präzisierten Bezeichnung als „Mittelhirnsyndrom" oder „Bulbärhirnsyndrom" vorzuziehen.

Interpretation der Befunde: Rückschlüsse zur Ursache des Komas aus Komaentwicklung und Befunden

- **Mögliche Rückschlüsse zur Ursache des Komas aus der Komaentwicklung:** s. Tab. 145.

Tabelle 145 · Mögliche Rückschlüsse zur Ursache des Komas aus der Komaentwicklung

Komaentwicklung	denken an
1. progrediente Entwicklung: Somnolenz → Sopor → Koma 2. zu Beginn Dominanz fokal-neurologischer (hirnlokaler) Zeichen (s. S. 380) 3. gestörte Hirnstammfunktionen (s. S. 380) erst in späteren Stadien	– primär zerebrale supratentorielle Erkrankungen (= Großhirnschädigung)
1. rasche Entwicklung 2. frühzeitig gestörte Hirnstammfunktionen (s. S. 380) 3. frühzeitig gestörte vegetative Funktionen	– primär zerebrale infratentorielle Erkrankungen (= Kleinhirn- und/oder Hirnstammschädigung)
1. Entwicklung nicht einheitlich, abhängig von der Grunderkrankung; von schlagartig (z. B. bei Kammerflimmern, fulminante Lungenembolie) bis zu langsam progredient (z. B. bei Coma uraemicum, Coma hepaticum) 2. keine fokal-neurologischen Zeichen (s. S. 380) 3. Hirnstammfunktionen meist lange erhalten	– extrazerebrale Erkrankungen

► **Mögliche Rückschlüsse zur Ursache des Komas aus den Befunden:** s. Tab. 146.

Tabelle 146 · Mögliche Rückschlüsse zur Ursache des Komas aus den Befunden

Befunde	denken an
– Komata mit fokal-neurologischen Zeichen (s. S. 380) oder Meningismus	– primär zerebrale Erkankungen wie Blutungen (intrazerebral, subdural, epidural), zerebrovaskuläre Erkrankungen (raumfordernder Media- oder Kleinhirninfarkt, Basilaristhrombose, Sinusthrombose), Raumforderungen (Hirntumoren, Metastasen, Hirnabzesse) – schweres Schädel-Hirn-Trauma – entzündliche ZNS-Erkrankungen (Meningitis, Enzephalitis, Meningoenzephalitis)
– Komata ohne fokal-neurologische Zeichen („sleep like coma“)	– Anfallskrankheiten (postiktal, interiktual bei Status epilepticus) – extrazerebrale Erkrankungen wie: • Herz-Kreislauf-Krankheiten (Herzstillstand, Kammerflimmern, Herzinfarkt, protrahierter Schock) • Lungenfunktionsstörungen (Aspiration, Pneumonie, Lungenödem, Lungenembolie) • metabolische/endokrinologische Störungen (Hyper-, Hyponatriämie/Hyper-, Hypokalzämie/Hyper-, Hypothyreose/Hyper-, Hypoglykämie, Coma hepaticum, Coma uraemicum, hypophysäres Koma, Nebennierenrindeninsuffizienz) • Intoxikationen (Schlafmittel, Alkohol, Opiate und andere Drogen)

16.8 Beispiele klinisch wichtiger Erkrankungen und Syndrome

Meningitis

- **Definition:** Entzündung der Hirnhäute durch Bakterien oder Viren (selten auch Pilze).
- **Wichtige Leitsymptome:** Meningismus, Kopfschmerz, Bewusstseinstrübung und Fieber.
- **Wichtige Formen:**
  - *Bakterielle Meningitis*: Neben Meningismus und Kopfschmerz besteht typischerweise noch hohes Fieber bei deutlich eingeschränktem Allgemeinzustand, darüber hinaus unterschiedlich stark ausgeprägte Bewusstseinsstörung, die von Somnolenz (s. S. 15) bzw. Sopor (s. S. 15 und 365) bis zum Koma (s. S. 15) reichen kann.
  - *Virale Meningitis*: Meningismus und Fieber sind geringer ausgeprägt als bei der bakteriellen Meningitis, der Allgemeinzustand ist meist nur gering bis mäßig reduziert. Sofern eine Bewusstseinsstörung besteht, ist diese meist nur gering im Sinne einer Somnolenz ausgeprägt.

Beachte: Ein fehlender Meningismus schließt eine Meningitis nicht aus!

Enzephalitis

- **Definition:** Entzündung des Gehirns meist durch Viren, seltener Bakterien oder Parasiten.
- **Wichtige Leitsymptome:** Neben Fieber, Meningismus und Kopfschmerzen fokal-neurologischen Zeichen wie z. B. halbseitige Lähmungen, Sprachstörungen, fokale, z. T. auch sekundär generalisierte, epileptische Anfälle.

Subarachnoidalblutung

- **Definition:** Akute Einblutung in den Subarachnoidalraum.
- **Wichtige Leitsymptome:** Schlagartig auftretender heftigster („Vernichtungs"-)Kopfschmerz, typischerweise Meningismus.

Beachte: Ein fehlender Meningismus schließt eine Subarachnoidalblutung nicht aus.

Erkrankungen des N. opticus

- **Neuritis nervi optici** (= Sehnerventzündung): Entweder papillennah (Papillitis) oder retrobulbär (Retrobulbärneuritis); die papillennahe Entzündung des N. opticus, z. B. bei multipler Sklerose (s. S. 388), kann zu einer entzündlichen Schwellung führen, die wie eine Stauungspapille (s. S. 128) imponiert.
- **Optikusatrophie:**
  - Mit einer Einschränkung der Sehfähigkeit einher gehende Schädigung des N. opticus, bei der die Sehnervenfasern atrophieren.
  - Die Sehnervenpapille imponiert bei der Spiegelung des Augenhintergrundes blass bzw. weiß und ist bei ganz ausgeprägten Schädigungen auch eingesunken.
  - *Ursachen:* Evtl. Endstadium andauernder (anfangs zu einer Stauungspapille führender) intrakranieller Drucksteigerungen, degenerative Erkrankungen (üblicherweise beidseitige Optikusatrophie), evtl. nach einmalig oder rezidivierend entzündlicher Erkrankung (z. B. papillennahe oder retrobulbäre Neuritis nervi optici) oder nach ischämischer Erkrankung (z. B. vordere ischämische Optikusneuropathie).

Neuropathia vestibularis (s. S. 90)

Hörsturz (s. S. 90)

Wichtige Gefäßsyndrome

- **Mediainfarkt** (Infarkt der A. cerebi media): Durchgehende kontralaterale Hemiparese (s. S. 365) mit brachiofazialer Betonung (gesichts- und armbetont), zusätzlich sensible Halbseitensymptomatik (s. S. 375) und – bei Befall der sprachdominanten linken Hemisphäre – Aphasie (s. S. 377).
- **Anteriorinfarkt** (Infarkt der Arteria cerebri anterior): Leitsymptom ist eine zentrale Lähmung des Beines mit sensibler Störung und meist Lähmung der proximalen Schulter-/Oberarmmuskulatur.
- **Hirnstamminfarkte:** Halbseitige Lähmungen durch Hirnstamminfarkte treten typischerweise im Rahmen *gekreuzter Hirnstammsyndrome* auf, die neben der Pyramidenbahn auch die jeweils benachbarten intraaxialen Hirnnervenabschnitte mit erfassen. Dies führt zu einer ipsiläsionellen, die Höhe der Läsion anzeigenden Hirnnervenparese und einer kontraläsionellen Halbseitenlähmung.

Spinale Muskelatrophien

- **Definition:** Heterogene Gruppe degenerativer Erkrankungen der motorischen Vorderhornzellen im Rückenmark (2. motorisches Neuron).
- **Leitsymptom:** Schleichend beginnende, langsam zunehmende, meist symmetrisch ausgeprägte atrophe Paresen, die je nach vorliegendem Typ teils distal, teils proximal betont sind, teils die oberen, teils die unteren und z. T. auch die oberen und unteren Extremitäten betreffen.
- **Wichtige Sonderformen:**
  - *Monomelische spinale Muskelatrophie*, bei der nur eine Extremität befallen ist.
  - *Post-Polio-Syndrom*, bei dem Jahre bis Jahrzehnte nach einer durchgemachten Poliomyelitis (Kinderlähmung) in den seinerzeit betroffenen Muskelgruppen progrediente atrophe Paresen auftreten.

Amyotrophe Lateralsklerose

- **Definition:** Ätiologisch noch ungeklärte Systemdegeneration des motorischen Systems mit Befall des 1. und 2. motorischen Neurons.
- **Befunde:** Nebeneinander von interindividuell sehr variabel verteilten und ausgeprägten schlaffen atrophen peripheren und nicht atrophen spastischen zentralen Paresen.

Beachte: Bei Systemdegenerationen des motorischen Systems (spinale Muskelatrophie, amyotrophe Lateralsklerose) gibt es keine sensiblen Störungen.

Wurzelsyndrome

- **Radikuläre Paresen:**
  - *Definition:* Paresen, die auf Schädigungen einzelner Nervenwurzeln zu beziehen sind.
  - *Häufigste Ursachen:* Bandscheibenvorfälle, seltener knöcherne Einengungen des Spinalkanals oder der Formina intervertebralia. Neben häufig zusätzlich vorhandener radikulär verteilter Störungen von Berührungs- und Schmerzempfinden (s. Tab. 147 und Abb. 248) treten bei akuten Bandscheibenvorfällen oft noch radikulär ausstrahlende Schmerzen sowie eine schmerzbedingte Fehlhaltung der Wirbelsäule auf.

Tabelle 147 · Kennmuskeln, zugehörige Muskeldehnungsreflexe und Sensibilitätsstörungen der wichtigsten zervikalen und lumbalen radikulären Syndrome

Wurzel	Kennmuskel	Reflexe	Sensibilitätsstörung an
C6	– M. biceps brachii/ M. brachioradialis	– BSR – RPR	– Unterarm radial bis zum Daumen
C7	– M. triceps brachii/ Fingerstrecker	– TSR	– Unterarmstreckseite – Handrücken bis 2., 3. und 4. Finger
C8	– kleine Handmuskeln/ Hypothenar	– (TSR)	– Unterarm ulnar – Handkante bis Finger 5
L4	– M. quadriceps femoris/M. tibialis anterior	– PSR	– distaler lateraler Oberschenkel über proximalen vorderen Unterschenkel zum distalen medialen Unterschenkel
L5	– M. extensor hallucis longus/M. glutaeus medius	– TPR (nur bei Auslösbarkeit auf der Gegenseite verwertbar)	– lateraler und vorderer Unterschenkel – Fußrücken bis zur Großzehe
S1	– M. triceps surae/ Mm. peronaei	– ASR	– Außen- und Rückseite Oberschenkel – Unterschenkelrücken – lateraler Fußrand

Plexusläsionen

- **Befunde:** Läsionen von Plexus brachiocervicalis bzw. lumbosacralis führen neben sensiblen Störungen zu Paresen mehrerer Muskeln, wobei die Verteilung der Paresen von den jeweils betroffenen Plexusanteilen abhängt.
- **Ursachen:** Zu den wichtigsten Ursachen zählen traumatische Plexusläsionen, entzündliche Affektionen („Plexusneurits"), Infiltrationen oder Kompression des Plexus durch benachbarte Tumoren (z.B. untere Armplexusparese durch einen Tumor in der Lungenspitze) sowie Plexusschädigungen nach vorangegangener lokaler Bestrahlung.

Periphere Nervenläsionen

- **Symptome und Befunde:** Läsionen einzelner peripherer Nerven führen zu Paresen der Muskeln, die von diesem Nerv innerviert werden (wichtige Beispiele s. Tab. 148) Zusätzlich bestehen sensible Störungen in Form eines verminderten Berührungs- und Schmerzempfindens, z.T. auch schmerzhafte sensible Reizsymptome.
- **Ursachen:** Zu den wichtigsten Ursachen zählen Engpass- bzw. Kompressionssyndrome an anatomisch vorgegebenen Engen sowie Druckschädigungen bei wenig geschütztem Nervenverlauf, nicht selten durch falsche Lagerung bei Operationen.

Tabelle 148 · Klinische Zeichen der wichtigsten Läsionen einzelner peripherer Nerven

Nerv	betroffene Muskeln	Bemerkungen
– N. medianus (z. B. Karpaltunnel-syndrom)	– M. abductor pollicis – M. opponens pollicis – Fingerbeuger I–III	– „Schwurhand" bei versuchtem Faustschluss – gestörte Oberflächensensibilität der radialen 3 ½ Finger volar und angrenzender Handinnenfläche – oft schmerzhafte nächtliche Missempfindungen der Hand (Brachialgia paraesthetica nocturna)
– N. ulnaris (z. B. Ulnarisrinne-syndrom)	– M. abductor digiti V – Fingerbeuger IV-V – Mm. lumbricales III–V	– „Krallenhand" bei Atrophien der Mm. interossei – gestörte Oberflächensensibilität der ulnaren 1 ½ Finger volar und des ulnaren Handbereichs
– N. radialis (z. B. Parkbanklähmung)	– M. brachioradialis – Hand- und Fingerstrecker	– „Fallhand" – gestörte Oberflächensensibilität im Spatium interosseum dorsale I
– N. femoralis	– M. quadriceps femoris – M. ileopsoas	– gestörte Oberflächensensibilität der Oberschenkelvorder-/innenseite und der Unterschenkelinnenseite
– N. peronaeus	– M. peronaei – M. extensor digitorum – M. extensor hallucis	– „Fallfuß", „Steppergang" – gestörte Oberflächensensibilität im Spatium interosseum dorsale I

Polyneuropathien

- **Definition:** Motorische oder sensomotorische Polyneuropathien sind häufig auftretende, oft erworbene Erkrankungen mehrerer peripherer Nerven aufgrund verschiedener Erkrankungen.
- **Ursachen:** Metabolisch (z. B. Diabetes mellitus, Lebererkrankungen, Niereninsuffizienz, Mangelernährung), toxisch (z. B. Alkoholabusus, Lösungsmittel), entzündlich (z. B. HIV Infektionen, Borrelien-Infektionen, Lepra, Diphtherie, Guillain-Barré-Syndrom), paraneoplastisch, Autoimmunerkrankungen (z. B. Kollagenosen, Periarteriitis nodosa), genetisch determiniert.
- **Symptomentwicklung:** Bei schleichendem Beginn meist chronisch progredient über Monate und Jahre hinweg, bei einigen Formen aber auch akut innerhalb von Tagen erhebliche Behinderung (z. B. bei Guillain-Barré-Syndrom, Borrelien-Infektion, Porphyrie, akute Lösungsmittelintoxikation).
- **Befunde:** Paresen mit typischerweise distal symmetrischer Verteilung, wobei die Beine stärker als die Arme und die Fuß- und Zehenheber stärker als die Fuß- und Zehensenker bzw. die Fingerstrecker und die Mm. interossei stärker als die Fingerbeuger betroffen sind; darüber hinaus treten häufig sensible Störungen wie strumpf- bzw. handschuhförmig begrenztes abgeschwächtes bzw. ausgefallenes Berührungs- und Schmerzempfinden und abgeschwächte/ausgefallene Muskeldehnungsreflexe auf.

Zervikale Myelopathie

- **Befunde:** Neben peripher radikulären Paresen auf Höhe der Schädigung besteht gleichzeitig eine zentrale spastische Paraparesen der Beine durch Schädigung des Zervikalmarks.
- **Ursachen:** Bandscheibenvorfall und/oder knöcherne Einengung der Halswirbelsäule.

Muskeldystrophien

- **Definition:** Muskeldystrophien sind eine klinisch und genetisch heterogene Gruppe primär degenerativer, progredient verlaufender Muskelerkrankungen.
- **Befunde:** Sie führen meist zu symmetrischen, teils proximal, teils distal betonten atrophen Paresen (z. B. fazio-skapulo-peroneale oder fazio-peroneale oder okulo-pharyngeale Form, Gliedergürteltyp, distale Muskeldystrophie).

Myasthenia gravis

- **Definition:** Autoimmunerkrankung mit Bildung von Autoantikörpern gegen den Acetylcholinrezeptor an der postsynaptischen Muskelmembran, was eine gestörte neuromuskuläre Übertragung zur Folge hat.
- **Befunde:** Paresen mit interindividuell sehr unterschiedlicher Verteilung und typischerweise belastungsabhängiger Zunahme. Häufiges Erstsymptom sind Ptosis und Doppelbilder.

Parkinson-Syndrom

- **Definition:** Neurodegenerative Erkrankung des sog. extrapyramidal-motorischen Systems mit der klassischen Symptomentrias Rigor, Tremor, Akinese, wobei aber Formen häufig sind, bei denen eines oder zwei dieser Kardinalsymptome die Symptomatik dominieren (z. B. tremordominantes Parkinson-Syndrom, akinetisches Parkinsonsyndrom).
- **Befunde:**
  - *Rigor:* Erhöhter Tonus der Extremitätenmuskulatur, wobei passiven Bewegungen ein gleichermaßen stark ausgeprägter („wachsartiger") Widerstand entgegengesetzt wird, der z. T. aber auch ruckartig nachgeben kann („Zahnradphänomen").
  - *Akinese/Hypokinese:* Bewegungsarmut, bei maximaler Ausprägung (akinetische Krise) liegt der Patient völlig bewegungslos ohne mimische Ausdrucksbewegungen im Bett. Bei ganz diskreter Ausprägung sind nur eine verminderte Mitbewegung der Arme beim Gehen und eine Verarmung mimischer Ausdrucksbewegungen auffällig.
  - *Ruhetremor* mit distaler Betonung und Zunahme bei Aufregung („Pillendrehertremor").
- **Vorkommen:** Am häufigsten tritt die Symptomatik beim idiopathischen M. Parkinson auf, wobei einzelne Symptome auch vorherrschen können (s. o.). Zeichen eines Parkinson-Syndroms treten aber auch im Rahmen sog. Multi-System-Atrophien auf, bei denen zusätzliche Zeichen der Störung anderer Systeme wie Pyramidenbahnzeichen, spastische Paresen, zerebelläre Ataxie, oder eine Demenz bestehen. Schließlich kann eine Parkinson-Symptomatik auch als Neuroleptika-Nebenwirkung auftreten.

Multiple Sklerose (Enzephalomyelitis disseminata)

- **Definition:** Die Multiple Sklerose ist eine bevorzugt im jungen Erwachsenenalter auftretende chronische Erkrankung des zentralen Nervensystems (ZNS), bei der es infolge einer wahrscheinlich autoimmun vermittelten Entzündungsreaktion zu einer Zerstörung der Markscheiden des ZNS kommt.
- **Verlauf:**
  - Typischerweise in Schüben; während der Schübe Symptome mit nachfolgenden Remissionen, anfangs zumeist vollständige Rückbildung. Mit zunehmender Anzahl durchgemachter Schübe steigen die Wahrscheinlichkeit von Defektheilungen und das Ausmaß der hieraus resultierenden Behinderung.
  - Mit zunehmender Dauer der Erkrankung treten immer weniger Schübe auf und es kommt nicht selten zu einer stetigen Zunahme bestehender Störungen (Lähmungen, Spastik, Ataxie). Seltener ist von Beginn an ein chronisch progredienter Verlauf ohne abgrenzbare Schübe.
- **Befunde:** Zu den häufigen, teils isoliert, teils gemeinsam auftretenden Symptomen zählen zentrale, d. h. spastische Lähmungen (z. B. Halbseitenlähmung, Paraparese der Beine oder der Arme, Tetraparese, Monoparese eines Armes oder Beines), Stand- und Gangataxie, gliedkinetische Ataxie, Doppelbilder, Nystagmus, Blasenstörungen, Potenzstörungen, sehr variabel verteiltes Taubheitsgefühl und Kribbelmissempfindungen.

16.9 Ergänzende klinische und apparative Diagnostik

Lumbalpunktion

- **Methode:** Gewinnung von Liquor durch eine Punktion zwischen dem 3. und 4. oder 4. und 5. Lendenwirbelkörper beim sitzenden oder liegenden Patienten bei maximal gekrümmtem Rücken; dient hauptsächlich dem Nachweis oder Ausschluss entzündlicher (Meningitis, Enzephalitis) oder demyelinisierender Erkrankungen (Multiple Sklerose), maligner Erkrankungen (Meningeosis carcinomatosa), Polyradikulitis (= Guillain-Barré-Syndrom) oder von Blut im Subarachnoidalraum.

Hinweis: Die Untersuchung darf bei erhöhtem intrakraniellen Druck nicht durchgeführt werden, da es durch die lumbale Druckentlastung zu einer Einklemmung des Hirnstammes kommen kann (Kompression des Mittelhirns durch Verschiebung des mediobasalen Temporallappens in den Tentoriumschlitz hinein, Einklemmung des Hirnstammes am Foramen magnum).

Computertomographie (CT) und Magnetresonanztomographie (MRT)

- **Indikationen zur CT und MRT**: Praktisch alle Erkrankungen, die zu strukturellen Veränderungen des zentralen Nervensystems, der Hirnhäute und der Nervenwurzeln führen.
- **Vorteile und Kontraindikationen der MRT:** Fehlende Strahlenbelastung, besserer Gewebekontrast als die CT, sodass Veränderungen des Hirnparenchyms darstellbar sind, die in der CT nicht oder nicht so gut fassbar sind (z. B. demyelinisierende Läsionen bei multipler Sklerose, mikrovaskuläre Läsionen bei zerebraler Mikroangiopathie), weitaus bessere Auflösung bei Veränderungen des

Hirnstammes und des Rückenmarks sowie des basalen und mediobasalen Temporallappens, Darstellung der Gefäße auch ohne Kontrastmittel (MR-Angiographie). *Hinweis:* Wichtigste Kontraindikation sind Herzschrittmacher, klaustrophobische Ängste (bei ca. 10 % der Patienten).

- **Vorteile der CT:** Bessere Darstellbarkeit von knöchernen Strukturen und von frischem Blut, wesentlich billiger, weniger von der Kooperationsfähigkeit der Patienten abhängig, kann mit weniger großem Aufwand bei beatmeten Patienten durchgeführt werden. Die intravenöse Kontrastmittelgabe erhöht die Sensitivität und Spezifität der CT. Dabei wird das mit Kontrastmittel durchmischte Blut besser dargestellt, sodass Gewebe mit einer gestörten Blut-Hirn- bzw. Blut-Gewebe-Schranke nachweisbar sind. Neuere Geräte erlauben nach intravenöser Gabe von Kontrastmittel auch eine gute Darstellung von Gefäßen (Angio-CT).

Elektroenzephalographie (EEG)

- **Methode:** Aufzeichnung hirneigener elektrischer Aktivität mit Oberflächenelektroden, die an genau festgelegten Punkten der Schädeloberfläche aufgebracht werden (nach dem international üblichen 10–20-System). Registriert werden die Potenzialschwankungen der Großhirnrinde, also letztlich die Summe exzitatorischer und inhibitorischer Potenziale einer Vielzahl Neuronen in unmittelbarer Nähe der jeweiligen Elektrode.
- **Indikationen:** Auch wenn das EEG durch immer bessere bildgebende Untersuchungsverfahren bei der Diagnose morphologischer Hirnschädigungen (wie Tumoren, Infarkte, Blutungen etc.) ganz erheblich an Bedeutung verloren hat, ist es doch nach wie vor die wichtigste Methode zur zerebralen Funktionsdiagnostik. Wichtigste Indikationen sind Epilepsien, Enzephalitiden, Verwirrtheitszustände, Bewusstseinsstörungen, metabolische Störungen der Hirnfunktion, Nachweis des irreversiblen Ausfalls hirneigener elektrischer Aktivität im Rahmen der Hirntoddiagnostik.

Elektroneurographie (ENG)

- **Methode:** Bestimmung der motorischen und sensiblen Leitgeschwindigkeiten peripherer Nerven durch elektrische Reizung des jeweiligen Nervs und Ableitung des motorischen bzw. sensiblen Antwortpotenzials mittels Oberflächen oder mit Nadelelektroden.
- **Indikation:** Hauptsächlich diagnostische Abklärung von Erkrankungen peripherer Nerven (z. B. Läsion einzelner Nerven, Plexusläsionen, Polyneuropathien) und neuromuskulären Übertragungsstörungen.

Elektromyographie (EMG)

- **Methode:** Untersuchung der Muskulatur mittels konzentrischer Nadelelektroden, die in den jeweils untersuchten Muskel eingestochen werden. Untersucht wird sowohl der entspannte Muskel als auch die bei Muskelkontraktion auftretenden Potenzialänderungen.
- **Indikation:** Alle Erkrankungen, die den Muskel direkt betreffen (z. B. Muskeldystrophie, Myopathien) oder sekundär zu Schädigungen der Muskulatur führen (z. B. spinale Muskelatrophie, Polyneuropathie).

Evozierte Potenziale

- **Methode:** Evozierte Potenziale werden von bestimmten Teilen des Nervensystems als Antwort auf bestimmte Reize (z. B. visuell, akustisch, sensibel bzw. Reizung des motorischen Kortex mit sich rasch ändernden Magnetfeldern) generiert und können mit entsprechenden Geräten aufgezeichnet werden. Hierzu müssen meist zwischen 100 und 1000 Einzelreize aufsummiert (Averaging) und entsprechend verstärkt werden, da diese Potenziale z. T. nur einige µV hoch gespannt sind.

- **Anwendung:** z. B. Nachweis subklinischer Läsionen bei Multipler Sklerose, visuell evozierte Potenziale bei der Diagnose einer Neuritis nervi optici, Beurteilung der Prognose komatöser Patienten mittels sensibel evozierter Potenziale, motorisch evozierte Potenziale zum Nachweis subklinischer Pyramidenbahnläsionen bei amyotropher Lateralsklerose oder zur Lokalisation der Läsion bei peripherer Fazialisparese, akustisch evozierte Potenziale bei der Diagnostik eines Akustikusneurinoms.

Hirnstammreflexe

- **Methode:** Objektive und quantifizierbare Untersuchung von im Hirnstamm verschalteten Reflexen (z. B. Masseterreflex: monosynaptischer Muskeldehnungsreflex des M. masseter; Blinkreflex: polysynaptischer Fremdreflex). Die Ableitung erfolgt mit Oberflächenelektroden vom M. masseter (Masseterreflex) bzw. vom M. orbicularis oculi (Blinkreflex).
- **Indikation:** Nachweis von Schädigungen im pontomedullären (Blinkreflex) bzw. ponto-mesenzephalen Hirnstamm (z. B. bei Infarkten, Entmarkungen bei multipler Sklerose).

Gefäßultraschall-Untersuchungen

- **Doppler-Sonographie:**
  - *Methode:* Nicht invasives Untersuchungsverfahren zur Bestimmung von Richtung und Geschwindigkeit der Blutströmung, die auf dem Doppler-Effekt basiert. Die Untersuchung erfolgt mit Sonden, die über das zu untersuchende Gefäß aufgesetzt werden.
  - *Gefäße:* Untersucht werden A. carotis communis, A. carotis interna, A. carotis externa, A. vertebralis, A. ophthalmica. Mittels spezieller Sonden ist auch eine transkranielle Beschallung intrakranieller Gefäße möglich (A. cerebri anterior, A. cerebri media, A. cerebri posterior, intrakranieller Anteil der A. vertebralis, A. basilaris).
- **B-Scan** (oder brightness mode): Nicht invasives Untersuchungsverfahren der extrakraniellen hirnzuführenden Gefäße mit Darstellung zweidimensionaler Schnittbilder, dem die Reflexion von Ultraschall an Gewebeschichten mit unterschiedlichem akustischen Widerstand zugrunde liegt. Erlaubt den Nachweis und die Darstellung arteriosklerotischer Gefäßwandveränderungen.
- **Duplex-B-Scan:**
  - *Methode:* Moderne Geräte liefern gleichzeitig mit dem B-Bild auch die Doppler-Sonographie des abgebildeten Gefäßabschnitts. Dabei kann der Blutfluss auch noch farbig dargestellt werden, wobei die Flussrichtung durch eine bestimmte Farbe (üblicherweise rot und blau) und die Geschwindigkeit durch die Helligkeit der Farbe kodiert werden (Farbduplexsonographie).
  - *Indikationen:* Hauptsächlich Nachweis von Stenosen und Verschlüssen extra- und intrakranieller Gefäße, Nachweis bzw. Verlaufskontrolle von Vasospasmen im Verlauf von Subarachnoidalblutungen sowie Nachweis des intrakaniellen Perfusionsstillstandes bei der Hirntoddiagnostik.

17 Untersuchung von Kindern

17.1 Besonderheiten bei der Anamnese-erhebung

Grundlagen

- **Hinweis:** Die Anamneseerhebung bei Kindern stellt eine besondere Situation dar, da es sich meist um eine Fremdanamnese handelt.
- **Rolle und Situation der Begleitperson:**
  - In den meisten Fällen erhält man von den Eltern die zuverlässigsten Informationen über das Kind und das gesamte familiäre Umfeld.
  - Bei der Fremdanamnese beachten, dass die Begleitperson – meistens die Mutter des Kindes – intensiv und emotional an der Erkrankung des Kindes bzw. dem gesamten Geschehen beteiligt ist, aber nicht den persönlichen Leidensdruck eines Patienten spürt. Dadurch kann die Mutter bzw. die Begleitperson zu einer sehr subjektiven und ggf. falschen Einschätzung der Beschwerden kommen, die unter Umständen an den wirklich relevanten Informationen vorbeigeht. Dann ist es die Aufgabe des Kinderarztes, zwischen den Sätzen das Wesentliche bezüglich des vorliegenden Krankheitsbildes und des kindlichen Umfeldes zu erkennen, aufzunehmen und zu verstehen. Oft hilft dabei auch eine genaue Beobachtung der Interaktionen zwischen Mutter und Kind während des Anamnesegesprächs.
- **Rolle und Situation des Kindes:**
  - Das Kind sollte bei jedem Arztbesuch im Mittelpunkt stehen und schon von der Begrüßung an spüren, dass es momentan die Hauptperson ist und sich jeder darum bemüht, seine Beschwerden oder Schmerzen zu lindern bzw. zu heilen.
  - Bis etwa zur Beendigung des 3. Lebensjahres ist die verbale Kommunikation mit dem Kind selbst deutlich eingeschränkt, und der Arzt ist vor allem auf die nonverbalen Ausdrucksmittel des kleinen Patienten angewiesen. *Cave:* Keinesfalls die Beschwerden unterschätzen, die das Kind selbst vorträgt.
  - Es ist wichtig, dass sowohl die Mutter (Vater, Begleitperson) als auch das Kind zunächst frei über die bestehenden aktuellen Beschwerden und Probleme berichten können. Anschließend folgen zur Ergänzung die ärztlichen Fragen gezielt und systematisch an Mutter und Kind.
- **Besondere Aufgabe des Arztes:**
  - Das Wichtigste in jedem ärztlichen Gespräch sind der Vertrauensgewinn der Eltern und des Kindes in den Arzt und das anschließende gemeinsame Besprechen und ggf. „Erarbeiten" des weiteren Vorgehens. Eltern und Kind müssen vom Arzt als Partner akzeptiert werden.
  - Es kommt darauf an, Kompetenz zu vermitteln und in verständlicher Sprache Informationen mitzuteilen.
  - Bei der Befragung des Kindes unbedingt darauf achten, dass die Fragen in einer dem Kind verständlichen Form gestellt werden.
  - Das Anamnesegespräch mit älteren Kindern und Jugendlichen muss den jugendlichen Patienten vermitteln, dass die anvertrauten Informationen wirklich vertraulich behandelt werden und dass der Arzt in erster Linie stets die Interessen des Patienten und nicht die seiner Eltern vertritt. Alles was den Eltern mitgeteilt wird, mit dem Jugendlichen besprechen.

- **Räumliche Voraussetzungen:** Darauf achten, dass – abgesehen vom Fachpersonal – keine anderen Personen im Raum sind und zuhören können.
- **Ausführlichkeit der Anamnese:** Bei der Ausführlichkeit des Anamnesegesprächs die Relation zur Schwere der vorliegenden Erkrankung und zur Komplexität der Problematik berücksichtigen. Ein banaler Virusinfekt benötigt beispielsweise keine familienanamnestische und entwicklungsanalytische Exploration, die andererseits bei der Abklärung einer statomotorischen und mentalen Retardierung beim Kleinkind wichtig ist.

Familienanamnese

- **Erbkrankheiten:** Im Kindesalter spielen erbliche Erkrankungen eine große Rolle. Es ist deshalb im ausführlichen Anamnesegespräch notwendig, Häufungen von bestimmten Erkrankungen und Fehlbildungen in der Familie zu erfragen.
- **Zusätzlich sind folgende Informationen notwendig:**
  - Sind die Eltern des Kindes miteinander verwandt?
  - Handelt es sich bei dem vorgestellten Kind um ein leibliches Kind der jeweiligen Mutter bzw. des Vaters?
  - Besteht eine Abortneigung in der mütterlichen Vorgeschichte?
  - Woran sind Vorfahren und andere Familienmitglieder verstorben? Bei Vorliegen eines Verdachts auf eine genetisch bedingte Erkrankung die Familienanamnese bis auf den 3. Verwandtschaftsgrad ausdehnen und einen entsprechenden Stammbaum erstellen.
  - Chronische Erkrankungen bei Geschwistern des Kindes und weiteren Familienmitgliedern?

Persönliche Anamnese

- **Informationen zum akuten Krankheitsbild:** s. S. 3.
- **Informationen zur vegetativen Anamnese** (s. S. 9): Bei Kindern insbesondere auch fragen nach erhöhter Körpertemperatur, Untertemperatur, Herzrhythmusstörungen (s. auch S. 162), Hautausschlag, Krampfanfall, Gelenkschwellungen und Gedeihstörung.
- **Informationen zu evtl. schon stattgefundenen Maßnahmen:**
  - Wurde wegen der Beschwerden schon ein Arzt aufgesucht?
  - Wurden dem Kind Medikamente verordnet und/oder verabreicht?
  - Wurden andere therapeutische Maßnahmen durchgeführt (z. B. Wadenwickel, spezielle Diät, Hausmittel)?
  - Wurden spezielle Untersuchungen (z. B. Labor, Ultraschall, Röntgen etc.) veranlasst und durchgeführt? Welche Ergebnisse wurden dabei ermittelt?
- **Informationen zur Pränatalzeit:**
  - Perikonzeptionelle Einflüsse (z. B. Folsäureeinnahme)?
  - Schwangerschaftsverlauf (z. B. mütterliche Erkrankungen wie Toxoplasmose und Diabetes mellitus, Nikotinabusus, Einnahme von Antikonvulsiva, mögliche Einflüsse exogener Noxen)?
  - Vorausgegangene Geburten (Lebendgeburten, Totgeburten und Aborte)?
- **Informationen zur Perinatalperiode:**
  - Schwangerschaftswoche bei Geburt?
  - Geburtsmodus: Sectio caesarea, Spontangeburt, vaginal operative Geburt?
  - Komplikationen bei Geburt?
  - Apgar-Score (s. S. 405) und Nabelschnur-pH.
  - Somatische Parameter: Körpergewicht, Körperlänge, Kopfumfang.
  - Geburtsverletzungen? Neonatale Erkrankungen wie Asphyxie, Infektionen, Krampfanfälle, Ikterus, Fehlbildungen?

- Aufenthalt des Neugeborenen in einer Kinderklinik?
- Ergebnis des Neugeborenenscreenings (z. B. Hypothyreose).

► **Informationen zur Ernährung:**
- Anzahl, genaue Zusammensetzung und Menge der aktuellen täglichen Mahlzeiten.
- Nahrungsunverträglichkeiten?
- Tägliche Gabe von Vitamin D, Fluor, Jod und Vitaminen?
- Beim Säugling Muttermilch oder künstliche Ernährung? Stilldauer?
- Störungen bei der Nahrungsaufnahme wie rezidivierendes Spucken, Erbrechen?
- Stuhlbeschaffenheit?
- Hinweise auf eine Gedeihstörung?

► **Informationen zur Entwicklung:**
- Längen-, Gewichts- und Kopfumfangsentwicklung (s. S. 408).
- Statomotorische und mentale Entwicklung, Sprachentwicklung.
- Zahnung (s. S. 424).
- Zeitpunkt der Kontinenz (s. S. 428).
- Probleme im Kindergarten oder in der Schule? Schulische Leistungen? Sportliche Betätigung? Soziale Integration? Verhaltensauffälligkeiten?
- Eindruck der Mutter beim Vergleich der Entwicklung des Kindes mit Geschwistern und anderen Kindern.

► **Informationen zu Infektionskrankheiten und Impfungen:**
- Vom Kind bereits durchgemachte Infektionskrankheiten (Masern, Mumps, Röteln, Varizellen, etc.; s. S. 430).
- Zum Zeitpunkt der Vorstellung bekannte Infektionskrankheiten in der Umgebung des Kindes → mögliche Inkubation?
- Aktueller Impfstatus (vgl. Impfempfehlungen der STIKO, s. Tab. 149), nach dem Impfpass fragen.

Tabelle 149 · **Impfkalender für Säuglinge, Kinder und Jugendliche; empfohlenes Impfalter und Mindestabstände zwischen den Impfungen (nach den Empfehlungen der ständigen Impfkommission, STIKO)**

Impfstoff/Antigen-kombination	Alter in vollendeten Monaten						Alter in vollendeten Jahren	
	Geburt	2	3	4	11–14	15–23 siehe 1)	4–5 siehe 1)	9–17 siehe 1)
DTaP* (Diphtherie, Pertussis)		1.	2.	3.	4.			
DT/Td** (Diphtherie, Tetanus							A	A
aP (Pertussis)								A
Hib* (Haemophilus influenzae Typ b		1.	siehe 2)	2.	3.			
IPV* (Poliomyelitis)		1.	siehe 2)	2.	3.			A
HB* (Hepatitis B)		1.	siehe 2)	2.	3.			G
MMR*** (Masern/ Mumps/Röteln)					1.	2.		

Fortsetzung →

Tabelle 149 · **Fortsetzung von Seite 393**

1) Impfstatus überprüfen und ggf. vervollständigen
2) Antigenkombinationen, die eine Pertussiskomponente enthalten, werden nach dem für DTaP angegebenen Schema benutzt

A = Auffrischimpfung; möglichst nicht früher als 5 Jahre nach der vorhergehenden letzten Dosis
G = Grundimmunisierung aller noch nicht geimpften Jugendlichen bzw. Komplettierung eines vollständigen Impfschutzes
* = Abstände zwischen den Impfungen mind. 4 Wochen; Abstand zwischen vorletzter und letzter Impfung mind. 6 Monate
** = ab einem Alter von 5 bzw. 6 Jahren wird zur Auffrischung ein Impfstoff mit reduziertem Diphterietoxoid-Gehalt verwendet
*** = Mindestabstand zwischen den Impfungen 4 Wochen
Weitere Informationen unter http://www.rki.de

- **Informationen zu bisherigen schweren und chronischen Erkrankungen:**
  - Gründe für vorausgegangene stationäre Aufenthalte: Operationen, Unfälle, Fehlbildungen (Art und Zeitpunkt der Erstdiagnose)?
  - Infektneigung?
  - Bekannte Erkrankungen (z. B. Diabetes mellitus, Epilepsie, Asthma, Allergie, Muskeldystrophie, Mukoviszidose)?
  - Seh-, Hör- und Sprachstörungen?
  - Unverträglichkeiten von Medikamenten und Seren (Human-Immunglobuline, Immunseren, Impfstoffe)?
  - Medikamentöse Akut- und/oder Dauertherapie?
- **Informationen zur psychischen Situation:**
  - Auffälligkeiten wie z. B. Aggressivität, Hyperaktivität, Angst, Schlafstörungen, permanente Müdigkeit?
  - Erziehungsschwierigkeiten?
  - Sekundäres Einnässen und Einkoten?
  - Nägelkauen?
  - Essstörungen (z. B. Bulimie = Fressattacken und selbstinduziertes Erbrechen)?
  - Reaktionen des Kindes auf neue Situationen und Fremde.
- **Informationen zur sozialen und familiären Situation:**
  - Beruf der Eltern.
  - Allein erziehender Elternteil?
  - Erziehung und Betreuung durch Pflegemutter (Großmutter)?
  - Verhalten gegenüber Geschwistern und Freunden.
  - Spielverhalten.
  - Wohnverhältnisse: Wie viele Personen leben im Haushalt? Zahl der Zimmer?
  - Probleme, die die gesamte Familie belasten (z. B. Arbeitslosigkeit)?

17.2 Untersuchung von Kindern allgemein

Grundlagen

- **Vorbemerkung:** Für die Durchführung der klinischen Untersuchung von Kindern – insbesondere von Neugeborenen (s. S. 404), Säuglingen (s. S. 420) und Kleinkindern (s. S. 425) – sind spezielle Kenntnisse erforderlich. In dem vorliegenden Kapitel werden vorwiegend die Untersuchungstechniken und Besonderheiten dargestellt, die sich von der klinischen Untersuchung Erwachsener unterscheiden bzw. dort nicht zur Anwendung kommen.

- **Vertrauen schaffen:** Vor allem Säuglingen und Kleinkindern können der Sinn und die Notwendigkeit einer ärztlichen Untersuchung nur schwer begreiflich gemacht werden. Sie reagieren auf die für sie unbekannte Umgebung mit Angst und teilweise abwehrend. Dem Kind ausreichend Zeit lassen, Kontakt zu finden (Notfälle natürlich ausgenommen!) und sich mit der Situation vertraut zu machen. Eine ruhige Atmosphäre und eine kindgerechte Umgebung wie bunte Kleidung des medizinischen Personals, Spielzeug im Sprechzimmer, Bilder, kindgerechte Möbel sind dabei vorteilhaft.
- **Äußere Voraussetzungen:**
  - Eine gründliche klinische Untersuchung ist nur an einem unbekleideten Kind möglich. Das Ausziehen des Kindes erfolgt stets durch die Mutter (Begleitperson). Bei sehr ängstlichen Kindern ist oft ein abschnittsweises Ausziehen von Vorteil. Manchmal ist es einfacher, das Kind zunächst auf dem Arm der Mutter abzuhören und anschließend am liegenden Kind die Untersuchung zu vervollständigen.
  - Adäquate Raumtemperatur im Sprechzimmer bzw. Heizstrahler über der Untersuchungsliege bei Neugeborenen und Säuglingen.
  - Die Hände des Untersuchers dürfen nie kalt sein.
  - Das Kind spielerisch in die Untersuchung einbeziehen (Beispiele s. Abb. 249). In manchen Fällen ist es notwendig, das Kind durch ein Mobile über der Untersuchungsliege, ein Spielzeug, eine Spieluhr oder ähnliche Dinge abzulenken.

a

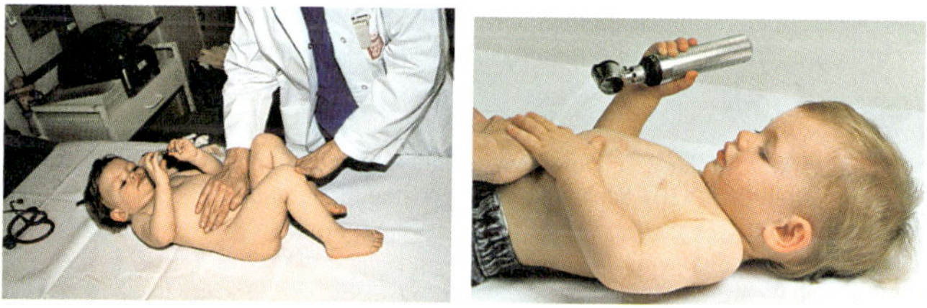

b

Abb. 249 **a** + **b** Beispiele für das spielerische Miteinbeziehen des Kindes in die Untersuchung

- **Beginn der Untersuchung:** Die Untersuchung des Kindes beginnt bereits während des einleitenden Gesprächs und der ersten anamnestischen Fragen. Hier können z. B. Bewusstseinslage, Gesamtzustand, Haltung, Bewegung, Temperament und auch Interaktionen zwischen dem Kind und der Begleitperson beobachtet werden.
- **Untersuchungstechniken:** Die Techniken der Auskultation, Palpation und Perkussion werden in gleicher Weise wie in der Erwachsenenmedizin angewandt (s. S. 22).
- **Reihenfolge und Information:**
  - Bei der Reihenfolge der klinischen Untersuchung beachten, dass zunächst die Bereiche untersucht werden, die dem Kind nicht unangenehm sind und deren Untersuchung das Kind nicht belasten. So sollten z. B. die Untersuchung des HNO-Bereichs mit dem Otoskop oder die rektale Palpation am Ende einer klinischen Untersuchung durchgeführt werden.

- Sowohl das Kind als auch die Begleitperson während der Untersuchung stets über die nächsten Handlungen und auch über die aktuell erhobenen Befunde informieren.

Allgemeine Beurteilung, Inspektion

- **Vgl. Inspektion des erwachsenen Patienten:** s. S. 14.
- **Größe, Gewicht und Kopfumfang** (= anthropometrische Maße, s. S. 407) ermitteln und in die Perzentilenkurven eintragen.
- **Entwicklungsstand**: vgl. je nach Alter des Kindes Tab. 162–168.
- **Fehlbildungen, Dysmorphien?** z. B. Mikrophthalmie, Meningomyelozele, Polydaktylie.

Haut

- **Inspektion der Haut:** s. S. 409.
- **Anzeichen für Misshandlung?**

Lymphknoten

- **Untersuchung von Lymphknoten:** s. S. 24.
- **Lymphknotenvergrößerungen** werden bei Kindern v.a. im Halsbereich, präaurikulär, retroaurikulär, nuchal, supraklavikulär, axillär und inguinal diagnostiziert. Sie können lokal und generalisiert auftreten. Häufig treten sie in Verbindung mit Infektionen (meist beidseitig) auf. Eine einseitige deutliche Schwellung besteht bei V.a. Lymphadenitis, selten in Verbindung mit malignen Erkrankungen.

Beachte: Bei gesunden Kleinkindern sind sehr häufig Lymphknoten zu tasten, insbesondere zervikal und inguinal. Sie bedürfen keiner Therapie.

Kopf und Hals

- **Schädel:** Kopfumfang, Schädelform, Schädelnähte (s. S. 410), Größe und Art der Fontanellen (s. S. 410), Schädelkuppenweichheit (Kraniotabes, s. S. 411).
- **Augen:**
  - *Prüfen:*
    - Mikrophthalmus?
    - Lidspalten (s. S. 117).
    - Pupillenform und -größe, Pupillenreaktion (s. S. 348).
    - Strabismus (s. S. 129)?
    - Katarakt? Eine Linsentrübung ist bereits bei der genauen Inspektion mit dem bloßen Auge erkennbar.
    - Konjunktivitis?
    - Augenmuskellähmungen (s. S. 348)?
    - Nystagmus (s. S. 87)?
  - Wichtig ist, die Eltern und das Kind nach dem Sehvermögen zu befragen. Bei Säuglingen muss das Sehvermögen orientierend getestet werden: Fixieren von Gegenständen, Verfolgen eines Gegenstandes mit den Augen.
- **Ohren:**
  - *Prüfen:*
    - Äußere Ohrform.
    - Äußeren und inneren Gehörgang (s. S. 84).
    - Tragusdruckschmerz?
    - Trommelfell: Rötung, Vorwölbung, Perforation, Retraktion, Erguss? *Praktisches Vorgehen:* Bei der Inspektion des Trommelfells mit dem Otoskop die

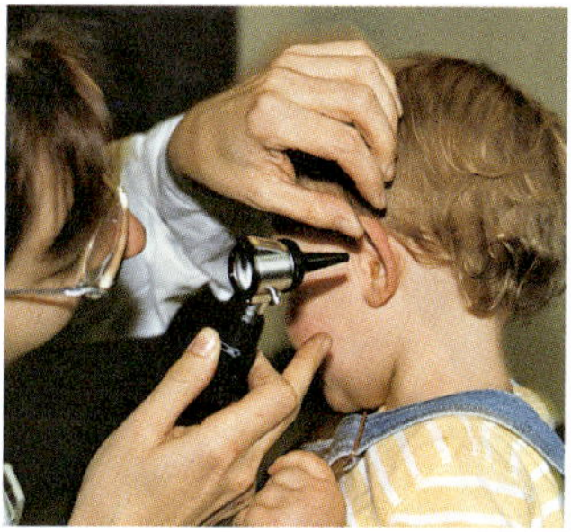

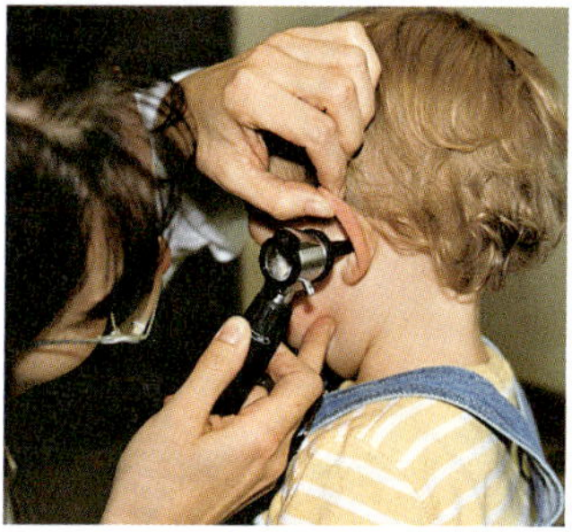

Abb. 250 **a + b** Otoskopie

Hand mit abgespreizten Fingern sicher am Kopf des Kindes abstützen. So werden mögliche Verletzungen vermieden, die das Kind selbst durch eine plötzliche Bewegung verursachen könnte. Das Ohr bei Säuglingen nach unten und hinten und bei älteren Kindern nach oben und hinten ziehen.

- Die Eltern und das Kind nach dem Hörvermögen befragen. Bei Säuglingen muss orientierend die Reaktion auf Geräusche geprüft werden, z. B. mithilfe einer Hochtonrassel.

► **Mundhöhle, Rachenring:**
- *Praktisches Vorgehen:* Die Haltung des Kindes bei der Racheninspektion wird sowohl für Säuglinge als auch für Kleinkinder in Abb. 251 dargestellt. Kleinkindern und älteren Kindern immer vorher erklären, dass man jetzt in den Hals sehen möchte, und ihnen die entsprechenden Instrumente zeigen.
- *Prüfen:*
  - Fehlbildungen (z. B. orale Spalten)?
  - Mundschleimhaut (s. S. 100): Enanthem, Beläge (z. B. Soor)?
  - Rachenring (s. S. 101): Rötung, Schleimstraße?
  - Tonsillen (s. S. 101): Hypertrophie, Beläge, Entzündungen?
  - Zunge: Beläge, Himbeerzunge bei Scharlach (s. Abb. 269), Makroglossie als Hinweis auf Syndrome?
  - Uvula: Gespaltene Uvula stellt die Minimalvariante der Gaumenspalten dar.
  - Zahnstatus: Milchgebiss, bleibende Zähne, kariöse Veränderungen?

► **Hals:**
- *Prüfen:*
  - Schwellungen?
  - Halsfisteln (s. S. 411)?
  - Fehlhaltungen (s. S. 411)?
- *Palpation der Schilddrüse* (s. S. 411 und S. 76): Struma?

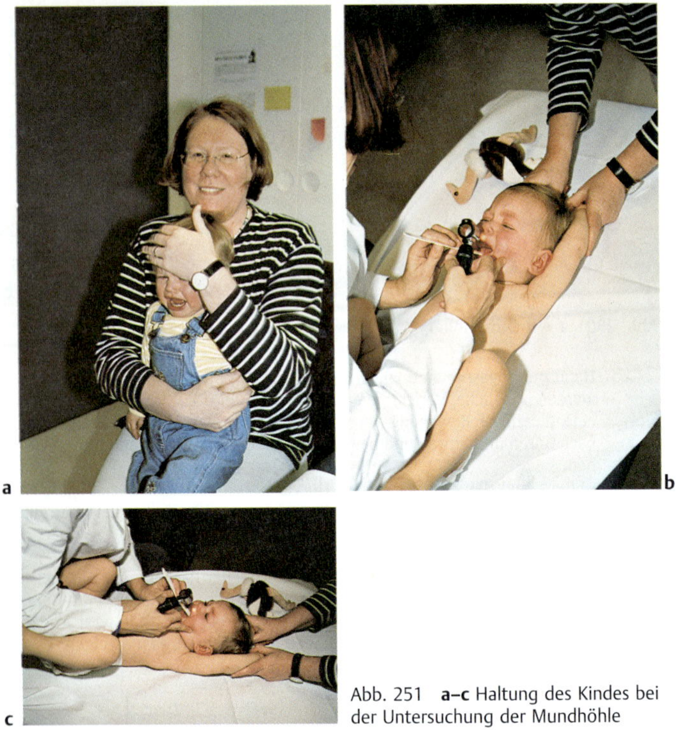

Abb. 251 **a–c** Haltung des Kindes bei der Untersuchung der Mundhöhle

Thorax und Respirationstrakt

- **Inspektion:** s. S. 138.
- **Auskultation im Seitenvergleich:** s. S. 148.
- **Perkussion (etwa ab 6. Lebensjahr sinnvoll):** s. S. 146.

Herz und Kreislaufsystem

- **Inspektion:** s. S. 159.
- **Auskultation** (s. Abb. 252): Herzfrequenz (altersabhängige Normwerte s. Tab. 150), Herzrhythmus, Herzgeräusche (s. S. 169).
- **Palpation:** s. S. 167.
- **Fühlen der Pulse:** Pulsfrequenz (altersabhängige Normwerte, s. Tab. 150). Pulse immer an den oberen und unteren Extremitäten palpieren. *Beachte:* Klinische Diagnose einer Aortenisthmusstenose (s. S. 412).
- **Blutdruckmessung:**
  - ***Wichtig:*** Manschettenbreite richtig wählen: Die Manschette muss 2/3 des kindlichen Oberarmes bedecken, d. h.:

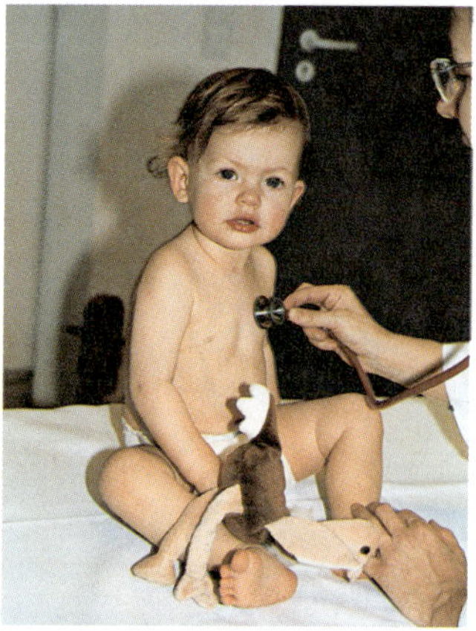

Abb. 252 Herzauskultation

- Neugeborene → Manschettenbreite 4 cm.
- 1.–2. Lebensjahr → Manschettenbreite 5 cm.
- Bis zum 6. Lebensjahr → Manschettenbreite 8 cm.
- Schulkinder → Manschettenbreite 13 cm.

– *Altersabhängige Normwerte:* s. Tab. 150.

Tabelle 150 · Altersbezogene Normwerte für Pulsfrequenz, Atemfrequenz und Blutdruck

Alter	Pulsfrequenz in Schlägen/Min.	Atemfrequenz in Atemzügen/Min.	Blutdruck systolisch/diastolisch in mmHg
Neugeborenes	80–180	40–60	80/45
6 Monate	80–180	20–60	85/55
1 Jahr	80–160	20–40	90/65
4 Jahre	60–150	20–40	95/55
6 Jahre	60–120	15–30	100/60
12 Jahre	50–110	15–25	115/60
16 Jahre	50–100	15–26	115/60

Abdomen

► **Tipps zum praktischen Vorgehen:**
- Die Bauchdecken sollen möglichst entspannt sein. Das Kind liegt deshalb bei der Untersuchung auf dem Rücken und hat die Beine etwas angezogen.
- Beim schreienden Säugling kann man den Moment des Luftholens zur Palpation des Abdomens nutzen.
- *Technik der Palpation:* Wie bei Erwachsenen (s. S. 201).

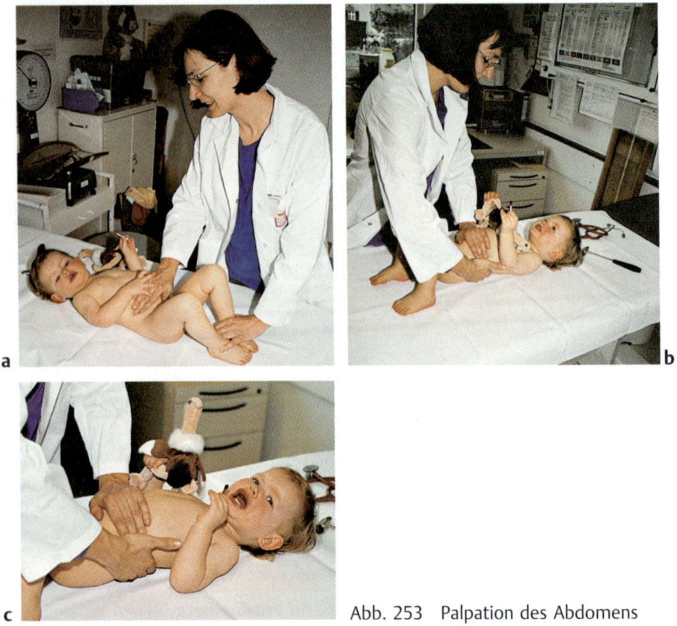

Abb. 253 Palpation des Abdomens

- **Inspektion:** s. S. 199.
- **Palpation:** s. S. 201.
- **Perkussion**: s. S. 203.
- **Auskultation:** s. S. 204.
- **Rektale Palpation:**
  - Eine rektale Palpation ergänzt die Untersuchung bei jeder abdominellen Symptomatik.
  - *Praktisches Vorgehen:* Wie bei Erwachsenen (s. S. 220).

Beachte:
  - Insbesondere Kleinkinder können Schmerzen nur schwer einer bestimmten Lokalisation zuordnen und projizieren Schmerzen aller Arten in den Bauchraum. Deshalb müssen bei unklaren Abdominalschmerzen stets auch andere Krankheitsbilder (z. B. Angina tonsillaris) differenzialdiagnostisch in Erwägung gezogen werden.
  - Bei rezidivierenden „Bauchschmerzen" ohne klinisch erkennbaren Grund stets auch an psychosomatische Ursachen denken.

Genitalorgane

- **Geschlechtszuordnung:** Weiblich, männlich, intersexuelles Genitale?
- **Fehlbildungen,** z. B. Hypospadie (= Entwicklungsstörung mit Harnröhrenmündung nicht an der Spitze der Glans penis, sondern an der Unterseite des Penisschaftes), Epispadie (= gespaltene Urethra, die vor den Corpora cavernosa liegt), Hymenalatresie (= Verschluss der Vagina durch nicht perforiertes Hymen)?

- **Altersentsprechende Pubertätsentwicklung?** Stadien nach Tanner s. Abb. 429.
- **Mädchen:**
  - Infektionen?
  - Fluor?
  - Fremdkörper?
  - Hinweise auf eine mögliche Misshandlung?
- **Jungen:**
  - *Phimose? Beachte:* Bis zum 3. Lebensjahr physiologisch (s. S. 413).
  - *Hodenvergrößerungen:* Schmerzhaft, entzündlich verfärbt, livide verfärbt?
  - *Infektionen* (z. B. Balanitis = Entzündung im Bereich der Glans penis und des Präputiums)?
  - *Descensus testes* (s. S. 413)? *Beachte:* Nach dem 12. Lebensmonat ist ein Kryptorchismus behandlungsbedürftig.
  - Hinweise auf eine mögliche Misshandlung?

Skelettsystem und Extremitäten

- **Wirbelsäule** (s. auch S. 413): Fehlbildungen (z. B. Neuralrohrdefekt)? Kyphose? Skoliose? Bewegungseinschränkungen? Beckenschiefstand?
- **Gelenke:** s. S. 316.
- **Extremitäten:** Schwellungen? Gangprüfung, Beurteilung der Symmetrie (z. B. Beinlängendifferenz), Verformungen, Fehlbildungen (Reduktionsfehlbildungen, Syndaktylien, etc.), Fehlhaltungen und Deformierungen der Füße (s. Abb. 260).
- **Hüftuntersuchung:** Beim Neugeborenen wird zur Erkennung der angeborenen Hüftluxation und Hüftdysplasie das Ortolani-Zeichen (s. S. 414) getestet.

Nervensystem

- **Allgemein achten auf:** Hypo- bzw. hyperkinetisches Verhalten? Apathie? Unruhe? Hyperexzitabilität? Seitensymptomatik?
- **Reflexverhalten und motorisches Verhalten im 1. Lebensjahr:** s. S. 416.
- **Untersuchung von Klein- und Schulkindern:** Muskeleigenreflexe (s. Abb. 254), Fremdreflexe, Pyramidenbahnzeichen, Hirnstammreflexe, Hirnnerven, Muskeltonus, Sensibilität und Muskeltonus adäquat zur Untersuchung des jugendlichen und erwachsenen Patienten (s. S. 356).
- **Beurteilung des psychomotorischen Entwicklungsstandes.**

Beachte: Entwicklungsdiagnostische Untersuchungen werden nur an nicht akut erkrankten Kindern durchgeführt. Andernfalls erhält man auf Grund des reduzierten Allgemeinzustands des Kindes ein Bild, das schlechter ist als der wirkliche Entwicklungszustand des Kindes.

a 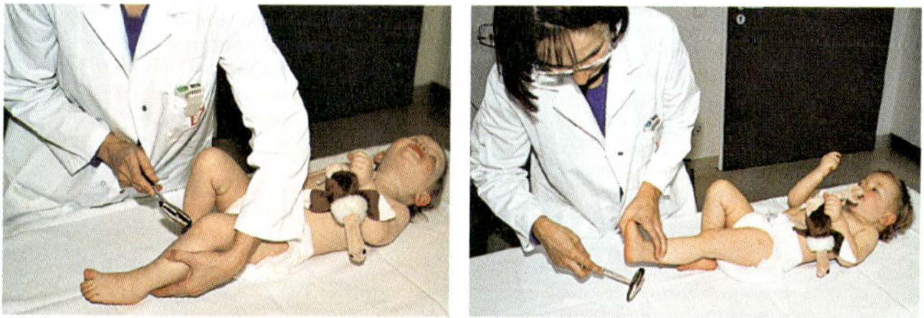 b

Abb. 254 Reflexprüfung; **a** Patellar-Sehnenreflex; **b** Achillessehnenreflex

- **Überprüfung meningitischer Zeichen:**
  - *Indikation:* Die Überprüfung muss bei jedem fiebernden Kind, bei Kopfschmerzen und bei jeder unklaren neurologischen Situation durchgeführt werden.
  - *Meningitische Zeichen*:
    - Nackensteifigkeit: Passives Anheben des Kopfes nur mit Schmerzen und gegen Widerstand möglich. Die Prüfung des Meningismus bei Säuglingen ist in Abb. 255 dargestellt.
    - Positives Lasègue-Zeichen: Am flach liegenden Patienten kann das gestreckte Bein im Hüftgelenk nicht bis 90° gebeugt werden (Normalbefund s. Abb. 256).

Beachte:

- Bei klinischem Verdacht auf eine Meningitis muss stets eine Lumbalpunktion zum Diagnoseausschluss bzw. zur Verifizierung der Erkrankung

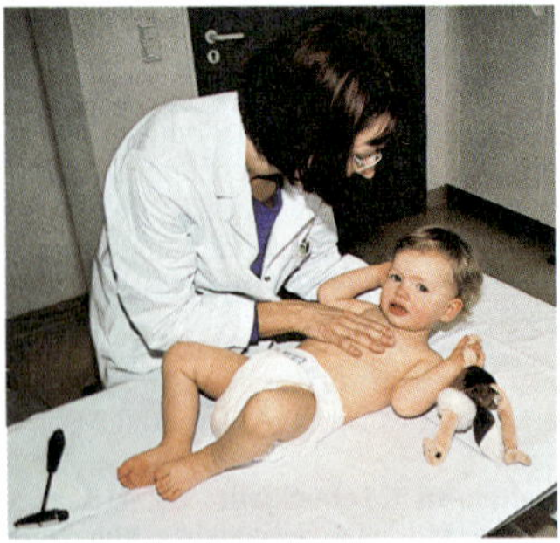
a

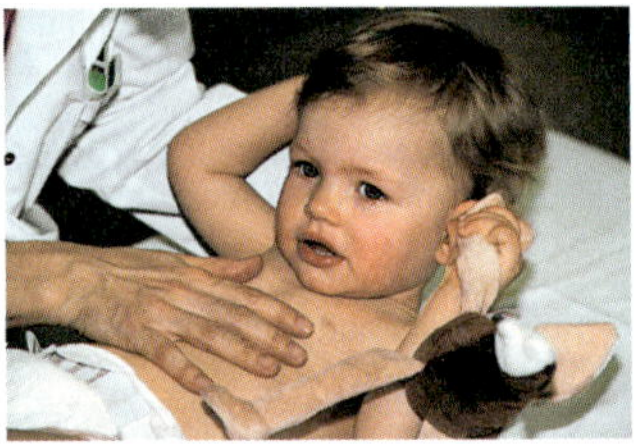
b

Abb. 255 **a + b** Meningismusprüfung beim Kleinkind

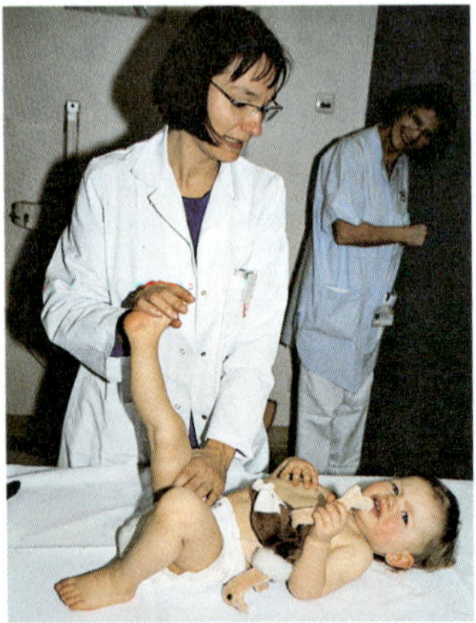
a

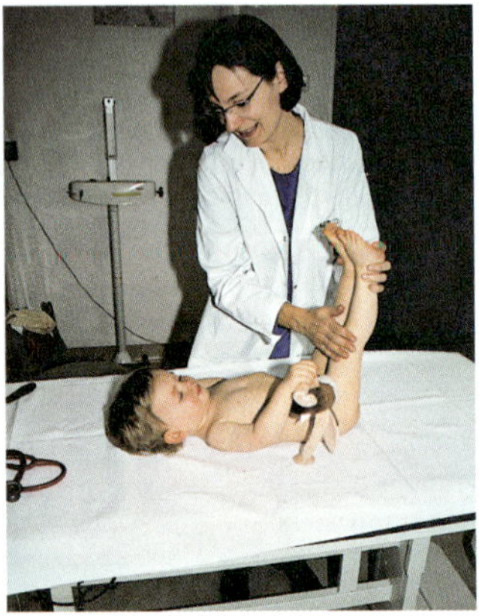
b

Abb. 256 **a + b** Prüfen des Lasègue-Zeichens bei V.a. Meningitis

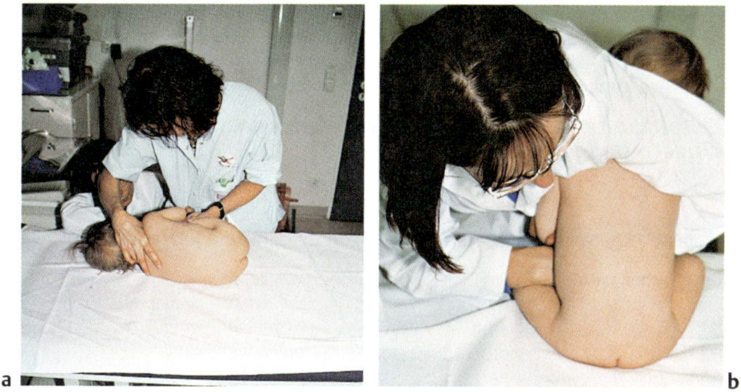

Abb. 257 Halten eines Kindes in liegender (**a**) bzw. sitzender Position (**b**) zur Lumbalpunktion

durchgeführt werden (Haltung des Kindes bei der Lumbalpunktion s. Abb. 257).
- Bei Kindern, bei denen die große Fontanelle verschlossen ist, ist zum Ausschluss einer Stauungspapille (Einklemmungsgefahr!) entweder eine sonographische Untersuchung des N. opticus oder eine augenärztliche Untersuchung des Augenhintergrundes erforderlich.

► **Muskeln:** Hypo- bzw. Hypertrophie (s. S. 415), Tonus, grobe Kraft (s. S. 357).

17.3 Altersklassen/Vorsorgeuntersuchungen

Alterskategorien

► Art und Besonderheiten der pädiatrisch-klinischen Untersuchung hängen vom Alter des zu untersuchenden Kindes ab. Sie werden aus diesem Grund für die einzelnen Alterskategorien (s. Tab. 151) getrennt besprochen.
► *Alterskategorien von Kindern:* s. Tab. 151.

Tabelle 151 · **Alterskategorien von Kindern**

Frühgeborene	Geburt < 37. vollendete SSW
Neugeborene	1. bis 28. Lebenstag
Säuglinge	2. bis 12. Lebensmonat
Kleinkinder	2. bis 4. Lebensjahr
Vorschulkinder	5. bis 6. Lebensjahr
Schulkinder	7. bis 13. Lebensjahr
Jugendliche	14. bis 18. Lebensjahr

- An diesen Alterskategorien orientiert sich auch das Krankheitsfrüherkennungsprogramm des Bundesausschusses der Ärzte und der Krankenkassen (s. Tab. 152), das 1971 in den Regelleistungskatalog der gesetzlichen Krankenversicherung aufgenommen wurde.

Zeitpunkt der gesetzlich geregelten Vorsorgeuntersuchungen von Kindern und Jugendlichen: s. Tab. 152.

Tabelle 152 · Vorsorgeuntersuchungen von Kindern und Jugendlichen

Untersuchungsstufe	Alter
U1	1. Lebenstag (Geburt)
U2	3.–10. Lebenstag
U3	4.–6. Lebenswoche
U4	3.–4. Lebensmonat
U5	6.–7. Lebensmonat
U6	10.–12. Lebensmonat
U7	21.–24. Lebensmonat
U8	43.–48. Lebensmonat
U9	60.–64. Lebensmonat
J1	12.–13. Lebensjahr

17.4 Besonderheiten beim Neugeborenen

Zeitpunkt und Ziel der Neugeborenenuntersuchung U1

- **Zeitpunkt:** Meist postpartal im Kreißsaal.
- **Ziel:** Initiale Inspektion des Neugeborenen zur Beurteilung des Hautkolorits und des klinischen Zustands sowie zur Erhebung weiterer wesentlicher Befunde wie z. B. großer Fehlbildungen, kleiner morphogenetischer Auffälligkeiten, Reifezeichen und geburtstraumatischer Läsionen.

U1: Überprüfung der postnatalen Adaptation

- **pH-Wert des Nabelarterienblutes:** Gibt Auskunft über den Zustand des Kindes unter der Geburt.
- **Apgar-Index** (**A**tmung, **P**ulsfrequenz, **G**rundtonus, **A**ussehen, **Re**flexe):
  - Gibt Auskunft über die postnatale Adaptation des Neugeborenen. Die Werte werden direkt nach der Geburt sowie jeweils nach den ersten 5 und 10 Lebensminuten bestimmt.
  - Für jeden Parameter des Apgar-Scores werden 0–2 Punkte vergeben und dann addiert (s. Tab. 153).

Tabelle 153 · Apgar-Score

Bewertung	0	1	2
***A**tmung*	keine	Schnappatmung /unregelmäßig	kräftiges Schreien
***P**ulsfrequenz*	keine	< 100/Min.	> 100 /Min.
***G**rundtonus (Muskeltonus)*	schlaff	partielle Beugung der Extremitäten	aktive Bewegungen
***A**ussehen/Hautfarbe*	weiß/blau	Extremitäten blau/ Stamm rosig	völlig rosig
***R**eflexerregbarkeit*	keine	Grimassieren	kräftiges Schreien

Auswertung:
-Apgar-Wert eines gesunden vitalen Neugeborenen: 8–10
-Apgar-Wert 4–8 → mittelschwere Adaptationsstörung
-Apgar-Wert < 4 → schwere Asphyxie

- **Normwerte des gesunden Neugeborenen:** s. Tab. 153.
- **Bei Nabelarterien-ph** < 7,00 und **BE** (= Base-Excess) unter –18 liegt eine schwere Azidose vor.

U1: Überprüfen der Reifezeichen

- **Überprüfung der SSW:** Durch Ermittlung der neurologischen und klinisch externen Reifezeichen beim Neugeborenen kann die Schwangerschaftswoche des Kindes festgestellt bzw. überprüft werden.
- **Reifezeichen und ihre Bewertung:** Bei den klinisch erkennbaren Reifezeichen werden Ödeme, Hautbeschaffenheit, Hautfarbe, Lanugobehaarung, Fußsohlenfurchung, Brustdrüsengröße, Ohrfestigkeit, Ohrform und Genitale des Kindes beurteilt.
- **Beispiel: Petrussa-Index** (s. Tab. 154).

Tabelle 154 · Petrussa-Index

	0	1	2
Haut	hellrot, verletzlich, durchscheinend, dünn	rosig, zunehmende Fältelung, fester	fest, deutlich sichtbare Falten, Hautabschilferungen
Mamillen	kaum Drüsengewebe	Drüsengewebe tastbar, Mamillenhof erkennbar	Brustdrüsen über dem Hautniveau, Drüsenkörper und -hof palpabel
Ohr	kaum Profil, weich, kaum Knorpelgewebe	Knorpel in Traqus und Antitragus, zunehmendes Profil	ausgebildeter Helixknorpel, spontanes Rückstellphänomen
Fußsohle	glatt, Fältelung nur vorderes Drittel	Fältelung im vorderen und mittleren Drittel	Fältelung über die gesamte Fußsohle
Genitale	Testes noch inguinal; Labia majora < minora	Testes evtl. noch inguinal; Labia majora = minora	Testes im Skrotum; Labia majora > minora

Anwendung bei allen Geburten > 30. SSW; Schwangerschaftsdauer = 30 + zusätzlich erzielte Punkte in Wochen

U1: Ausschluss von geburtstraumatischen Läsionen

- **Gezielte Inspektion und Palpation hinsichtlich evtl. geburtstraumatischer Läsionen:**
  - Inspektion des Kopfes.
  - Inspektion und Palpation der oberen und unteren Extremitäten.
- **Pathologische Befunde bei geburtstraumatischen Läsionen:**
  - *Sehr häufig:*
    - Ödematöse Schwellung der Kopfhaut, die Schädelnähte übergreifend → Gesichtsstauung des Neugeborenen (= Caput succedaneum).
    - Subperiostale Blutung, die durch die Schädelnähte begrenzt und meist über dem Os parietale gelegen ist → Kephalhämatom.
  - *Weniger häufig:*
    - Druckschmerzhaftigkeit, Krepitation, Schwellung und leichte Schonung des Armes (z. B. beim Moro-Reflex, s. S. 417); ab dem 3. Lebenstag Kallusbildung palpierbar → Auftreten bei Klavikularfraktur (bei ca. 2–3 % aller Neugeborenen unter der Geburt, begünstigende Faktoren sind Makrosomie und Schulterdystokie (= gestörter Geburtsverlauf, bei dem nach Geburt des kindlichen Kopfes die vordere Schulter über der Symphyse hängen bleibt).
    - Lähmungserscheinungen an der oberen Extremität: s. Tab. 155.

Tabelle 155 · Formen der Plexus-brachialis-Parese (bei ca. 0,5 %, etwa 1/3 haben eine Klavikularfraktur); Entstehung durch Überdehnung, Barotrauma oder (selten) Abriss des Plexus

Befund	denken an	betroffene Nervenwurzeln
– der Arm liegt schlaff und innenrotiert neben dem Körper – Hebung des Armes, Außenrotation und Beugung im Ellenbogengelenk nicht möglich, Handgreifreflex erhalten – bei N.-phrenicus-Beteiligung Zwerchfellparese	– obere Plexusparese (Erb-Duchenne)	– C5 und C6, in seltenen Fällen auch N. phrenicus (C4)
– Lähmung der Handmuskeln, Handgreifreflex nicht vorhanden – meist in Kombination mit der oberen Parese – bei Beteiligung des Ramus communicans des Sympathikus zusätzlich Horner-Komplex (s. S. 133)	– untere Plexusparese (Klumpke)	– C7 bis TH1, in sehr seltenen Fällen Beteiligung des Ramus communicans des Sympathikus

- Beim Schreien des Neugeborenen erkennbar, dass Stirnrunzeln auf der betroffenen Seite nicht möglich ist (im Gegensatz zur zentralen Fazialislähmung, bei der Stirnrunzeln beiderseits möglich ist), das Auge kann nicht geschlossen werden, der Mundwinkel hängt herab → periphere Fazialislähmung; Ursache oft Forzepsentbindung.

Zeitpunkt und Ziel der Neugeborenenuntersuchung U2

- **Zeitpunkt:** 3.–10. Lebenstag = eigentliche „Neugeborenen-Basisuntersuchung“.
- **Ziel:** Erkennen von Anpassungsstörungen, Fehlbildungen und akuten Erkrankungen.

► **Ergänzende Untersuchungen:**
- In den meisten Kliniken wird ein sonographisches Screening der Hüften und Nieren durchführt.
- Regelmäßig erfolgt am 2.–5. Lebenstag das sog. Stoffwechselscreening. Dieses Screening enthält den TSH-Test auf primäre Hypothyreose, die enzymatischen Bestimmungen auf Phenylketonurie, Galaktosämie, Biotinidase sowie den Guthrie-Test auf Homozystinurie. Zunehmend wird in der letzten Zeit ein erweitertes Neugeborenenscreening mit Tandem-Massenspektrometrie durchgeführt, welches die Erfassung von Fettsäureoxidasedefekten und einer Reihe von Amino-/Organopathien ermöglicht.

U2: Suche nach Hinweisen auf Fehlbildungen

► **Große Malformationen:** Etwa 5–8 % aller Neugeborenen werden mit großen Malformationen, z. B. Spina bifida, Hydrozephalus, Herzfehler, Zystennieren, Reduktionsfehlbildungen der Extremitäten, Lippen-Kiefer-Gaumenspalten, Trisomie 21 geboren. Etwa 1/5 dieser Fehlbildungen sind lebensbedrohend.

► **Kleine Malformationen:** Bei etwa 1/3 aller Kinder fallen kleine morphogenetische Auffälligkeiten auf, z. B. Ohrkerben, präaurikuläre Anhängsel, 4-Finger-Furche, ansteigende oder abfallende Lidachse, Hämangiome, Syndaktylie (= Nichttrennen von Zehen- oder Fingeranlagen).

U2: Ermittlung der anthropometrischen Maße

► **Definition:** Unter den anthropometrischen Maßen versteht man Körpergewicht, Körperlänge und Kopfumfang.

► **Praktisches Vorgehen:**
- Sie werden bei jeder Vorsorgeuntersuchung ermittelt.
- Immer den größten Umfang messen und in die sog. Perzentilenkurven eintragen (Beispiel s. Abb. 258).
- Die Körperlänge wird bis etwa zum Ende des 2. Lebensjahres am liegenden Kind ermittelt.

► **Bewertung:** In Verbindung mit dem Alter des Kindes kann beurteilt werden, ob Ernährungszustand, Längenwachstum sowie Kopfumfang des Kindes im altersentsprechenden Normbereich liegen. *Beachte:* Bei Frühgeborenen die Schwangerschaftswoche zum Zeitpunkt der Geburt berücksichtigen.

► **Normwerte** (vgl. Tab. 156):
- *Durchschnittliches Geburtsgewicht:* ca. 3300 g.
  - Innerhalb der ersten Lebenstage ist beim Neugeborenen zunächst eine physiologische Gewichtsreduktion zu beobachten. *Beachte:* Der Gewichtsverlust des Neugeborenen sollte 10 % des Geburtsgewichtes nicht überschreiten. Am 10. Lebenstag sollte das Ausgangsgewicht wieder erreicht sein.
  - Das Geburtsgewicht hat sich im Alter von 5–6 Monaten verdoppelt und am Ende des ersten Lebensjahres verdreifacht.
- *Durchschnittliche Geburtslänge:* ca. 50 cm, mit 4 Jahren erreicht ein Kind die doppelte, mit 13 Jahren die dreifache Geburtslänge (s. Tab. 156).

Beachte: Bei Kindern gibt es für die unterschiedlichen ethnischen Zugehörigkeiten auch unterschiedliche Perzentilenkurven und damit unterschiedliche Normwerte.

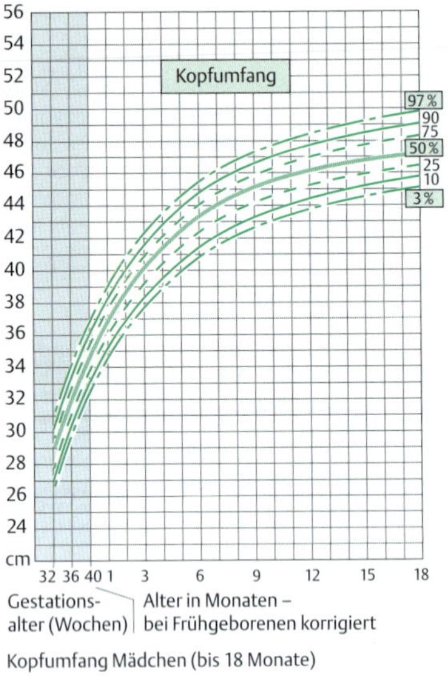

Abb. 258 Beispiel einer Perzentilenkurve; Kopfumfang Mädchen (bis 18 Monate)

Tabelle 156 · Zunahme von Länge, Gewicht und Kopfumfang

Alter	Länge	Gewicht	Kopfumfang
0–3 Monate	3 cm/Monat	25 g/d	2 cm/Monat
3–12 Monate	2 cm/Monat	15 g/d	0,7 cm/Monat
1–2 Jahre	12 cm/Jahr	2,7 kg/Jahr	2,5 cm/Jahr
2–9 Jahre	8 cm/Jahr	2 kg/Jahr	0,5 cm/Jahr

► **Pathologische Werte und mögliche Ursachen:**

Beachte: Eine weiterführende Diagnostik ist immer erforderlich, wenn

- einer der 3 somatischen Parameter über der 97. oder unter der 3. Perzentile liegt,
- einer der 3 somatischen Parameter im weiteren Verlauf um mehr als 2 Standardabweichungen von der eigenen Perzentile abweicht und/oder
- eine deutliche Diskrepanz zwischen den einzelnen Parametern besteht (z. B. Länge und Gewicht auf der 3. Perzentile und Kopfumfang auf der 97. Perzentile).

Tabelle 157 · Pathologische Befunde und mögliche Ursachen bei der Ermittlung der anthropometrischen Maße bei reifen Neugeborenen

Befund	Definition	denken an
– Mangelgeborenes (small for date)	– reifes Neugeborenes, Geburtsgewicht < 2500 g	– Nikotinabusus der Mutter während der Schwangerschaft (häufigste Ursache)
– Makrosomie	– Geburtsgewicht > 4000 g	– mütterlicher Diabetes mellitus (häufigste Ursache) oder Gestationsdiabetes; die Ursache liegt im intrauterinen Hyperinsulinismus
– primoridialer Minderwuchs	– Geburtslänge < 46 cm	– evtl. Vorliegen genetischer Syndrome, wie z. B. Osteochondrodysplasien
– Großwuchs	– Geburtslänge > 56 cm	
– Mikrozephalus	– Kopfumfang < 32 cm	– konnatale Infektionen, z. B. Röteln, Zytomegalie (häufigste Ursache)
– Makrozephalus	– Kopfumfang >38 cm	– erhöhter Schädelinnendruck (z. B. Hydrozephalus, intrazerebrale Blutung)

U2: Haut

Hinweis: Hautkolorit, Hautdurchblutung und Hautturgor spielen bei jeder Untersuchung und Beurteilung des Neugeborenen eine wichtige Rolle.

- **Gelbe Haut bei physiologischem Ikterus** (indirekte Hyperbilirubinämie, Rubinikterus):
  - *Zeitpunkt und Häufigkeit:* Ab dem 2./3. Lebenstag bei etwa 60 % aller Neugeborenen zu beobachten.
  - *Laborwerte, Dauer, Therapie:* Bei einem Gesamtbilirubin von > 5 mg/dl an der Haut sichtbar, Dauer ca. 8 d, bedarf meist keiner Therapie.
  - *Ursachen:* Vor allem erhöhter Bilirubinanfall (Abbau von HbF), verminderte Glukuronyltransferase-Aktivität und gesteigerte enterohepatische Zirkulation.
- **Gelbe Haut bei pathologischem Ikterus:**
  - Der Ikterus des Neugeborenen kann auch pathologisch und Hinweis auf gravierende Grunderkrankungen sein.
  - *Von einem pathologischen Ikterus spricht man, wenn*
    - innerhalb der ersten 36 Std. post partum ein Ikterus von > 12 mg/dl auftritt (= Icterus praecox) oder
    - der Ikterus länger als 8 d bei Reifgeborenen und 14 d bei Frühgeborenen persistiert (= Icterus prolongatus) oder
    - besonders hohe Bilirubinwerte erreicht werden (= Icterus gravis, Gesamtbilirubin > 20 mg/dl bei Reifgeborenen bzw. > 15 mg/dl bei Frühgeborenen).
  - *Häufigste Ursachen:* Frühgeburtlichkeit, peri- und konnatale Infektionen, gesteigerte Hämolyse (z. B. Morbus haemolyticus neonatorum), Asphyxie, fetale Polyglobulie, Muttermilchikterus (Inhibitoren der Glukuronyltansferase in der Muttermilch), Hypothyreose, Stoffwechselstörungen (z. B. Galaktosämie) und Fehlbildungen (z. B. Gallengangsatresie).

- **Blassgraue Haut:** Sie ist manchmal kombiniert mit einer marmorierten Haut und kann das erste Zeichen einer Neugeborenensepsis sein. Die Ursachen sind periphere Vasokonstriktion und Zentralisation.
- **Blasse Haut:** Evtl. Folge eines akuten oder chronischen Blutverlusts. In beiden Fällen erfolgt keine Besserung durch Sauerstoffgabe! Die bei einem blassen Neugeborenen differenzialdiagnostisch mögliche Asphyxia pallida (= weiße Asphyxie, meist die Fortsetzung einer fetalen Asphyxie) lässt sich dagegen durch Sauerstoffgabe und/oder Beatmung bessern.
- **Zyanotische, bläuliche Verfärbung der Haut:**
  - Unterscheidung in periphere und zentrale Zyanose s. S. 17.
  - Ursache einer peripheren Zyanose ist meist eine vermehrte periphere Sauerstoffausschöpfung, z. B. bei Neugeborenensepsis.
  - Differenzialdiagnostisch liegen der zentralen Zyanose beim Neugeborenen vor allem zyanotische Herzfehler sowie Erkrankungen der Lungen und Lungengefäße zugrunde.
- **Hautturgor:**
  - *Praktisches Vorgehen zur Prüfung des Hautturgors*: Die Haut zusammenschieben und eine Hautfalte im Bereich des Abdomens anheben. Bei einem guten Hautturgor bilden sich nur wenige größere Falten, die sich beim Loslassen sofort wieder glätten. Bei einem reduzierten Hautturgor bilden sich dagegen viele feine, parallel nebeneinander liegende Fältchen, die beim Loslassen „stehen bleiben" oder nur sehr langsam wieder verschwinden.
  - *Beurteilung:*
    - Der Hautturgor und das subkutane Fettgewebe des Neugeborenen erlauben Rückschlüsse auf den Ernährungszustand des Kindes.
    - Solitäre Hand- und Fußrückenödeme können ein klinisches Hinweiszeichen auf eine Monosomie X (= Turner-Syndrom) sein.

U2: Kopf und Hals

- **Untersuchung des Schädel:** Suche nach Hinweisen auf mögliche Schädelverformungen (z. B. Asymmetrie, Turmschädel).
  - *Praktisches Vorgehen:*
    - Den Kopf des Kindes in beide Hände nehmen und sorgfältig abtasten.
    - Vor allem achten auf: 1. Größe von vorderer und hinterer Fontanelle. 2. Qualität von vorderer und hinterer Fontanelle, d. h. Fontanelle im, unter oder über Niveau? Gespannt? Pulsationen? Weite der Schädelnähte.
  - *Normwerte der Fontanellen:*
    - Die kleine, hintere Fontanelle hat im allgemeinen einen Durchmesser von ca. 0,5 cm und sollte bis zum 4. bzw. 5. Lebensmonat geschlossen sein.
    - Die große, vordere Fontanelle hat bei Geburt einen Durchmesser von ca. 2,5 cm, liegt im Niveau und schließt sich etwa zwischen dem 10. und 18. Lebensmonat. Bis zum Ende des 2. Lebensjahres ist bei etwa 80 % der Kinder die große Fontanelle ganz geschlossen. *Beachte:* Bei vorzeitigem Verschluss muss stets an das Vorliegen einer Kraniosynostose gedacht werden.
  - *Pathologische Werte und mögliche Ursachen:*
    - Die Ursache von weit klaffenden Schädelnähten und deutlich vorgewölbter, gespannter vorderer Fontanelle ist in den meisten Fällen ein erhöhter Hirndruck, z. B. Hydrozephalus, intrazerebrale Blutungen.
    - Die eingesunkene große Fontanelle ist ein Leitsymptom bei Dehydratation des Neugeborenen und Säuglings.

Hinweis: Die Untersuchung auf Kraniotabes erst am Ende der gesamten Untersuchung durchführen, da sie von den Säuglingen als unangenehm empfunden wird. Dabei den Kopf des Kindes mit beiden Händen von vorn umfassen und durch die Mittelfinger Druck auf die Hinterhauptschuppe bzw. das hintere Scheitelbein ausüben. Bei Schädelkuppenweichheit lässt sich der Schädelknochen etwas eindrücken und nimmt anschließend spontan wieder die Ausgangsposition ein (sog. Ping-Pong-Phänomen).

- **Untersuchung von Augen, Nase, Mund, Ohren:** Die Organe sorgfältig untersuchen, um mögliche Fehlbildungen (z. B. Katarakt, konnatales Retinoblastom, Gehörgangsaplasien und Lippen-Kiefer-Gaumenspalten) zu erkennen.
  - *Auge, Normalbefunde:*
    - In den ersten Wochen ist bei den meisten Neugeborenen ein Strabismus divergens convergens zu beobachten, der etwa bis zum 3. Lebensmonat verschwunden sein sollte.
    - Die Pupillen reagieren auf Licht mit einer prompten Verengung.
    - Ein Fixieren von Gegenständen ist in den ersten vier Lebenswochen nicht oder nur eingeschränkt möglich.
  - *Nase:*
    - Ausschluss einer Choanalstenose.
    - Eine Septumdeviataion kann eine Behinderung der Nasenatmung zur Folge haben.
  - *Mund:*

    Beachte: Eine subkutane Gaumenspalte ist häufig nur durch eine Palpation des weichen Gaumens festzustellen. Eine bei der Racheninspektion zu erkennende Uvula bipartita ist die Minimalform einer Gaumenspalte. Die Eltern müssen diesbezüglich genetisch beraten werden.

    - Praktisches Vorgehen bei der Palpation des weichen Gaumens: Die Spitze des Kleinfingers wird gegen das Gaumendach gedrückt und von ventral nach dorsal bewegt.
  - *Hörvermögen:* Das Hörvermögen bei Neugeborenen wird durch ein lautes Händeklatschen (ca. 1 m Abstand von Kind) überprüft. Bei einem normalen Hörvermögen erschrickt das Neugeborene und reagiert mit einem akuten Schließen der Augenlider bzw. mit der Auslösung des Moro-Reflexes (s. S. 417).
- **Untersuchung des Halses:**
  - *Palpation der Schilddrüse:* Hierzu den Nacken des Neugeborenen von dorsal anheben und den Kopf nach hinten beugen. Die konnatale Struma spricht für einen Jodmangel bei der Mutter und erfordert beim Säugling eine entsprechende Substitution.
  - *Suche nach Halsfistel:* Bei der Neugeborenen-Basisuntersuchung auf das Vorhandensein einer medialen bzw. lateralen Halsfilstel achten. Halsfisteln sind Reste der 2. Kiemenfurche und der 2. Schlundtasche. Die Zysten und Fisteln sind vor dem M. sternocleidomastoideus bzw. im unteren Halsbereich zu erkennen.
  - *Abtasten des M. sternocleidomastoideus:* Den Muskel abtasten, um mögliche Verhärtungen und Schwellungen als Ursache eines geburtstraumatischen Torticollis zu erfassen.

U2: Thorax und Respirationstrakt

- **Inspektion:** Dyspnoezeichen wie thorakale, sternale sowie jugulare Einziehungen und Nasenflügeln müssen erkannt werden.

- **Auskultation:** Achten auf ein seitengleiches/seitendifferentes Atemgeräusch (z. B. Aspiration, Pneumotharax). *Beachte:* Beim Neugeborenen und Säugling ist ein Bronchialatmen (pueriles Atmen) das normale Auskultationsgeräusch. Es darf nicht mit dem Auskultationsbefund bei einer Pneumonie verwechselt werden.

U2: Herz und Kreislauf

- **Auskultation:**
  - *Normalbefunde:*
    - Bei Neugeborenen sind 1. und 2. Herzton etwa gleich laut, erst später ist der 1. Herzton lauter zu auskultieren.
    - In den ersten Lebensstunden und -tagen ist bei der Auskultation häufig ein Herzgeräusch (Systolikum bzw. kontinuierliches systolisch-diastolisches Geräusch) zu hören. Meist handelt es sich dabei um den noch nicht komplett geschlossenen Ductus arteriosus und/oder das offene Foramen ovale, und das Herzgeräusch verschwindet bis zum 3./4. Lebenstag.
  - *Pathologischer Befund:* Persistiert ein Geräusch bis zum Zeitpunkt der Vorsorgeuntersuchung U2 (s. S. 404), echokardiographische Untersuchung veranlassen.
- **Palpation der Pulse:** Zu jeder Untersuchung eines Neugeborenen gehört die Palpation der Pulse an den oberen und unteren Extremitäten. *Beachte:* Das Tasten der Pulse an allen vier Extremitäten ist häufig die einzige Möglichkeit, eine Aortenisthmusstenose (= Stenose der Aorta descendens nach Abgang der linken A. subclavia) früh zu diagnostizieren (dann abgeschwächte oder fehlende Pulse über der A. femoralis und A. dorsalis pedis). Das für diesen Herzfehler typische 2–3/6-Systolikum links parasternal ist beim Neugeborenen häufig nicht zu hören.

U2: Abdomen

- **Inspektion:**
  - ***Hinweis:*** Beim Neugeborenen kann das Niveau der Bauchdecken über dem Thoraxniveau liegen.
  - Bei der Inspektion auf die Nabelregion achten: Ein nässender geröteter Nabel bzw. Nabelgrund weist auf eine Omphalitis hin.
  - Inspektion hinsichtlich Nabel- oder Leistenhernien.
  - Den Anus genau inspizieren, um eine Analatresie frühzeitig diagnostizieren zu können. *Beachte:* Kinder mit einer Analatresie haben häufig eine rektourethrale oder rektovaginale Fistel und setzen darüber in den ersten Lebensstunden Mekonium (= intrauterin gebildeter Stuhl des Neugeborenen, sog. Kindspech) ab. Die erfolgte Mekoniumentleerung sollte deshalb nicht zu dem Schluss führen, dass eine Analatresie auszuschließen ist. Dies ist nur durch die genaue klinische Untersuchung möglich.
- **Palpation:**
  - ***Beachte:*** Die Palpation nur mit warmen Händen durchführen.
  - *Normalbefunde:*
    - Bei fast allen Neugeborenen ist die Leber unterhalb des Rippenbogens zu palpieren. Eine Ausdehnung in der MCL bis 2 cm unterhalb des Rippenbogens ist ein physiologischer Normalbefund.
    - Bei etwa 10 % der Neugeborenen ist eine anstoßende Milz zu tasten.
    - Bei Frühgeborenen und hypotrophen Neugeborenen gelingt es häufig, die Nieren (insbesondere die linke Niere) zu palpieren.

- *Pathologische Befunde:*
  - Eine Splenomegalie ist stets pathologisch und differenzialdiagnostisch abzuklären.
  - Ein vorgewölbtes, leicht glänzendes Abdomen in Verbindung mit einer diskreten Abwehrspannung kann das erste Zeichen einer Neugeborenensepsis oder auch ein Hinweis auf eine Fehlbildung des Gastrointestinaltraktes sein.

► **Auskultation:** Die Auskultation stets mit einem angewärmten Stethoskop durchführen.

U2: Genitalorgane

► **Inspektion:**
- *Achten auf:*
  - Fehlbildungen des weiblichen Genitales, z. B. Hymenalatresie, Labiensynechie, Klitorishypertrophie.
  - Fehlbildungen des männlichen Genitale, z. B. Epi- und Hypospadie.
  - Intersexuelles Genitale, z. B. Adrenogenitales Syndrom, Hermaphroditismus.

Beachte: Bei Jungen besteht bis zum 3. Lebensjahr eine physiologische Phimose. Die Vorhaut darf deshalb bis zu diesem Zeitpunkt nicht reponiert werden.

► **Palpation:**
- *Deszensus testis?* Unvollständiger Deszensus testis bei etwa 3% der männlichen Neugeborenen. In den meisten Fällen erfolgt der komplette Deszensus bis zum Ende des 1. Lebensjahres.
- *Man unterscheidet:*
  - Kryptorchismus: Ausbleiben der Wanderung des Hoden von kranial retroperitoneal ins Skrotum während des 3.–10. Embryonalmonats.
  - Leistenhoden: Lage des Hodens im Leistenkanal.
  - Gleithoden: Lediglich kurzfristige aktive Luxation des Hoden ins Skrotum möglich.
  - Pendelhoden: Normvariante, benötigt keine Behandlung. Bei den anderen Arten des Maldeszensus testis wird nach Abschluss des 1. Lebensjahres mit einer hormonellen Therapie begonnen.

Beachte: Im Neugeborenenalter ist häufig eine prall-elastische, schmerzlose Skrotalvergrößerung festzustellen. In den meisten Fällen kann durch einfache Diaphanoskopie (s. S. 304) die Diagnose einer Hydrozele (= eine mit Peritonealflüssigkeit gefüllte Leistenhernie) gestellt werden.

U2: Skelettsystem, Extremitäten und Muskeltonus

► **Inspektion der Spontanbewegungen des Kindes:**
- *Eine seitendifferente Spontanmotorik* der oberen Extremitäten weist auf geburtstraumatische Läsionen (z. B. Plexusparese, s. S. 406) hin.
- *Torticollis:* Eine fixierte Schiefstellung des Kopfes (Rotation zur gesunden und Neigung zur erkrankten Seite des Kopfes) erfordert eine krankengymnastische Therapie. Die Ursache ist in den meisten Fällen eine intrauterine Zwangshaltung, aber auch ein geburtstraumatisch bedingtes Hämatom des M. sternocleidomastoideus ist differenzialdiagnostisch möglich.

► **Inspektion und Palpation der Wirbelsäule:**
- Gehören bei jedem Neugeborenen zur Basisuntersuchung.
- Eine konnatale Skoliose kann frühzeitig erkannt und krankengymnastisch behandelt werden.

- Die Palpation der einzelnen Wirbelkörper ermöglicht den Ausschluss bzw. den klinischen Hinweis auf eine Spina bifida occulta, die im weiteren Verlauf sonographisch bzw. radiologisch gesichert werden muss. In den meisten Fällen ist keine primäre Therapie, aber auf jeden Fall stets eine entsprechende genetische Beratung der Eltern erforderlich.
- Wird bei der Untersuchung ein Sakralporus festgestellt, muss die Basis des Porus dargestellt werden (ggf. mithilfe einer Sonde). Gelingt dies nicht, besteht die Verdachtsdiagnose einer Fistel mit Verbindung zum Spinalkanal. Bestätigt die sonographische Untersuchung die Fistelbildung, dann ist eine operative Korrektur erforderlich, um eine aszendierende Meningitis zu verhindern.

► **Untersuchung der Hüfte:**
- *Häufigkeit und Prognose der behandlungsbedürftigen Hüftdysplasie:* Bei etwa 1,2 % aller Neugeboren besteht eine behandlungsbedürftige Hüftdysplasie (Verhältnis Mädchen:Jungen = 6:1); in ca. 1/3 der Fälle doppelseitig. Je früher Diagnosestellung und Therapiebeginn, desto geringer sind die therapeutischen Maßnahmen und desto besser die Prognose.
- *Klinische Diagnose mithilfe des Ortolani-Zeichens:*
  - Der Säugling liegt auf dem Rücken, Hüft- und Kniegelenke sind 90° gebeugt.
  - Die Kniegelenke umfassen (die Mittelfinger liegen dabei dem Trochanter major an), die Beine nach dorsal drücken, abduzieren und außenrotieren (s. Abb. 259).
  - Bei Luxation des Hüftgelenks ist bei der Bewegung ein deutliches Schnappen zu spüren und auch zu hören (positives Ortolani-Zeichen).

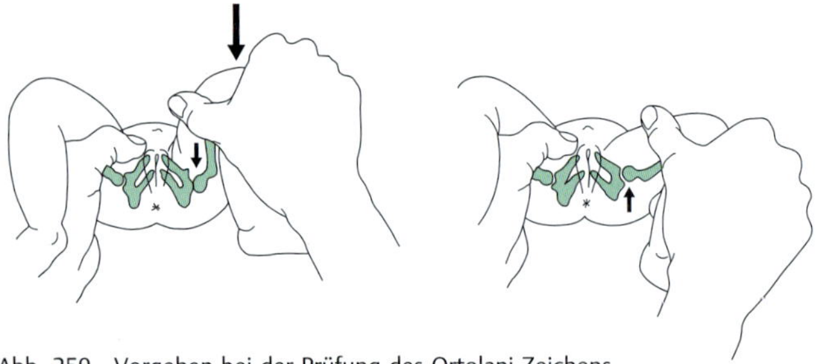

Abb. 259 Vorgehen bei der Prüfung des Ortolani-Zeichens

- *Weitere klinische Zeichen einer Hüftdysplasie:* s. Tab. 158.

Tabelle 158 · Klinische Zeichen einer Hüftdysplasie

klinisches Zeichen	Erklärung
– positives Ortolani-Zeichen	– s. o.
– endgradige Abspreizhemmung	– Abduktionshemmung < 60°
– Faltendifferenz in Bauchlage des Kindes im Gesäßbereich	– asymmetrische Adduktoren an Gesäß und Oberschenkeln
– erkennbare Kniestufe, d. h. auf der betroffenen Seite steht das Kniegelenk deutlich tiefer (= Bettmann-Zeichen)	– ungleiche Beinlänge in Rückenlage bei Knie- und Hüftbeugung des Kindes

Beachte: Ab dem 2. Lebensmonat ist die endgradige Abspreizhemmung wichtigstes Hinweiszeichen auf das Vorliegen einer Hüftluxation

► **Untersuchungen der Füße:**
- Fehlhaltungen und Deformierungen der Füße (s. Abb. 260) müssen erkannt, diagnostiziert und behandelt werden. Je früher Diagnosestellung und Therapiebeginn, desto geringer sind die therapeutischen Maßnahmen und desto besser die Prognose.
- Man unterscheidet zwischen aktiv oder passiv korrigierbaren Fehlhaltungen (z. B. lagebedingte Hackenfüße, Kletterfüße) und fixierten Deformierungen (z. B. Klumpfüße).

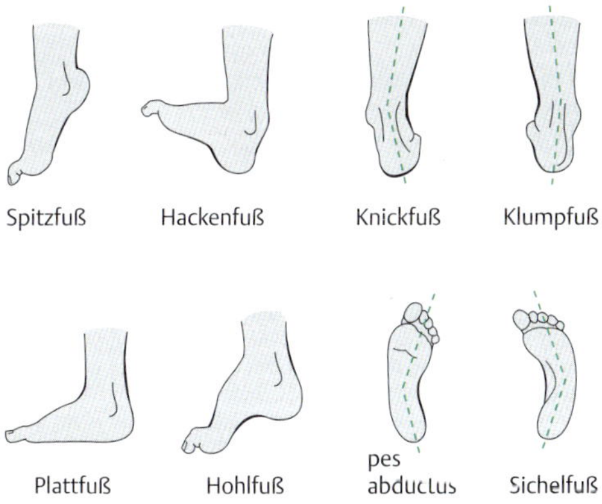

Abb. 260 Fehlhaltungen und Deformierungen der Füße

► **Untersuchung des Muskeltonus:**
- *Praktisches Vorgehen:* Beobachtung der Spontanmotorik und Überprüfen der passiven Beweglichkeit.
- *Befunde bei muskulärer Hypotonie:* Verminderte Spontanmotorik, Trinkschwäche, reduzierter Beugetonus, verminderter Widerstand bei der passiven Gelenkbeweglichkeit, schlechte Kopfkontrolle beim Traktionsversuch (s. S. 422).

- *Befunde bei muskulärer Hypertonie:* Aktive Bewegung eingeschränkt, erhöhter Widerstand bei der passiven Gelenkbeweglichkeit, meist überwiegt die Streckung, sodass das Kind in Rückenlage in einer opisthotonen Haltung liegt (Opisthotonus = krampfartige Reklination des Kopfes und Überstreckung von Rumpf und Extremitäten).

U2: Nervensystem

- **Inspektion:**
  - Die Beobachtung des Kindes ermöglicht einen Eindruck über Aktivität, Muskeltonus, Symmetrie und altersentsprechende Funktionen.
  - *Pathologische Reaktionen und Bewegungen:* Asymmetrie, atypische Bewegungsmuster, generelle Muskelhypotonie und Opisthotonus sind pathologische und abklärungsbedürftige Befunde.
- **Prüfen der physiologischen Reflexe des Neugeborenen:**
  - Physiologische Neugeborenenreflexe, die in den meisten Fällen nach dem 2. Lebensmonat nicht mehr nachweisbar sind: s. Tab. 159.

Tabelle 159 · Physiologische Neugeborenenreflexe, meist nach dem 2. Lebensmonat nicht mehr nachweisbar

Reflex	Beschreibung
– *schützende Seitwärtsdrehung*	– automatische Reaktion des in Bauchlage liegenden Neugeborenen, den Kopf zur Freihaltung der Atemwege zur Seite zu drehen
– *Saugreflex*	– durch Einlegen des Fingers in den Mund wird der Saugreflex ausgelöst
– *Glabellareflex*	– bei Druck mit dem Finger auf die Mitte der kindlichen Stirn kommt es zum Augenschluss
– *Galant-Reflex*	– zur Auslösung liegt das Kind in Bauchlage; mit dem Finger parallel zur Wirbelsäule an dieser entlang streichen; es kommt zur konkaven Krümmung des Kindes in Richtung des gesetzten Stimulus bei gleichzeitiger Anhebung des Beckens; die gleichseitigen Extremitäten werden gestreckt, die der anderen Seite gebeugt (s. Abb. 261)
– *Schreitreflex*	– das Kind wird mit beiden Händen am Rumpf aufrecht gehalten und die Fußsohle eines Beines auf die Unterlage gedrückt; es kommt zur Beugung des betreffenden Beines und zur gekreuzten Streckreaktion des anderen Beines, welches dadurch die Unterlage berührt und gebeugt wird; alternierend kommt es zur Streckung des anderen Beines (s. Abb. 262)
– *Halsstellreaktion*	– der Säugling liegt auf dem Rücken; der Untersucher dreht den Kopf des Neugeborenen zu einer Seite, dabei folgt der gesamte Körper des Kindes dieser Kopfdrehung

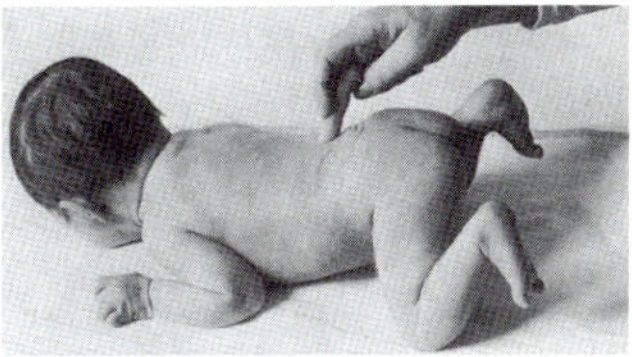

Abb. 261 Galant-Reflex

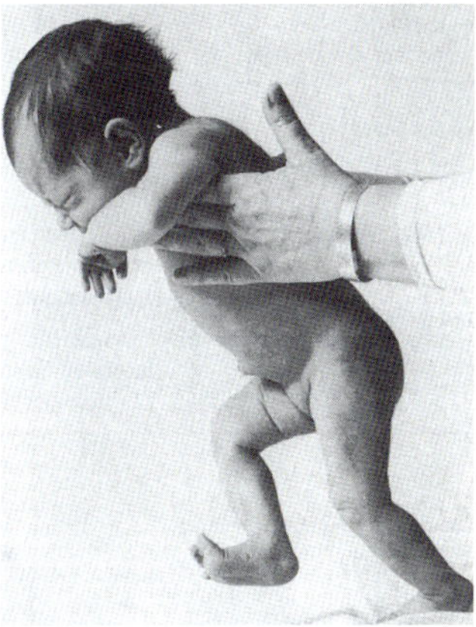

Abb. 262 Schreitreflex

- Physiologische Neugeborenenreflexe, die Teil der physiologischen Entwicklung des Neugeborenen sind und meist bis zum 4./5. Lebensmonat auslösbar sind: s. Tab. 160.

Tabelle 160 · Physiologische Neugeborenenreflexe, die Teil der physiologischen Entwicklung des Neugeborenen sind, meist bis zum 4./5. Lebensmonat auslösbar

Reflex	Beschreibung
– *oraler Einstellungs- oder Suchreflex, Rooting*	– bei Berührung des Mundwinkels mit dem Finger oder einem Gegenstand kommt es zur Drehung des Kopfes zur Seite des Reizes
– *Moro-Reaktion* (s. Abb. 263)	– das Kind liegt auf einem Unterarm des Untersuchers, der Kopf wird mit der anderen Hand unterstützt; es folgt eine plötzliche Abwärtsbewegung der kopfhaltenden Hand um ca. 5 cm, der Kopf fällt in die offene Hand; bei dieser Bewegung werden eine Öffnung des Mundes, eine Abduktion der Arme, eine Spreizung der Finger (1. Phase) und anschließend in der 2. Phase eine Beugung und Zusammenführung der Arme am Thorax und Schließung des Mundes ausgelöst

Fortsetzung →

Tabelle 160 · Fortsetzung von Seite 417

Reflex	Beschreibung
– *symmetrisch-tonischer Nackenreflex (STNR)*	– in Rückenlage des Neugeborenen Beugung und anschließende Streckung des Kopfes; während der Kopfbeugung werden die Arme im Ellenbogengelenk gebeugt und die Extremitäten gestreckt; während der Kopfstreckung kommt es zu einer völligen Streckung der oberen und einer Beugung der unteren Extremitäten
– *asymmetrisch-tonischer Nackenreflex (ATNR)*	– hier erfolgt eine isolierte Kopfdrehung zu einer Seite; es kommt zu einer Streckung der gesichtsseitigen und einer Beugung der kontralateralen Extremitäten
– *Handgreifreflex*	– mit dem Daumen auf die Handinnenfläche drücken; die Hand schließt sich und bleibt geschlossen, solange der Reiz besteht
– *Fußgreifreflex*	– Druck des Daumens auf den Fußballen führt zunächst zur Plantarflexion, beim Loslassen zur Spreizung der Zehen; bis zum Ende des 1. Lebensjahres nachweisbar
– *positiver Babinski*	– Dorsalextension der Großzehe nach Bestreichung des lateralen Fußrandes; in den ersten 12 Lebensmonaten physiologischer Befund

a 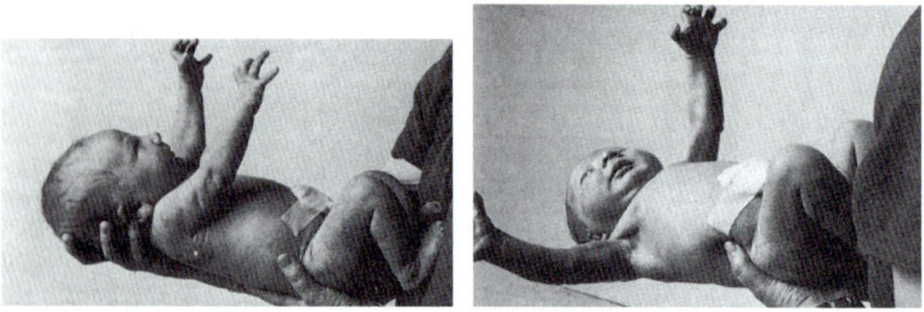 b

Abb. 263 **a** + **b** Moro-Reaktion

- *Normalbefunde:* Altersentsprechendes Auftreten und Verschwinden der Neugeborenenreflexe s. Abb. 264.

  Beachte: Bei den Frühgeborenen muss das Entwicklungsalter entsprechend der Schwangerschaftswoche korrigiert werden.
- *Pathologische Befunde:* Bei Persistieren von Neugeborenenreflexen über den normalen Zeitraum hinaus oder bei fehlender Reflexauslösbarkeit weiterführende Untersuchungen (z. B. EEG) erforderlich.

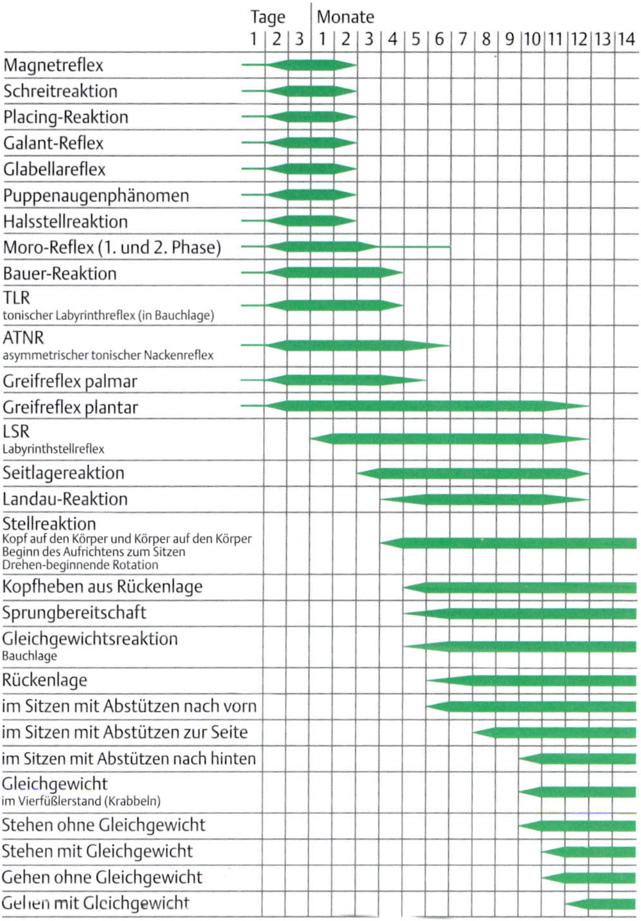

Diese Tabelle ist eine nichtstandardisierte Übersicht

Abb. 264 Altersentsprechendes Auftreten und Verschwinden von Neugeborenenreflexen

17.5 Besonderheiten beim Säugling

Grundlagen

- Während des ersten Lebensjahres macht der Säugling eine rasche psychomotorische und geistige Entwicklung durch, eine Trennung von geistiger und motorischer Entwicklung ist im Säuglingsalter nicht möglich.
- Die Kenntnis über die verschiedenen Entwicklungsphasen des Säuglings ist Voraussetzung dafür, klinisch signifikante Entwicklungsverzögerungen feststellen zu können. Die entsprechenden Ursachen müssen erkannt und Frühfördrungsmaßnahmen eingeleitet werden. In diesem Zusammenhang berücksichtigen, dass das Entwicklungstempo der Kinder individuell sehr verschieden ist und Entwicklungsverzögerungen zurückhaltend beurteilt werden müssen.
- Bei der Beurteilung der seelisch-geistigen und motorischen Entwicklung spielen die Beobachtung des Kindes (Spielverhalten, Interaktionen zwischen Mutter und Kind) und der Gesamteindruck eine weitaus wichtigere Rolle als die Beurteilung einzelner Säuglingsreflexe.
- Zur Überprüfung der einzelnen kindlichen Entwicklungsstadien eignen sich die Denver-Entwicklungsskalen (s. weiterführende Literatur), die in die vier Hauptabschnitte Grobmotorik, Feinmotorik, Sprache und Sozialverhalten untergliedert sind, besonders gut.

Wesentliche Phasen (orientierende Meilensteine) der seelisch-geistigen und motorischen Entwicklung des Säuglings

- **Grobmotorik:** Entwicklungsphasen s. Tab. 161.

Tabelle 161 · **Entwicklungsphasen in der Grobmotorik des Säuglings**

Alter	Bewegung
1. Monat	– Drehen des Kopfes
2. Monat	– Kopf kann in Bauchlage gehoben werden
3. Monat	– Kopf wird frei gehalten, Körper kann zur Seite gedreht werden
6. Monat	– Umdrehen (vom Bauch auf den Rücken sowie vom Rücken auf den Bauch) ist möglich, Sitzen mit Unterstützung
9. Monat	– freies Sitzen, Hochziehen zum Sitzen und zum Stehen, Krabbeln
12. Monat	– freies Stehen, Laufen mit Hilfe

- **Feinmotorik:** Entwicklungsphasen s. Tab. 162.

Tabelle 162 · Entwicklungsphasen in der Feinmotorik des Säuglings

Alter	Bewegung
1. Monat	– Fixieren von Gegenständen (kurzfristig) – Verfolgen einer Lichtquelle mit den Augen
2. Monat	– Fixieren bewegter Gegenstände – Verfolgen einer Lichtquelle mit den Augen über die Mittellinie hinweg
3. Monat	– Erkennen häufig gesehener Gegenstände – Verfolgen eines Gegenstandes mit den Augen um mehr als 180° – unkoordiniertes Geifen nach Spielzeug
6. Monat	– gezieltes Greifen nach Spielzeug – Spielzeug wechselt von der einen Hand in die andere und wird zum Mund geführt
9. Monat	– Pinzettengriff – zwei Klötzchen werden aneinander geschlagen – Gegenstände werden absichtlich losgelassen
12. Monat	– Gegenstände können geworfen werden – Gegenstände können aus einem Behälter geholt werden

► **Sprache:** Entwicklungsphasen s. Tab. 163.

Tabelle 163 · Entwicklungsphasen in der Sprache des Säuglings

Alter	Bewegung
1. Monat	– Reaktion auf Geräusche – unwillkürliche Kehlkopflaute können gebildet werden
2. Monat	– gezieltes Bilden einzelner Laute (z. B.: a, o)
3. Monat	– Lächeln bei Ansprache – spontanes Quietschen – differenziertes Schreien – Stimmmodulation – Kopfdrehung zu einem Geräusch
6. Monat	– Bildung rhythmischer Silbenketten (z. B. dadada) – Allein-vor-sich-hin-Erzählen – Sprachlaute werden imitiert – ungezieltes Sprechen von „Mama/Papa“
9. Monat	– Doppelsilben werden gezielt gesprochen – selbst gesprochene oder gehörte Laute werden zunehmend imitiert – Phase des „Viel-Erzählens“
12. Monat	– die Stimme wird moduliert – „Mama/Papa“ werden gezielt gesprochen – Reaktion auf den eigenen Namen

► **Sozialverhalten:** Entwicklungsstufen s. Tab. 164.

Tabelle 164 · Entwicklungsphasen im Sozialverhalten des Säuglings

Alter	Verhalten
1. Monat	– Beruhigung durch Aufnehmen, Streicheln, Ansprechen mit vertrauter Stimme und Stillen möglich
2. Monat	– Lächeln wird erwidert – Kontakt mit der Umgebung
3. Monat	– spontanes Lächeln – deutlicher Blickkontakt
6. Monat	– vertraute und unbekannte Personen werden unterschieden – „Verstecken“ wird gespielt – selbstständiges Suchen von Kontakt, Freude über Zuwendung – Kekse können allein gegessen werden
9. Monat	– Scheu gegenüber Fremden („Fremdeln“) – Verstehen einfacher Fragen (z. B. „Wo ist die Mama?“) – Eingriffe in die Wünsche des Kindes werden mit Schreien beantwortet – Zurückwinken
12. Monat	– Tadel und Lob werden verstanden – eigene Wünsche und/oder Unbehagen werden geäußert – Kontakt kann verweigert werden – Gefühle werden gezeigt

Physiologische Säuglingsreflexe

- **Definition:** Unter den sog. physiologischen Säuglingsreflexen versteht man die Reaktionen, die im ersten Lebensjahr eines Kindes erst nach Ende des ersten Lebensmonats auftreten und Teil der normalen Entwicklung sind.
- **Reflexe:**
  - *Traktionsversuch zur Überprüfung des Kopfhebens aus Rückenlage:*
    - Praktisches Vorgehen: Der Kopf des Säuglings befindet sich in Mittelstellung. Das Kind langsam an den Händen (Daumen der untersuchenden Person liegt in der Handinnenfläche des Kindes und wird von der kindlichen Hand umschlossen) von der Unterlage nach vorne ziehen, bis ein Winkel von etwa 45° erreicht ist.
    - Normalbefund: Je nach Alter des Kindes werden verschiedene Phasen differenziert. Bis zum Ende der 6. Lebenswoche kaum Kopfkontrolle nachweisbar, bis zum Ende des 3. Monats wird der Kopf des Säuglings aktiv in der Verlängerung der Wirbelsäule gehalten (Extremitäten sind in Beugehaltung), vom 4. bis 6. Monat wird der Kopf nach vorne gebeugt gehalten (Kinn befindet sich auf der Brust, Extremitäten sind gebeugt), ab dem 7. Monat befinden sich die Arme in Beuge- und die Beine in Streckhaltung.
  - *Landau-Reflex* (s. Abb. 265):
    - Praktisches Vorgehen: Den auf dem Bauch liegenden Säugling am Rumpf festhalten und horizontal in eine Schwebelage bringen.
    - Normalbefund: Durch die Bewegung werden automatisch eine Streckung der Beine und das Anheben des Kopfes ausgelöst; tritt im 4./5. Monat auf und besteht im Allgemeinen bis zum 3. Lebensjahr.
  - *Stellreflex:* Wird der Kopf des Kindes in der Schwebelage (s. Landau-Reflex) gebeugt, erfolgt eine Beugung des gesamten Körpers. Bei diesem Stellreflex

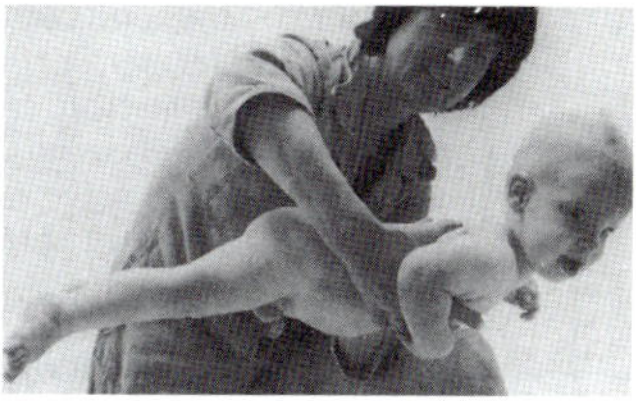

Abb. 265 Landau-Reflex

vom Kopf auf den Rumpf (Rotation) erfährt der Säugling seine Stellung im Raum (Körperschema).

- *Sprungbereitschaft* (s. Abb. 266):
  - Praktisches Vorgehen: Den Säugling mit beiden Händen am Rumpf umfassen und frei in der Luft halten. Kopf und Oberkörper des Kindes relativ rasch auf eine Unterlage zubewegen.

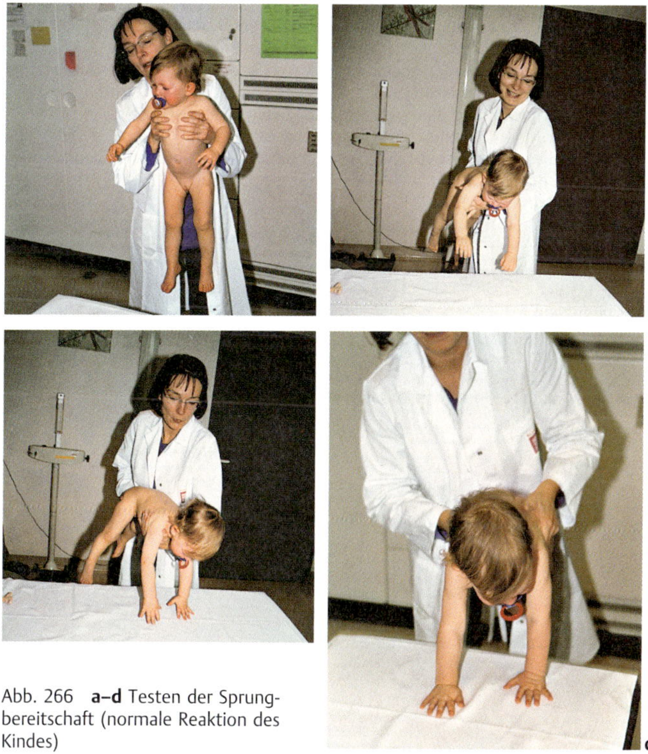

a b c d

Abb. 266 **a–d** Testen der Sprungbereitschaft (normale Reaktion des Kindes)

   - Normalbefund: Streckung der Arme und Handöffnung (optische Sprungbereitschaft), im weiteren Entwicklungsverlauf kommt es bei der Überprüfung der Sprungbereitschaft dann noch zur Gewichtsübernahme auf die Arme; ab dem 5./6. Lebensmonat vorhanden.
 - *Abstützreaktion der Arme:*
   - Praktisches Vorgehen: Den Säugling auf die Unterlage setzen und leicht auf eine Seite kippen.
   - Normalbefund: Das Kind reagiert auf der Seite des Kippens mit einer Armstreckung und einem Abstützen der geöffneten Hand; ab den 7. Lebensmonat nachweisbar.

Hinweise:
- Sowohl Sprungbereitschaft als auch Abstützreaktion gehören zu den Gleichgewichtsreaktionen und bleiben während des ganzen Lebens bestehen.
- Die „typischen Radiusfrakturen" durch das Abstützen nach Stürzen sind als Folge dieser Reaktionen anzusehen.

Zahnentwicklung

- Im zweiten Lebenshalbjahr kommt es zum ersten Durchbruch der Milchzähne.
- Die Durchbruchszeiten folgen im Allgemeinen einem festen Schema (s. Abb. 267):
  - Bei Säuglingen werden zuerst die mittleren Schneidezähne (6.–8. Monat) und anschließend die seitlichen Schneidezähne (8.–12. Monat) sichtbar.
  - Die übrigen Milchzähne treten erst im zweiten Lebensjahr auf.
- Kurz vor dem Zahndurchbruch ist das Zahnfleisch deutlich gerötet und geschwollen. Die meisten Kinder sind in dieser Phase unruhig, haben Schmerzen, und manchmal tritt auch erhöhte Temperatur auf.

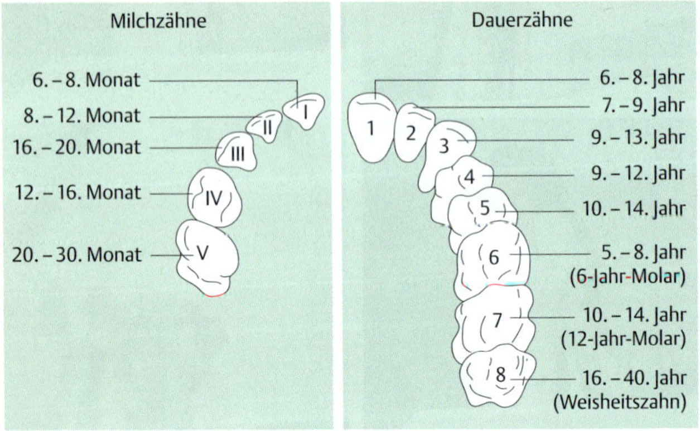

Abb. 267 Durchbruchzeiten der Zähne

17.6 Besonderheiten beim Klein- und Vorschulkind

Grundlagen

- Die klinischen Untersuchungstechniken bei Klein- und Vorschulkindern werden denen der Erwachsenen immer ähnlicher.
- Unterschiedlich ist jedoch weiterhin die ausgeprägte Dynamik der kindlichen Weiterentwicklung. Dies beinhaltet eine ständige Erweiterung der motorischen Fähigkeiten, die Entwicklung von zunehmender Unabhängigkeit und die Fähigkeit der Anpassung an soziale Gegebenheiten. Die psychischen Abläufe stehen dabei in enger Wechselwirkung zu den motorischen Fähigkeiten.
- Die aktuelle kindliche Entwicklung ist somit an der motorischen, mentalen, sprachlichen, emotionalen und sozialen Leistungsfähigkeit zu erkennen. Die genauen Kenntnisse über die wichtigsten Daten und den normalen Ablauf der Entwicklung sind für den Untersucher unentbehrlich.

Wesentliche Phasen (orientierende Meilensteine) der seelisch-geistigen und motorischen Entwicklung des Klein- und Vorschulkindes

- **Grobmotorik:** Entwicklungsphasen s. Tab. 165.

Tabelle 165 · Entwicklungsphasen in der Grobmotorik des Kleinkindes

Alter	Bewegung
15 Monate	– freies Gehen – freies Bücken und Wiederhochkommen – Rückwärtsgang
18 Monate	– Treppensteigen mit Festhalten – Gegenstände können beim Gehen getragen werden
2 Jahre	– rennen – Ballwerfen, Fußballspielen – Einbeinstand ca.1 Sek. möglich
3 Jahre	– Dreiradfahren – Hüpfen auf der Stelle – Schlusssprung (Sprung mit geschlossenen Beinen) – Ballfangen
4 Jahre	– freihändiges Treppauf- und -abgehen – Hüpfen auf einem Bein – Zehen- und Hackengang vorwärts
5 Jahre	– Einbeinstand ca. 10 Sek. möglich – Zehen- und Hackengang rückwärts – Ferse-zu-Zehen-Gang auf einer 2 m langen Linie
6 Jahre	– Hüpfen im Wechselschritt

- **Feinmotorik:** Entwicklungsphasen s. Tab. 166.

Tabelle 166 · **Enwicklungsphasen in der Feinmotorik des Kleinkindes**

Alter	Bewegung
15 Monate	– Spielzeug wird hinterhergezogen – Gegenstände werden aufeinander gestellt
18 Monate	– spontanes Kritzeln – Ein- und Ausräumen von Gegenständen – Turm kann gebaut werden (4 Klötzchen)
2 Jahre	– hoher Turm wird gebaut (8 Klötzchen) – vertikale Linie kann nachgezeichnet werden
3 Jahre	– Deckel wird zugeschraubt – Auffädeln von Perlen – Nachbauen einer Brücke
4 Jahre	– Schneiden mit Kinderschere – Kreis wird nachgemalt – Menschen werden gezeichnet (3 Teile)
5 Jahre	– Kreuz und Quadrat werden nachgemalt – Menschen werden gezeichnet (6 Teile) – Schnallen können geschlossen werden
6 Jahre	– eigener Name kann geschrieben werden

- **Sprache:** Entwicklungsphasen s. Tab. 167.

Tabelle 167 · **Entwicklungsphasen in der Sprache des Kleinkindes**

Alter	Sprache
15 Monate	– abgesehen von „Papa" und „Mama" können 2–4 sinnbezogene Worte gesprochen werden
18 Monate	– einfache Aufforderungen werden befolgt – Zweiwortsätze, Wortschatz 15–50 Wörter
2 Jahre	– Dreiwortsätze – Sprechen in der 3. Person – Körperteile werden benannt – Aufforderungen werden befolgt – Wortschatz ca. 300 Wörter
3 Jahre	– Verwendung des Plurals – Vor- und Nachnamen können gesagt werden – Sprechen von Sechswortsätzen – Bilder werden benannt – Fragen nach dem Wo und Wann werden gestellt – Wortschatz ca. 1000 Wörter

Fortsetzung →

Tabelle 167 · Fortsetzung von Seite 426

Alter	Sprache
4 Jahre	– Erlebnisse werden erzählt – Sätze in „Ich-Form" – Präpositionen werden verstanden – Gegensätze können angegeben werden – Warum-Fragen werden gestellt – Wortschatz ca. 2000 Wörter
5 Jahre	– Benutzung beschreibender Worte – nahezu fehlerfreies Sprechen – Unterscheidung von Materialien – Argumente können verstanden werden – Ereignisse aus der Vergangenheit können in richtiger Reihenfolge geschildert werden
6 Jahre	– fehlerfreies Sprechen – Grammatik wird richtig gebraucht

► **Sozialverhalten:** Entwicklungsphasen s. Tab. 168.

Tabelle 168 · Entwicklungsphasen im Sozialverhalten des Kleinkindes

Alter	Verhalten
15 Monate	– Hausarbeit wird nachgemacht – ungeschicktes Benutzen eines Löffels – Aufmerksamkeit von Erwachsenen wird gefordert
18 Monate	– selbstständiges Trinken aus einer Tasse möglich – Löffel wird geschickt benutzt – Ausziehen von Kleidungsstücken – Hilfe bei der Hausarbeit – selbstständiges Spielen (alleine)
2 Jahre	– Spielen mit anderen Kindern – selbstständiges Händewaschen – Kleidungsstücke werden angezogen
3 Jahre	– „Trotzphase" – selbstständiges Essen mit Löffel und Gabel – Knöpfe können durch das Knopfloch gezogen werden – aktive Trennung von der Mutter ist möglich
4 Jahre	– komplettes Anziehen unter Anleitung – Spielzeug kann abgegeben werden (teilen) – erste Freundschaften
5 Jahre	– Anziehen ohne Anleitung ist möglich – selbstständiges Waschen – Messer kann benutzt werden – Spielregeln werden beachtet
6 Jahre	– Aufträge in der Nachbarschaft können durchgeführt werden – Bildung von ersten engen Freundschaften

Störungen der Sinnesorgane

- **Häufigkeit:** Etwa 6% aller Schulkinder haben eine deutliche Beeinträchtigung des Erkennens akustischer Signale und etwa 12% eine schwere behandlungsbedürftige Verminderung der visuellen Entwicklung und Differenzierung.
- **Prüfung des Hörvermögens:**
  - *Neugeborene:* Zunehmend wird in der letzten Zeit ein Hörscreening beim Neugeborenen (OAEs = otoakustisch evozierte Potenziale) durchgeführt.
  - *U7 (20.–24. Lebensmonat):* Überprüfung der Hinwendung des Kopfes zu einer Geräuschquelle seitlich hinter dem Kopf des Kindes.
  - *U8 und U9 (43.–48. bzw. 60.–64. Lebensmonat):* Hörtest.
  - *Ab ca. 2½ Jahre:* Spielaudiometrie (Kopfhörer werden ab diesem Alter toleriert).
  - *Ab ca. 5 Jahre:* Screening-Audiometrie.
  - ***Hinweis:*** Bei einem pathologischen Hörtest muss stets eine Überweisung zum HNO-Arzt mit pädaudiologischer Erfahrung erfolgen.
- **Prüfung des Sehvermögens:** U8 und U9 sind jeweils durch eine monokulare Sehprüfung mit Bildtafeln (s. S. 116) oder einem anderen Sehtest ergänzt. Bei auffälligen Befunden ophthalmologische Abklärung.

Sprach- und Sprechstörungen

- **Man unterscheidet:**
  - Sprachentwicklungsverzögerungen (Dysgrammatismus).
  - Artikulationsstörungen (Stammeln, Dyslalie).
  - Rhinophonie (Näseln).
  - Redeflussstörungen (Stottern, Poltern).

Beachte: Bis zur Einschulung sollte die Sprache des Kindes altersgemäß entwickelt sein. Die sprachsensible Entwicklungsphase wird verpasst, wenn die Behandlung erst später beginnt.

Sauberkeitsentwicklung

- **Normale Entwicklung:**
  - **Beachte:** Bei der Sauberkeitserziehung niemals Zwang ausüben!
  - *Etwa ab dem 18. Lebensmonat:* Das Kind lässt sich auf einen Topf setzen. Es beginnt zu verstehen, dass es seine Bedürfnisse anzeigen und kontrollieren soll. Dieser Lernvorgang ist eng an psychische Komponenten gekoppelt und deshalb sehr individuell zu beurteilen.
  - *Etwa ab dem 30. Lebensmonat:* 50% der Kinder sind tagsüber trocken und mit 3–4 Jahren auch nachts trocken.
  - *Etwa ab dem 36. Lebensmonat:* 50% der Kinder sind vom Stuhl sauber.
  - ***Hinweis:*** Mädchen sind in der Regel eher sauber als Jungen.
- **Pathologische Entwicklung:**
  - *Enuresis:* Regelmäßiges Einnässen nach Vollendung des 4. Lebensjahres.
  - *Enkopresis:* Regelmäßes Einkoten – bei sonst völlig altersgemäßer Entwicklung – nach Vollendung des 4. Lebensjahres.

Kindliche Fußfehlstellungen

- **Häufigste Fußfehlhaltung und ihre Entstehung:**
  - Die häufigsten Fußfehlhaltungen im Kleinkind- und Vorschulalter sind Knick-Senk-Füße s. Abb. 260.
  - Sie entstehen durch eine vermehrte Valgusstellung der Ferse (Knickfuß) und eine Abflachung des Fußgewölbes (Senkfuß).
- **Pathologischer Befund:** Bei allen Kindern zwischen dem 2. und 5. Lebensjahr besteht eine physiologische X-Bein-Stellung, die den normalen Fersen-Valgus-Winkel deutlich verstärkt. Von einem pathologischen Befund spricht man, wenn bei Kindern zwischen dem 2. und 5. Lebensjahr der Fersen-Valgus-Winkel mehr als 20° beträgt.

17.7 Besonderheiten beim Kind und Jugendlichen

Grundlagen

- Die klinische Untersuchung des Schulkindes und Jugendlichen entspricht technisch der des Erwachsenen.
- Sie erfordert allerdings deutlich mehr Einfühlungsvermögen und Erklärungsbedarf.

Pubertätsentwicklung

- **Beginn:** Die hormonelle Umstellung beginnt etwa mit 8 Jahren und folgt sowohl bei Mädchen als auch bei Jungen einer festen zeitlichen Reihenfolge.
- **Dauer:** 4–5 Jahre.
- **Beurteilung der Pubertätsstadien:** Beurteilung der körperlichen Merkmale Brustentwicklung (Thelarche), Hoden- und Penisgröße, Ausprägung der Schambehaarung (Pubarche), Eintritt der Menarche und des Stimmbruchs. *Hinweis:* Parallel zur körperlichen Entwicklung kommt es zum Pubertätswachstumsschub.
- **Stadien der normalen Pubertätsentwicklung nach Tanner:** s. Abb. 268.
- **Pathologische Befunde:**
  - *Pubertas praecox:* Auftreten der sekundären Geschlechtsmerkmale (Brüste, weiblicher Behaarungstyp, charakteristische Fettverteilung bzw. Bartwuchs, Körperbehaarung, tiefe Stimme) vor dem 8. (Mädchen) bzw. 9. Lebensjahr (Knaben).
  - *Pubertas tarda:* Auftreten der sekundären Geschlechtsmerkmale (s. o.) nach dem 16. Lebensjahr (bzw. primäre Amenorrhö).

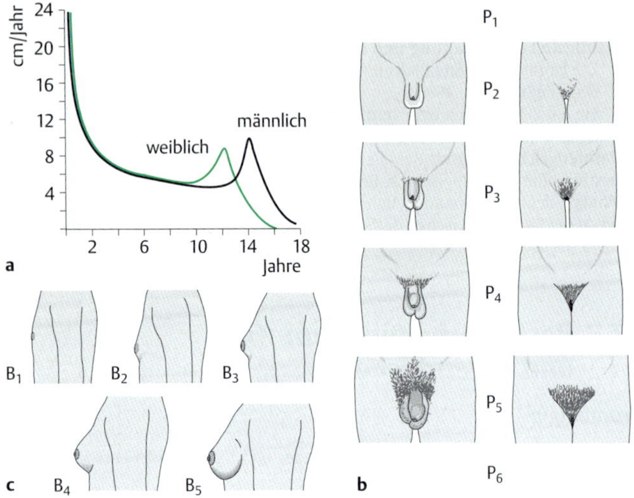

Abb. 268 Pubertätsentwicklungsstadien nach Tanner; **a** Wachtumsgeschwindigkeit nach J.M. Tanner; **b** Entwicklung der Pubesbehaarung; **c** Entwicklung der Brust

17.8 Beispiele klinisch wichtiger Erkrankungen

Übersicht der häufigsten Infektionskrankheiten im Kindesalter (s. Tab. 169)

Tabelle 169 **· Auswahl der häufigsten Infektionskrankheiten im Kindesalter**

Krankheit	Erreger	Inkubationszeit	Infektiosität	Isolation
Scharlach (s. Abb. 269)	β-hämolysierende Streptokokken der Gruppe A	2–7 d	– ohne Therapie mehrere Wochen – mit Therapie 24 Std.	– ohne Therapie bis zum negativen Erregernachweis – mit Therapie bis 24 Std. nach Therapiebeginn
Masern (s. Abb. 270)	Masern-Paramyxovirus	8–13 d	3 d vor bis 3 d nach Exanthemausbruch	bis zum Abklingen der Symptome
Mumps	Mumps-Paramyxovirus	8–21 d	6 d vor bis ca. 9 d nach den ersten Symptomen	bis zum Abklingen der Symptome

Fortsetzung →

Tabelle 169 · Fortsetzung von Seite 430

Krankheit	Erreger	Inkubationszeit	Infektiosität	Isolation
Röteln (s. Abb. 271)	Rötelvirus	14– 23 d	1 Woche vor bis ca. 7 d nach Exanthemausbruch	bis zum Abklingen des Exanthems
Varizellen (s. Abb. 272)	Varicella-Zoster-Virus (humanes Herpesvirus 3)	10– 21d	2 d vor Ausbruch des Exanthems und solange sich Blasen bilden	bis zur Austrocknung der letzten Borke
Exanthema subitum = Dreitagefieber (s. Abb. 273)	humanes Herpesvirus Typ 6	5–10 d	sehr gering	bis zum Abklingen des Exanthems
Ringelröteln (Erythema infectiosum) (s. Abb. 274)	humanes Parvovirus B19	6–17 d	1 Woche nach der Infektion bis zum Ausbruch des Exanthems	bis zum Abklingen des Exanthems
infektiöse Mononukleose	Epstein-Barr-Virus	10– 20 (60) d	gering	keine strenge Isolation nötig

Hinweis: Zu Symptomen, Komplikationen und Prognose der Infektionskrankheiten s. u.

Scharlach

► **Symptome:** Abrupter Beginn mit Fieber, Hals-, Kopfschmerzen und Erbrechen, dunkelrote Pharyngitis, Enanthem, Tonsillitis, weißlich-dick belegte Zunge, die am 3. Tag in eine Erdbeerzunge (samtartige Rötung mit verdickten Papillen) übergeht, Schwellung der zervikalen Lymphknoten, periorale Blässe. Nach Abblassen des Exanthems großflächige Hautschuppung an Handflächen und Fußsohlen.

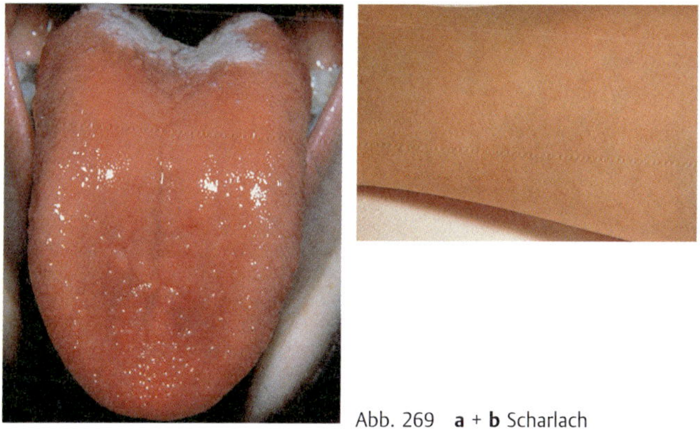

Abb. 269 **a** + **b** Scharlach

- **Exanthem:** Zentraler Beginn in den Leistenbeugen, am Stamm, am Unterbauch und von dort auf die Flanken, Achselbeugen und die Beugeseiten der Extremitäten übergreifend. Das Exanthem ist kleinfleckig, teilweise konfluierend und rau- bis samtartig.
- **Komplikationen:** Toxischer Scharlach (Delirium, Krampfanfälle, Schock, Hautblutungen), septische Komplikationen (Otitis media, Mastoiditis, Pneumonie, Retropharyngealabszess, Phlegmone, Perikarditis, Pleuritis), toxische Komplikationen (Myokarditis; nach ca. 2–6 Wochen Glomerulonephritis, rheumatisches Fieber und Erythema nodosum).

Masern

- **Symptome:** Allgemeines Krankheitsgefühl, Rhinitis, Konjunktivitis, Fieber, regionale Lymphknotenschwellung, Tracheobronchitis, Koplik-Flecken (stecknadelkopfgroße „Kalkspritzer“ auf den Wangenschleimhäuten) und Enanthem am weichen Gaumen.
- **Exanthem:** Beginn etwa am 14. Inkubationstag (meist erneuter Fieberschub) hinter den Ohren und im Gesicht; Ausbreitung vom Stamm auf die Extremitäten, hellrote im Verlauf bräunlich abblassende makulopapulöse und konfluierende Effloreszenzen.
- **Komplikationen:** Masernkrupp, Pneumonie, Otitis, hämorrhagische Masern, Meningoenzephalitis (ca. 0,05–0,1 % der Erkrankten) und sehr selten als Spätkomplikation die SSPE (*s*ubakut *s*klerosierende *P*an*e*nzephalitis).

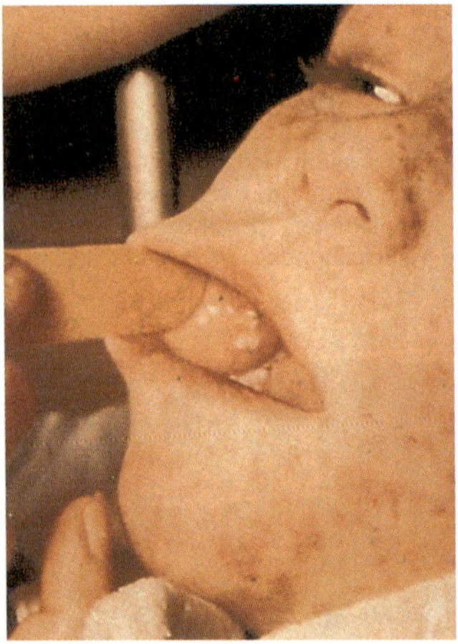
a

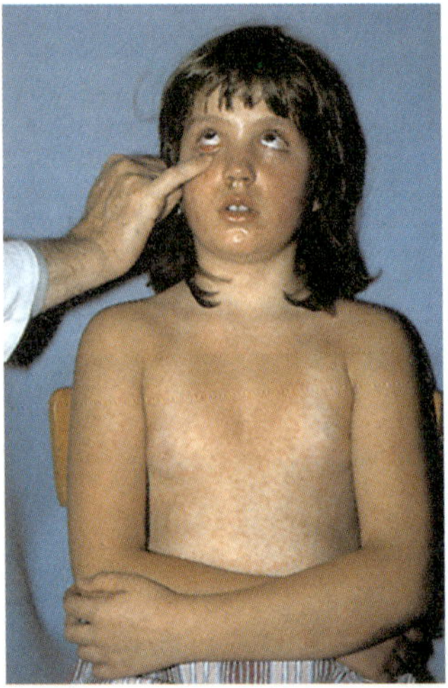
b

Abb. 270 **a** + **b** Masern

Mumps (Parotitis epidemica)

- **Symptome:** Uncharakteristische Hals- und Kopfschmerzen, einseitige schmerzhafte Parotisschwellung, die 2. Seite folgt der 1. meist nach einigen Tagen nach. Fieber, Schmerzen beim Kauen, in der Mundhöhle Rötung des Ductus parotideus, in etwa einem Viertel der Fälle Befall der Glandulae submandibulares und/oder sublinguales.

- **Komplikationen:** Meningitis/Enzephalitis (eine meningeale Reizung ist bei Mumps relativ häufig, bis ca. 50%), Orchitis (während oder nach der Pubertät in ca. 10–30% der Fälle), Pankreatitis (ca. 10% der Fälle), Ovariitis und Myokarditis sind selten.

Röteln

- **Symptome:** Diskrete Prodromi (Schnupfen, Konjunktivitis), kleinfleckiges Enanthem am weichen Gaumen, Schwellung der nuchalen, okzipitalen und zervikalen Lymphknoten, Splenomegalie, leicht erhöhte Temperaturen.
- **Exanthem:** Generalisiertes Exanthem, das sich vom Gesicht über den Stamm und die Extremitäten ausbreitet. Es handelt sich um ein zartes, leicht gerötetes, kleinfleckiges, nicht konfluierendes Exanthem.
- **Komplikationen:** In Einzelfällen Meningoenzephalitis, Arthritis und thrombozytopenische Purpura, Rötelnembryopathie.

a

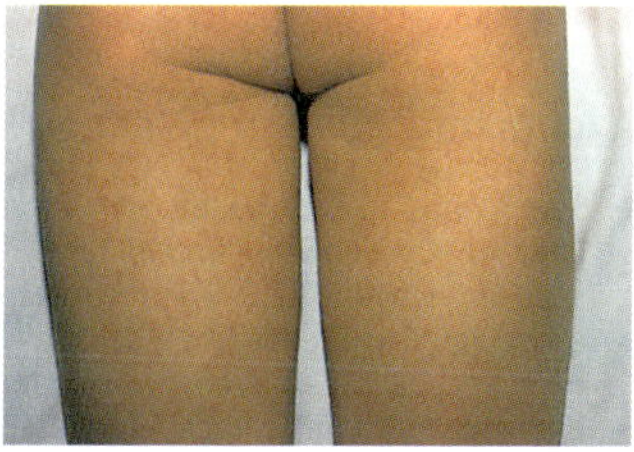

b

Abb. 271 **a** + **b** Röteln

Varizellen

- **Symptome:** Leichte Kopfschmerzen, Mattigkeit, leichtes Fieber, manchmal flüchtiger skarlatiniformer Hautausschlag („Varizellenrush"), Aphthen und starker Juckreiz.
- **Exanthem:** Charakteristische Windpockeneffloreszenzen, die in verschiedenen Entwicklungsstadien (Stadienablauf: rötliche Papel, Bläschen mit hellem, dann mit trübem Inhalt, Eintrocknung und Kruste) auf der gesamten Haut, dem behaarten Kopf und den Schleimhäuten sichtbar sind, sog. „Sternenhimmelphänomen".

- **Komplikationen:** Bakterielle Superinfektion (Narbenbildung), Thrombozytopenie, Zerebellitis (Tremor, Ataxie, Gleichgewichtsstörungen; 2. Woche), Enzephalomyelitis, Polyneuritis, Nephritis, Myokarditis und lebensbedrohliche Verläufe bei immunsupprimierten Patienten sowie Reye-Syndrom unter Salizylattherapie.

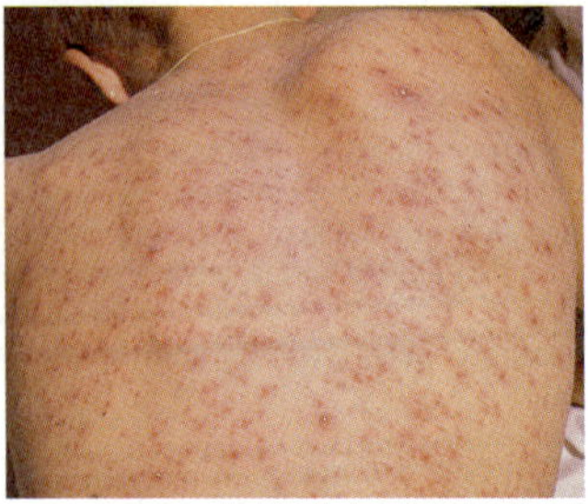

Abb. 272 Varizellen

Exanthema subitum (Dreitagefieber)

- **Symptome:** Keine spezifischen Prodromi. Akuter hoher Fieberanstieg (meist über 40 °C), Fieber bleibt 3–4 Tagen kontinuierlich bzw. intermittierend in diesem Bereich und fällt dann kritisch ab. Vergrößerte zervikale Lymphknoten, meist keine weiteren Krankheitszeichen. Mit dem Fieberabfall dann typischer Hautausschlag. Kleinkinder der ersten 3 Lebensjahre sind betroffen.
- **Exanthem:** Kleinfleckiges, blassrotes, makulopapulöses, am Stamm beginnendes und auf die Extremitäten übergreifendes Exanthem. Der Ausschlag ist meist nur ein paar Stunden sichtbar.
- **Komplikationen:** Häufig Fieberkrämpfe.

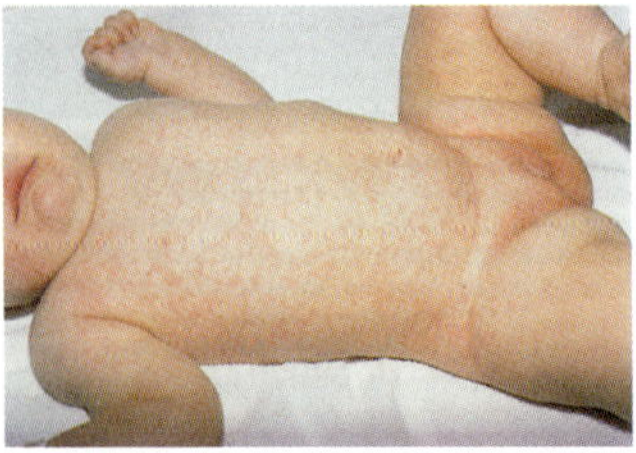

Abb. 273 Exanthema subitum

Erythema infectiosum (Ringelröteln)

- **Symptome:** Meist keine Prodromi wie Fieber, Kopfschmerzen und Mattigkeit.
- **Exanthem:** Beginn des Exanthems im Gesicht (Phase I: erysipelartige Rötung im Bereich der Wangen, schmetterlingsartige Ausbreitung, Nasen- und Kinnregion werden ausgespart). Nach ca. 2 Tagen girlandenförmiges, makulopapulöses Exanthem am Stamm, Gesäß und an den Streckseiten der Extremitäten (Phase II). Nach einigen Tagen livide Verfärbung in den zentralen Partien des Exanthems (Phase III).

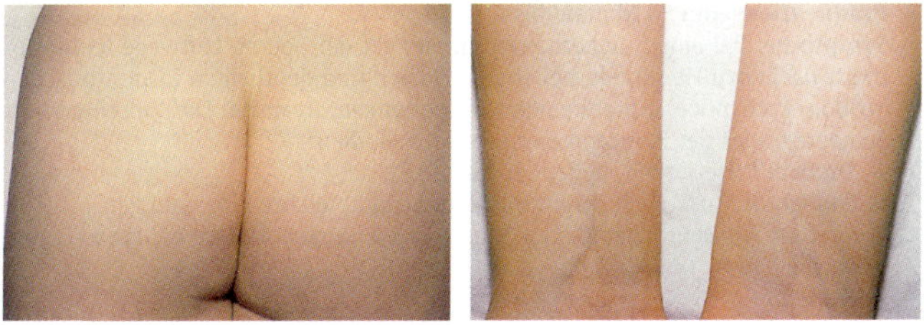

Abb. 274 **a** + **b** Erythema infectiosum

- **Komplikationen:** Begleitarthritiden, aplastische Krisen bei Patienten mit hämolytischer Anämie, selten Enzephalitis. Bei Infektion in der Schwangerschaft fetale Anämie, die zum Abort führen kann.

Infektiöse Monunukleose (Pfeiffer-Drüsenfieber)

- **Symptome:** Fieber (meist intermittierend über mehrere Wochen), Abgeschlagenheit, Halsschmerzen, generalisierte Lymphknotenschwellung, Splenomegalie, ausgeprägte Angina mit pseudomembranösen Belägen, leichte Hepatitis mit oder ohne Ikterus.
- **Exanthem:** Bei ca. 5 % der Patienten flüchtige, rubeoliforme, kleinfleckige Exantheme.
- **Komplikationen:** Intensives generalisiertes, morbilliformes Exanthem mit zentral livide verfärbten Effloreszenzen nach versehentlicher Therapie mit Ampicillin/Amoxicillin, Milzruptur (selten; 2. Woche der Erkrankung), thrombozytopenische Purpura, superinfizierte Tonsillitis; stenosierende Behinderung der Atemwege, Pneumonie, Myokarditis, Meningoenzephalitis und Myelitis.

Bronchiolitis

- **Definition:** Entzündlicher Prozess im unteren Respirationstrakt (Bronchiolen) mit exspiratorischer Obstruktion und Lungenüberblähung, der durch Virusinfektionen, meist Respiratory-Syncytial-(RS-)Virus-Infektionen ausgelöst wird.
- **Prädilektionsalter:** 1. Lebensjahr.
- **Symptome:** Zu Beginn leichter Infekt der oberen Luftwege, der sich auf die tieferen Luftwege ausbreitet, Fieber, Reizhusten, schwere Tachypnoe, Tachykardie, interkostale Einziehungen, exspiratorisches Giemen, Atemnot, scheinbare Hepatomegalie durch Überblähung, bei der Auskultation abgeschwächtes Atemgeräusch, fein- und mittelblasige RGs, Zyanose.
- **Komplikationen:** Häufig begleitende Pneumonie, respiratorische Dekompensation, Apnoe.

Krupp-Syndrom, akute obstruktive Laryngotracheobronchitis (Pseudokrupp)

- **Definition:** Die akute obstruktive Laryngotracheobronchitis wird durch virale, meist Parainfluenza-, Adeno-, RS-Viren-Infektionen (Infektkrupp) oder unspezifische, allergisch-infektiöse Faktoren (spastischer Krupp) hervorgerufen. Durch die entzündliche Schwellung der Schleimhaut des infraglottischen und laryngealen Bereichs kommt es zur Verengung des Atemwegs und damit zu einer deutlichen Beeinträchtigung des Atemgasstromes.

- **Prädilektionsalter:** 6 Monate bis 4 Jahre.
- **Symptome:** Bei einem fieberhaften Virusinfekt der oberen Luftwege kommt es meist nachts zu Heiserkeit, bellendem Husten und deutlichem inspiratorischen Stridor, Tachypnoe, zunehmenden Einziehungen, Zyanose. Die Einteilung des Schweregrades der Symptome erfolgt nach Stadien:
  - *Stadium I:* Heiserkeit, bellender Husten.
  - *Stadium II:* Zusätzlich inspiratorischer Stridor, leichte Einziehungen.
  - *Stadium III:* Deutlicher Stridor, starke Einziehungen, Dyspnoe, Blässe, Tachykardie.
  - *Stadium IV:*
    Zusätzlich Zyanose, respiratorische Dekompensation, Bewusstseinsstörung.
- **Komplikationen:** Hypoxie, Ersticken.

Epiglottitis

- **Definition:** Akute phlegmonöse und ödematöse Entzündung der Epiglottis, die durch Bakterien (meist Haemophilus influenzae Typ B) verursacht wird.
- **Prädilektionsalter:** 2–6 Jahre.
- **Symptome:** Progredienter Verlauf mit schnell einsetzender Symptomatik, hohes Fieber, Halsschmerzen, Schluckbeschwerden, Speichelfluss, kloßige Sprache, inspiratorischer Stridor, starke Atemnot, sitzende und nach vorne gebeugte Körperhaltung, Blässe, geschwollene Halslymphknoten, hochrote pilzförmige Schwellung der Epiglottis.
- **Komplikationen:** Hypoxie, Koma, Ersticken, Lungenöedem.

Fieberkrampf

- **Definition:** Fieberkrämpfe sind Krampfanfälle, die im Rahmen fieberhafter Infektionen auftreten. Infektionen des Zentralnervensystems (z. B. Meningitis) sind ausgeschlossen. Etwa 4–5 % aller Kleinkinder haben – meist im Fieberanstieg – einen Fieberkrampf.
- **Prädilektionsalter:** Zwischen 6 Monaten und 5 Jahren.
- **Symptome:** Fieberhafter Infekt, generalisierter tonisch-klonischer Krampfanfall (bei ca. 15 % fokale Symptome) von 10–20 Min. Dauer, Zyanose, Bewusstlosigkeit.
- **Komplikationen:** Verletzungen durch Stürze im Zusammenhang mit dem Anfall, Zungenbiss, etc.

Invagination

- **Definition:** Bei der Invagination handelt es sich um eine intestinale Obstruktion, die durch das Einstülpen eines proximalen Darmanteils in einen distalen Darmanteil entsteht. Die häufigste Form ist die ileokolische bzw. ileozökale Invagination.
- **Prädilektionsalter:** Zwischen 6 und 36 Monaten.
- **Symptome:** Aus völliger Gesundheit heraus schwerste krampfartige Bauchschmerzen, die anfallsweise auftreten, Schreien, Erbrechen, Blässe, Apathie, Schocksymptomatik, Palpation eines walzenförmigen Tumors im rechten Mittelbauch, Blut am Fingerling bei der rektalen Untersuchung.
- **Komplikationen:** Ileus, Perforation, Peritonitis.

18 Internistische Aufnahmeuntersuchung

18.1 Internistische Aufnahmeuntersuchung

Grundlagen/Voraussetzungen

- **Indikation zur internistischen Aufnahmeuntersuchung:**
  - Eine umfassende internistische Aufnahmeuntersuchung sollte bei jeder Erstvorstellung eines Patienten durchgeführt werden.
  - Sie muss auch bei jeder stationären Aufnahme in einer anderen Fachabteilung durchgeführt werden. Nur so kann z. B. eine Einschätzung des Risikos eines operativen Eingriffs getroffen werden.
  - Sie dient auch der Erkennung von Zusammenhängen zwischen Allgemeinerkrankungen und einer Manifestation in einem anderen Organsystem (zum Beispiel Arteriosklerose als Ursache einer Sehstörung, eines Schwindels oder eines Hautulkus).
- **Zeitaufwand:** Der Anfänger braucht für eine solche Untersuchung über eine halbe Stunde, mit zunehmender Übung lässt sich eine umfassende Untersuchung aller Organsysteme in weniger als 10 Min. sorgfältig durchführen.
- **Anwesende Personen:**
  - Vor Beginn der Untersuchung überlegen, ob eine 3. Person anwesend sein sollte, wenn ja, welche.
  - Insbesondere bei der Untersuchung andersgeschlechtlicher Patienten (vor allem Arzt–Patientin) ist es oft ratsam, eine Person des gleichen Geschlechts wie der/die Patient/in im Raum zu haben. Bei moslemischen Patientinnen sollte bei männlichen Ärzten immer eine weibliche Person mit im Raum sein.
  - Es empfiehlt sich die Anwesenheit einer neutralen Person (z. B. Krankenschwester), keines Angehörigen. So haben Patienten Gelegenheit, dem Arzt unangenehme Dinge zu sagen, die kein Angehöriger hören soll. Daher diesen Zeitpunkt nochmals zur gezielten Nachfrage zur Anamneseergänzung nutzen!
- **Struktur der eigentlichen Untersuchung:** Die Aufnahmeuntersuchung sollte alle Organsysteme erfassen. Zum Erlernen ist es sinnvoll, systematisch nach Organsystemen zu untersuchen (s. ab S. 49). Für den erfahrenen Untersucher ist es dann viel leichter, anatomisch vorzugehen und dabei gleichzeitig die wesentlichen Manifestationen von Störungen der unterschiedlichen Organsysteme zu erfassen.
- **Position und Bekleidung des Patienten:**
  - *Position:* Liegend auf einem Bett oder einer Untersuchungsliege mit verstellbarem Kopfteil.
  - *Bekleidung:* Oberbekleidung vollständig entfernen (lassen), Unterwäsche aber nur während der Untersuchung der jeweiligen Körperpartie.
- **Position des Untersuchers:** Die Untersuchung immer von der rechten Seite des Patienten vornehmen.
- **Reihenfolge des Untersuchungsganges:**
  - Hände, Radialispuls des rechten Armes.
  - Kopf und Hals.
  - Thorax.

- Abdomen.
- Untere Extremitäten.
- Der Rücken kann entweder zwischen Abdomen und unteren Extremitäten oder nach den unteren Extremitäten untersucht werden.
- Orientierende neurologische Untersuchung.
- Zum Abschluss rektale Untersuchung.

Anamnese

▸ ***Beachte:*** Eine systematische Anamnese ist der wichtigste Bestandteil der internistischen Aufnahmeuntersuchung.

- ▸ **Allgemeine Vorgehensweise bei der Anamneseerhebung:** s. S. 1.
- ▸ **Unabhängig vom eigenen Beschwerdebild des Patienten immer gezielt fragen nach:**
  - Luftnot.
  - Brustschmerzen, Angina.
  - Husten und Auswurf.
  - Appetit und Gewichtsveränderungen.
  - Übelkeit und Erbrechen.
  - Stuhlgang (Frequenz, Konsistenz, Beimengungen).
  - Urinausscheidung (Dysurie).
  - Fieber.
  - Hautveränderungen.
  - Gelenkschmerzen.
- ▸ Die systematische Anamnese muss immer auch die psychosoziale Situation kurz erfassen (Familie, Bezugspersonen, Beruf, Umfeld) und Alkohol- und Tabakkonsum (s. S. 10) einschätzen. Die Medikamentenanamnese (s. S. 10) muss besonders genau erfolgen und dokumentiert werden (evtl. Packungen zeigen lassen).
- ▸ **Fremdanamnese:** s. S. 2.

Orientierende Untersuchung im Notfall (s. S. 444)

Beobachtung des Patienten

- ▸ Die körperliche Untersuchung beginnt bei der ersten Kontaktaufnahme und beruht vornehmlich auf sorgfältiger Beobachtung. Der Patient ist während der Anamnese entspannter als bei der folgenden direkten Untersuchung, sodass die Beobachtung in dieser Phase von besonderer Bedeutung ist.
- ▸ **Achten auf:**
  - Wirkt der Patient krank? Wirkt er schwer krank?
  - Ist der Patient in Not? (Unruhe, Luftnot, Schwindel)? Wenn ja, evtl. Vorgehen wie bei Notfalluntersuchung (s. S. 444). *Hinweis:* Luftnot äußert sich am ehesten und zuverlässigsten durch Unterbrechung des Redeflusses im Satz, um zu atmen.
  - Ist der Patient ängstlich?
  - Scheint der Patient Schmerzen zu haben?
  - Ist die Körperhaltung auffällig? z. B. aufrechtes Sitzen zur Benutzung von Atemhilfsmuskulatur, flaches und ruhiges Liegen bei akutem Abdomen, gekrümmte Haltung bei viszeralem Abdominalschmerz (Kolik, Pankreatitis).

Beobachtung des Umfeldes

- **Hinweis:** Die Beobachtung des Umfeldes ist natürlich bei einem Hausbesuch besonders informativ, aber auch in fremder Umgebung, d. h. in der Praxis oder auf Station im Krankenhaus ergeben sich Informationen aus dem Umfeld. Auch und gerade im Laufe eines stationären Aufenthalts das Umfeld bei Visiten mit beobachten.
- **Achten auf:**
  - Kleidung des Patienten.
  - Mitgebrachte Gegenstände (z. B. auf oder in dem Nachttisch!) wie z. B. Zigaretten, Süßigkeiten (Diabetes?), Eigenmedikation, Sputumgefäß, Brechschale.
  - Finden sich im Zimmer Mitbringsel wie z. B. Blumen als Zeichen guter sozialer Kontakte, oder ist das Zimmer Ausdruck der inneren und äußeren Einsamkeit?
  - Gibt es Hinweise, dass der Patient die verordnete Therapie nicht einhält? Beispiele: Findet sich ein Salzgefäß, um das verordnete salzarme Essen bei Aszites nachzuwürzen? Nimmt der Patient eigene Medikamente, weil er sich unzureichend behandelt fühlt?

  Hinweis: Der Konsum von Pfefferminzbonbons ist besonders beliebt bei Patienten, die ihren Atem von Alkohol- oder Tabakgeruch befreien wollen.

Hände und Arme

Hinweise:
- Die Untersuchung an Händen und Armen zu beginnen, hat nicht nur untersuchungstechnische Gründe, sondern hilft auch dem Patienten, sich langsam an den direkten körperlichen Kontakt mit dem Untersucher zu gewöhnen, da Berührung der Hand die auch ansonsten sozial übliche körperliche Kontaktaufnahme darstellt.
- Bei angespannten Patienten die Untersuchung der Hand und des Radialispulses etwas in die Länge ziehen und durch aktive Gesprächsführung versuchen, den Patienten zu beruhigen. Es kann hierbei sinnvoll sein, ein ablenkendes Thema zu wählen (z. B. Nachfragen zum Lebenslauf des Patienten, zur Familie, zum letzten Urlaub).

- **Hand:** Bei der internistischen Untersuchung v. a. achten auf:
  - *Temperatur:*
    - Sehr warme Hand bei Fieber und bei CO_2-Retention (Vasodilatation).
    - Kalte Hände bei zentralisiertem Kreislauf (Hypovolämie), Vasokonstriktion (Raynaud-Syndrom, aber auch Fieberanstieg!), Perfusionsstörung (insbesondere Linksherzinsuffizienz).
  - *Feuchtigkeit:* Feuchte Hände insbesondere bei ängstlichen Patienten.
  - *Hautbeschaffenheit:* Anhalt für Hauterkrankung oder beruflich bedingte Hautbelastung?
  - *Trophische Störungen:* z. B. bei Sklerodermie.
  - *Palmarerythem* (s. Abb. 170 a, S. 231): Insbesondere bei Leberzirrhose, aber auch z. B. in der Schwangerschaft.
  - *Dupuytren-Kontraktur* (s. Abb. 170 c , S. 231): Insbesondere, aber nicht ausschließlich bei Alkoholkrankheit.
- **Fingernägel:** Von den Fingernägeln können zahlreiche Informationen abgelesen werden.
  - *Allgemeine Beurteilung der Nägel:* Sind die Nägel gepflegt? Sind die Nägel abgekaut?

- *Spezielle Nagelveränderungen:*
  - Nikotinspuren: An Nagel und Fingerspitzen hiernach gezielt suchen. Bei starken Rauchern, die erst seit kurzer Zeit nicht mehr rauchen, lassen sich der Zeitpunkt der Abstinenz und der vorherige Zigarettenkonsum am Nagel abschätzen (s. S. 141).
  - Uhrglasnägel (s. S. 140): Diesbezüglich gezielt nach frühen Zeichen suchen (s. Abb. 10 b). Die Ursachen von Uhrglasnägeln sind vielfältig (s. Tab. 41), ihre Pathogenese ist unklar. Die klinische Bedeutung ist v.a. dann groß, wenn Uhrglasnägel neu aufgetreten sind. In diesem Fall muss immer ein Bronchialkarzinom ausgeschlossen werden.
  - Leukonychie (= Weißnägel, d. h. Fehlen des weißlichen Halbmondes über dem Nagelfalz, da das ganze Nagelbett gleich hell ist). Auftreten insbesondere bei chronischen Lebererkrankungen, aber auch bei schweren Allgemeinerkrankungen.
  - Koilonychie (Löffelnägel): Zeichen eines Eisenmangels.
  - Tüpfelnägel: Punktförmige Einziehungen und weißliche Verfärbungen des Nagels bei Psoriasis; kann die einzige Manifestation einer Psoriasis sein.
  - Splitterblutungen (Splinter haemorrhages, Osler splits, s. S. 160): Ausdruck von Mikroembolien, insbesondere bei bakterieller Endokarditis.
  - Osler-Knötchen (s. S. 160): Livide verfärbte, etwas vorstehende, bis zu 2mm große Areale. Sie sind ebenfalls Ausdruck septischer Embolien, am ehesten bei Endokarditis.
  - Beau-Reil-Furche: Quer verlaufende Furche, die langsam nach außen auswächst. Folge einer schweren akuten Erkrankung.
  - Zyanose: Eine periphere Zyanose ist am Nagelbett am besten zu sehen.

► **Finger:**
- Die Finger nach Lageanomalien (ulnare Deviation bei rheumatoider Arthritis), die Fingergelenke nach Schwellung, Rötung und Schmerzhaftigkeit untersuchen.
- *Befunde:*
  - Heberden-Knötchen (beidseits lateral gelegen) am distalen Interphalangealgelenk bei Arthrose (s. S. 328, 329).
  - Enge Haut (Sklerodaktylie) und trophische Störungen bei Sklerodermie.
  - Verkalkungen subkutan bei Kalzinosis (= Kalkablagerung).
  - CREST-Syndrom: Erkrankung mit Kalzinosis, Raynaud-Phänomen, ösophagealer Motilitätsstörung, Sklerodaktylie und Teleangiektasien.

► **Radialispuls:** Prüfen auf Frequenz, Rhythmus und Charakter (s. S. 162).

► **Arm:**
- Bei der allgemeinen internistischen Untersuchung wird der Arm nur schnell inspiziert hinsichtlich:
  - Hautveränderungen (insbesondere Teleangiektasien, Spider naevi).
  - Muskelatrophien.
- Eine genauere Untersuchung ergibt sich vornehmlich bei V.a. rheumatologische oder neurologische Erkrankungen.

Kopf und Hals

► **Praktisches Vorgehen:** s. S. 69.

► **Bei der internistischen Untersuchung v.a. achten auf:**
- *Hautveränderungen* (s. S. 17, 71).
- *Haare* (z. B. trophische Störungen, Feminisierung bei Leberzirrhose).
- *Augen:*
  - Skleren: Evtl. Hinweise auf Ikterus, Anämie.

- Pupillen: Größe und Reagibilität (s. S. 348).
- Beweglichkeit: Fingerbewegung folgen: (s. S. 349).

– *Mund und Rachen* (s. S. 100).
- Rhagaden? Evtl. Hinweis auf Eisenmangel.
- Herpes labialis? Häufig bei respiratorischen Infekten.
- Zunge: Zyanose, Beläge (s. S. 103), Lackzunge (s. S. 231), Glossitis (Vitamin-B_{12}-Mangel)?
- Ulzera oder Beläge der Backenschleimhaut (Pilze?).
- Rötung des Rachenrings? Tonsillenschwellung?

– *Hals:*
- Lymphknoten submandibulär, nuchal und supraklavikulär.
- Halsvenen: Gestaut? Venenpulskurve (s. S. 165).
- Schilddrüse: s. S. 76, evtl. von hinten zu Beginn der Untersuchung des Rückens nachuntersuchen.

Thorax (s. S. 141)

► **Bei der internistischen Untersuchung v.a. achten auf:** s. Tab. 170.

Tabelle 170 · Untersuchung des Thorax bei der internistischen Aufnahmeuntersuchung

Untersuchung	achten auf:
A. Inspektion (s. S. 141)	*Thoraxform:* – Fassthorax? – Herzbuckel? – Kyphoskoliose? *Atembewegungen:* – Frequenz? – Gleichseitigkeit? – Atemhilfsmuskulatur? *Pulsationen:* – sichtbarer Herzspitzenstoß? – Hebung präkordial bei Rechtsherzvergrößerung?
B. Palpation (s. S. 143)	*Herzspitzenstoß* (= unterster, äußerster Punkt, an dem die Herzpulsation zu fühlen ist, normal 5. ICR medioklavikular): – verlagert? – Charakter (s. S. 168)? *Tracheadeviation?* *krikosternaler Abstand* (s. S. 144) *evtl. Gleichseitigkeit der Atembewegungen überprüfen* (s. S. 145) *Mammae:* Knoten (s. S. 271)? *Stimmfremitus* (erst nach der Perkussion, s. S. 147)
C. Perkussion (s. S. 146)	*Lunge:* – oberes, mediallaterales und unteres laterales Lungenfeld perkutieren (s. S. 145) – Lungengrenzen später von dorsal bestimmen *Leber:* Lebergrenze bei Untersuchung des Abdomens

Fortsetzung →

Tabelle 170 · **Fortsetzung von Seite 441**

Untersuchung	achten auf:
D. Auskultation (s. S. 148)	*Herz* (zuerst, solange der Patient ruhig atmet): – immer über Erb, Herzspitze und Aortenklappe – bei pathologischen Geräuschen genaue Auskultation (s. S.170) *Lunge:* – nach der Herzauskultation Patienten auffordern, durch den offenen Mund tief ein- und auszuatmen – entsprechende Felder beiderseits vergleichend auskultieren

Rücken

- **Beurteilung des Thorax** (s. S. 141): Inspektion, Palpation inklusive Stimmfremitus, Perkussion und Auskultation s. o.
- **Beurteilung des Halses** (s. S. 75): Schilddrüsenpalpation von hinten, dabei Aufforderung zum Schlucken.
- **Beurteilung der Nierenlager** (s. S. 286).
- **Beurteilung der Wirbelsäule:** Inspektion auf Verformung, Klopfschmerzhaftigkeit und Beweglichkeit (s. S. 321).

Abdomen

- **Bei der internistischen Untersuchung v.a. achten auf:**
  - 3 palpierende Untersuchungsgänge (dabei Blickkontakt mit dem Patienten halten → ist die Palpation schmerzhaft?):
    1. Oberflächliche Palpation aller 9 Regionen (s. S. 201).
    2. Tiefe Palpation dieser Regionen (pathologische Resistenzen; Druckschmerz?).
    3. Bestimmung der Organgrößen Leber und Milz.
  - Klopfschmerzhaftigkeit der Nierenlager (evtl. besser später bei Untersuchung des Rückens).
  - Untersuchung der Bruchpforten (s. S. 212) und des äußeren Genitale.
  - Evtl. gezielte Suche nach Aszites mittels Perkussion und Umlagerung (s. S. 205).
  - Auskultation zur Beurteilung der Darmgeräusche.
- **Untersuchung bei akutem Abdomen:** s. S. 488.

Beine

- **Beurteilung der Haut:**
  - Insbesondere Suche nach Pigmentierung bei chronisch-venöser Insuffizienz und trophischen Störungen im Bereich der Unterschenkel.
  - Varikosis?
  - Periphere Ödeme?
- **Beurteilung der Fußpulse** (s. S. 162): bei Auffälligkeiten auch der höheren Pulse (popliteal und femoral).
- **Orientierende neurologische Beurteilung** mit Testung der Sensibilität, der Beweglichkeit und Kraft sowie der Muskeleigenreflexe an beiden Beinen, anschließend auch an beiden Armen.

Orientierende neurologische Untersuchung

- **Indikation:** Zu einer internistischen Aufnahmeuntersuchung gehört auch ein orientierender neurologischer Status.
- **Bestandteile:**
  - Beurteilung der Bewusstseinslage (s. S. 376).
  - Beurteilung der geistigen Aufnahmefähigkeit und der Stimmung.
  - Orientierende Überprüfung der Hirnnerven II – XII (s. S. 346).
  - Überprüfung der peripheren Sensorik (s. S. 371).
  - Orientierende Beurteilung von Motorik und Koordination (s.S: 356): Hierzu ist es am einfachsten, den Patienten einige Schritte gehen zu lassen.

Blutdruckmessung (s. S. 35)

- **Hinweis:** Die internistische Untersuchung ist nur vollständig mit einer Messung des Blutdruckes.
- **Zeitpunkt:** Die Blutdruckmessung kann am Ende der gesamten Untersuchung, aber auch schon während der Anamneseerhebung erfolgen, um dann evtl. bei pathologisch erhöhten Werten am Ende nochmals kontrolliert zu werden. Bei der Aufnahmeuntersuchung werden häufig falsch hohe RR-Werte gemessen, die Ausdruck der Nervosität des Patienten in der insgesamt belastenden Untersuchungssituation sind.

Rektale Untersuchung abschließend in Linksseitenlage (s. S. 220)

19 Untersuchung des Notfallpatienten

19.1 Untersuchung des Notfallpatienten

Grundlagen und Reihenfolge der Untersuchung

- **Anpassung an den Zustand des Patienten:** Die Untersuchung des Notfallpatienten muss sich flexibel dem klinischen Zustand des jeweiligen Patienten anpassen.
- **Prinzipiell in 3 Schritten vorgehen:**
  - *1. Orientierung:* Sind die Vitalfunktionen intakt? Muss ich sofort reanimieren? Was sind die Begleitumstände?
  - *2. Symptombezogene Kurzanamnese und klinische Untersuchung:* Sie dient dem schnellen und fokussierten Management des akuten Krankheitsbildes. Wenn der Patient stabil ist bzw. die symptombezogene Untersuchung ergibt, dass keine große Eile geboten ist, direkt zur gründlichen Gesamtuntersuchung übergehen (s. internistische Aufnahmeuntersuchung S. 437). Anderenfalls besteht die Gefahr wegen zu früher Fokussierung auf nur ein Symptom wesentliche Hinweise zum Verständnis des Gesamtkrankheitsbildes zu übersehen.
  - *3. Umfassende Anamnese und Aufnahmeuntersuchung*, gegebenenfalls erst nach Einleitung der Erstmaßnahmen.

Orientierung und initiale Maßnahmen

- **Überprüfung der Vitalfunktionen:**
  - Atemwege frei?
  - Atmet der Patient suffizient?
  - Ist ein guter Puls tastbar?
  - Ist der Patient ansprechbar?
- **Evtl. Reanimation:** Sind Atmung oder Puls unzureichend, muss vor jeder weiteren Überlegung die sofortige Einleitung von Reanimationsmaßnahmen stehen (s. Abb. 275).
- **Untersuchung, initiale diagnostische und therapeutische Maßnahmen parallel:** Auch bei ausreichenden Vitalfunktionen diagnostische und therapeutische Maßnahmen parallel zur klinischen Untersuchung durchführen. Dies sind insbesondere:
  - *Anlage eines intravenösen Zuganges, Blutabnahme* (je eine Monovette EDTA-Blut, Zitratblut und Serum, eine zweite Serumonovette für Kreuzblut).
  - *Messung des Blutdruckes.*
  - *(Ggf.) Gabe von Sauerstoff* (2–4 l/Min.) über Nasensonde oder Maske.
  - *Währenddessen Orientierung hinsichtlich der Begleitumstände*, natürlich beeinflusst vom jeweiligen Ort (auf der Straße, in der Praxis, in der Notaufnahme eines Krankenhauses, auf Station):
    - Gibt es Begleitpersonen/Zeugen?
    - War der Krankheitsbeginn plötzlich oder allmählich?
    - Sind wesentliche auslösende Faktoren zu erkennen (z. B. Trauma)?
    - Wichtige Vorerkrankungen (z. B. Myokardinfarkt)?
    - Ähnliche Ereignisse in der Vorgeschichte?

Kreislaufstillstand

Leitsymptome:
- kein tastbarer Puls
- Bewusstlosigkeit (nach 10 Sek.)
- blassgraue Hautfarbe (nach 15 Sek.)
- Atemstillstand (nach 30 Sek.)
- lichtstarre Pupillen (nach 60 Sek.)

↓

Beatmung und Herzdruckmassage, bis Defibrillator einsatzbereit ist

Praktisches Vorgehen beim Erwachsenen:

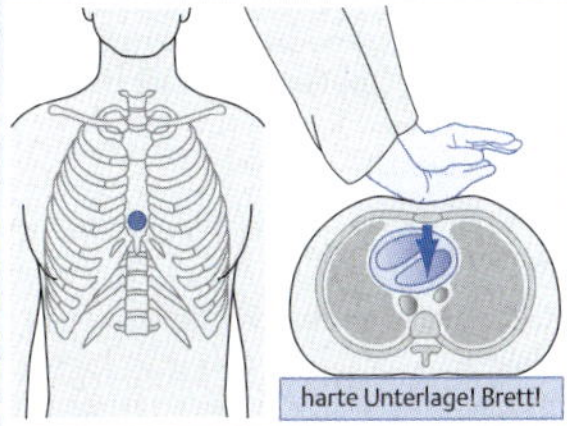

Einen Handballen auf das distale Sternumdrittel aufsetzen, die andere Hand darüber legen; die Finger sind frei; das Sternum wird 3 – 5 cm gegen die Wirbelsäule gedrückt

Anzahl der Herzmassagestöße und Beatmungen/Min. in Abhängigkeit vom Alter

Erwachsener	Kind	Säugling
60 Herzmassagen	80 – 100 Herzmassagen	100 – 120 Herzmassagen
12 Beatmungen pro Minute	20 – 30 Beatmungen pro Minute	30 – 40 Beatmungen pro Minute

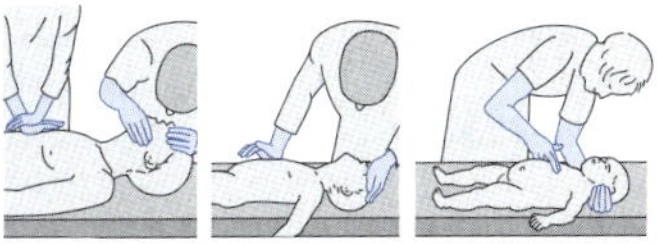

Bei 2 Personen: 1 Beatmung/5 Herzmassagestöße (wenn alleine am Ort, 2 Beatmungen/15 Herzmassagestöße im Wechsel)

↓

Monitor/Defibrillator anschließen

↓

Rhythmus?
Puls?

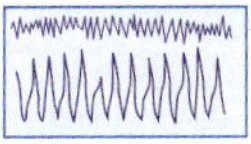

Kammerflimmern oder pulslose Kammertachykardie

↓

3 x defibrillieren wenn nötig

↓

Beatmung und Herzdruckmassage über 1 Minute

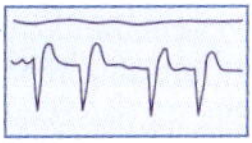

Asystolie oder pulslose elektrische Aktivität

↓

Beatmung und Herzdruckmassage über 3 Minuten

↓

nach > 30 Minuten Maßnahmen evtl. einstellen

während der Reanimation:
- prüfen: Elektroden/Paddle (Position?, Kontakt?)
- Atemwege freimachen (Intubation)
- O_2-Gabe
- venösen Zugang legen
- Adrenalin mindestens 1 mg i. v. alle 3 Minuten

Abb. 275 Kardiopulmonale Reanimation

- *Bei bestimmten Verdachtsdiagnosen* müssen vor der weiteren klinischen Untersuchung andere diagnostische und therapeutische Maßnahmen eingeleitet bzw. delegiert werden: s. Tab. 171.

Tabelle 171 · Diagnostische und therapeutische Maßnahmen bei bestimmten Verdachtsdiagnosen

Symptome/Verdachtsdiagnose	Maßnahmen
– Angina pectoris/präkordiale Schmerzen	– EKG, Kreislaufüberwachung
– V.a. Blutungsschock (z. B. bei Trauma, gastrointestinaler Blutung)	– Blutkonserven bestellen, Plasmaexpander zur Überbrückung, Kreislaufüberwachung
– V.a. Spannungspneumothorax (s. S. 152)	– direkt zur Untersuchung des Thorax übergehen und bei weiterem Verdacht Probepunktion auf der Seite, auf der keine Atemgeräusche gehört werden und der Klopfschall hypersonor ist
– V.a. Lungenödem	– Patienten aufsetzen, Beine tief lagern, Sauerstoffgabe erhöhen
– unklares Koma	– Blutzucker-Stix und/oder probatorische Gabe von 50 ml 50 % Glukose
– V.a. Heroinüberdosis (sehr kleine Pupillen)	– 1,2 mg Naloxon i.v.

Symptombezogene Kurzanamnese

► **Wichtige Hinweise zur Fremdanamnese:**
- Je nach Zustand des Patienten ist die Anamnese nur über Dritte zu erheben.
- Es ist grundsätzlich sinnvoll, eine Fremdanamnese zusätzlich zur Eigenanamnese zu erheben, da
  - hierdurch wichtige ergänzende Informationen gewonnen werden können,
  - Widersprüche Hinweise auf Gedächtnisstörungen oder subklinische Verwirrtheitszustände geben,
  - oft eine schnelle Einschätzung der sozialen Umstände möglich ist.
- Bei bewusstseinsklaren Patienten aber immer zuerst die Eigenanamnese erheben, erst später die Fremdanamnese.
- Vor allem vermeiden, „über den Kopf des Patienten hinweg" mit Dritten zu reden und damit den Patienten (scheinbar) zu entmündigen.
- Bei der Erhebung einer Fremdanamnese unbedingt auch an die Schweigepflicht denken. Nur im Einverständnis mit dem Patienten – und dann am besten in dessen Anwesenheit – Informationen an Angehörige weitergeben.

► **Kurzanamnese:**
- *Die Kurzanamnese orientiert sich an dem Leitsymptom.* Wichtig ist, Folgendes zu erfragen:
  - 1. Zeitliche Umstände: Seit wann? Plötzlicher oder allmählicher Beginn? Zunehmend im Charakter? Kontinuierliches oder intermittierendes Symptom? In der Vergangenheit schon einmal aufgetreten?
  - 2. Lokalisation: Dies gilt vor allem für Schmerzen; so ist z. B. oberflächlicher, gut lokalisierbarer Thoraxschmerz fast nie auf eine Myokardischämie zurückzuführen.

- 3. Begleitumstände: Gab es einen vermuteten Auslöser? Was verschlimmert die Beschwerden (z. B. Bewegung, Belastung)? Was verschafft Erleichterung (z. B. Aufsitzen)?
- *Neben dem Leitsymptom sind wichtig:*
  - Vorerkrankungen: Um die wichtigsten Vorerkrankungen schnell zu erfahren, hilft es, gezielt nach Krankenhausaufenthalten und Medikamenten zu fragen.
  - Medikamente: Die genauen Namen machen fast immer Probleme. Wenn möglich, Packungen zeigen lassen. Orientierend hilft aber auch schon die Frage nach der Indikation, die grob („für's Herz") meist von jedem benannt werden kann.

Symptombezogene klinische Untersuchung

- **Auf gesamte(s) Organsystem(e) achten:** Die symptombezogene Untersuchung richtet sich auf das/die relevanten Organsystem(e). Wichtig ist dabei, das gesamte Organsystem im Auge zu haben. So ist bei gastrointestinaler Blutung (Leitsymptom z. B. Bluterbrechen) die Suche nach Leberhautzeichen als Hinweis auf eine Leberzirrhose und damit eine eventuelle Ösophagusvarizenblutung hilfreicher als ein ausführlicher abdomineller Tastbefund, der bei den meisten Patienten unauffällig ist.
- **Essenzielle Untersuchungsschritte** bei allen Patienten, die in einer Minute durchgeführt werden können, sind:
  - Inspektion von Hand und Gesicht (während der Kurzanamnese).
  - Palpation des Pulses (bei der Orientierung bereits durchgeführt [s. S. 160], kann während der Anamnese wiederholt und vertieft werden).
  - Auskultation des Herzens über Erb, besser auch noch Herzspitze und Aorta.
  - Auskultation der basalen Lungenfelder.
  - Palpation des Abdomens (Abwehrspannung?).
- **Messung der Körpertemperatur:** Nach Abschluss der orientierenden Untersuchung orale oder rektale Temperaturmessung vornehmen. *Hinweis:* Messungen axillar, in der Leiste oder im Ohr sind unzuverlässig, insbesondere bei Patienten die sich im Fieberanstieg befinden und deshalb eine Vasokonstriktion mit kalter Peripherie haben.

Weiteres Vorgehen

- **Wenn der Patient stabil ist** bzw. die symptombezogene Untersuchung ergibt, dass keine große Eile geboten ist, direkt zur gründlichen Gesamtuntersuchung (s. S. 437) übergehen.
- **Wenn Eile geboten erscheint:**
  Nach Kurzanamnese und symptombezogener Untersuchung die relevante weitere Diagnostik veranlassen und die erste Therapie einleiten.

Beispiel

- **Klinisches Erscheinungsbild:** Fieberhafter Infekt mit Luftnot.
- **Befunde der leitsymptomorientierten Untersuchung:** Gedämpfter Klopfschall, vermehrter Stimmfremitus im linken Lungenunterfeld, über dem feuchte Rasselgeräusche zu hören sind.
- **Maßnahmen:** Wegen des Verdachts einer Pneumonie Röntgen-Thorax veranlassen, gleichzeitig neben den wesentlichen Laborparametern (insbesondere Blutbild und Entzündungszeichen [CRP]) Blutkultur abnehmen und Antibiotikatherapie einleiten. Eine Blutgasanalyse gehört je nach Beschwerdebild dazu, ebenso eine Sauerstoffgabe nasal.

- **Nach Durchführung dieser Maßnahmen** unbedingt zu dem Patienten zurückkehren, um:
  - den Erfolg der Maßnahmen zu beurteilen (Besserung der Luftnot).
  - eine ausführliche internistische Anamnese und Untersuchung (s. S. 437) durchzuführen. Nur so kann erkannt werden, ob das akute Krankheitsbild in einem Gesamtzusammenhang steht und welche anderen Erkrankungen mitbedacht werden müssen.

  Cave: Der letzte Schritt wird im Alltag häufig vergessen, zum Schaden einer zuverlässigen Diagnostik und einer ganzheitlichen Versorgung der Patienten.
- **Im Laufe des ersten Tages** klinische Nachuntersuchungen vornehmen, um den Krankheitsverlauf und den Therapieerfolg beurteilen zu können. Bei diesen Nachuntersuchungen sich jedesmal fragen, inwiefern die anderen Organsysteme ausreichend beurteilt wurden.

20 Traumatologische Aufnahmeuntersuchung

20.1 Polytrauma bzw. bewusstloser Patient

Hinweis:

Im Hinblick auf die Untersuchungsprinzipien müssen grundsätzlich zwei Patiengruppen unterschieden werden: Der polytraumatisierte und/oder bewusstlose Patient und der monoverletzte bzw. wache Patient. Während bei der ersten Gruppe lebensrettende Maßnahmen und das Erkennen von möglichen Schockursachen im Vordergrund stehen, kann bei der zweiten Gruppe gemäß den Angaben des Verletzten zu Unfallhergang und Beschwerdebild symptom- bzw. organbezogen untersucht werden.

Praktisches Vorgehen beim polytraumatisierten bzw. bewusstlosen Patienten

Beachte: Die genannten Punkte sollten in der angegebenen Reihenfolge abgearbeitet werden.

1. **Fremdanamnese:** Bei folgenden Mechanismen ist sehr häufig mit einem schwer verletzten Patienten zu rechnen:
   - Sturz aus mehr als 3 m Höhe.
   - Explosionsverletzung.
   - Einklemmung/Verschüttung.
   - Ejektion aus dem Fahrzeug.
   - Tod eines Mitfahrers im Fahrzeug.
   - Fußgänger oder Radfahrer angefahren.
   - Hochgeschwindigkeitstrauma mit Motorrad oder Auto.
2. **Erfassung der Vitalfunktionen gemäß der ABC-Regel** einschließlich Blutdruckmessung. Schock? Ein Schockgeschehen beim schwer Verletzten ist immer durch Volumenmangel verursacht. Demzufolge bestehen eine Tachykardie, periphere Blässe und Kaltschweißigkeit.
   - *A:* Atemwege frei machen
   - *B:* Ggfs. beatmen
   - *C:* Herzaktion? Puls, Blutdruck.
3. **Beurteilung der Bewusstseinslage gemäß der Glasgow Coma Scale** einschließlich Prüfung der Pupillomotorik, eventueller Schmerzangaben und aktiver Gliedmaßenbewegung.

Tabelle 172 · Glasgow Coma Scale

Kriterium	Reaktion	Punkte
Augen öffnen	spontan	4
	nach Aufforderung	3
	nach Schmerzreiz	2
	keine Reaktion	1

Fortsetzung →

Tabelle 172 · Fortsetzung von Seite 449

Kriterium	Reaktion	Punkte
verbale Antwort	orientiert, prompt	5
	desorientiert	4
	unverständliche Worte	3
	Stöhnen, unverständlich	2
	keine Reaktion	1
motorische Reaktion	befolgt Aufforderungen	6
	gezielte Abwehr nach Schmerzreiz	5
	ungezielte Abwehr nach Schmerzreiz (Beugen, Wegziehen)	4
	pathologische Beugemechanismen nach Schmerzreiz	3
	Streckmechanismen nach Schmerzreiz	2
	keine Reaktion	1

Summe: Maximal 15
Schweregradeinteilung des Schädel-Hirn-Traumas nach GCS:
- *GCS 15–13:* Leichte Schädel-Hirn-Verletzung
- *GCS 12–9:* Mittelschwere Schädel-Hirn-Verletzung
- *GCS 8–3:* Schwere Schädel-Hirn-Verletzung

4. **Stabilitätsprüfung von Thorax und Becken:**
   - *Thorax:* Die flachen Hände werden zu beiden Seiten auf die Brustwand aufgelegt und komprimiert. Dabei kann man ein eventuelles Hautemphysem, eine Krepitation der Rippen bzw. eine Instabilität fühlen.
   - *Becken:* Man packt die Beckenschaufeln bzw. Spinae mit den Händen, komprimiert, distrahiert und schiebt gegenläufig kranial bzw. kaudal.
5. **Orientierende Beurteilung der Extremitäten hinsichtlich abnormer Beweglichkeit und offener Verletzungen.**
6. **Durchführung erster therapeutischer Maßnahmen:** Beim Polytraumatisierten ergeben sich nach dieser orientierenden Untersuchung in der Regel erste therapeutische Konsequenzen, wie z. B. Schockbehandlung, Thoraxdrainage, Stillung von Blutungen, Beckenstabilisierung oder Notfalllaparotomie, so dass die subtile organbezogene Nachuntersuchung später erfolgen muss.

20.2 Monotrauma bzw. bewusstseinsklarer Patient

Grundlagen

- **Anamnese:** Fragen zu Unfallhergang und Beschwerdebild. Die nachfolgende Untersuchung erfolgt schwerpunktmäßig entsprechend den Angaben des Verletzten.
- **Untersuchung:** Bei allen Verletzungsregionen muss auf Schwellungen, Hämatome, Fehlstellungen und abnorme Beweglichkeiten geachtet werden. Bei der folgenden Vorstellung der einzelnen Körperregionen (s. u.) wird zusätzlich auf Besonderheiten und evtl. diagnostische Fallstricke hingewiesen.

- **Reihenfolge:**
  - Anamnese und orientierende klinische Untersuchung.
  - Indikationsstellung für Röntgenuntersuchungen.
  - Nach dem radiologischen Ausschluss gravierender Verletzungen wird subtil nachuntersucht.
  - ***Beachte:*** Es macht keinen Sinn und bereitet dem Patienten unnötig Schmerzen, wenn der Untersucher vor der Röntgenuntersuchung subtil und für den Patienten schmerzhaft z. B. die Außenbandführung am Sprunggelenk prüft und dabei bei einer evtl. vorliegenden Außenknöchelfraktur Bewegungen im Frakturspalt durchführt.

Kopf

- **Anamnese:** Gezielt nach einer evtl. Bewusstlosigkeit, Amnesie (Gedächtnisverlust) oder nach vegetativen Symptomen wie Schwindel, Übelkeit, Brechreiz und Kopfschmerzen fragen.
- **Inspektion:**
  - Hinsichtlich Prellmarken, Hämatomverfärbung und Wunden.
  - Ist das Brillen- oder Monokelhämatom Folge einer regionalen Verletzung in der Augenbrauenregion oder Folge einer Schädelbasisverletzung?
  - Blut- oder Liquoraustritt aus Ohr oder Nase?
- **Palpation** des behaarten Kopfes: s. S. 71.
- **Prüfung der Pupillomotorik**: s. S. 348. Doppelbilder?
- ***Cave Schädelprellung und Alkohol:*** Riecht ein Verletzter nach Alkohol, wird seine Bewusstseinstrübung sehr leicht alleine auf den Alkohol zurückgeführt und die möglicherweise gleichzeitig vorliegende Hirnverletzung nicht beachtet. Gerade der alkoholisierte Patient ist auf Grund des Verlusts seiner Schutzreflexe bei einem Sturz für eine schwere Kopfverletzung prädestiniert.

Thorax

- **Inspektion** hinsichtlich offener Verletzung, seitengleicher Atemexkursion und Zyanosezeichen.
- **Perkussion und Auskultation** hinsichtlich Pneumo- oder Hämatothorax (s. S. 146, 152).
- **Palpation** zur Prüfung umschriebener Schmerzpunkte, Stabilität, Krepitation, Hautemphysem.

Abdomen

- **Hinweis:** Nach Ausschluss einer offenen Verletzung sind die klinischen Zeichen eines stumpfen Bauchtraumas spärlich.
- **Indikation zur Sonographie:** Bei anamnestischen Hinweisen wie Zweiradlenker in den Bauch gestoßen (vor allem Kinder und Jugendliche) die Indikation zur Sonographie großzügig stellen. Beim schwer Verletzten oder bei unklarem Schock immer Sonographie.

Becken

- **Hinweis:** Ein schweres Beckentrauma kommt als Monotrauma selten vor.
- **Hinweise für ein schweres Beckentrauma:**
  - Klinisch erfassbare Instabilität.
  - Diffuse Schwellung mit Hämatomschwellung im Skrotum respektive der Labien.
  - Blutaustritt aus der Harnröhre.

HWS

- **Nach Vorerkrankungen fragen!**
- **Möglichst exakte Erhebung der Beschwerden,** vor allem bei der „banalen Distorsion“:
  - Beschwerdebeginn?
  - Verhalten des Verletzten im beschwerdefreien Intervall?
  - Bewegungseinschränkung?
  - Nackensteife?
  - Schluckbeschwerden?
  - Haltungsinsuffizienz des Kopfes?
  - Kopfschmerz, Schwindel, Geh- und Sehstörungen?
  - ***Cave:*** Einerseits dürfen natürlich gravierende Verletzungen wie z. B. eine Densfraktur oder eine Luxationsfraktur im unteren HWS-Bereich nicht übersehen werden. Andererseits muss gerade bei der banalen HWS-Distorsion (Schleudertrauma) der Primärbefund akribisch erhoben werden, weil diesem bei späteren versicherungsrechtlichen Streitigkeiten ein hoher Beweiswert zukommt.
- Bei Hinweis auf eine schwere Verletzung exakte Erhebung des neurologischen Befundes (s. S. 475) inklusive Prüfung von Blasen- und Sphinkterfunktion sowie subtiler Prüfung der sakralen Dermatome (s. S. 373).

BWS/LWS

- **Umschriebenen Druck- und Klopfschmerz prüfen:** s. S. 323.
- **Bei schweren Verletzungen auch hier subtile neurologische Untersuchung** (s. S. 372) unter Beachtung der Kennmuskeln und Dermatome. Unbedingt Sphinktertonus und die unmittelbar perinealen Dermatome (s. S. 373) im Hinblick auf die Sakralwurzeln prüfen.
- ***Beachte:*** Beim bewusstlosen Patienten entzieht sich die Wirbelsäule praktisch jeder klinischen Untersuchung und muss deshalb großzügig geröntgt werden.

Schultergelenk

- **Prüfung hinsichtlich Stufenbildung in der Klavikula oder Klaviertastenphänomen** am Akromioklavikulargelenk. Beim Klaviertastenphänomen lässt sich die in Fehlstellung stehende Klavikula bei kompletter Zerreißung aller Akromioklavikularbänder wie eine Klaviertaste herunterdrücken und schnellt danach wieder nach oben.
- **Prüfung hinsichtlich Luxation:**
  - Bei mageren Patienten kann für den Fall einer Luxation die leere Schultergelenkpfanne getastet werden. Bei fettleibigen oder muskulösen Patienten ist die federnde Fixation im Schultergelenk der einzige klinische Hinweis für eine Luxation.
  - ***Beachte:*** Besteht eine federnde Fixation und ist mit der Röntgenaufnahme die häufige vordere Luxation ausgeschlossen, besteht dringender Verdacht auf eine leicht zu übersehende hintere Luxation.
  - Prüfung der Nervus-axillaris-Funktion vor und nach Repositionsmanöver. Hinsichtlich der Motorik des Musculus deltoideus ist dies schmerzbedingt oft nicht möglich, sodass in diesen Fällen das dazugehörige sensible Areal auf der Schulteraußenseite getestet werden muss.
  - ***Cave:*** Die hintere Schulterluxation und ein primärer Nervus-axillaris-Schaden werden leicht übersehen.

- **Prüfung der aktiven und passiven Beweglichkeit** hinsichtlich eines evtl. schmerzhaften Bogens in unterschiedlichen Rotationsstellungen des Oberarmes.

Arm

- **Oberarm:** Wenn Frakturzeichen im Sinne von Instabilität und abnormer Beweglichkeit vorliegen, unbedingt Nervus-radialis-Funktion prüfen. Motorisch innerviert der N. radialis die Handgelenks- und Fingergrundgelenksextensoren, sensibel die Streckseite von Daumen, Zeige- und Mittelfinger.
- **Ellenbogengelenk:**
  - Nach Beurteilung von Schwellungszustand und Hämatomverfärbung Überprüfung der Beweglichkeit und Seitenbandführung (s. S. 332).
  - Die Epikondylen, das Olekranon und das Radiusköpfchen gezielt palpieren. Ist eine Verletzung nachgewiesen, unbedingt die Funktion des Nervus ulnaris überprüfen. Motorisch innerviert der N. ulnaris die langen Beuger von Ring- und Kleinfinger sowie nahezu die gesamte Handbinnenmuskulatur. Diese erfasst man durch Überprüfung der Langfingerab- und -adduktion sowie der Langfingerbeugung in den Grundgelenken und der Langfingerstreckung in den Mittelgelenken. Sensibel innerviert der N. ulnaris die ulnare Handkante sowie Kleinfinger und die ulnare Hälfte des Ringfingers.
- **Unterarm:** Frakturen sind immer mit einer erheblichen Weichteilschwellung und Instabilität vergesellschaftet.

Hand

- **Handgelenk:**
  - Inspektion hinsichtlich Hämatomschwellung und Fehlstellung.
  - Bei inspektorisch wenig eindrucksvollem Befund Processus styloideus radii, Ellenköpfchen und vor allem den distalen Kahnbeinpol in der Tabatière gezielt palpieren. *Beachte:* Ein umschriebener Druckschmerz in der Tabatière spricht bis zum sicheren Ausschluss für eine Kahnbeinfraktur!

  Cave: Eine unverschobene Kahnbeinfraktur wird oft als Handgelenksdistorsion interpretiert.
- **Finger:**
  - Überprüfung der Seitenbänder der Fingermittelgelenke und vor allem des Daumengrundgelenks hinsichtlich einer Bandruptur. Dazu werden die Langfinger am Grundglied fixiert und an den Endgliedern nach radial und ulnar aufgeklappt. Analog am Daumengrundgelenk.
  - Bei offenen Verletzungen die Sehnenfunktion getrennt nach langer und kurzer Beugesehne prüfen und im Zweifelsfall die Wunde hinsichtlich einer Sehnenteildurchtrennung inspizieren.
    - Zur Überprüfung der langen Beugesehne wird der betreffende Langfinger am Mittelgelenk in Streckstellung fixiert und der Verletzte aufgefordert, im Endgelenk aktiv zu beugen. Dies ist nur mittels funktionell intakter langer Beugesehne möglich.
    - Zur Überprüfung der kurzen Beugesehne müssen die unverletzten Finger in Streckstellung aller Gelenke fixiert werden. Kann der Patient den verletzten Finger im Mittelgelenk aktiv beugen, ist die kurze Sehne funktionell intakt.
  - *Vorsicht bei Wunden am Handrücken:* Die Streckfunktion der Fingermittel- und Endgelenke ist trotz vollständiger Durchtrennung der Strecksehne im Mittelhandniveau erhalten, da die Handbinnenmuskulatur über die in den Streckapparat einmündenden Seitenzügel diese Funktion übernimmt!

- Subtile Überprüfung der Nervenfunktion hinsichtlich der Schutzsensibilität und der Unterscheidung der Kriterien „spitz“ und „stumpf“.

Cave: Stich- und Schnittwunden im Zweifel immer revidieren, um auch partielle Sehnenverletzungen zu erkennen.

Hüftgelenk und Oberschenkel

- **Hüftgelenk:**
  - Bei der Inspektion auf eventuelle Verkürzung und Außenrotationsstellung achten (Schenkelhalsfraktur?).
  - Beweglichkeitsprüfung in allen Bewegungsebenen (s. S. 338) und im Seitenvergleich. Bei nachgewiesener Azetabulumfraktur unbedingt Nervus-ischiadicus-Funktion beachten. Überprüfung durch aktive Fußhebung und -senkung.
- **Oberschenkel:** Achten auf allgemeine Frakturzeichen wie Fehlstellung, Schwellung und abnorme Beweglichkeit.

Kniegelenk

- **Inspektion:** Schwellung, Erguss, Fehlstellung?
- **Palpation:** Erguss (s. S. 335)? Umschriebener Druckschmerz? Inneren und äußeren Gelenkspalt identifizieren und abtasten!
- **Beweglichkeitsprüfung:**
  - Hand auf die Patella legen und auf Reibephänomen achten. Patellaschiebeschmerz? Seitenband- und Kreuzbandprüfung (s. S. 337).
  - Bei negativem Rotationsschmerz die Rotationsbewegung in Bauchlage wiederholen und dabei über den Fuß Druck auf das gebeugte Kniegelenk ausüben.

Unterschenkel

Cave Weichteilschaden: Neben den allgemeinen Frakturzeichen besonders das Ausmaß des Weichteilschadens erkennen und beschreiben.
  - Keine andere Fraktur ist in ihrem Schwierigkeitsgrad und in ihrer Prognose so vom begleitenden Weichteilschaden bestimmt wie die Unterschenkelfraktur.
  - Daher sollte am Unfallort das Ausmaß des Weichteilschadens möglichst exakt erhoben und dokumentiert werden. Dann die Wunde steril abdecken, damit später der Verband in der Klinik tatsächlich bis in den Operationssaal hinein belassen werden kann.

- Abtasten der Muskellogen hinsichtlich eines evtl. Kompartmentsyndroms (= Gewebedruckerhöhung in geschlossenen, von Faszien umgebenden Räumen), Prüfung der Sensibilität am Fuß, vor allem im ersten Interdigitalraum (Nervus peroneus profundus), Fußpulse (s. S. 162).

Sprunggelenk und Fuß

- **Sprunggelenk:**
  - Fehlstellung und Schwellung?
  - Prüfung der Außenbandführung einschließlich vorderem Schubladenzeichen. Dazu fixiert man den distalen Unterschenkel mit einer Hand und schiebt mit der anderen Hand an der Ferse den Fuß nach ventral.
  - Bei isolierter Innenknöchelfraktur Abtasten der Fibula bis hoch zum Fibulaköpfchen unter der Verdachtsdiagnose einer hohen Fibulafraktur (Maisonneuve-Schaden).
- **Fuß:** Weichteilschwellung erfassen und Hautdurchblutung vor allem bei starken Schwellungszuständen beurteilen hinsichtlich der Fragestellung eines vorliegenden Kompartmentsyndroms mit der Notwendigkeit einer operativen Entlastung.

21 Chirurgische (Aufnahme-)Untersuchung

21.1 Allgemeines

Chirurgische Aufnahmeuntersuchung

- Das Vorgehen bei der chirurgischen Aufnahmeuntersuchung orientiert sich in seiner Systematik in weiten Teilen an der internistischen Aufnahmeuntersuchung (s. S. 437).
- Ein besonderes chirurgisches Augenmerk richtet sich jedoch auf das erkrankte Organ(-system) bzw. die erkrankte Körperregion, worauf im Folgenden eingegangen wird.
- Außerdem erfolgt bei der chirurgischen Aufnahmeuntersuchung die Überprüfung der Operationsfähigkeit (Allgemeinzustand, Herz-Kreislauf-Situation, Begleiterkrankungen).

Postoperative chirurgische Untersuchung

- Bei der postoperativen chirurgischen Untersuchung sind Besonderheiten zu beachten, auf die bei den Organen/Körperregionen Schilddrüse, Thorax und Abdomen im Folgenden ebenfalls kurz eingegangen wird.

21.2 Besonderheiten bei Erkrankungen der Halsregion

Haut und Lymphknoten

- **Inspektion und Palpation der Haut zur Feststellung von:**
  - *Verletzungen:* Feststellen der Tiefe. Sind Nerven und/oder große Gefäße betroffen?
  - *Entzündungszeichen:* Rötung, Schwellung, Schmerz.
  - *Fisteln:* z. B. laterale Halsfisteln.
  - *Subkutane Veränderungen:* z. B. Atherome (= Zysten der Epidermis im Bereich der Haarfollikel).
- **Inspektion und Palpation der Lymphknoten:** s. S. 24.

Schilddrüse

- **Anamnese:** Bestehen Schluckbeschwerden? Hat sich die Schilddrüse merklich vergrößert? Ist es zu Stimmveränderungen gekommen?
- **Inspektion:**
  - Erscheint die Schilddrüse symmetrisch?
  - Erscheint die Schilddrüse vergrößert? (*Cave:* Inspektion auch bei rekliniertem Hals!)
- **Palpation:**
  - *Praktisches Vorgehen:* s. S. 76.

- *Hierbei prüfen:*
  - Ist die Schilddrüse schluckverschieblich?
  - Taucht sie retrosternal ein?

Postoperative Visite nach Schilddrüsenoperationen

- **Stimmbandkontrolle:**
  - Testen der Phonation, d. h. den Patienten sprechen lassen. Ist er heiser?
  - Obligate prä- und postoperative laryngoskopische Stimmbandkontrolle.
- **Inspektion der Wunde und Halsregion:**
  - *Rötung* als Hinweis auf Hämatom und/oder Wundinfekt?
  - *Nahtdehiszenz?*
  - *Drainagenverluste prüfen* (Entfernung der Redon-Drainage nach 1–2 Tagen, Ziehen ohne Sog!).
- **Frage nach Kribbelparästhesien** als Zeichen der iatrogenen Hypokalzämie (wenn Epithelkörperchen beschädigt wurden und die Parathormonproduktion sinkt).

21.3 Besonderheiten bei Erkrankungen des Brustkorbes/Rückens

Haut

- **Inspektion und Palpation:**
  - *Verletzungen?*
    - Perforierend, z. B. bei Rippenfraktur.
    - Penetrierend, z. B. bei Messerstich.
    - Tiefenausdehnung sondieren.
  - *Effloreszenzen?* z. B. Behaarungstyp, Venenzeichnung, Hautrötungen (evtl. Bestrahlungsfolgen), Spider naevi (s. S. 231), Melanome.
  - *Hautemphysem?* Zu erkennen an einem Knistern bei Palpation.
  - *Veränderungen im Unterhautfettgewebe?* z. B. Atherome (bevorzugt im Nacken), Lipome (bevorzugt am Rücken), Stammfettsucht (häufig bei Endokrinopathie).

Knöcherner Thorax und Wirbelsäule

- **Inspektion und Palpation:**
  - *Rippenfrakturen:* Instabilität? Krepitation?
  - *Grobe Deformität?*
    - Angeboren (z. B. Trichterbrust)?
    - Traumatisch (z. B. stumpfes Thoraxtrauma, Klavikulafraktur)?
  - *Atemexkursionen:* s. S. 145.
  - *Ausrichtung der Wirbelsäule in Längs- und Querachse*, Untersuchung in Flexion und Extension (s. S. 321).
- **Untersuchung der Lunge:** s. S. 146.

Mamma und Axilla

- **Inspektion (Untersuchung im Stehen)** (s. S. 270):
  - Einziehungen der Haut? z. B. Apfelsinenhaut (s. S. 271).
  - Rötungen (s. S. 271)?

- **Palpation (bimanuelle Untersuchung im Liegen)** (s. S. 271):
  - Knoten (s. S. 273)?
  - Indurationen?
- **Untersuchung der Axilla** (s. S. 272):
  - Untersuchung der Lymphknoten.
  - Milchleiste.

Postoperative Visite nach Thoraxeingriffen

- **Kontrolle der Bülau-Drainage:** Besteht Sog? Pleurafistelung (Aufstieg von Blasen im Drainagekasten)? Ist die Drainage abgeklemmt?
- **Kontrolle der Lungenentfaltung:** Perkussion und Auskultation der Lunge um festzustellen, ob sie gut entfaltet ist oder ob ein Pneumothorax besteht.
- **Kontrolle der Thorakotomiewunde:** Rötung? Dehiszenz? Wundschmerz?
- **Kontrolle der Sternotomiewunde (hohes Infektrisiko!):** Lokale Entzündungszeichen?
  Sternumdeformität?
  Dislokation von Stabilisierungsdrähten?
  Hinweis: Röntgen der achsengerechten Stellung nach Trichterbrustoperation.

21.4 Besonderheiten bei Erkrankungen im Abdomen

Anamnese

- **Dauer und Art der Beschwerden?**
- **Stuhl- und Ernährungsgewohnheiten:** Laxanzienabusus? Alkoholabusus? (evtl. Ursache für Leberzirrhose, Pankreatitis), Spezialdiäten (z. B. Gallenschonkost, Pankreasschonkost, Magenschonkost, Fleischabneigung)?
- **Familienanamnese:** Gehäuft Darmkrebs in der Familie?
  - *Familiäre adenomatöse Polyposis?* Autosomal dominant vererbte obligate Präkanzerose mit multiplen adenomatösen Polypen im gesamten Verdauungstrakt, insbesondere im Kolon.
  - *Lynch-Syndrom (= HNPCC = hereditary nonpolyposis colorectal carcinoma syndrome = kolorektales Karzinom ohne vorausgehende Polyposis):* Autosomal dominant vererbte Erkrankung mit Entwicklung eines kolorektalen Karzinoms.

Inspektion

- **Hautveränderungen:**
  - Entzündungszeichen?
  - Ikterus? Bei Ikterus nach Juckreiz fragen!
  - Verletzungen? Bei vorhandenen Verletzungen Penetrationstiefe eruieren!
- **Vorwölbungen**:
  - *Vorwölbung des gesamten Abdomens:* evtl. Aszites; klinische Untersuchung von Aszites s. S. 205.
  - *Lokalisierte Vorwölbung:* z. B. Nabelhernie → digital Austasten, Narbenhernie (→ Austasten, s. u.), Tumoren → Verschieblichkeit? Entzündungszeichen? Schmerzhaftigkeit?

Palpation

- **Induration/Organvergrößerungen:**
  - *Leber:* Kratzauskultation (s. S. 238), Palpation unter dem Rippenbogenrand (s. S. 235), Atemverschieblichkeit (s. S. 235).
  - *Milz:* Untersuchung in Rechtsseitenlage bimanuell unter linkem Rippenbogen (s. S. 243).
- **Resistenzen:**
  - Fortgeschrittene intestinale Tumoren?
  - Abdominelles Aortenaneurysma (Pulsation!, s. S. 161)?
- **Bruchpforten:**
  - Untersuchung in Rückenlage am entspannten Patienten (Weite der Bruchpforte, Hinweise auf Bruchsackinhalt).
  - Untersuchung bei langsamer Aufrichtung des Patienten aus der horizontalen Lage unter Anspannung der Bauchdecke.
  - Untersuchung im Stehen.

  Hinweis: Im Abdominalbereich (außer Leistenhernien) sind Narbenbrüche die häufigste Hernienform. Sie liegen insbesondere bei Zustand nach medianer Laparotomie oftmals als Gitterbrüche vor, d. h. zwischen identifizierbaren Bruchpforten bestehen ein bis mehrere Zentimeter messende Brücken. Hiervon zu unterscheiden sind epigastrische Hernien (ohne vorangegangene Operation), die in der Linea alba unterhalb des Processus xiphoideus gelegen sind. Häufig finden sich epigastrische Hernien auch oberhalb der Nabelregion (Differenzialdiagnose Nabelhernie)
- **Klopfschmerzhaftigkeit des Nierenlagers** (s. S. 286)?

Perkussion/Auskultation

- **Starke Klopfschmerzhaftigkeit** → Dringender Verdacht auf Peritonitis!
- **Tympanitischer/hypersonorer Klopfschall** →: Gewellte Darmschlingen, Hinweise auf Luft im Abdomen (z. B. auch bei Hohlorganperforation oder nach Laparoskopie), in Kombination mit „Totenstille" (= vollständiges Fehlen von Darmgeräuschen) Hinweis auf Ileus.
- **Gedämpfter Klopfschall** → Struktur mit wenig Luftinhalt, Tumor, vergrößertes parenchymatöses Organ, alle flüssigkeitsgefüllte Strukturen wie Ovarialzyste, häufig volle Harnblase.
- **Auskultatorisch „hochgestellte" Darmgeräusche** → Pressstrahlgeräusche, klingende Darmgeräusche (Hinweis auf intestinale Stenosierung), abnorme Pulsationen bei Aortenaneurysma und aneurysmatischer Erweiterungen größerer intraabdomineller Arterien, Stenosegeräusche (z. B. bei Nierenarterienstenose).

Postoperative Visite nach abdominalchirurgischen Eingriffen

- **In den ersten 24–48 Std. achten auf:** Gespanntes Abdomen? Darmgeräusche (nach größeren gastrointestinalen Operationen zu diesem Zeitpunkt meist noch nicht hörbar)? Blutungszeichen? Laborwerte!
- **3. – 5. Tag:**
  - *In-Gang-Kommen der Darmtätigkeit:* Darmgeräusche vorhanden? Stuhlgang?
  - *Wundkontrolle:* Rötung, Dehiszenz, Sekretion?
  - *Drainagenproduktion kontrollieren und dokumentieren:*
    - Reines Blut? Blutig serös? → Hb-Bestimmung aus dem Drainagensekret.
    - Gallige Färbung? Ist nach Leberresektion Hinweis auf Gallenleck an der Absetzungsfläche, bei Gallengangsoperationen oder auch einfachen Cholezystektomien auf Gallengangsleck.

- Drainagensekret nach Pankreasoperationen auf Amylase und Lipase prüfen, Hinweise auf Pankreasfistel; ggf. auch nach Splenektomie erforderlich.
- Trübe Sekretion? Möglicher Hinweis auf Insuffizienz einer Enteroanastomose. Bei Kolonanastomosen Geruchsprüfung vornehmen! Bei Insuffizienz einer Pankreatiko-Jejunostomie häufig flockiger Inhalt bei Abgang nekrotischen Gewebes.

– *Nach Stomaanlage prüfen:*
- Durchblutungsverhältnisse: Blutungen aus dem Stoma? Blaufärbung? Große Spannung?
- Bei Ausleitung über Reiter (= Vorrichtung zur Fixierung des Stomas): Sichere Position des Reiters? Einschnürungen? Drohendes Durchschneiden des Reiters und damit Durchtrennung der Stomahinterwand?
- Stomaproduktion?

– *Laborwerte in Abhängigkeit von der Primäroperation:* Besonders nach Lebereingriffen Lebersyntheseleistung kontrollieren, auf Elektrolytentgleisungen achten, Eiweißstatus kontrollieren.

► **Im späteren stationären postoperativen Verlauf:**

– *Wundkontrolle:* Entzündungszeichen? Dehiszenz? Zeitgerechte Entfernung von Klammern und Wundfäden? Narbenbruch? Subkutaner Platzbauch (Narbenbruch im Bereich der Faszie bei intaktem Hautverschluss, häufig bei Patienten mit Proliferationsstörungen, z. B. unter Immunsuppression, bei Leberzirrhose und bei Dialysepatienten)?

– *Gastrointestinale Passage:* Gelegentlich Krämpfe? Aufstoßen? Regelmäßiger Stuhlgang? Noch Blutbeimengungen? Stuhlgang noch breiig? Kontinent (nach Eingriffen in Schließmuskelnähe)?

Cave:
- Nach jedem operativen Eingriff zählt zur chirurgischen Standarduntersuchung der Ausschluss einer tiefen Beinvenenthrombose und einer Thrombophlebitis (s. S. 189), einer Pneumonie (s. S. 151) und einer (subakuten) Lungenembolie.
- Wichtige klinische Leitsymptome in der postoperativen Phase sind: Fieber, Schmerzen und Functio laesa.
- Wichtige Differenzialdiagnosen bei postoperativem Fieber sind außerhalb des „inneren" Operationsgebiets: Wundinfekt, Thrombophlebitis, Pneumonie, Harnwegsinfekt, ZVK-Infekt.

21.5 Besonderheiten bei Erkrankungen der Analregion

Position des Patienten

► Im Stehen (Rumpfbeuge).
► Untersuchungsliege oder Bett auf der Seite liegend.
► Optimal auf speziellem Untersuchungstisch in Steinschnittlage, alternativ Knie-Ellenbogen-Lage.

Inspektion (saubere Analregion erforderlich)

► Suche nach Entzündungszeichen, chronischem Ekzem, kleinen Hautanhangsgebilden (meist Condylomata acuminata), Hautrötung (z. B. bei aggressivem dünnflüssigen Stuhl).

- Nach Ektropionieren des Anoderms, evtl. auch unter Pressenlassen bzw. Analrelaxation des Patienten, Untersuchung bis zur Linea dentata auf Rhagaden, „äußere Hämorrhoiden", Perianalvenenthrombose und Fisteln.

Rektal-digitale Untersuchung (s. S. 220)

- Austastung tumoröser Resistenzen.
- Prüfung des Sphinktertonus.
- Bei Männern orientierende Prostatauntersuchung (s. S. 221), bei Frauen orientierende Untersuchung des weiblichen inneren Genitales (s. S. 221).

21.6 Besonderheiten bei Erkrankungen der Extremitäten

Obere Extremitäten

- **Weichteile:**
  - *Inspektion der Haut zur Feststellung von:* Effloreszenzen (s. S. 53), Neoplasien, Operationsnarben, Durchblutung der Hand (Zyanose, Ischämiezeichen), Palmarerythem (Hinweis auf Leberzirrhose, s. S. 231).
  - *Inspektion und Palpation der Muskeln zur Feststellung von:* Grober Kraft (s. S. 357), Motilität, Symmetrie (Untersuchung immer im Vergleich zur Gegenseite!).
- **Hand:**
  - *Orientierende funktionelle Untersuchung* (Funktionsprüfungen s. S. 331).
  - *Inspektion:*
    - Suche nach Kontrakturen im Handbereich: Am häufigsten ist die Dupuytren-Kontraktur mit Beugekontraktur des Ringfingers und plattenartiger Verbreiterung der Hohlhandfaszie (vgl. auch S. 231).
    - Suche nach traumatischen Läsionen, traumatischen und degenerativen Sehnenveränderungen.
    - Suche nach Entzündungszeichen, besonders im Nagelbereich.
- **Gefäße:**
  - *Pulsstatus:*
    - Tastbarer Puls der Arteria ulnaris und Arteria radialis (unmittelbar proximal des Handgelenkes gemessen), Kapillarpuls der Akren.
    - Untersuchung des Pulsstatus bei Belastung, z. B. Faustschlussprobe: Bei erhobenen Armen und Händen soll der Patient bei Kompression im Bereich der Handgelenke durch den Untersucher innerhalb von 2 Min. 60-mal die Hand zur Faust schließen und wieder öffnen. Ein normaler Befund liegt vor, wenn es nach Lockerung der arteriellen Fessel zur sofortigen Hyperämie kommt und keine Schmerzen auftreten. Abblassen, weiße Flecken, verzögerte Hyperämie, Schmerzen in Hand oder Unterarmen und deutliche Seitendifferenzen sind pathologische Befunde.
  - *Blutdruckmessung* beider Arme, bei Differenz > 20 mmHg weitere Diagnostik.
- **Armknochen:** s. S. 328.

Untere Extremitäten

- **Weichteile:**
  - *Inspektion der Haut zur Feststellung von:* Effloreszensen (s. S. 53), Neoplasien, Operationsnarben, Durchblutung, Hautfärbung.
  - *Inspektion und Palpation der Muskeln zur Feststellung von:* Grober Kraft (s. S. 357), Motilität, Symmetrie (immer im Vergleich zur Gegenseite!).
  - *Kapillarfüllung der Haut:*, Druck mit Finger, auf Zehenspitze, Abblassen → Schnelligkeit der Rötung → langsam (länger als 10 Sek.): AVK.
  - Messung des Beinumfangs beiderseits. Übergang proximales zu mittleres Drittel, Stelle markieren!: Einseitiges Lymphödem mit glänzender Haut und Druckschmerz ist ein Hinweis auf eine Thrombose (s. S. 188).
  - Messung der Beinlänge beiderseits von Spina iliaca anterior superior bis Spitze Außenknöchel.
- **Fuß**:
  - *Orientierende funktionelle Untersuchung (Funktionsprüfungen)*: s. S. 335.
  - *Inspektion:* Suche nach typischen Veränderungen wie Hallux valgus (= Abknickung der Großzehe im Großzehengrundgelenk nach der Kleinzehenseite hin), trophische Störungen der Zehen (arterielle Verschlusskrankheit, Diabetes mellitus, Nagelmykosen, Entzündungszeichen eingewachsene Zehennägel/Unguis incarnatus).

Cave: Nach Operation in Steinschnittlagerung (s. S. 256) postoperativ Kontrolle von Motorik und Sensibilität im Unterschenkelbereich vornehmen → (Vorübergehende) Druckläsionen des N. peroneus. Der N. peroneus kann auch bei gefäßchirurgischen Eingriffen mit Zugang im Kniebereich beschädigt werden.

- **Gefäße:**
  - *Pulsstatus:* Tastbarer Leistenpuls, Poplitealpuls (s. S. 161), Puls der A. dorsalis pedis (s. S. 162), Puls der A. tibialis posterior (s. S. 162), der Puls der A. fibularis ist nicht tastbar, außer als „Ersatzgegefäß“, wenn andere verschlossen sind.

22 Gynäkologische Aufnahmeuntersuchung

22.1 Gynäkologische Aufnahmeuntersuchung

Voraussetzungen

- **Raum:**
  - **Hinweis:** Da die gynäkologische Untersuchung einen Eingriff in die Intimsphäre der Patientin darstellt, besonderen Wert auf die äußeren Bedingungen legen.
  - Angenehme Raumtemperatur.
  - Möglichkeit für die Patientin, sich unbeobachtet zu entkleiden (zunächst nur Entkleiden der Genitalregion).
  - Der Untersuchungsstuhl sollte zumindest teilweise verdeckt sein (Wandschirm, Vorhang).
  - Außer Arzt, weiblicher Hilfsperson und Patientin sollten alle Personen den Untersuchungsraum verlassen. *Cave:* Aus rechtlichen Gründen die gynäkologische Untersuchung stets in Gegenwart einer weiblichen Hilfsperson (Schwester, Sprechstundenhilfe) vornehmen.
  - Sicherstellen, dass keine weiteren Personen während der Anamneseerhebung und Untersuchung unangekündigt den Raum betreten.
  - Bei ausländischen Patientinnen auf deren möglicherweise differierendes Schamgefühl eingehen.
- **Material:**
  - *Für die Basisuntersuchung erforderliche Instrumente:* s. Abb. 276.
  - *Einmalhandschuhe aus Plastikfolie.*
  - *Spekula:*
    - Form: Meist werden zweiblättrige Spekula 1 (vorderes, glattes und hinteres, rinnenförmiges Blatt) oder selbsthaltende Spekula 2 (sog. „Entenschnabelspekula") verwendet (s. Abb. 276a).
    - Größe: Die Größe (0, 1, 2, 3) wird nach der Introitusweite gewählt (z. B. Größe 2 = 30 mm Blattbreite).
    - Vorbereitung: Die Spekula sollten vorgewärmt und mit Wasser befeuchtet sein.
  - *(Sterile) Watteträger* zur Entnahme von Abstrichen.
  - *Ggf. Watteträger auf Draht* zur Entnahme des zytologischen Abstrichs bei engem Zervikalkanal.
  - *Kornzange, Tupfer* zur Extraktion von Fremdkörpern aus der Vagina, Austupfen der Vagina bei Blutungen, Aufbringen von Essigsäure vor geplanter Kolposkopie (zur Koagulation des zervikalen Schleims und besseren Abgrenzung einer Ektopie).
  - *2–3 Objektträger*, die mit dem Namen der Patientin und der Art des Abstrichs beschriftet sind (z. B. Nativabstrich, zytologische Abstriche) und Transportbehältnis.
  - *Fixierspray* für zytologische Abstriche.
  - *Essigsäure, 10 %ige Kalilauge* (KOH), *Methylenblau, 0,9 % NaCl* (= physiologische Kochsalzlösung).
  - *(Steriles) Transportgefäß*, ggf. mit Formalin zur Fixierung von Gewebe.

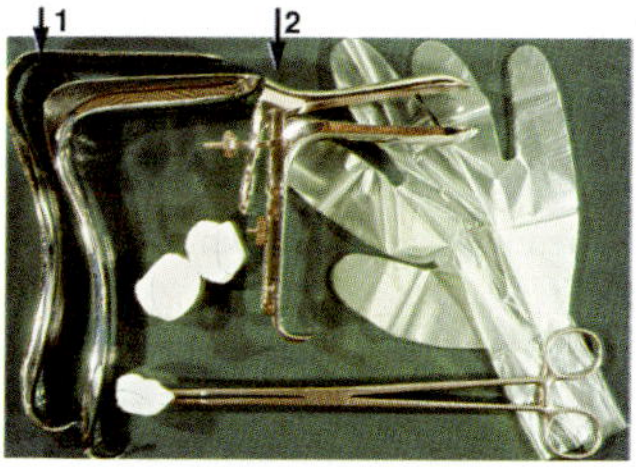

a

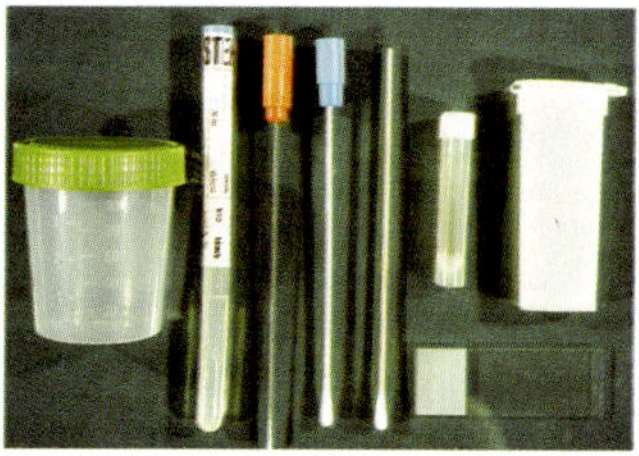

b

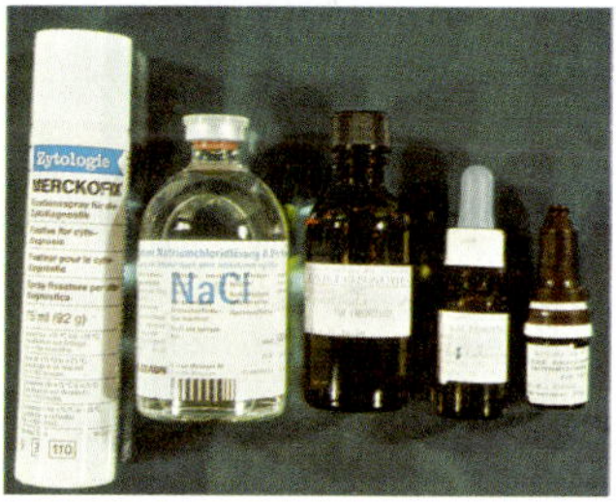

c

Abb. 276 Instrumente für die gynäkologische Basisuntersuchung; **a** zweiblättriges Spekulum; (1) Entenschnabelspekulum (2)

- **Geräte:**
  - Gynäkologischer Untersuchungsstuhl (Lagerung der Patientin, s. S. 256).
  - Ultraschallgerät mit Vaginalscanner.
  - Mikroskop.
  - Ggf. Kolposkop.

Hinweis: Der im Folgenden skizzierte Ablauf der Anamneseerhebung und Untersuchung bezieht sich auf das Vorgehen unter „Normalbedingungen". Auch im Notfall empfiehlt es sich jedoch, ein gewisses Schema bei der Untersuchung beizubehalten, um gerade unter Zeitdruck keine wesentlichen Befunde zu übersehen.

Vorbereitung

- **Aufnahme der Personaldaten** (Schwester, Arzthelferin).
- **Gewinnung von Mittelstrahlurin** (Schwangerschaftstest, Urinschnelltest auf Blut, Leukozyten, Nitrit, Ketone usw.).
- **Erhebung der Vitalparameter:** Blutdruck, Puls, Temperatur, ggf. Gewichts- und Größenbestimmung (s. S. 31).

Erhebung der Anamnese

- **Voraussetzungen:**
  - *Wahrung der Intimsphäre der Patientin:*
    - Geschlossener Raum, nie den Grund der Konsultation im Flur oder in Hörweite anderer Patienten erörtern, Anamneseerhebung „unter 4 Augen".
    - Ist die Anwesenheit Dritter erforderlich (Dolmetscher, bei sehr jungen oder sehr alten Patientinnen), das Einverständnis der Patientin einholen.
  - *Vorstellung und Überprüfen der Patientendaten:* Sich der Patientin namentlich vorstellen und sich vergewissern, ob vorliegende Unterlagen und Patientin identisch sind! Vor dem Gespräch sollten folgende Daten vorliegen: Personal-

daten (Name, Geburtsdatum, Anschrift, Versicherungsdaten), Überweisungsschein bzw. Grund des Arztbesuchs, Ergebnis des Schwangerschaftstests und des Urinschnelltests, frühere Aufzeichnungen bzw. alte Unterlagen der Patientin. *Cave:* Unterlagen bereits vor dem Patientengespräch durchsehen, nicht während der Anamneseerhebung alte Akten „durchblättern"; die Patientin soll das Gefühl haben, dass ihren Beschwerden die ungeteilte Aufmerksamkeit des Arztes gewidmet wird.

- **Praktisches Vorgehen:** s. S. 250 und S. 1.

Allgemeine Inspektion, Inspektion des Abdomens und der unteren Extremitäten

- **Allgemeinbetrachtung:**
  - Allgemein- und Ernährungszustand? Bewusstseinslage? Zeichen der Zyanose? Exsikkose? Ikterus? Anämie?
  - Sekundäre Geschlechtsmerkmale/Behaarungstyp (z. B. normal, infantil, viril).
  - Androgenisierungszeichen? z. B. Bartwuchs, tiefe Stimme, Hirsutismus, Akne bei androgenproduzierenden Ovarialtumoren und PCO-Syndrom.
- **Abdomen:** Straffe/schlaffe Bauchdecken? Adipöse oder magere Patientin?, Abdomen aufgetrieben, vorgewölbt oder eingesunken? Narben, Hernien?
- **Untere Extremität**: Ödeme, Varikosis, Ulcus cruris?, Beinumfangsdifferenzen?
- **Obere Extremität:** z. B. schmerzlose Schwellung einer oberen Extremität als Hinweis auf Lymphstau bei Mammakarzinom.
- **Kopf, Hals:** s. S. 68.
- **Thorax:** s. S. 141.

Spekulumeinstellung und Inspektion von äußerem Genitale, Vagina und Portio vaginalis uteri

- **Praktisches Vorgehen:** s. S. 256.
- **Inspektion des äußeren Genitales:** s. S. 256.
- **Inneres Genitale:** Inspektion von Vagina und Portio cervicalis uteri (s. S. 257).

Palpation des Abdomens/Inguinalregion

- Lokalisation des Punctum Maximum bei Schmerzsymptomatik (Loslass- und Druckschmerz), praktisches Vorgehen s. S. 201.
- Prüfung charakteristischer Schmerzpunkte (z. B. McBurney), praktisches Vorgehen s. S. 227.
- Prüfung peritonitischer Zeichen (Abwehrspannung, „bretthartes Abdomen", z. B. bei rupturierter Extrauteringravidität, Stieldrehung und Ruptur von Adnextumoren.
- Resistenzen (Verschieblichkeit, Schmerzhaftigkeit)?
- Lokalisation und Größenbestimmung von Unterbauchtumoren.
- Aszites?
  - Perkussion/Palpation von Aszites, praktisches Vorgehen s. S. 205.
  - Auftreten bei Malignomen, z. B. Ovarial- oder Tubenkarzinom (DD bei Aszites s. S. 206).
- Palpation der inguinalen Lymphknoten (derb, weich, dolent oder indolent), praktisches Vorgehen s. S. 24.
- Hernien? Praktisches Vorgehen s. S. 212.

Palpation von Uterus und Adnexbereich (bimanuelle Tastuntersuchung) (s. S. 265)

Rektale Untersuchung, rektovaginale Untersuchung

- **Rektale Untersuchung:**
  - *Indikation:* Kinder, Virgines oder andere Gründe für Untersuchungsschwierigkeiten, die eine bimanuelle Tastuntersuchung unmöglich machen; genaue Beurteilung der Uterushinterwand, des Douglas-Raumes, der Parametrien (insbesondere wichtig bei Zervix-/Korpuskarzinomen → Parametrieninfiltration durch den Tumor?), der Beckenwand (s. o., bimanuelle Palpation), des Rektums und der Funktion des Analsphinkters (s. S. 220).
  - *Praktische Durchführung:* s. S. 220.
- **Kombinierte rektovaginale Untersuchung:** Bei der kombinierten rektovaginalen Untersuchung den Mittelfinger in das Rektum und den Zeigefinger in die Vagina einführen, um so die Beschaffenheit der Parametrien und der Ligamenta sacrouterina zu prüfen.

Ultraschalluntersuchung (s. S. 278)

Inspektion und Palpation der Mammae (s. S. 270)

Befunddokumentation, Beratung

- **Dokumentation der Anamnese** (s. S. 11):

  Hinweis: Um weiteren Personen, die u.U. Jahre später mit den angefertigten Aufzeichnungen arbeiten müssen, einen schnellen Überblick zu ermöglichen, die Anamnese mit einem kurzen und klaren Satz beginnen, der über den Grund des Arztbesuchs informiert, z. B. „43-jährige Patientin mit rechtsseitig lokalisierten, krampfartigen Unterbauchschmerzen seit 2 Tagen" oder „37-jährige Patientin mit rezidivierendem Pap IIID wird zur Konisation überwiesen".
- **Dokumentation der Untersuchungsbefunde:**
  - *Freitext:* Enthält der Aufnahmebogen keine vorgegebenen Möglichkeiten, die angekreuzt werden können, die Befunde wie folgt dokumentieren (exemplarisch):
    - Datum: 26.04.02
    - Untersucher: Dr. Hilfreich, 17.50 Uhr.
    - Spekulumuntersuchung (Spec.): Vulva, Vagina glatt, Portio mit kleiner Ektopie, Fluor albus.
    - Tastbefund (Tbf.): Uterus anteflektiert, beweglich, normal groß, kein Portio-Schiebe-Lüftungsschmerz. Adnexregion beidseits frei, auch bei tiefer Palpation kein Druckschmerz.
    - Ultraschall (Sono): Uterus 76 × 52 mm, Endometrium 12 mm, Ovar rechts 27 × 13 mm mit Follikel, Ovar links 29 × 19 mm.
  - *Abbildungen:* Bei auffälligen Befunden im Introitus- oder Portiobereich ist es oft sinnvoll, eine Skizze der Veränderungen anzufertigen (s. Abb. 190, S. 286).
  - *Größenangaben:* Möglichst keine Angaben wie „faustgroß", die Größe einer Faust kann von Untersucher zu Untersucher erheblich variieren. Angaben immer in Zentimetern!
  - *Lokalisation von Befunden:*
    - Mamma: Die Lokalisation pathologischer Befunde kann einmal im Abstand von der Mamille (in cm) und in Uhrzeit (z. B. „ein 1 cm großer, druckdolen-

ter, derber und nicht verschieblicher Befund im Abstand von 3 cm zur rechten Mamille bei 12 Uhr") angegeben werden. Üblicher ist es, den entsprechenden Quadranten anzugeben (d. h. oben außen, oben innen, unten innen, unten außen mit entsprechender Seitenlokalisation, also rechts oder links).

- Vorgedruckte Befunde: Einige Kliniken verwenden Aufnahmebögen, die lediglich ergänzt werden müssen bzw. der zutreffende Befund angekreuzt werden muss (z. B. Uterus anteflektiert – gestreckt – retroflextiert usw.). Diese Bögen sparen Zeit, zwingen zur Vollständigkeit und der erhobene Befund ist in der Regel gut leserlich. Ähnlich gut sind evtl. vorhandene Stempel oder Aufkleber.

► **Dokumentation apparativer Untersuchungen:**
- *Bei apparativen Untersuchungen,* z. B. Ultraschall, erfolgt die Dokumentation oftmals auf speziellen Formularen. Auch hier Datum und Name des Untersuchers nicht vergessen, ggf. Bilddokumentation.
- *Messwerte, Laboruntersuchungen:* Größe, Gewicht, Blutdruck, Puls und Körpertemperatur dokumentieren bzw. überprüfen, ob die Parameter von der Hilfskraft dokumentiert wurden. Ergebnis des Urinschnelltests und insbesondere des Schwangerschaftstests (!) gehören nicht auf einen losen Zettel, sondern werden gut leserlich im Krankenblatt dokumentiert.

Ggf. weiterführende Diagnostik veranlassen

- ► Blutentnahme.
- ► Mikrobiologische Urinuntersuchung.
- ► Mammographie.
- ► Weitere Beispiele s. S. 278.

Auswertung der Befunde (s. S. 259)

Zusätzliche apparative Untersuchungen (s. S. 278)

23 Aufnahmeuntersuchung der schwangeren Patientin

23.1 Aufnahmeuntersuchung der schwangeren Patientin

Voraussetzungen

- **Raum** (s. S. 462): Erscheint die Schwangere mit ihrem Lebenspartner zur Untersuchung/Aufnahme, ist dieser – falls die Patientin es wünscht – mit im Untersuchungsraum anwesend.
- **Instrumente** (s. S. 462): An zusätzlichen „Instrumenten" wird für die Aufnahmeuntersuchung der schwangeren Patientin benötigt:
  - Maßband zur Bestimmung des Symphysen-Fundus-Abstandes.
  - Gravidarum (s. Abb. 278).
  - pH-Teststreifen bzw. Bromthymolblau zur Bestimmung des vaginalen pH-Wertes.
- **Geräte:**
  - Gynäkologischer Untersuchungsstuhl.
  - Untersuchungsliege.
  - Ultraschallgerät mit Abdominal- und Vaginalscanner.
  - Mikroskop.
  - CTG-(= Kardiotokographie)Gerät.
- **Lagerung der Patientin:**
  - *Gynäkologischer Untersuchungsstuhl:* s. S. 256.
  - *Untersuchungsliege:*
    - Bei Patientinnen, die um den errechneten Geburtstermin mit regelmäßiger Wehentätigkeit zur Geburt aufgenommen werden, kann meist auf die Spekulumeinstellung verzichtet werden. Die vaginale Tastuntersuchung wird bei liegender Patientin durchgeführt.
    - Der Untersucher sitzt dabei auf der Kante der Untersuchungsliege, die Patientin stellt ein Bein auf den Oberschenkel des Untersuchers. *Cave:* Keine vaginale Tastuntersuchung bei Placenta praevia!
    - Die ultrasonographische Größenbestimmung des Kindes (Biometrie), die Palpation des Abdomens und die Bestimmung des Fundusstands ebenfalls auf der Untersuchungsliege im Anschluss an die Untersuchung auf dem gynäkologischen Stuhl vornehmen. *Wichtig:* Die Patientin nicht in Rückenlage, sondern in Linksseitenlage auf der Untersuchungsliege untersuchen (Vena-cava-Kompressionssyndrom!).

Hinweis: Der im Folgenden skizzierte Ablauf bezieht sich auf das Vorgehen unter „Normalbedingungen". Je nach Aufnahmegrund ist unter Umständen ein Abweichen vom Untersuchungsablauf nötig (Beispiel: Bei Mehrgebärenden mit regelmäßiger Wehentätigkeit sollte nach kurzer Anamnese zuerst mittels vaginaler Tastuntersuchung die Muttermundsweite bestimmt werden, bevor ein umfangreiches Aufnahmegespräch stattfindet!)

Vorbereitung

- **Aufnahme der Personaldaten.**
- **Gewinnung von Mittelstrahlurin** (Urinschnelltest auf Eiweiß, Blut, Leukozyten, Nitrit, Ketone, Glukose.
- **Bestimmung der Vitalparameter:** Blutdruck, Puls, Temperatur, Gewichts- und Größenbestimmung.

Erhebung der Anamnese, Sichtung des Mutterpasses

- **Jetzige Anamnese:** s. S. 250 und S. 1.
- **Sichtung des Mutterpasses:**
  - *Bestimmung Entbindungstermin/Schwangerschaftsalter:* Erster Tag der letzten Periode, errechneter (ET) und ggf. korrigierter Geburtstermin können dem Mutterpass entnommen werden (s. Abb. 277). Die Daten sollten *immer* sowohl rechnerisch (dazu nochmals genaue Zyklusanamnese erheben, s. u.) als auch durch Korrelation des Frühultraschalls mit der Schwangerschaftswoche (s. Befunddokumentation S. 469) kontrolliert werden.
  - *Berechnung des mittleren Entbindungstermins (Naegele-Regel):*
    - ET = 1. Tag der letzten Regel + 7 Tage – 3 Monate + 1 Jahr ± × (× = abweichende Tage vom 28-tägigen Zyklus).
    - Beispiel: 32 Tage Zyklus, letzte Periode am 13. 03. 2002 → ET = 13.3. + 7 Tage – 3 Monate + 1 Jahr + 4 Tage = 24. 12. 2002.
  - *Terminbestimmung und Bestimmung der Schwangerschaftswoche mit Gravidarum:*
    - Einstellung des 1. Tages der letzten Regel (s. Abb. 278a ∗), der errechnete Geburtstermin (ET) und das Schwangerschaftsalter können direkt auf der Drehscheibe abgelesen werden (s. Abb. 278).
    - Beispiel: Letzte Periode am 13. 03. 2002, 28 Tage Zyklus, errechneter Termin am 17. 12. 2002, die Patientin befindet sich also am 23. 11. 2002 in der 37/3 SSW (d. h. in der 37. Schwangerschaftswoche 3. Tag). *Wichtig:* Das Schwangerschaftsalter wird in den meisten Kliniken in abgeschlossenen Wochen plus der abgelaufenen Tage angegeben. In diesem Beispiel wäre das Schwangerschaftsalter dann 36 + 3 SSW.
  - *Hinweise auf Risiken:* Unter Punkt A findet sich im Mutterpass eine Klassifikation möglicher Schwangerschaftsrisiken. Vor Erhebung einer umfangreichen Anamnese kann so eine erste Orientierung erfolgen, ob eine Risikoschwangerschaft vorliegt (s. Abb. 277).
- **Eigenanamnese:**
  - *Krankheitsanamnese:* s. S. 250.
  - *Allergien:* s. S. 252.
  - *Geburtshilfliche Anamnese:*

    Hinweis: Bei schwangeren Patientinnen ist eine wesentlich umfangreichere geburtshilfliche Anamnese erforderlich als bei den gynäkologischen Patientinnen. Die Anzahl vorausgegangener Geburten und Schwangerschaften muss genau eruiert werden.

    1. Schwangerschaften: Erkrankungen und Besonderheiten im Verlauf früherer Schwangerschaften (z. B. Hypertonus, Diabetes, Gestose, Blutungen)?
    2. Geburten: Entbindungsdatum, Dauer des Geburtsverlaufs, Geschlecht des Kindes, Geburtsgewicht, Entbindungsmodus. Bei operativen Entbindungen (Kaiserschnitt = Sectio caesarea, Saugglockenentbindung = Vakuumextraktion, Zangenentbindung = Forzepsentbindung) immer nach dem Grund fragen! Verstärkte Nachblutung oder unvollständige Plazenta? Postpartale Entwicklung des Kindes (z. B. Ikterus), Missbildungen des Kindes?

Alter 38 Jahre Größe 170 cm Gravida VI Para V

A. Anamnese und allgemeine Befunde/Erste Vorsorge-Untersuchung

	ja		nein
1. Familiäre Belastung (Diabetes, Hypertonie, Mißbildungen, genetische Krankheiten, psychische Krankheiten ______	☐	1.	☒
2. Frühere eigene schwere Erkrankungen (z. B. Herz, Lunge, Leber, Nieren, ZNS, Psyche) ggf. welche ______	☐	2.	☒
3. Blutungs-/Thromboseneigung	☐	3.	☒
4. Allergie gegen ______	☐	4.	☒
5. Frühere Bluttransfusionen	☐	5.	☒
6. Besondere psychische Belastung (z. B. familäre oder berufliche)	☐	6.	☒
7. Besondere soziale Belastung (Integrationsprobleme, wirtsch. Probleme)	☐	7.	☒
8. Rhesus-Inkompatibilität (bei vorangegangenen Schwangerschaften)	☐	8.	☒
9. Diabetes mellitus	☐	9.	☒
10. Adipositas	☐	10.	☒
11. Kleinwuchs	☐	11.	☒
12. Skelettanomalien	☐	12.	☒
13. Schwangere unter 18 Jahren	☐	13.	☒
14. Schwangere über 35 Jahren	☒	14.	☐
15. Vielgebärende (mehr als 4 Kinder)	☒	15.	☐
16. Zustand nach Sterilitätsbehandlung	☐	16.	☒
17. Zustand nach Frühgeburt (vor Ende der 37. SSW)	☐	17.	☒
18. Zustand nach Mangelgeburt	☐	18.	☒
19. Zustand nach 2 oder mehr Aborten/Abbrüchen	☐	19.	☒
20. Totes/geschädigtes Kind in der Anamnese	☐	20.	☒
21. Komplikationen bei vorausgegangenen Entbindungen ggf. welche Atonische Nachblutung	☒	21.	☐
22. Komplikationen post partum ggf. welche ______	☐	22.	☒
23. Zustand nach Sectio	☐	23.	☒
24. Zustand nach anderen Uterusoperationen	☐	24.	☒
25. Rasche Schwangerschaftsfolge (weniger als 1 Jahr)	☐	25.	☒
26. Andere Besonderheiten ggf. welche ______	☐	26.	☒

Nach ärztlicher Bewertung des Kataloges A liegt bei der Erstuntersuchung ein Schwangerschaftsrisiko vor ☒

Terminbestimmung

Zyklus 28 / 4–5 Letzte Periode 13.3.02
Konzeptionstermin (soweit sicher): ______
Schwangerschaft festgestellt am: 27.04.02 in der 7. SSW
Berechneter Entbindungstermin: 17.12.02
Entbindungstermin (ggf. nach Verlauf korrigieren): ______ ______

Abb. 277 Mutterpass: Terminbestimmung (vgl. Abb. 278), Anamneseerhebung und Risikoschwangerschaft

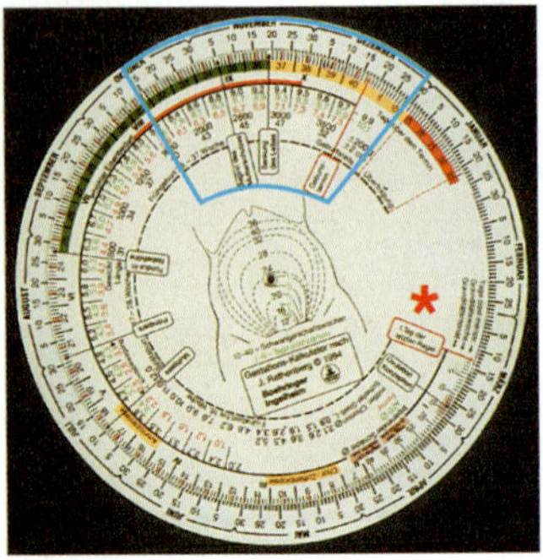
a

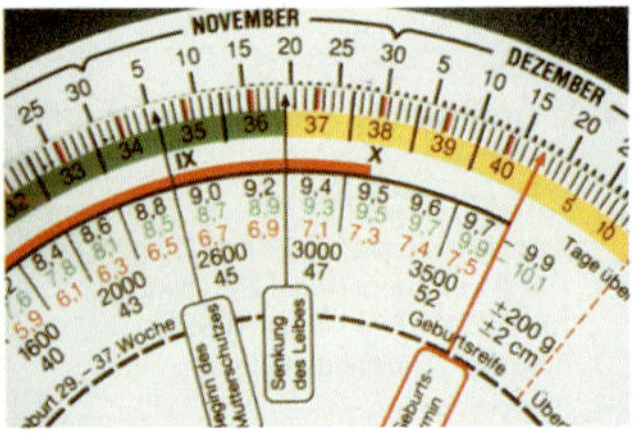

b

Abb. 278 Bestimmung von Schwangerschaftsalter und errechnetem Geburtstermin mittels Gravidarum; **a** Gravidarum, **b** Ausschnittsvergrößerung

3. Tot- und Fehlgeburten, Schwangerschaftsabbrüche, Extrauteringravidität: Wann? Welche Schwangerschaftswoche? Komplikationen? Wo behandelt?
   - Zu allen 3 Punkten kann der Mutterpass unter „Angaben zu vorausgegangenen Schwangerschaften" wichtige Informationen geben.
   - Beispiel für die Terminologie: Eine 35-jährige Patientin in der 37. SSW mit einer Fehlgeburt in der 8. SSW, einer Extrauteringravidität und einer Entbindung in der Anamnese ist eine: *IV.Gravida/I. Para* (Gravida = die Schwangere; para = „Gebärende").

- *Jetzige Schwangerschaft:*
  - Besonderheiten oder Erkrankungen im Verlauf der jetzigen Schwangerschaft (Blutungen, fieberhafte Erkrankungen mit Exanthem, Diabetes mellitus, Proteinurie, Hypertonus, Makrosomie des Kindes, Wachstumsretardierung, vorzeitige Wehentätigkeit, Krankenhausaufenthalte im Verlauf der Schwangerschaft).
  - Ist der Schwangerschaft eine Sterilitätsbehandlung vorausgegangen?
  - Wurde eine Amniozentese (= Entnahme von Fruchtwasser durch transabdominale Punktion, z. B. zur Chromosomenanalyse) durchgeführt? Ergebnis der Amniozentese? Hier kann der Mutterpass unter Punkt B („Besondere Befunde im Schwangerschaftsverlauf") und unter „Besonderheiten zu den Katalogen A und B" wichtige Informationen geben.
  - Die Befunde aller Schwangerschaftsuntersuchungen sind im Gravidogramm des Mutterpasses (Doppelseite zum Ausklappen) dokumentiert.
- *Gynäkologische Anamnese:* s. S. 252. Nochmals genaue Menstruationsanamnese erheben, um den errechneten Geburtstermin überprüfen zu können: Wann blieb die Regelblutung aus? Wann war der Schwangerschaftstest positiv? Ist der Konzeptionstermin bekannt? Ist Basaltemperaturmessung erfolgt?

► **Familienanamnese:** s. S. 255 und S. 9.

► **Vegetative Anamnese:** s. S. 255 und S. 9.
- Gewichtszunahme im Verlauf der Schwangerschaft ?
- Bestehen Schwangerschaftsbeschwerden wie z. B. Hyperemesis, Mastodynie (= Brustspannen), Probleme beim Wasserlassen, Verdauungsprobleme, Stuhlgangprobleme?
- Wehentätigkeit: Wird der Bauch manchmal hart?

► **Medikamenten- und Genussmittelanamnese:** s. S. 256 und S. 10.

- **Sozialanamnese:** s. S. 10, zusätzlich nach Alter und Beruf des Kindsvaters fragen, Familienstand?

Allgemeine Inspektion, Inspektion des äußeren Genitales und der unteren Extremitäten

- **Allgemeine Inspektion:** s. S. 14.
  - Allgemein- und Ernährungszustand? Bewusstseinslage? Zeichen der Zyanose? Exsikkose? Ikterus? Anämie?
  - Sekundäre Geschlechtsmerkmale/Behaarungstyp (z. B. normal, infantil, viril).
- **Äußeres Genitale:** s. S. 256.
- **Untere Extremität**: Ödeme? Varikosis? Beinumfangsdifferenzen?

Spekulumeinstellung und Inspektion von Vagina und Portio vaginalis uteri

- **Praktisches Vorgehen bei der Spekulumeinstellung:** s. S. 256.
- **Inspektion von Vagina und Portio:** s. S. 257.
- **Ggf. Entnahme von Abstrichen, Messung des vaginalen pH-Wertes:** s. S. 262.
- **Ggf. Kolposkopie:** s. S. 278.

Palpation von Uterus und Adnexbereich (bimanuelle Tastuntersuchung), Portiobefund

- **Palpation des Uterus und der Adnexe (bimanuelle Tastuntersuchung):**
  - ***Vorsicht:*** Keine vaginale Tastuntersuchung bei Placenta praevia (Blutungsgefahr!).
  - *Ziel* (s. S. 265):
    - Uterus: Größe, Lage (v.a. in der Frühschwangerschaft), Konsistenz (Kontraktionen ?).
    - Zervix: Bei schwangeren Patientinnen ist insbesondere auf die Länge (Zervixinsuffizienz?), Konsistenz und Stellung der Portio sowie auf eine Eröffnung bzw. Weite des Muttermundes zu achten.
    - Vorangehender Teil: Beurteilung des Höhenstandes des vorangehenden Teiles (also kindlicher Kopf oder Steiß) in Beziehung zu den Beckenebenen. Weiterhin wird geprüft, ob sich Kopf oder Steiß noch abschieben lassen oder bereits fest im Beckeneingang sind.
- **Praktisches Vorgehen:** s. S. 265. Die Beurteilung der Adnexregion ist bei fortgeschrittener Schwangerschaft nur sehr eingeschränkt möglich!

Inspektion und Palpation des Abdomens: Höhenstand des Fundus, Lagediagnostik

- **Lagerung der Patientin:** Rücken- oder Linksseitenlage.
- **Adipöse oder magere Patientin?**
- **Schwangerschaftsspezifische Hautveränderungen:** Striae (= Schwangerschaftsstreifen), Hyperpigmentation der Haut im Bereich der Linea alba (= Linea fusca).
- **Bestimmung des Fundusstandes des Uterus:** Die Bestimmung des Fundusstandes des Uterus gibt einen ersten Hinweis darauf, ob das Kind zeitgerecht entwickelt ist oder ob eine Diskrepanz zum Schwangerschaftsalter besteht. Die Methode ist nur als grobe Orientierung anzusehen. Fehler treten auf bei sehr adipösen Patientinnen, bei Lageanomalien des Kindes oder bei Abweichungen der Fruchtwassermenge vom Normwert.

- *1. Leopold-Handgriff:* Die ulnaren Kanten beider Hände umfassen den Fundus (s. Abb. 280). Der Höhenstand wird je nach Schwangerschaftswoche in Beziehung zu Symphyse, Nabel oder Rippenbogen in Querfingern angegeben: 12. Woche: Oberkante der Symphyse, 24. Woche: Nabelhöhe, 36. Woche: Rippenbogen, 40. Woche: 2 QF unter dem Rippenbogen
- *Symphysen-Fundus-Abstand* (s. Abb. 279): Der Abstand von der Symphyse zum Fundus uteri wird mit einem Maßband gemessen (Normwerte s. Abb. 279 d).

► **Lagediagnostik:**

- *2. Leopold-Handgriff:* Mit diesem Handgriff können die Stellung des kindlichen Rückens und die Lage (Längslage, Querlage) beurteilt werden. Beide Hände liegen dabei seitlich dem Uterus flach an, der Rücken tastet sich als lange, glatte Struktur, die „kleinen Teile" (Arme, Beine) erscheinen unregelmäßig und beweglich (s. Abb. 280). 1. Lage: Kindlicher Rücken links. 2. Lage: Kindlicher **R**ücken **r**echts (2 × „R" = 2. Lage).

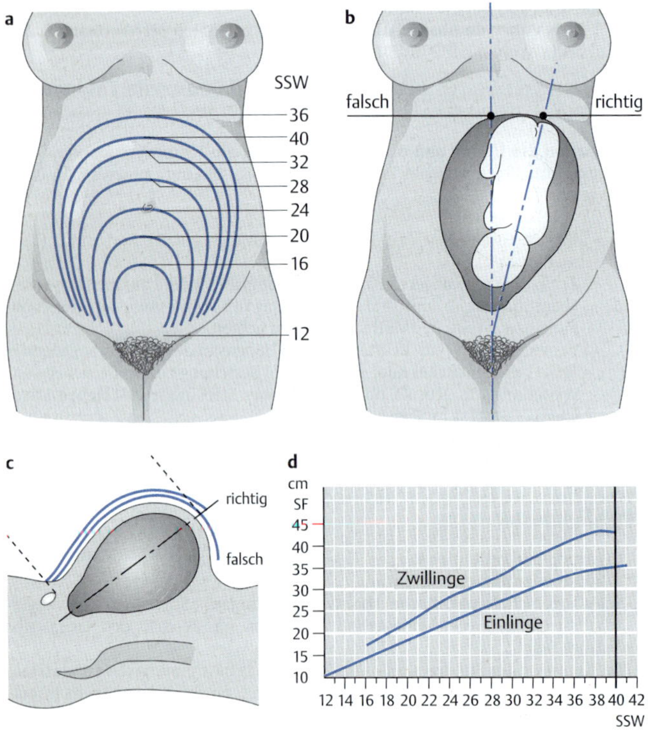

Abb. 279 **a** Stand des Uterus während der Schwangerschaft; **b** und **c** Messung des Symphysenfundusabstands; **d** Normwerte des Symphysenfundusabstands, Formel (Einlinge): Höhenstand des Fundus uteri = SSW – 2 (in cm)

- *3. Leopold-Handgriff:* Mit diesem Handgriff kann zwischen Schädel- und Beckenendlage unterschieden werden. Im Bereich des unteren Uterinsegments wird der vorangehende Teil zwischen Daumen und abgespreizten Fingern der rechten Hand gefasst. Der Kopf ist hart, kugelig und ballotiert (Beweglichkeit gegenüber dem Rumpf), der Steiß ist schmaler, weicher und weniger beweglich (s. Abb. 280).
- *4. Leopold-Handgriff:* Die Fingerspitzen beider Hände dringen jeweils oberhalb des Leistenbandes in die Tiefe und tasten den Höhenstand des vorangehenden Kindsteiles im Vergleich zum Beckeneingang (s. Abb. 280)

a 1. Leopold-Handgriff **b** 2. Leopold-Handgriff

c 3. Leopold-Handgriff **d** 4. Leopold-Handgriff

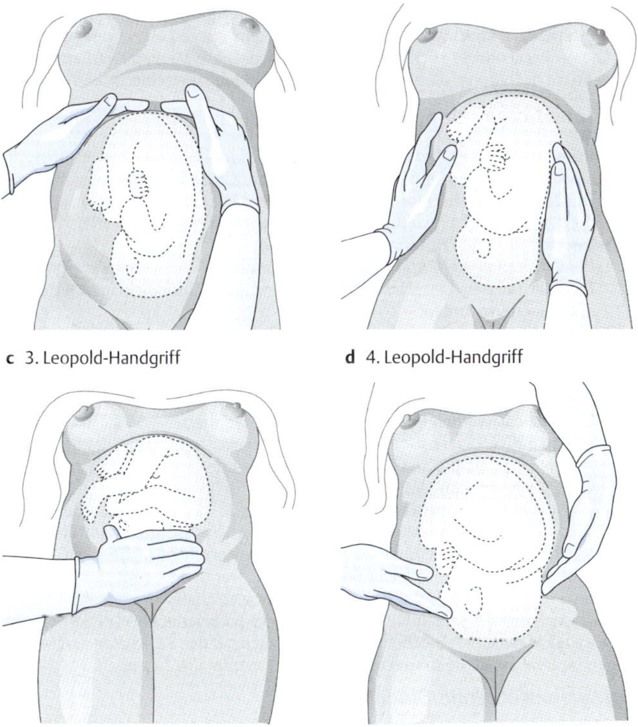

Abb. 280 1.–4. Leopold Handgriff

Ultraschalluntersuchung (s. S. 278)

Kardiotokographie („Aufnahme-CTG")

- Aufzeichnung der Wehentätigkeit und der fetalen Herzfrequenz.
- Eine CTG-Überwachung erscheint frühestens ab der 25. SSW sinnvoll (therapeutische Konsequenz bei extrauterinen Überlebenschancen).

Inspektion und Palpation der Mammae (s. S. 270).

Spezielle klinische Untersuchungen

- **Äußere Beckenmessung:** Mittels eines Beckenzirkels werden verschiedene Abstände zwischen knöcheren Punkten (z. B. Entfernung der Spinae iliacae anterior superior = Distantia spinarum) des Beckens ausgemessen, um so auf die inneren Beckenmaße rückschließen zu können. Diese Methode verliert zunehmend an Bedeutung, da innere und äußere Beckenmaße schlecht korrelieren.

Dokumentation der Befunde, Beratung

- **Dokumentation der Anamnese**: Auch bei geburtshilflichen Patientinnen die Anamnese immer mit einem kurzen und klaren Satz beginnen, der über den Grund des Arztbesuchs informiert, z. B. „34-Jährige III. Gravida/II. Para in der rechnerisch 29/5 SSW mit vorzeitiger Wehentätigkeit und Zervixinsuffizienz".
- **Dokumentation der Untersuchungsbefunde:**
  - *Dokumentation im Mutterpass:* Die im Rahmen der Untersuchung erhobenen Befunde müssen bei schwangeren Patientinnen zusätzlich im Mutterpass dokumentiert werden:
    - Gravidogramm (Doppelseite zum Ausklappen): Datum, Schwangerschaftswoche, Fundusstand, Kindslage, Herztöne und Kindsbewegungen, Ödeme, Varikosis, Gewicht, Blutdruck, Hämoglobinwert, Befund des Urinschnelltests und vaginaler Untersuchungsbefund. Mikrobiologische Abstrichbefunde o.ä. werden unter „Sonstiges" dokumentiert.
    - Apparative Diagnostik: Die ultrasonographisch ermittelten Daten können bei „Ultraschall-Untersuchungen" dokumentiert werden, Ergebnisse der CTG-Registrierung unter „Kardiotokographische Befunde".
  - *Wachstumskurve:* Die Ergebnisse der Biometrie zusätzlich bei jeder Untersuchung in eine Normkurve für den fetalen Wachstumsverlauf eintragen. Abweichungen des fetalen Wachstums vom Normbereich bzw. ein Wachstumsstillstand kann so leicht optisch erfasst werden.
- **Beratung, Wiedervorstellung:** In der Schwangerschaftsvorsorge erfolgen die Untersuchungen bei unauffälligem Schwangerschaftsverlauf bis zur 32. Schwangerschaftswoche in 4-wöchentlichen Intervallen, ab der 32. SSW in zweiwöchigen Intervallen, ab dem errechneten Geburtstermin alle 2 Tage.

Ggf. weiterführende Diagnostik

- Blutentnahme.
- Mikrobiologische Urinuntersuchung.
- Weitere diagnostische Maßnahmen s. S. 278.

24 Neurologische Aufnahmeuntersuchung

24.1 Neurologische Aufnahmeuntersuchung

Voraussetzungen

- **Benötigte Instrumente:** Reflexhammer, Ophthalmoskop, Stimmgabel, Watteträger.
- **Hinweis:** Die klinisch-neurologische Untersuchung sollte immer vollständig sein und die Funktion aller Teile des zentralen und peripheren Nervensystems und der Muskulatur zumindest orientierend prüfen. Eine streng symptomorientierte Untersuchung ist nur ausnahmsweise bei großer Erfahrung des Untersuchers zu rechtfertigen.

Anamnese

- **Jetzige Anamnese:** Charakterisierung der neurologischen Beschwerden:
  - Seit wann bestehen sie? Wie sind sie aufgetreten (z. B. plötzlich, schleichend)? Umstände bei Beginn der Beschwerden (z. B. körperliche Anstrengung, in Ruhe, im Schlaf)?
  - Verlauf der Beschwerden (z. B. stetig zu- oder abnehmend, fluktuierend)?
  - Welche Umstände beeinflussen die Ausprägung der Beschwerden?
  - Gibt es zusätzliche Symptome (z. B. Kopfschmerzen beim Auftreten einer Halbseitenlähmung, Erbrechen im Zusammenhang mit Schwindel)?
- **Eigenanamnese:**
  - Frühere, ähnliche oder gleiche Beschwerden? Frühere andere neurologische Störungen?
  - Sonstige Vorerkrankungen (z. B. Diabetes, Hypertonus) oder Operationen?
- **Ggf. Fremdanamnese:**
  - Bei dementen und desorientierten Patienten: z. B. Beginn und Entwicklung der aktuellen Störungen.
  - Bei vorübergehend bewusstlosen Patienten (s. S. 378): z. B. Symptome vor oder während des Bewusstseinsverlusts wie umschriebene oder generalisierte motorische Entäußerungen („Zuckungen"), Einnässen u. a.

Bewusstseinslage und psychischer Befund (s. S. 376)

- Ist der Patient zeitlich, örtlich und zur Person orientiert? Verhält er sich situationsgerecht und beantwortet bzw. befolgt er Fragen und Aufforderungen prompt, angemessen und korrekt?
- Ist der Patient psychomotorisch unruhig und nur schwer oder gar nicht zu beruhigen? Berichtet der Patient über optische oder akustische Halluzinationen?

Inspektion

- **Sprechen:**
  - Störungen der Artikulation („verwaschene Sprache")?
  - Gestörte Stimmgebung (heiser, leise)?
  - Störungen der Sprechatmung?

- **Körperhaltung:** Aufrecht? Gebeugt?
- **Gang:**
  - *Gangbild:* Haltung (aufrecht, gebeugt), Schrittlänge (normal, kleinschrittig), Stellung der Beine (breitbasig mit weitem Abstand), Bewegung der Beine (Zirkumduktion, Steppergang), Gangunsicherheit (gerichtet, ungerichtet), Mitbewegungen der Arme (normal, herabgesetzt)?
  - *Strichgang* (s. S. 366): Zunahme oder Auftreten einer gerichteten oder ungerichteten Gangunsicherheit?
  - *Zehen- und Fersengang:* Seitenunterschiede (z. B. bei einseitiger Fußheber- oder Senkerparese)? Unterschiede in der Ausführbarkeit zwischen Zehen- und Fersengang?
- **Freies Sitzen:** Fallneigung zu einer Seite? Nach hinten?
- **Mimik:** Verarmte Mimik? Wenige emotionale Ausdrucksbewegungen? Trauriger Gesichtsausdruck?
- **Spontane Bewegungen:** Verminderte spontane Bewegungen (Hypokinese)? Vermehrte spontane Bewegungen (Ruhetremor, Athetose, Dystonie, Chorea, Tics)?
- **Muskulatur:** Atrophien (umschrieben, generalisiert)? Faszikulationen?

Wirbelsäule

- **Stellung der Wirbelsäule:** Fehlhaltung? Schmerzhafte Verspannungen der paravertebralen Muskulatur?
- **Beweglichkeit der Wirbelsäule:** Einschränkungen der aktiven und/oder passiven Beweglichkeit? Schmerzhaft?
- **Druck- und/oder Klopfdolenz der Wirbelsäule:** Umschrieben? Diffus?

Kopf

- **Klopfschmerzhaftigkeit der Schädelkalotte:** Umschrieben? Diffus?
- **Meningismus** (s. S. 345)?
- **Austrittspunkte des N. trigeminus** (einzeln prüfen): Druckschmerzhaft?
- **Beweglichkeit des Kopfes:** Einschränkungen der aktiven und/oder passiven Beweglichkeit? Schmerzhaft?

Hirnnerven

- **Nervi olfactorii:** Prüfung des Geruchsinns s. S. 346.
- **N. opticus:**
  - Orientierende Visusprüfung, jedes Auge einzeln (s. S. 115).
  - Orientierende Gesichtsfeldprüfung mittels Fingerperimetrie (s. S. 346).
  - Spiegelung des Augenhintergrundes zur Beurteilung der Sehnervenpapille (s. S. 127).
- **Okulomotorische Hirnnerven** (N. oculomotorius, N. trochlearis, N. abducens) (s. S. 348):
  - Besteht eine Ptose (einseitig, beidseitig)?
  - Sind beide Pupillen gleich groß? Seitengleiche Verengung auf Licht und Konvergenz? Bessere Verengung auf Konvergenz als auf Licht?
  - Schielfehlstellungen beim Blick geradeaus? Freie und koordinierte Beweglichkeit beider Augen beim Blick in die 9 hauptsächlichen Blickrichtungen? Bleibt ein oder bleiben beide Augen beim Blick in eine oder mehrere der Hauptblickrichtungen zurück? Ist dies der Funktionsstörung eines oder mehrerer Augenmuskeln bzw. okulomotorischer Nerven zuzuordnen?
  - Besteht spontan (beim Blick geradeaus) oder beim Blick in eine bestimmte Richtung ein Nystagmus (s. S. 87)?

- **N. trigeminus:**
  - Intaktes Berührungs- und Schmerzempfinden im Versorgungsgebiet der 3 Äste des N. trigeminus?
  - Seitengleiche Kraftentwicklung im M. masseter?
- **N. facialis:** Seitengleich tiefe Nasolabialfalte? Seitengleiche Muskelfunktionen? Unterschiedliche Ausprägung einer einseitigen Parese bei willkürlicher Innervation und unwillkürlichen emotionalen Ausdrucksbewegungen (Lachen, Weinen)? Intaktes Geschmacksempfinden auf den vorderen 2/3 der Zunge?
- **N. vestibulocochlearis:** *Vestibuläre Störungen:* Spontannystagmus unter der Frenzel-Brille (rasche Phase schlägt in Richtung der gesunden Seite)? Vorbeizeigen zur kranken Seite im Bárány-Zeigeversuch? Abweichen zur kranken Seite im Unterberger-Tretversuch? Fallneigung zur kranken Seite im Strichgang und/oder Romberg-Stehversuch? *Kochleäre Störungen:* Seitengleiches Hören (Erkennen geflüsterter Zahlen, Stimmgabeltests nach Rinne und Weber)?
- **N. glossopharyngeus und N. vagus:** Schluckstörungen? Gaumensegelparese (betroffenes Gaumensegel hängt tiefer, bei Phonation verziehen des Zäpfchens zur gesunden Seite)? Abgeschwächter/ausgefallener Würgreflex bei Berührung der Rachenhinterwand? Heiserkeit? Intaktes Geschmacksempfinden auf dem hinteren Zungendrittel?
- **N. accessorius:** Seitengleiche Kraft im M. sternocleidomastoideus (Drehen des Kopfes gegen Widerstand) und M. trapezius (Heben der Schulter gegen Widerstand)? Schultertiefstand auf der paretischen Seite?
- **N. hypoglossus:** Parese der Zunge (Abweichen der herausgestreckten Zunge zur betroffenen Seite)?

Motorik

- **Obere Extremitäten** (Patient in Rückenlage, Armvorhalteversuch und Prüfung des Muskeltonus können auch im Sitzen untersucht werden, sofern keine Rumpfataxie besteht):
  - *Armvorhalteversuch* (s. S. 357): Absinken eines Armes oder Pronation einer Hand?
  - *Kraftprüfung* (s. S. 357): Zumindest Schulterhebung in 90°-Stellung, Armbeugung und -streckung, Hand- und Fingerbeugung/-streckung/-spreizung, Angabe in Kraftgraden (s. S. 357). Seitendifferenz? Atrophien?
  - *Muskeltonus:* Passiv unregelmäßig den Arm beugen.
  - *Muskeleigenreflexe* (s. S. 359): BSR, TSR, RPR, Trömner-Reflex. Beurteilung s. u.
- **Rumpf** (Patient liegt): Aufsetzen ohne Hilfe der Hände, Bauchhautreflexe (s. S. 362).
- **Untere Extremität** (Patient in Rückenlage):
  - *Beinhalteversuch* (s. S. 358):
  - Lasègue (s. S. 327).
  - *Kraftprüfung:* Zumindest Hüftbeugung, -streckung, -adduktion, Kniebeugung und -streckung, Fuß- und Zehenhebung/-senkung. Atrophien?
  - *Muskeltonus:* Passiv unregelmäßig das Bein beugen.
  - *Muskeleigenreflexe* (s. S. 359): PSR, ASR.
  - *Pyramidenbahnzeichen:* s. S. 363.

Koordination

- **Finger-Nase- und Knie-Hacke-Versuch:** s. S. 368.
- **Diadochokinese** (Patient steht): s. S. 369.
- **Rebound-Phänomen:** s. S. 369.

- **Romberg-Stehversuch:** Ungerichtete oder gerichtete Fallneigung beim Stehen mit geschlossenen Füßen? Zunahme bei Augenschluss?
- **Unterberger-Tretversuch:** Abweichung (Drehen) zu einer Seite beim Gehen auf der Stelle mit geschlossenen Augen? Nur verwertbar, wenn die Abweichung bei verschiedenen Ausgangsstellungen reproduzierbar ist.

Sensibilität

- Eine Untersuchung aller sensiblen Qualitäten aller Körperregionen ist in der Praxis nicht möglich. Die Untersuchung beschränkt sich auf einige Aspekte, die in Abhängigkeit von den geschilderten Beschwerden bzw. den bestehenden Störungen durch weitere Untersuchungen ergänzt werden.
- **Zur Basisuntersuchung zählen:** Berührungs-, Schmerz- und Vibrationsempfinden (s. S. 372).
- **Mögliche weitere der klinischen Untersuchung zugängliche sensible Qualitäten:** Lagesinn (s. S. 372), 2-Punkte-Diskrimination (s. S. 373), Zahlen erkennen (s. S. 373), Temperaturempfinden (s. S. 372).

Orientierende neuropsycholgische Untersuchung

- **Störungen der Sprache (Aphasie)** (s. S. 376)?
- **Gestörte Ausführung von Bewegungsabläufen (Apraxie)** (s. S. 377)? Den Patienten bitten, gebräuchliche Bewegungsabfolgen pantomimisch auszuführen (z. B. sich zu kämmen, eine Zigarette rauchen, etwas aus einem Glas zu trinken).
- **Orientierende Gedächtnisprüfung** (s. S. 378).

Orientierende internistische Untersuchung

- Jede klinisch-neurologische Untersuchung sollte auch eine orientierende internistische Untersuchung mit einschließen.
- **Hierzu zählen im Einzelnen:**
  - Auskultatorischer Herz- und Lungenbefund: Regelmäßige Herzaktionen? Geräusche? Seitengleiche Belüftung?
  - Abdomineller Tastbefund: Resistenzen? Lebergröße?
  - Tast- und Auskultationsbefund der peripheren Gefäße (s. S. 161): Regelmäßiger Puls? Seitendifferenzen? Stenosegeräusche?
  - Bei Frauen: Tastbefund der Brust (Knoten?) (s. S. 271).
  - Bei Männern: Tastbefund der Prostata (vergrößert? gegen die Umgebung abgrenzbar?) (s. S. 296).

25 Dermatologische Aufnahmeuntersuchung

25.1 Dermatologische Aufnahmeuntersuchung

Voraussetzungen

- **Raum:** Besonders wichtig sind ausreichend gute Lichtverhältnisse. Der Vorteil der Dermatologie liegt in der Sichtbarkeit der Befunde, die Beleuchtung kann hier einen entscheidenden Einfluss haben.
- **Spezielle Instrumente:**
  - *Glasspatel* (kann auch aus Plastik sein) zum Ausdrücken erythematöser Hautveränderungen bzw. zum Nachweis von nicht ausdrückbaren Hautveränderungen (hämorrhagische Vaskulitis, granulomatöse Hautveränderungen) und zum Prüfen des Dermographismus,.
  - *Lampe* zur Ausleuchtung der einsehbaren Schleimhäute.
  - *Maßband* zum Ausmessen der Hautveränderungen.
  - *Knopfsonde.*
  - *Handlupe* zur detaillierten Darstellung von Hauteffloreszenzen.
  - *Dermatoskop* (Auflichtmikroskop): Zur Beurteilung der Haut in 10–100facher Vergrößerung.

Anamnese s. S. 50

Inspektion des Allgemeinzustandes (s. S. 52)

Erhebung des Hautbefunds

- **Ziel:** Ziel der Erhebung des Hautbefundes ist eine für jeden nachvollziehbare Beschreibung des Ist-Zustands bei der ersten klinischen Vorstellung.
- **Praktisches Vorgehen:**
  - Mit der Inspektion der Haut am Kopf beginnen und systematisch den gesamten Körper inspizieren (s. S. 52).
  - *Wichtig:* Auch Haare, Nägel und einsehbare Schleimhäute (Mundschleimhaut, Genital- und Analbereich) in die Inspektion mit einbeziehen.
  - Bei entsprechenden Befunden palpieren (s. S. 52).
  - Formulierung des Hautbefunds mithilfe der Effloreszenzenlehre (s. S. 53). So kann das Gesehene in Worte gekleidet und nachvollziehbar gemacht werden. *Beachte:* Der Hautbefund enthält keine Diagnosen.

Spezielle Untersuchungen/Provokationstests

- **Hinweis:** Durch die einfache Zugänglichkeit der Haut und der Läsionen bei Dermatosen können einfache diagnostische und klinische Tests direkt bei der Aufnahmeuntersuchung durchgeführt werden.
- **Praktisches Vorgehen:** s. S. 62.

Dokumentation der Befunde

- Die Dokumentation des Hautbefunds stets in schriftlicher Form in der Patientenakte vornehmen. Der Befund sollte nachvollziehbar sein und aus diesem Grund in ganzen Sätzen formuliert werden. Stichwortartige Dokumentationen sind häufig mangelhaft.
- In der Dokumentation von dermatologischen Befunden spielt die Fotografie eine besondere Rolle. Durch die gute Zugänglichkeit der Befunde kann leicht mit verhältnismäßig wenig Aufwand eine Verlaufsdokumentation der Hautveränderungen erfolgen.

Auswertung der Befunde (s. S. 59)

Zusätzliche apparative Untersuchungen (s. S. 67)

26 Leitsymptome

26.1 Einführung

Bedeutung symptomorientierter Diagnostik

- Anamnese und Untersuchung orientieren sich vornehmlich an Symptomen, um dann erst in einem zweiten Schritt systematisch weitere Informationen zu erwerben.
- Symptomorientierte Diagnostik darf die systematische Anamneseerhebung und die gründliche körperliche Untersuchung nicht ersetzen, aber sie hilft dem Untersucher zu fokussieren. In der täglichen Praxis ist sie später das Kernstück klinischer Diagnostik.

Hinweise zur folgenden Darstellung von Leitsymptomen

- Die folgenden ausgewählten Leitsymptome zeigen exemplarisch, worauf bei Vorliegen bestimmter Beschwerden besonders zu achten ist.
- Diese Auflistungen sind naturgemäß unvollständig und deswegen nur orientierend zu verstehen. Zwei Aspekte sollten dabei immer berücksichtigt werden:
  - Selten hat ein Patient nur ein einziges Symptom. Deshalb spricht man auch von einem Leitsymptom, welches im Vordergrund steht. Durch die Erfragung weiterer Beschwerden kann die Diagnostik dann aber auch in eine andere Richtung führen.
  - Orientierende Schemata vernachlässigen natürlicherweise seltene Erkrankungen, die auch zu bedenken sind.

Cave: Grundsätzlich sollte man sich nicht schon frühzeitig auf eine Verdachtsdiagnose festlegen. Dadurch werden weitere Informationen entweder gar nicht erst gesucht oder aber im Lichte des gefassten Vorurteils falsch interpretiert. Wiederholtes Hinterfragen ist der Schlüssel einer guten klinischen Diagnostik. Dazu gehören wiederholtes Erheben einer Anamnese und wiederholtes körperliches Untersuchen.

26.2 Fieber

Definition und Ursachen

- **Definition:** Fieber entspricht einer Temperatur > 38,2° C rektal gemessen. Zwischen 37,8 und 38,2° C spricht man von subfebrilen Temperaturen (vgl. auch S. 32).
- **Ursachen:**
  - *Infektiös:* Viral, bakteriell, parasitär.
  - *Neoplastisch:* Insbesondere Lymphome, aber auch Karzinome.
  - *Rheumatisch-immunologisch:* z. B. Lupus erythematodes, Vaskulitis.
  - *Metabolisch:* z. B. Hyperthyreose.
  - *Genetisch:* z. B. familiäres Mittelmeerfieber.
  - *Medikamentös:* Insbesondere als Unverträglichkeitsreaktion.
  - *Psychogen:* Evtl. auch vorgetäuscht.
  - Andere, seltene Ursachen.

Anamnese

- **Fiebersymptome:** Schüttelfrost, Frieren, Schwitzen, Nachtschweiß.
- **Fieberverlauf:** Seit wann? Welche Schwankungen? Wie gemessen?
- **Assoziierte Beschwerden:**
  - *Gliederschmerzen,* insbesondere bei viralen Infekten, aber auch bei rheumatischen Erkrankungen.
  - *Halsschmerzen, Husten, Schnupfen* bei grippalen (viralen) Infekten; DD Streptokokken-Tonsillitis.
  - *Dyspnoe, Thoraxschmerzen* bei Pneumonie, aber auch Lungenembolie.
  - *Bauchschmerzen,* z. B. bei Cholezystitis, Appendizitis (akuter Bauchschmerz, s. S. 488).
  - *Übelkeit, Erbrechen, Diarrhö* z. B. bei Gastroenteritis, aber auch M. Crohn (s. S. 224).
  - *Gewichtsabnahme,* insbesondere bei Tumorerkrankungen.
- **Prädisponierende Faktoren:**
  - *Infekte in der Familie.*
  - *Reiseanamnese.*

    Beachte: Patienten, die kürzlich in einem Malariaendemiegebiet waren und Fieber haben, gelten bis zum Beweis des Gegenteils als Malaria-infiziert.
  - *Medikamente (insbesondere Immunsuppressiva).*
  - *Vorerkrankungen* (z. B. neutropenisches Fieber nach Chemotherapie).

Befund

- **Allgemeinzustand beurteilen:** Hinweise auf schwere akute Infektion? Sepsis? Luftnot?
- **Inspektion der Hände:**
  - *Splitterblutungen* (s. S. 159), *Osler-Knötchen* (s. S. 160) bei Endokarditis.
  - *Kalte Akren* (bei zentralisiertem Patienten, Schock).
- **Puls, Blutdruck:** Schock?
- **Rachenrötung? Beläge?**
- **Halslymphknoten:** Vergrößert? Druckdolent?
- **Thorax:** Anhalt für Bronchopneumonie (abgeschwächter Klopfschall und Atemgeräusch, verstärkter Stimmfremitus, feuchte Rasselgeräusche)?
- **Herz:** Pathologische Geräusche? Endokarditis?
- **Abdomen:** Schmerzhafte Resistenzen? Peritonitische Zeichen?
- **Splenomegalie:** z. B. bei Endokarditis, rheumatischen Erkrankungen oder Lymphomen.

Weitere Diagnostik

Beachte: Bei anamnestisch und klinischem Bild eines banalen Virusinfekts keine weitere Diagnostik.

- **Labor:** Blutbild, Differenzialblutbild, Blutsenkung (BSG), Kreatinin, Harnstoff, Na, K, Ca, Leberenzyme, Blutzucker. Urin-Stix, Urinmikroskopie, Urinkultur (s. S. 288). Blutkulturen (3×).
- **Punktion pathologischer Flüssigkeiten**, sofern vorhanden: Aszites, Pleuraerguss, Gelenkerguss.
- **Röntgen-Thorax.**
- **Sono-Abdomen.**

26.3 Dyspnoe

Definition und Ursachen

- **Definition:** Dyspnoe bezeichnet das subjektive Empfinden von Luftnot und wird deshalb vom Patienten selbst definiert.
- **Ursachen:** Zahlreiche Ursachen, insbesondere kardial, pulmonal, neuromuskulär, psychogen, mechanisch, metabolisch und anämiebedingt.

Anamnese

- **Dynamik:** Akut, rezidivierend oder chronisch?
- **Aggraviert durch Belastungen?**
- **Abhängig von Körperlage?**
- **Assoziationen?** z. B.
  - *Nachts:* Paroxysmale nächtliche Dyspnoe (s. S. 156)?
  - *Allergenprovoziert?* (bei Asthma)
  - *Kälteprovoziert?* (bei Asthma)
  - *Fieber?*
  - *Schmerzen?*

Befund

- **Beurteilung des Allgemeinzustands (AZ)** (besonders wichtig!): Handelt es sich um einen Notfall? Sind eine schnelle Intubation und Beatmung notwendig?
- **Inspektion:** Atemfrequenz, Atemtiefe, Blässe, Zyanose, Uhrglasnägel (s. S. 140), Halsvenenstau, Ödeme?
- **Vitalparameter:** Puls (auch Charakter und Rhythmus), Blutdruck, Temperatur.
- **Herzspitzenstoß:** Lokalisation und Charakter.
- **Herztöne:** z. B. Galopprhythmus bei akuter Herzinsuffizienz (s. S. 174), Herzgeräusche (s. S. 175)?
- **Lungenuntersuchung:** z. B.:
  - Feuchte Rasselgeräusche basal bei kardialer Stauung.
  - Dämpfung, abgeschwächtes Atemgeräusch und Rasselgeräusche bei Pneumonie.
  - Dämpfung, fehlender Stimmfremitus und fehlendes Atemgeräusch bei Pleuraerguss.

Weitere Diagnostik bzw. Therapiebeginn

- **EKG, Blutgasanalyse, Röntgen-Thorax.**
- **Venösen Zugang legen:** Labor: Blutbild, Kreatinin, Elektrolyte, Blutzucker, Troponin, D-Dimere.
- **Therapie beginnen:** Sauerstoff über die Nasensonde, Nitrate sublingual oder i.v.; evtl. Diuretika i.v.
- **Evtl. weiterführende Diagnostik:** Echokardiographie; Computertomographie der Lunge und Lungengefäße, im weiteren Verlauf evtl. Lungenfunktionsprüfung und Bronchoskopie.
- **Differenzialdiagnostisches Vorgehen:** s. Abb. 281

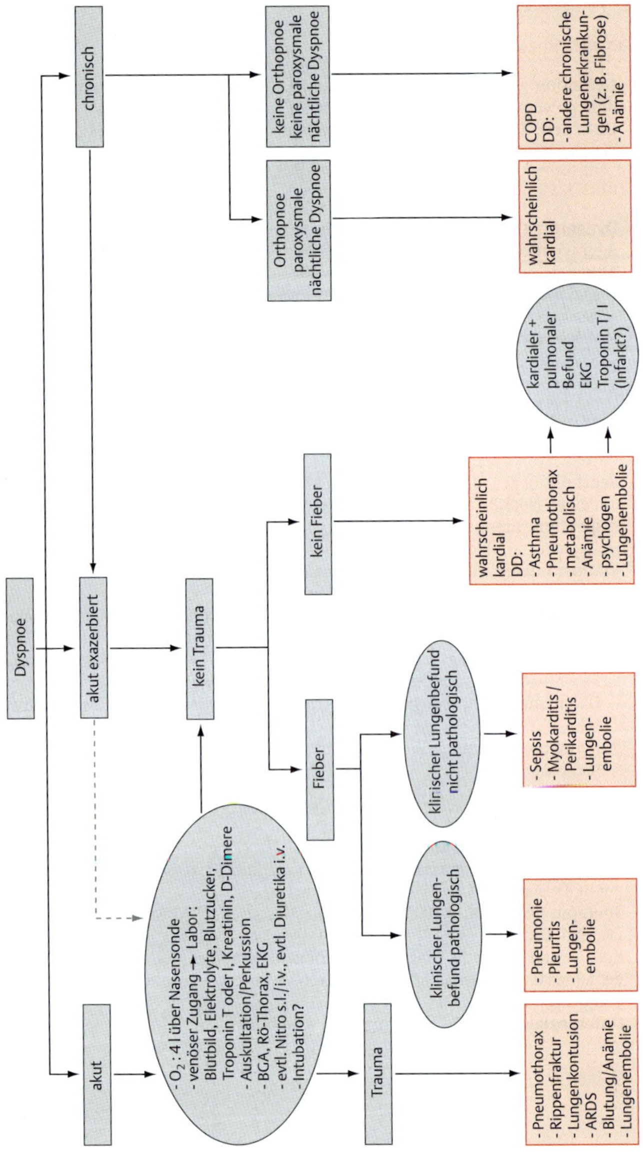
Dyspnoe
akut
akut exazerbiert
chronisch
- O₂: 4 l über Nasensonde
- venöser Zugang → Labor: Blutbild, Elektrolyte, Blutzucker, Troponin T oder I, Kreatinin, D-Dimere
- Auskultation/Perkussion
- BGA, Rö-Thorax, EKG
- evtl. Nitro s.l./i.v., evtl. Diuretika i.v.
- Intubation?
Trauma
kein Trauma
Fieber
kein Fieber
Orthopnoe paroxysmale nächtliche Dyspnoe
keine Orthopnoe keine paroxysmale nächtliche Dyspnoe
klinischer Lungenbefund pathologisch
klinischer Lungenbefund nicht pathologisch
- Pneumothorax
- Rippenfraktur
- Lungenkontusion
- ARDS
- Blutung/Anämie
- Lungenembolie
- Pneumonie
- Pleuritis
- Lungenembolie
- Sepsis
- Myokarditis / Perikarditis
- Lungenembolie
wahrscheinlich kardial
DD:
- Asthma
- Pneumothorax
- metabolisch
- Anämie
- psychogen
- Lungenembolie
kardialer + pulmonaler Befund
EKG
Troponin T/I
(Infarkt?)
wahrscheinlich kardial
COPD
DD:
- andere chronische Lungenerkrankungen (z. B. Fibrose)
- Anämie

26.4 Husten

Definition und Ursachen

- **Definition:** Husten dient dem Reinigen der Luftwege und als Schutzreflex vor Aspiration. Pathologisch ist Husten, wenn er als störend empfunden wird, mit vermehrtem Auswurf einhergeht oder Blutbeimengungen hervorbringt (Hämoptysen). Husten gilt als chronisch, wenn er mehr als 2 Wochen besteht.
- **Ursachen:**
  - *Akuter Husten:* Meist als Folge von Infektionen, am häufigsten virale Tracheobronchitis, aber z. B. auch Pneumonien und eitrige Bronchitiden; außerdem Fremdkörperaspiration; allergisch (Asthma).
  - *Chronischer Husten*: Chronische Bronchitis, Tumoren der Atemwege, Asthma, Lungenfibrose, chronische Infektionen (Tuberkulose!), immunologische Lungenerkrankungen, Medikamente (Angiotensin-Converting-Enzyme-Hemmer!).

Anamnese

- **Dauer:** > 2 Wochen → chronischer Husten = abklärungsbedürftig!
- **Trockener Husten oder Auswurf?** Bei Auswurf weiterfragen nach:
  - *Menge:* > 1 Tasse/d für > 3 Monate/Jahr = chronische Bronchitis.
  - *Farbe:* Blutig? Eitrig?
  - *Geruch:* z. B. fauliger Geruch bei Anaerobier-Infektionen.
  - **Beachte:** Raucher empfinden den morgendlichen Husten mit Auswurf häufig als normal und müssen gezielt danach befragt werden.
- **Assoziierte Beschwerden:**
  - *Fieber?*
  - *Gewichtsabnahme?*
  - *Schmerzen?*
  - *Luftnot?*
- **Medikamentenanamnese.**
- **Risikofaktoren erfragen:** Rauchen, Berufsanamnese, Familienanamnese.

Befund

- **Untersuchung des Respirationstraktes:** s. S. 135.
- **Insbesondere achten auf:**
  - *Hände:* Nikotinspuren, Uhrglasnägel (u. a. bei Bronchial-Ca, Lungenfibrosen und abszedierenden Lungenerkrankungen).
  - *Thoraxform; Atembewegungen.*
  - *Klopfschall, Stimmfremitus und Atemgeräusch* über allen Lungenlappen

Weitere Diagnostik

Beachte: Die akute fieberhafte Bronchitis bedarf auch bei eitrigem Auswurf keiner weiterführenden Diagnostik und keiner antibiotischen Therapie, da dies die Prognose nicht beeinflusst.

- **Sputumuntersuchung:** Keimnachweis (Mikroskopie und Kultur); Tumorzellen?
- **Röntgen-Thorax.**
- **Evtl. Computertomographie des Thorax, Bronchoskopie.**

Beachte: Chronischer Husten gilt bis zum Beweis des Gegenteils als Warnsymptom eines Bronchialkarzinoms.

- **Differenzialdiagnostisches Vorgehen:** s. Abb. 282

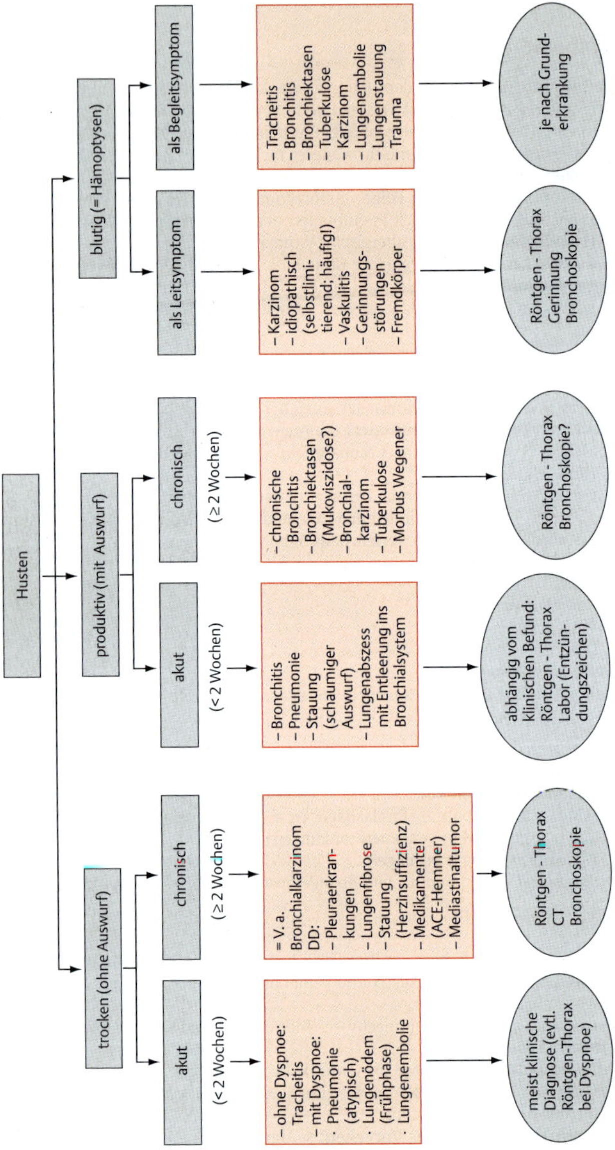

Abb. 282 Husten

26.5 Angina pectoris/Thoraxschmerzen

Definition und Ursachen

- **Definition:** Angina pectoris ist das Symptom der Myokardischämie. Im eigentlichen Sinne ist es ein Engegefühl, aber häufig mit Schmerzen, Druckgefühl, Luftnot und/oder Angst einhergehend.
- **Ursachen:**
  - *Angina pectoris:* Fast immer Ausdruck einer koronaren Herzerkrankung, kann aber auch bei erhöhtem myokardialen Sauerstoffverbrauch wie bei hypertensiver Krise oder Aortenklappenstenose auftreten.
  - *Andere Thoraxschmerzen:* z. B. muskoloskelettal; funktionell; Ösophaguserkrankungen (insbesondere Refluxösophagitis); Lungenerkrankungen (insbesondere Pleuritis, Lungenembolie); Mediastinalprozesse; Aortenaneurysma.

  Beachte: Die Unterscheidung zwischen Angina pectoris und Thoraxschmerzen anderer Ursache ist eine der häufigsten und wichtigsten Differenzialdiagnosen.

Anamnese

- **Schmerzcharakter:**
  - *Engegefühl? Druckgefühl?*

    Beachte: Angina pectoris verbal zu beschreiben, ist für fast alle Patienten schwierig. Sehr viel aussagekräftiger ist meist die Gestik, die der Patient zur Beschreibung benutzt. Für Angina spricht die Faust prästernal oder beide Hände in einer einengenden Bewegung (s. Abb. 157).
  - *Schmerzlokalisation.*

    Beachte: Wenn der Patient mit einem Finger auf den schmerzenden Punkt zeigen kann, liegt mit sehr hoher Wahrscheinlichkeit keine Angina pectoris vor, sondern ein von der Thoraxwand herrührender Schmerz.
  - *Dynamik der Beschwerden:*
    - Beginn plötzlich oder schleichend? Steigerung oder Abklingen?
    - Dauerschmerz oder intermittierender Schmerz?
    - Belastungsabhängig?
    - Atemabhängig? Bewegungsabhängig?
- **Assoziierte Beschwerden:**
  - Bei Angina pectoris häufig Angst, Dyspnoe, im Infarkt auch Schock.
  - Bei Ösophaguserkrankungen Schluckbeschwerden, Sodbrennen.
- **Vorhergehendes Trauma?**
- **Risikofaktoren** für eine koronare Herzerkrankung immer erfragen: Rauchen, Bluthochdruck, Diabetes mellitus, Hypercholesterinämie, Übergewicht, familiäre Belastung (genetisches Risiko).

Befund

- **Allgemeinzustand:** Schockzeichen?
- **Vitalparameter messen:** Puls, RR, Atemfrequenz.
- **Lässt sich der Schmerz durch Druck von außen auslösen?** Belegt muskuloskelettale Ursache.
- **Untersuchung des Herz-Kreislauf-Systems** (s. S. 155) und **Respirationssystems** (s. S. 135).

Weitere Diagnostik

- **Labor:** Troponin, Kreatinkinase (= CK), Blutbild, Elektrolyte, Kreatinin, Gerinnung.
- **EKG.**
- **Im weiteren Verlauf:** Röntgen-Thorax; Belastungs-EKG, evtl. Koronarangiographie.

26.6 Akute Bauchschmerzen

Definition und Ursachen

- **Definition:** Zwei Schmerztypen sind zu unterscheiden:
  - *Viszeraler Schmerz:* Entsteht durch Dehnung und/oder Spasmen glatter Muskulatur der Hohlorgane.
  - *Somatischer (peritonitischer) Schmerz:* Entsteht durch Entzündung und Gewebsschädigung mit Reizung des sehr schmerzempfindlichen Peritoneums.
- **Ursachen:**
  - *Peritonitis*: Insbesondere bei Appendizitis, Perforation eines Hohlorgans (z. B. Ulkus duodeni), Cholezystitis.
  - *Mechanisch/obstruktiv:* Ileus, Choledocholithiasis.
  - *Ischämisch:* Insbesondere Mesenterialgefäßverschluss.
  - *Projiziert:* Insbesondere Hinterwandinfarkt, basale Lungenembolie.
  - *Metabolisch:* Insbesondere Pseudoperitonitis diabetica.
  - *Pankreatitis.*

Anamnese

- **Zeit:** Beginn plötzlich oder allmählich, Dauerschmerz oder intermittierend?
- **Lokalisierbarkeit:** Gut lokalisierbar oder diffus im ganzen Abdomen?
- **Charakter:** Krampfartig und bohrend, dumpf oder scharf; Unterscheidung zwischen viszeralem und somatischem Schmerz s. Tab. 173.

Tabelle 173 · Vergleich zwischen viszeralem und somatischem Schmerz

	viszeraler Schmerz	somatischer (peritonitischer Schmerz)
Lokalisierbarkeit	schlecht lokalisierbar, Mittellinie/symmetrisch	lokalisiert, später sich ausdehnend
Schmerzcharakter	krampfartig, bohrend, nagend	dumpf, später scharf
Schmerzdauer	fluktuierend	Dauerschmerz
Körperhaltung des Patienten	Unruhe, Umherlaufen	Schonhaltung (Bewegung aggraviert Schmerz)

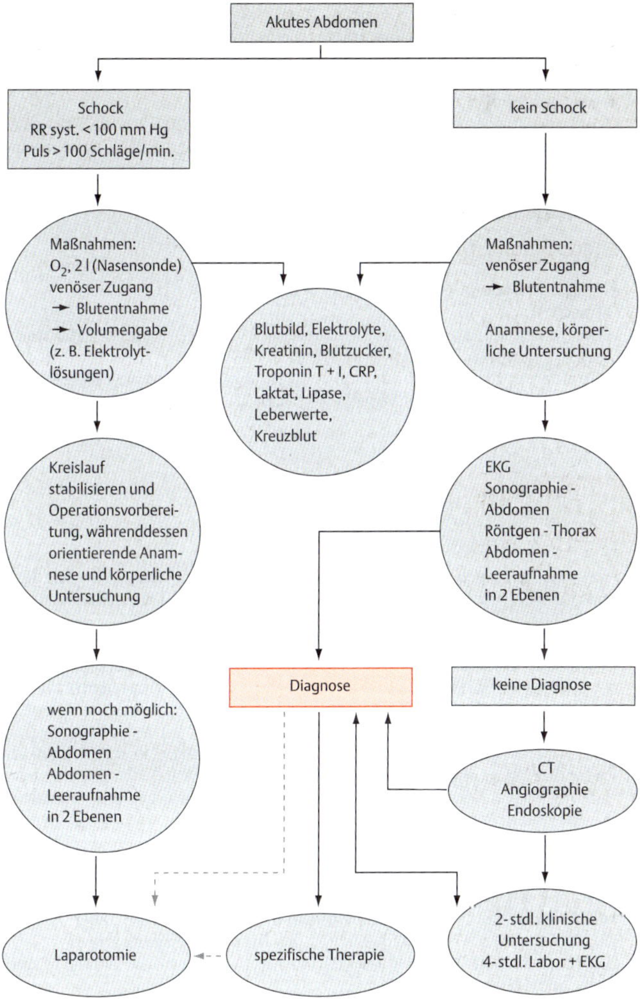

Abb. 283 Differenzialdiagnostisches Vorgehen bei akuten Bauchschmerzen

Befund

- **Allgemeinzustand und Vitalparameter:** Bei Schock Volumengabe und sofortige Operation.
- **Körperhaltung** (s. Tab. 173): Unruhe oder Schonhaltung, flach oder gekrümmt.
- **Abwehrspannung?** Lokalisation?
  - *Beachte:* Immer zuerst fern vom Schmerz palpieren, da nach Schmerzauslösung der Patient reflektorisch dann im gesamten Abdomen Abwehrspannung zeigt.
- **Rektale Untersuchung.**
- **Temperaturmessung.**

Weitere Diagnostik

- **Röntgen-Abdomen** leer in 2 Ebenen (freie Luft?).
- **Ultraschall.**
- **Labor:** Entzündungsparameter (Leukozyten, BSG, CRP), Blutbild, Leberwerte, Lipase.
- **Bei unklarem Krankheitsbild:** Indikation zur Probelaparotomie erwägen.
- **Differenzialdiagnostisches Vorgehen:** s. Abb. 283

26.7 Chronische Bauchschmerzen

Ursachen

- **Funktionelle (psychosomatische) Beschwerden** sind bei weitem die häufigste Ursache von chronischen oder chronisch rezidivierenden Bauchschmerzen:
  - *Colon irritabile* (vom Darm ausgehend).
  - *Nicht ulzeröse Dyspepsie* (vom Magen ausgehend).
- **Organische Ursachen:** Häufige organische Ursachen sind entzündliche Darmerkrankungen (Colitis ulcerosa, Morbus Crohn), Gastritis, Ulkus ventriculi oder duodeni, chronische Pankreatitis, Tumorerkrankungen (insbesondere Kolonkarzinom, Magenkarzinom, Pankreaskarzinom).

Hinweis: Eine wichtige Aufgabe ist es, funktionelle und organische Erkrankungen frühzeitig zu unterscheiden, um Patienten mit funktionellen Erkrankungen unnötige Diagnostik zu ersparen und bei Patienten mit organischen Ursachen die Erkennung der Erkrankung nicht zu verschleppen.

Anamnese

- **Charakter der Schmerzen:** Krampfartig bei Colon irritabile.
- **Lokalisation:** Bei Colon irritabile vornehmlich im Sigmabereich, aber auch am Zökalpol und den beiden Kolonflexuren, bei Dyspepsie epigastrisch.
- **Zeitlicher Verlauf:** Bei funktionellen Beschwerden meist seit Jahren, phasenweise auftretend.
- **Assoziierte Beschwerden**: Insbesondere Durchfall, Teerstuhl, Blutauflagerungen, Übelkeit, Erbrechen.
- **Begleiterkrankungen.**
- **Psychosoziale Anamnese:** Stressoren als Auslöser stärkerer funktioneller Beschwerden.
- **Familienanamnese:** Tumoren!

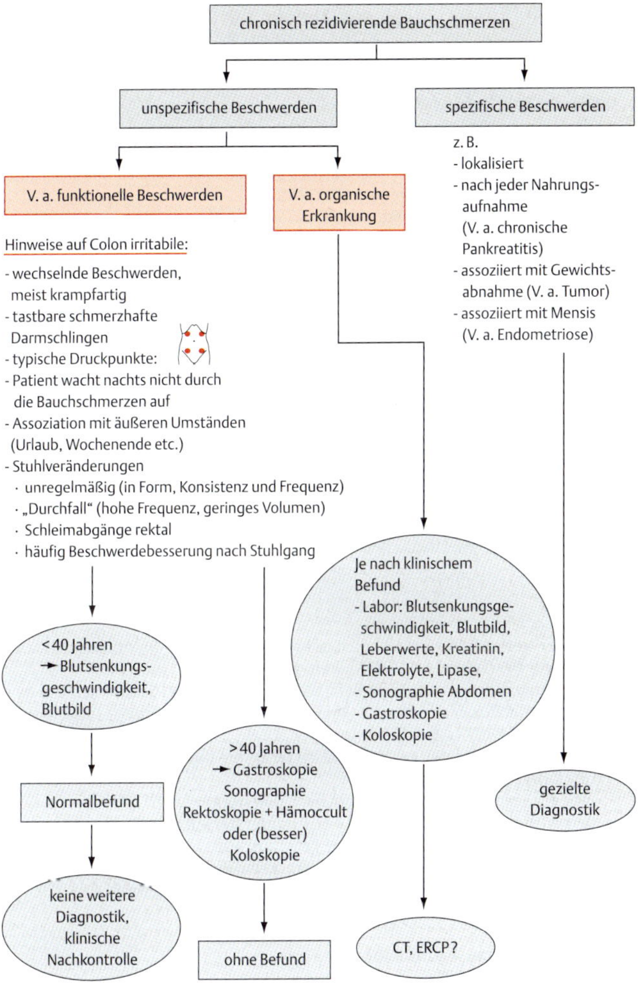

Abb. 284 Chronische Bauchschmerzen

Befund (gründliche Untersuchung des Abdominalsystems, s. S. 192)

Weitere Diagnostik

- **Labor:** Blutbild, Leberwerte, Nierenwerte.

Hinweis:
  - Wenn Anamnese und Befund typisch sind für funktionelle Beschwerden, das Labor normal ist und kein wesentliches Tumorrisiko (Alter, Familienanamnese) besteht, eher keine weitere Diagnostik.
  - Ansonsten: Ultraschall-Abdomen, Gastroskopie, Koloskopie.
- **Differenzialdiagnostisches Vorgehen:** s. Abb. 284

26.8 Ikterus

Definition und Ursachen

- **Definition:** Ikterus ist klinisch erst ab Bilirubinwerten über 2–3 mg/dl zu sehen. Als erstes kommt es zu einer Gelbfärbung der Skleren.
- **Ursachen:**
  - *Prähepatisch:* Hämolyse.
  - *Intrahepatisch:* Alle Formen akuter und chronischer Lebererkrankungen, Medikamente, angeborene Bilirubinstoffwechselstörungen.
  - *Posthepatisch:* Mechanisches Gallenabflusshindernis (z. B. Pankreaskopftumor).

Anamnese

- **Zeitlicher Verlauf:** Beginn plötzlich, schleichend? Verlauf fluktuierend?
- **Assoziierte Beschwerden/Auffälligkeiten:**
  - *Schmerzen.* Wichtigster Punkt bei akutem Beginn, da bei Schmerzen V.a. akutes Gallenabflusshindernis (Choledocholithiasis) besteht; meist Indikation zu dringlicher ERCP (s. S. 242).
  - *Stuhlgang hell*: immer bei Verschlussikterus, nie durch Hämolyse bedingt.
  - *Urinfarbe?*
  - *Juckreiz,* insbesondere bei chronischer Cholestase.
  - *Gewichtsabnahme,* insbesondere bei Tumorerkrankungen.
  - *Gewichtszunahme durch Aszites* bei Leberzirrhose.
- **Hinweise auf zu Grunde liegende Lebererkrankung:**
  - *Risikofaktoren:* Alkohol, i.v. Drogen, Bluttransfusionen, Reisen.
  - *Familienanamnese.*
  - *Medikamente.*
- **Hinweise auf (massive) Hämolyse:**
  - Stuhl *und* Urin dunkel.
  - Dyspnoe durch Anämie.

Befund

- **Leber(haut)zeichen** (s. auch S. 231)? Palmarerythem, Leukonychie, Uhrglasnägel (s. S. 140), Dupuytren-Kontraktur (s. S. 231), Teleangiektasien, Spider naevi (s. S. 231), Xanthelasmen, (s. Abb. 79; häufig bei PBC = primär biliäre Zirrhose),

Lackzunge, Kayser-Fleischer-Ringe (bei M. Wilson, s. S. 124), Siderose der Hautfalten (Bronzediabetes bei Hämochromatose), Parotisschwellung (bei nutritiv-toxischer Leberschädigung, insbesondere Alkohol), Feminisierung (weiches Haar, Gynäkomastie, Verlust der Sekundärbehaarung, Hodenatrophie), Caput medusae und andere sichtbare Umgehungskreisläufe, Aszites.

- **Enzephalopathie?**
- **Schmerzen** und gekrümmte Körperhaltung bei Gallenkolik.
- **Abdomen:**
  - *Leber* (s. S. 234): Größe? Konsistenz? Höckrig?
  - *Druckschmerz über der Gallenblase* (s. S. 237)? (bei Cholezystitis).
  - *Schmerzlos vergrößerte, prallelastische Gallenblase* (Courvoisier-Zeichen) bei Tumorobstruktion der ableitenden Gallenwege.

Weitere Diagnostik

- **Labor:**
  - *Blutbild, Leberwerte, Bilirubin direkt/indirekt.*
  - *Virusserologie:* Anti-HAV, HBsAg, anti-HCV, evtl. anti-EBV, CMV, HSV.
  - *Autoimmunserologie:* IgA, IgG, IgM, ANA (= antinukleäre Antikörper), SMA (= Antikörper gegen glatte Muskulatur), SLA/LP (= Antikörper gegen Soluble-Liver-Antigen/Liver-Pancreas-Antigen), LKM (= Antikörper gegen Liver-Kidney-Mikrosomen-Antigen), AMA (= Antikörper gegen Mitochondrien).
  - *Hämolyseparameter:* Freies Hb, Haptoglobin.
  - Eisen, Ferritin, Transferrinsättigung; Coeruloplasmin; alpha-1-Antitrypsin.
- **Sono-Abdomen.**
- **ERCP** (bei Schmerzen zügig), insbesondere bei cholestatischer Laborkonstellation.
- **Leberbiopsie,** bei unklarer Konstellation evtl. mittels Laparoskopie.
- **CT-Oberbauch** bei Tumorverdacht.
- **Differenzialdiagnostisches Vorgehen:** s. Abb. 285, 286 und 287.

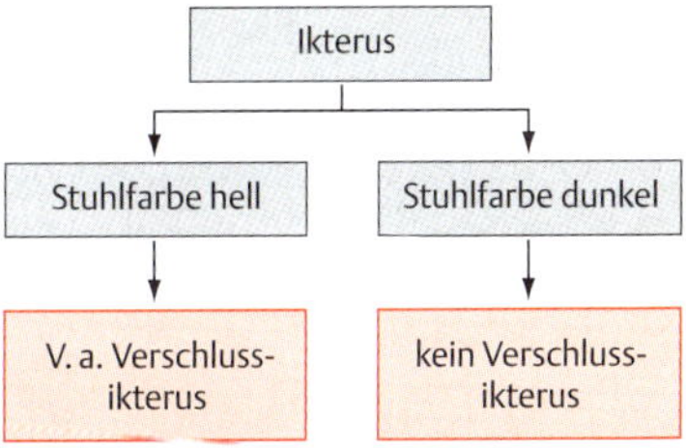

Abb. 285 Ikterus

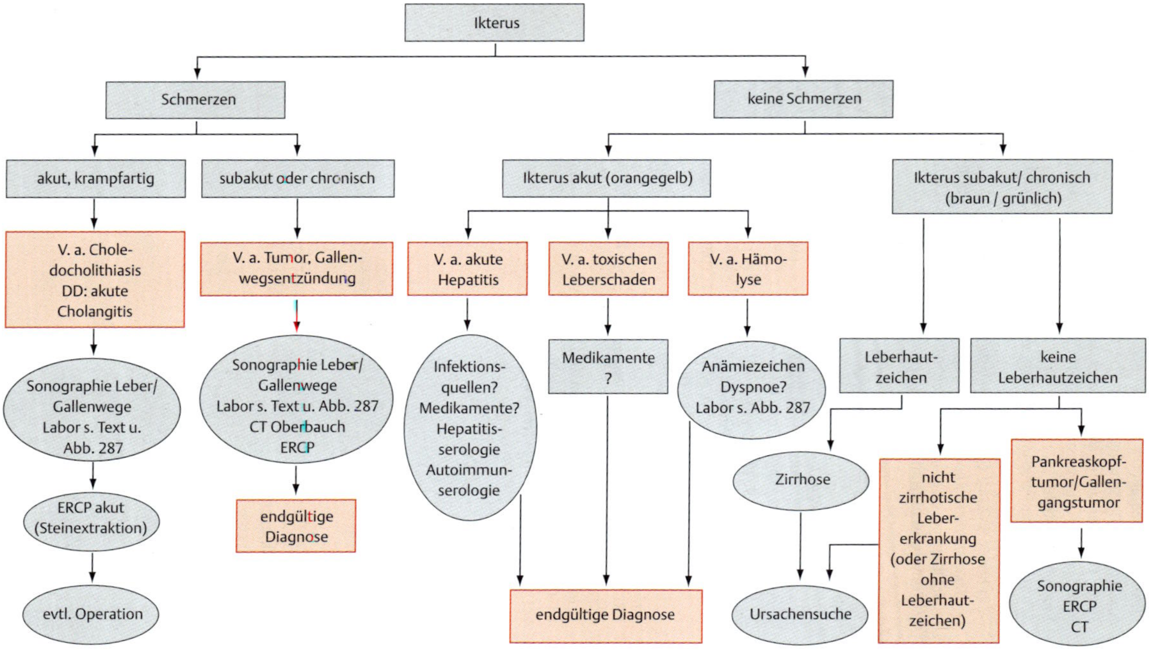

Abb. 286 Ikterus II

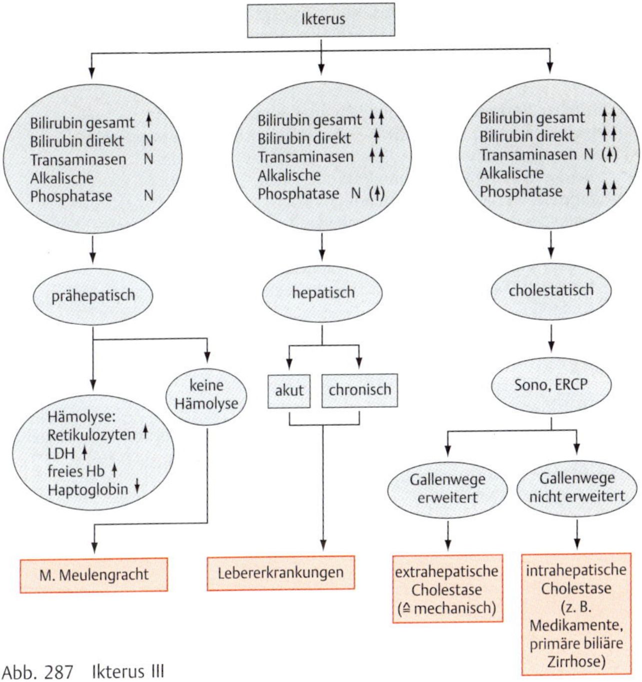

Abb. 287 Ikterus III

26.9 Rotes Auge

Definition und Ursachen

- **Definition**: Ein rotes Auge entsteht durch die vermehrte Füllung von konjunktivalen und/oder episkleralen Blutgefäßen (sog. konjunktivale bzw. ziliare Injektion).
- **Ursachen**: Die Ursachen können vielfältig sein, z. B.
  - *Affektion des vorderen Augenabschnitts:* Virale, bakterielle oder allergische Konjunktivitis, Fremdkörper der Bindehaut oder Hornhaut, oberflächliche Verletzung der Hornhaut (Erosio corneae), Keratitis photoelectrica nach Schweißen oder unsachgemäßer UV-Licht-Exposition, Keratitis (= Hornhautentzündung).
  - *Affektion der Orbita:* Orbitaphlegmone (= akute Entzündung der Orbita), endokrine Orbitopathie (s. S. 118), Pseudotumor orbitae (= unspezifische Entzündung orbitaler Gewebe ohne ersichtliche lokale Ursache).
  - *Intraokulare Entzündung:* Irits, Uveitis, intraokularer Fremdkörper.
  - *Erhöhter intraokularer Druck:* Glaukomanfall, dekompensiertes Glaukom.

- *Erhöhter episkleraler Venendruck:* Fistel zwischen der Vena ophthalmica superior und Ästen der A. carotis interna; posttraumatisch oder spontan.
- *Sehr selten intraokularer oder orbitaler Tumor.*

Anamnese

- **Zeitlicher Verlauf:** Beginn plötzlich oder allmählich?
- **Begleitumstände:** Mögliches Trauma? Metallarbeiten, Schweißen?
- **Assoziierte Beschwerden:**
  - *Sekret:* Wässrig (allergisch/viral) oder eitrig (bakteriell).
  - *Juckreiz:* Bei allergischer Konjunktivitis.
  - *Lymphknotenschwellung präaurikulär:* Typisch für virale (Kerato-) Konjunktivitiden.
  - *Schmerzen:* Eher typisch für orbitale Erkrankungen.
  - *Übelkeit/Erbrechen:* Klassische vagale Begleitsymptomatik beim akuten Glaukomanfall.
  - *Gelenkbeschwerden:* Iritis bei juveniler Arthritis, M. Bechterew, M. Behçet.

Befund

- **Inspektion:**
  - *Reizptosis oder Lidschwellung:* Häufig bei Bindehaut-/Hornhautaffektionen.
  - *Protrusio bulbi:* Hinweis auf orbitale Erkrankung.
- **Spaltlampenuntersuchung:**
  - *Fremdkörper?* Subtarsal → ektropionieren (s. S. 120)!
  - *Erosio corneae?*
  - *Reizmiosis?* Hinweis für intraokularen Reizzustand.
  - *Intraokulare Entzündung?*
  - *Tonometrie:* Im Notfall palpieren → im akuten Glaukomanfall ist der Bulbus „steinhart" → mit der nicht betroffenen Seite vergleichen; sonst Applanationstonometrie (s. S. 125).
  - *Prüfung der Motilität:* Eine Einschränkung ist Hinweis auf eine orbitale Erkrankung (Orbitaphlegmone, endokrine Orbitopathie).

Weitere Diagnostik

- **Bildgebung:** Sonographie, ggf. CT/MRT bei V.a. intraokularen/intraorbitalen Fremdkörper oder Tumor.
- **Labor-/internistische Untersuchung:** Bei V.a. zu Grunde liegende Systemerkrankung, z. B. bei Iritis/Uveitis, enodkrine Orbitopathie oder Pseudotumor orbitae.
- **Differenzialdiagnostisches Vorgehen:** s. Abb. 288.

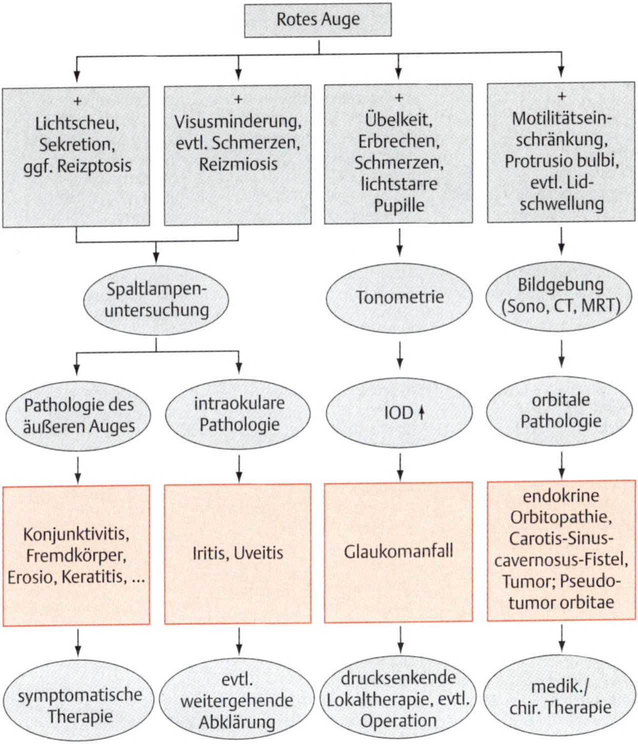

Abb. 288 Differenzialdiagnostisches Vorgehen bei Rotem Auge

Sachverzeichnis

A

Halbfette Seitenzahlen = Hauptfundstellen

B

C

D

E

F

I

J

K

Sachverzeichnis

L

M

N

O

Sachverzeichnis

Q

R

V

W

X

Z

Bildnachweis

- **aus Arnold W, Ganzer U, Checkliste Hals-Nasen-Ohren-Heilkunde,** 3. Aufl. Stuttgart: Georg Thieme; 1999: Abb. 5 = Abb. 61; Abb. 17 = Abb. 64; Abb. 29 = Abb. 65; Abb. 38 = Abb. 71; Abb. 44 = Abb. 72; Abb. 53 = Abb. 75
- **aus Burk A, Burk R, Checkliste Augenheilkunde,** 2. Aufl. Stuttgart: Georg Thieme; 1999: Abb. 18 = Abb. 85; Abb. 38a–c = Abb. 93b
- **aus Grehl H, Reinhardt F, Checkliste Neurologie,** 2. Aufl. Stuttgart: Georg Thieme; 2002: Abb. 3 = Abb. 248; Abb. 29 = Abb. 230; Abb. 66 = Abb. 231
- **aus Hahn JM, Checkliste Innere Medizin.** 3. Aufl. Stuttgart: Georg Thieme; 2000: Abb. 5 = Abb.17; Abb. 6 = Abb. 19a; Abb. 7 = Abb. 19b; Abb. 8 = Abb. 18; Abb. 10 = Abb. 20
- **aus Hamm ChW, Willems S, Checkliste EKG,** 2. Aufl. Stuttgart: Georg Thieme; 2001: Abb. 135 = Abb. 117
- **aus Hauri D, Jaeger P, Checkliste Urologie,** 4. Aufl. Stuttgart: Georg Thieme; 2000: Abb. 23 = Abb. 193
- **aus Kirschbaum M et al., Checkliste Gynäkologie und Geburtshilfe,** 1. Aufl. Stuttgart: Georg Thieme; 2001: Abb. 59 = Abb. 14; Abb. 3 = Abb. 181a; Abb. 2b = Abb. 181b; Abb. 21 = Abb. 185; Abb. 22 = Abb. 186; Abb. 5 = Abb. 187; Abb. 91 = Abb. 188; Abb. 4 = Abb. 190; Abb. 10 = Abb. 279; Abb. 11 = Abb. 280
- **aus Kurz R, Roos R, Checkliste Pädiatrie,** 2. Aufl. Stuttgart: Georg Thieme; 2000: Abb. Anhang S. 669 = 258; Abb. 5 = Abb. 259; Abb. 103 = Abb. 260; Abb. 16 = Abb. 264; Abb. 10 = Abb. 268; Farbtafel 1 Abb. 47a/b = Abb. 270; Farbtafel 1 Abb. 48a/b = Abb. 271; Farbtafel 2 Abb. 49 = Abb. 273; Farbtafel 2 Abb. 50 = Abb. 274
- **aus Largiadèr F, Saeger H-D, Checkliste Chirurgie,** 8. Aufl. Stuttgart: Georg Thieme; 2001: Abb. 33 = Abb. 163b; Abb. 55 = Abb. 168c
- **aus Lohse R, Helmreich-Becker, Checkliste Gastroskopie,** 1. Aufl. Stuttgart: Georg Thieme; 1999: Abb. 80a = Abb. 25; Abb. 29 = Abb. 24
- **aus Schmidt G, Checkliste Sonographie,** 2. Aufl. Stuttgart: Georg Thieme; 1999: Abb. 168b = Abb. 163a; Abb. 441 = Abb. 168a; Abb. 442 = Abb. 168b
- **aus Sterry W, Paus R, Checkliste Dermatologie,** 4. Aufl. Stuttgart: Georg Thieme; 2000: Abb. 137 = Abb. 28; Abb. 1 = Abb. 29a, 30a, 31a, 32a, 33a, 34a, 35a, 36a; Abb. 86 = Abb. 29b; Abb. 67a = Abb. 30b; Abb. 64b = Abb. 33c; Abb. 19 = Abb. 35c; Abb. 35 = Abb. 36c; Abb. 68b = Abb. 37; Abb. 42b = Abb. 39a; Abb. 41 = Abb. 48
- **aus Sturm A, Reidemeister JCh, Checkliste Angiologie, Hypertonie, Hypotonie.** 3. Aufl. Stuttgart: Georg Thieme; 1998: Abb. 1 = Abb. 11
- **aus Trentz O, Bühren, V, Checkliste Traumatologie.** 5. Aufl. Stuttgart: Georg Thieme; 2001: Abb. 285 = Abb. 217, 219, 220; Abb. 286 = Abb. 222, 224, 228
- **aus Lang GK, Augenheilkunde,** 2. Aufl. Stuttgart: Georg Thieme; 2000: Abb. 1.2. = Abb. 77; Abb. 10.5c = Abb. 93a; Abb. 12.10 = Abb. 102
- **aus Baenkler H-W, et al., Duale Reihe Innere Medizin,** 1. Aufl. Stuttgart: Hippokrates; 1999: Abb. C-6a/b = Abb. 103 a+b; Abb. F-25 b = Abb. 151
- **aus Berghaus A, Rettinger G, Böhme G, Duale Reihe Hals-Nasen-Ohren-Heilkunde,** 1. Aufl. Stuttgart: Hippokrates; 1996: Abb. 2b = Abb. 63
- **aus Flehmig I, Normale Entwicklung des Säuglings und ihre Abweichungen, Früherkennung und Frühbehandlung. 3. Aufl. Stuttgart:** Georg Thieme; 1986; Abb. 261, Abb. 262, Abb. 263

- **aus Füßl HS, Middeke MRF, Duale Reihe Anamnese und Klinische Krankenuntersuchung,** 1. Aufl. Stuttgart: Hippokrates; 1998: Abb. 1.17 a = Abb. 68; Abb. 1.17 b = Abb. 69; Abb. C-6.3a/b = Abb. 207; Abb. C-6.1 = Abb. 208; Abb. C-4.21 = Abb. 189
- **aus Niethard FU, Pfeil J, Duale Reihe Orthopädie,** 1. Aufl. Stuttgart: Hippokrates; 1989: Abb. C-1.10 + C-1.12 = Abb. 209
- **aus Sachsenweger M, Duale Reihe Augenheilkunde,** 1. Aufl. Stuttgart: Hippokrates; 1994: Abb. 15 = Abb. 84
- **aus Siegenthaler W, Differenzialdiagnose innerer Krankheiten,** 18. Aufl. Stuttgart: Georg Thieme; 2000: Abb. 3.12 = Abb. 5; Abb. 3.24 = Abb. 6
- **aus Siegenthaler W, Differenzialdiagnose innerer Krankheiten,** 17. Aufl. Stuttgart: Georg Thieme; 1993: Abb. 4.4. = Abb. 8a; Abb. 26.4a +b = Abb. 9a+b
- **aus Thiemes Innere Medizin,** 1. Aufl. Stuttgart: Georg Thieme; 2000: Abb. 3.14 = Abb. 22; Abb. 1.11 = Abb. 136
- **aus Klinische Visite, Medizinisches Bildarchiv Thieme, Stuttgart,** © **Dr. Karl Thomae GmbH 1966–1982**, Heft 20, Bild 4 = Abb. 272; Heft 118, Bild 12+13 = Abb. 269; Heft 121, Bild 11 = Abb. 73